国家“十一五”重点图书
外科手术精要与并发症系列丛书

整形外科手术精要与并发症

主　　编　李健宁　谷廷敏
副主编　李　比　张　洁　朱　力　郑永生

北京大学医学出版社

ZHENGXING WAIKE SHOUSHU JINGYAO YU BINGFAZHENG

图书在版编目（CIP）数据

整形外科手术精要与并发症/李健宁，谷廷敏主编. —北京：北京大学医学出版社，2011.12
（外科手术精要与并发症系列丛书）
ISBN 978-7-5659-0274-1

Ⅰ. ①整… Ⅱ. ①李…②谷… Ⅲ. ①整形外科手术 Ⅳ. ①R622

中国版本图书馆 CIP 数据核字（2011）第 190928 号

整形外科手术精要与并发症

主　　编：李健宁　谷廷敏
出版发行：北京大学医学出版社（电话：010-82802230）
地　　址：（100191）北京市海淀区学院路 38 号　北京大学医学部院内
网　　址：http://www.pumpress.com.cn
E - mail：booksale@bjmu.edu.cn
印　　刷：北京佳信达欣艺术印刷有限公司
经　　销：新华书店
责任编辑：安　林　　**责任校对**：金彤文　　**责任印制**：张京生
开　　本：787mm×1092mm　1/16　　**印张**：19.5　　**字数**：486 千字
版　　次：2012 年 1 月第 1 版　2012 年 1 月第 1 次印刷
书　　号：ISBN 978-7-5659-0274-1
定　　价：98.00 元

编者名单（按姓氏笔画排序）：

马　涛　北京同仁医院
王春虎　北京协和医院
方柏荣　中南大学湘雅第二医院
方薛泉　宁波市第一医院
石成方　北京军区总医院皮肤激光整形美容中心
龙　云　北京大学深圳医院
朱　力　北京大学第三医院
朱　辉　北京大学深圳医院
任利成　中南大学湘雅医院
孙　强　北京同仁医院
李　比　北京大学第三医院
李　江　第四军医大学西京医院整形科
李　鑫　北京军区总医院皮肤激光整形美容中心
李明森　太原市第二医院
李健宁　北京大学第三医院
杨大平　哈尔滨医科大学第二附属医院
谷廷敏　北京军区总医院皮肤激光整形美容中心
张　洁　北京大学第三医院
范金财　中国医学科学院整形外科医院
郑永生　北京同仁医院
赵志力　北京军区总医院皮肤激光整形美容中心
翁　瑞　北京同仁医院
郭树忠　第四军医大学西京医院整形科
黄金井　中国医学科学院整形外科医院
黄晓元　中南大学湘雅医院
黄渭清　北京协和医院
常冬青　北京军区总医院皮肤激光整形美容中心
章庆国　中国医学科学院整形外科医院
隋志甫　北京军区总医院皮肤激光整形美容中心
韩　岩　第四军医大学西京医院整形科
鲁开化　第四军医大学西京医院整形科
戴　利　北京同仁医院

前　言

整形美容外科在医疗行业中是最早开放进入市场的专业。如何避免失误，保证成功显得更为重要。错误和成功同样存在于技术的范畴。正确的技术造福于患者，错误的技术则施害于患者。即使成功了，也还可能存在一些技术的错误。为了掌握正确的技术，我们需要努力读书、学习，在实践中不断地总结，有所发现。自我提高是每个人一生的希望，尽管这是痛苦的，但同样的错误只能犯一次，如果不想再犯，必须总结经验，提高自己。我们在失败面前，往往会首先想到的是找替罪羊，也就是我们常说的外因，我们并不否认外因，但能使我们有所前进的是对内因的检讨。在有结冰的路上摔倒了，人们找错误原因时，往往喜欢先找替罪羊，首先想到的是路太滑，鞋子不是防滑的，其实你起床晚了，匆忙赶去上班，不小心可能才是根本原因所在。作为医生，常常会遇到一些意想不到的意外情况，为了病人少受痛苦，防止不良效果的发生，在总结经验教训时更需发现其内因，使意外减少。我们编写整形外科手术精要与并发症，其目的就是介绍正确的技术和防止出现错误的关键所在，希望能作为同道的参考，如果能起到一定的指导作用，我们则更为欣慰。

本书编写历时数年，再限于作者的经验和水平，难免存在不足和错误，或者有些地方未能反映最新进展；望能得到同道的批评指正。

北京大学第三医院成形外科
李健宁
2010.9.17

目　录

概述 …… 1
第 1 章　皮片移植 …… 4
第 2 章　皮瓣移植 …… 9
第 3 章　皮肤软组织扩张术 …… 15
第一节　扩张器原理、类型与结构 …… 15
第二节　基本操作及注意事项 …… 16
第三节　扩张术在整形外科中的应用 …… 21
第四节　皮肤软组织扩张术常见并发症及处理 …… 25
第 4 章　皮肤以外其他自体组织移植 …… 32
第一节　黏膜移植 …… 32
第二节　真皮移植 …… 33
第三节　脂肪移植 …… 35
第四节　筋膜移植 …… 37
第五节　软骨移植 …… 38
第六节　骨移植 …… 40
第七节　肌肉移植 …… 42
第八节　肌腱移植 …… 44
第九节　血管移植 …… 46
第十节　神经移植 …… 48
第十一节　毛发移植 …… 50
第十二节　大网膜移植 …… 52
第十三节　复合组织移植 …… 54
第 5 章　组织代用品移植 …… 56
第一节　概　述 …… 56
第二节　常用组织代用品的特点和应用 …… 57
第三节　赝复体 …… 64
第四节　组织代用品的并发症及处理 …… 65
第 6 章　体表肿物 …… 66
第一节　常见体表良性肿物 …… 66
第二节　常见的体表恶性肿物 …… 69
第 7 章　脉管瘤 …… 71
第一节　概述 …… 71

第二节　血管瘤 …… 71
第三节　淋巴管瘤 …… 82
第 8 章　头皮与颅骨缺损 …… 85
第 9 章　眼睑的整形与美容外科 …… 87
第一节　睫毛缺损 …… 87
第二节　眉缺损 …… 87
第三节　眼睑外翻畸形 …… 90
第四节　眼睑缺损 …… 100
第五节　眼窝狭窄及闭锁 …… 109
第六节　眼球内陷 …… 114
第七节　眦角韧带损伤 …… 116
第八节　眦角整形术 …… 118
第九节　上睑下垂 …… 121
第十节　重睑成形术 …… 125
第十一节　上睑松弛矫正术 …… 129
第十二节　内眦赘皮 …… 130
第十三节　眼袋整形术 …… 135
第 10 章　耳部整形 …… 145
第一节　先天性小耳畸形 …… 145
第二节　外耳再造术 …… 148
第三节　招风耳畸形 …… 155
第四节　杯状耳畸形 …… 156
第五节　隐耳畸形 …… 159
第六节　外伤性外耳缺损修复术 …… 160
第 11 章　鼻整形再造术及其并发症的防治 …… 163
第 12 章　面神经麻痹的修复 …… 181
第一节　面瘫治疗的历史回顾 …… 181
第二节　病因学分类 …… 182
第三节　患者的评估 …… 184
第四节　整形外科治疗 …… 185
第 13 章　进行性半侧颜面萎缩 …… 197
第 14 章　颊部洞穿性损伤 …… 207
第一节　颊部重建的概述 …… 207
第二节　诊断和治疗原则 …… 207
第 15 章　唇腭裂手术的并发症及预防 …… 218
第一节　唇腭裂患儿的解剖生理特点 …… 218
第二节　唇腭裂修复术的主要原则 …… 218
第三节　唇腭裂手术的并发症 …… 221
第四节　唇腭裂手术中注意事项 …… 222

第 16 章 乳房整形手术精要 …… 223
第一节 乳房增大术（假体隆乳术） …… 223
第二节 乳房肥大及乳房下垂的整形 …… 226
第三节 乳房再造 …… 230
第四节 乳头乳晕整形 …… 239
第五节 男性乳房肥大矫正术 …… 241
第 17 章 腹壁整形手术精要 …… 243
第一节 腹壁重建 …… 243
第二节 腹壁成形术 …… 246
第 18 章 脂肪抽吸与形体塑造 …… 249
第一节 脂肪抽吸与形体塑造的相关知识 …… 249
第二节 脂肪抽吸方法概论 …… 251
第三节 常见部位脂肪抽吸技术 …… 258
第四节 脂肪抽吸术常见并发症及其防治 …… 265
第 19 章 会阴部整形 …… 269
第一节 尿道下裂 …… 269
第二节 阴道再造 …… 275
第三节 阴茎延长术 …… 283
参考文献 …… 293

概　述

整形外科系以组织移植为主要手段的外科的一个分支，有其共性，也有其特性。治疗范围不像其他分支，如骨科、神经外科、心外科等以解剖系统为类别，而是以手术手段的特殊性为主导，包括先天和后天所致的组织缺损，错位的修复、重建、再造，甚或单纯以外形美为目的。这就决定了整形外科既要遵循外科的一切原则，又具其独有的特征。

整形外科医生与其他外科医生在基本原则上是一致的，止痛、止血、抗感染一直以来是大外科的基本课题，疼痛、出血、感染是外科发展的三个最大障碍。其实，不管哪个专业的医生，在处理问题的时候，都离不开这三个方面。我们后面讨论的问题均与此密切相关。

解决疼痛的手段是麻醉，既往麻醉要求完全，失去意识，肌肉松弛以利于手术的进行，近来由于手术的进展，神经外科希望麻醉中能叫醒，判断神经的反应。麻醉又进到一个新领域。而我们整形外科尤其美容外科患者，既求美，又不愿意精神紧张，希望全身麻醉，但又不希望气管内插管，这样麻醉的安全则显得更为突出。

出血问题随着颅面外科等新兴技术的出现以及传统的巨大神经纤维瘤切除等，整形外科手术大出血甚至致死的病例时有发生。彻底止血，密切观察，输血的及时、充分等和大外科有着共性。而在整形外科血肿的出现，更多引起功能恢复的受限。血肿硬化、瘢痕化会导致外形严重影响，诸如隆胸后由于血肿而导致的包膜挛缩畸形，继发感染，伤口不愈，重睑术后血肿机化导致三角眼畸形等。假体的存在，血肿的处理则更为困难，甚至被迫取出假体而导致手术的失败。皮瓣手术中血肿会引起血管痉挛、阻塞致组织瓣坏死。即使是小的血肿也会影响术后的恢复，如水肿加重，不易消肿，其机化吸收过程漫长，延误外形恢复的时间，这些都表明整形外科更应重视完善的止血，即使所谓小的出血点也不容放过。

感染问题一旦出现，对整形外科说来，是一个灾难性的问题。伤口愈合延误，组织坏死，外形受损等问题由之而来，所埋置的假体也难以幸免。手术室达标、无菌操作、消灭死腔、应用抗生素等外科抗感染的原则均在整形外科中起到重要的作用。

就整形外科而言，由于其治疗范围的广泛性，难以一一分析，要避免并发症的发生，要取得最佳的效果，我们需要一个共同遵循的指导原则。我喜欢用三七二十一原则来概括这些问题。三就是整形外科的三大忌讳，七是指要想创口愈合达到最佳的美容效果，处理伤口的七条原则，二是医患双方的关系，十是对整形外科医生的十条戒律，一则是要求我们永远掌握一流的技术、一流的知识，使用一流的设备和材料。达到医患双方都一致满意的效果。

（一）就整形外科而言，存在其独有的三个忌讳：①张力；②直线瘢痕；③皮肤全层坏死。

1. 关于张力

张力，它可以影响伤口愈合，引起瘢痕增生，或残留死腔引起血肿、感染，甚至导致血循环障碍，最后皮肤坏死。减少张力，甚至争取无张力就成为我们的又一个大原则。就假体而言，轻则移位，重则排出；张力大组织接触不良，则形成死腔，产生血肿，继发感染，如果发生在皮片移植就不能存活。

导致张力的主要原因是组织缺损。需要通过剥离减张，或者皮肤移植（包括局部皮瓣、减张切口、V－Y推进、远位或游离皮瓣、皮片移植、皮肤软组织扩张等)。组织瓣的爬坡现象，即组织瓣经过隆起部位或术后肿胀，也会在一定程度上加重张力的产生，手术设计时不能忽略这些细节。有些不合适的包扎亦可能导致张力的产生或压力过大而出现不良后果。

如果过于松弛，则会形成臃肿，同样影响效果，所以，张力要合适。但相对而言，张力过大更值得我们注意。

2. 关于直线

直线从视觉上看，会使瘢痕显眼而明显，军刀样瘢痕的丑陋，最能说明这个问题。另外，直线容易导致瘢痕挛缩而影响功能。从某种意义上讲，直线近似于张力。直线瘢痕引起的挛缩，在关节处形成屈曲或过伸畸形，影响伸屈功能；在游离缘部位会发生内或外翻畸形，如眼睑，唇部内或外翻，眼角，口角挛缩，歪斜等各种畸形，颈部的瘢痕挛缩如果不打断其直线的瘢痕，则无法得以纠正。所以，避免直线是整形外科的一大原则。对策就是“Z”成形原则，打断直线的张力，并延长其挛缩轴。数学意义上“不规则”的Z成形还可以从视觉差的层面，使原先显眼的瘢痕变得模糊而不再引人注目。

3. 皮肤全层坏死

这将导致组织外露，伤口不愈，丑陋瘢痕，严重影响功能和外形。无论是皮片，还是皮瓣，或者是皮肤扩张，伤口缝合等任何整形外科手术，确保组织存活是最基本的要求。

整形外科医师必须熟练掌握皮肤的血循环解剖，其供血模式、范围、回流路径，并避免血管蒂部的扭转以及前面所提到的张力、血肿、感染等。另外，患者的全身情况，如血色素、糖尿病、心血管情况、是否吸烟等，都与组织的成活有着密切的关系。

（二）所谓的“七”是指伤口愈合中的七条处理原则

伤口闭合是一个不断变化的动态过程，外科技巧直接影响着伤口愈合的质量。最佳的伤口愈合要求影响外形及功能的瘢痕都在最低限度。伤口愈合同样受伤口的局部情况以及全身情况的影响。伤口闭合要达到最佳的愈合必须遵循以下7条外科基本原则：

1. 夹持组织必须轻柔，只去除坏死组织。

2. 消除皮肤缘的张力，可通过广泛的皮下剥离，皮下皮内缝合，皮瓣移转等手段达到减张的目的。

3. 伤口缘缝合要达到唇样外翻对合。伤口缘若能外翻对合，说明创缘无张力，或极少张力，创缘外翻对合，接触面广，有利于愈合。将来，晚期的瘢痕挛缩会使隆起的创缘变平，否则，可能出现凹陷性瘢痕。

4. 创面止血要彻底完善。除大量出血可能影响生命外，创面内的血肿可能导致感染，阻碍血循环，或者晚期形成瘢痕硬块，挛缩，影响外形和功能。在鼻中隔处的血肿还可能导致穿孔。

5. 尽可能使用细的缝线和尽早地拆线。面部的缝线在术后5天内拆除，有可能避免缝线针眼所导致的火车轨道样瘢痕。

6. 尽可能将切口设计与皮纹一致。

7. 如病情允许，应等待瘢痕成熟后再行下次手术。两次手术间隙一般需要3个月，甚至更长。

（三）所谓二，是指患者和医务人员双方的因素

患者的全身情况，手术史，局部状况，对结果的期望值，尤其在美容外科，患者的心理因素，并不与手术的成败成正比。所以，整形外科医师对病人的选择显得更为重要。

医务人员自身的素质：技术、经验、思维的敏捷度，对外形美的理解、专心程度、精力，对手术所持目的，术前、术中、术后的所有细节等，都是手术成败的关键。

（四）根据整形外科的特点，提出十点注意事项供整形外科医务人员工作中参考

1. 保持高度的责任感，严谨的工作作风。不要以为整形外科手术大部分在皮肤层次，不危及生命，就掉以轻心。咨询师不能替代医师对患者的了解，医生必须详细了解病人的病史，除全身情况，各重要器官功能外，在整形外科年轻女性的月经情况，老年病人是否服用阿司匹林，患者具体的要求，期望值等等，否则手术医师就会沦为手术匠。小手术也会出大问题。在浅水潭中被淹死的人比在大海中被淹死的多就是见证。周密的准备，熟练的技术，不是为了表演做一些自己平常不怎样做的动作，不是为了赚钱去动员患者同时做患者身体难以接受的多个手术，一心为了把手术做好，才是我们的唯一目的。只要分神，必然会导致失误。当医生一天做多台手术时，应该考虑自己的精力是否可以良好地完成手术，必要时应改天手术。

2. 熟悉解剖，尤其是血管神经的分布、层次、支配范围。这是手术成功的基本条件。

3. 术后照顾往往关系到手术的成败。病人的体位，包扎的松紧，血管危象的预防、发现，引流的状况，冰敷还是热敷，拆线的时间等等，要么保证了手术的成功，促进恢复，提高疗效，反之导致失败。做完手术就不再过问的作风和方式，迟早会出现问题，也不利于我们总结经验。

4. 组织诊断是整形外科医师的基本功。组织的解剖位置是否正常，是否有错位，组织是多了还是有缺损，是软组织，还是硬组织，组织的厚薄、颜色、质地，其重力的方向，周围是否有可以提供修复的组织，或者需要保护的重要组织。经过这些判断，才能做出正确的手术方案。

5. 组织代用品置入有其特殊的要求。剥离腔穴要合适，不能过小，表面覆盖组织应厚些，最好在筋膜下或更深一些，切口要稍远离置入物，不要在同一平面上，代用品不要在空气中暴露太长时间，也不要与毛物接触。

6. 组织存活是基本要求。不要为了达到某个目的，而不顾组织是否存活去冒险行事。

7. 三角形是整形外科医师的喜爱。任何情况下都要注意避免直线。

8. 病人的选择除了全身情况，组织条件等以外，不能忽略患者的心理状况，总之你直觉上认为不合适的患者，最好不要手术。

9. 熟悉的技术才是首选的技术，不要盲目追求高新技术，而由于不熟悉出问题。

10. 安全是整形外科最根本所在。

（五）只有一个目的

为患者的功能，外形恢复，改善甚或完美，瘢痕更平整、细小、隐蔽，作一切必要的努力。

（李健宁）

第1章

皮片移植

皮片移植就是通过手术方法从一个部位切取部分厚度、全层厚度或带少量皮下脂肪的皮肤，完全离断后转移到另一个部位建立血液循环并保持皮肤活力，以修复皮肤的缺损或创面。皮片移植方法简单，容易成活。不足之处为皮片移植后常有一定的回缩，特别是在颈部、颌下、腋窝、肘窝、腘窝等关节部位术后皮片回缩更加明显；还有就是皮片移植成活后颜色较正常皮肤深暗，由于皮片较薄，皮片移植也不适应局部有凹陷部位的修复；还有就是皮片移植不能修复血循环差的部位的创面，如骨骼、肌腱和关节暴露部位的修复等。

一、皮片的厚度分类及应用适应证

皮片移植根据切取的皮片厚度（图1-1）可以分为刃厚皮片、中厚皮片、全厚皮片和含真皮下血管网皮片，前两者又称为断层皮片移植。

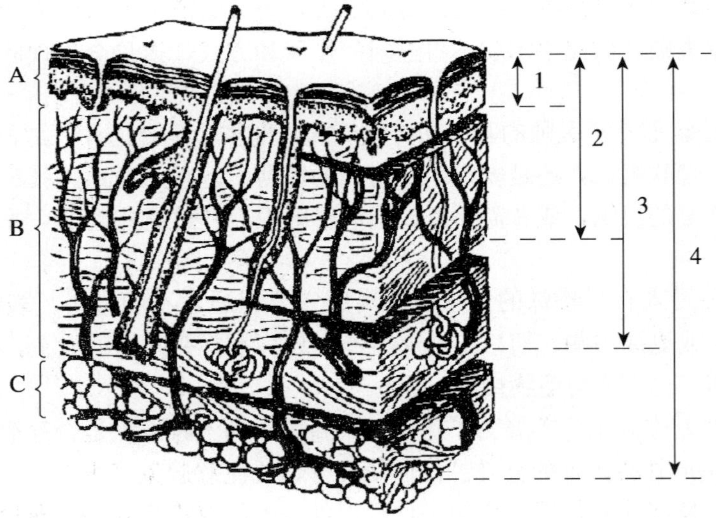

图1-1　皮片的厚度分类

A-表皮；B-真皮；C-皮下组织　1-刃厚皮片；2-中厚皮片；3-全厚皮片；4-真皮下血管网皮片

1. 刃厚皮片移植　刃厚皮片平均厚度为0.3mm，包括皮肤的表皮层和少许真皮乳头层，皮片很薄，容易成活。常用于感染的肉芽创面，肿瘤切除或皮肤撕脱后形成的大面积创面，也可以用于口腔、鼻腔、眼窝黏膜缺损的修复。

2. 中厚皮片移植　中厚皮片平均厚度为0.3～0.6mm，包括皮肤的表皮层和真皮的一部分。中厚皮片又可以分为薄中厚皮片和厚中厚皮片。薄中厚皮片包括表皮和1/3厚度的真皮，厚中厚皮片包括表皮和2/3厚度的真皮。中厚皮片移植临床应用很广。常用于面颈、手背等美容部位移植，也适应关节、神经和血管外露但表面有软组织覆盖的部位的修复。中厚皮片移植中真皮成分越厚，移植中对营养要求越高，相对不易成活，而一旦成活后皮片收缩程度轻，耐磨性好，色素沉着程度轻。

3. 全厚皮片移植　包括皮肤的表皮层和全部真皮组织，皮片较厚，不容易成活，但成活后皮肤质量很好。常用于面、颈、手、足等对功能要求较高的部位移植，也适应关节、神经和血管外露但表面有软组织覆盖的部位的修复。

4. 带真皮下血管网皮片的移植　皮片包括全层的表皮、真皮和 1～2mm 厚的皮下脂肪组织。由于皮片内包括了完整的真皮皮片血管网层结构，皮片成活后质地柔软，回缩轻，颜色接近正常组织丰满，又避免了皮瓣移植后的臃肿，常用于面、颈、手、足及关节功能部位有软组织覆盖的功能部位的创面修复，移植成活后效果很好。但由于真皮下血管网皮片较厚且又是游离移植，成活率常不稳定，目前应用不是很广泛。

二、皮片移植的愈合过程

皮片脱离本体后由于其代谢率较低，可以适应于较低的氧张力中，在短期内没有血液供应可仍然维持其活力，在低温情况下，尚可延长存活时间。皮片成活后真皮成为永久性植皮，表皮层则出现许多变化，术后 3 天中厚植皮的表皮细胞有许多有丝分裂，全厚植皮者因早期的血循环不够充分，表皮细胞内有空泡形成，结构松散，甚至表皮基底细胞分离，变成干痂。4～8 天后表皮细胞增殖增厚，出现明显的脱皮，全厚植皮 7 天后表皮可能脱落，全厚或中厚植皮表皮细胞的增殖可持续术后 6 周。

皮肤细胞在移植后先依赖创面渗出的血浆和纤维素而附着，继而依赖组织液的循环而存活，以后白细胞、淋巴细胞、成纤维细胞及毛细血管芽自创面向皮片伸入。

刃厚皮片移植后 48 小时新生的毛细血管芽可伸至表皮和真皮。3～4 天后皮片已完全重新建立了血管，在显微镜下可以直接观察到血液流动，第 4 天以后其血液流动情况已经与正常皮肤相同。临床观察可见皮片移植后 48 小时内靠局部组织液营养，72 小时以后开始逐渐建立血循环，即创面中有新生的血管长入皮片中，这时皮片由颜色苍白转向发红，皮片不太容易移动。皮片与受皮区边缘的正常皮肤缝合良好者，皮片的表皮向正常皮肤边缘的表皮下扩大生长，迫使正常表皮出现 1～3mm 的边缘坏死，一般皮片成活后平均每天上皮向周围扩散 0.27mm 左右，皮片向周围扩展生长呈银灰色薄片，直至与邻近的创缘上皮连接。

皮片移植 3 天后，随着毛细血管芽从植皮区创面伸向皮片，成纤维细胞则紧靠毛细血管芽迅速生长，植皮后 4～5 天成纤维细胞开始发育为纤维细胞，此时皮片上可以撕下，到第 10 天左右纤维细胞分泌大量纤维，致使皮片纤维性粘连，紧密连接不易脱落，皮片生长于创面植皮成功。因此，在临床上大张皮片移植时，只要创面止血彻底，皮片固定可靠，机体营养状态好，无感染情况出现时，术后首次换药可以推迟到术后 1～2 周后进行，这时皮片连接紧密，往往不易撕脱损伤。

神经纤维于术后 3～5 天开始向植皮区皮片内生长，3～4 周后感觉有所恢复，首先是痛觉，以后是触觉，尔后是温觉的恢复。

皮片成活的过程中，皮片越薄，愈合过程越快，越容易成活。这主要是血循环容易建立；相反，中厚皮片或全厚皮片愈合过程中由于血循环建立过程长，皮片承受缺血缺氧程度重，因此，更不容易成活。真皮下血管网皮片移植难度较中厚或全厚皮片移植难度大，成活后表皮层容易有散在的变性坏死或水泡形成，后期也有色素沉着。因此，目前大张真皮下血管网皮片移植在临床上应用不普遍。

三、皮片移植的实施过程

1. 供皮区的术前准备：供皮区一般选择与植皮区颜色、质地相似，较为隐蔽的部位，如鼻背、眼睑植皮可以选择耳后、颈部、上臂内侧供皮；切取面积较大的植皮可选择在大腿、腹部、或后背腰臀部；肉芽或污染创面植皮供皮区一般应远离植皮区，避免交叉感染。供皮区应该无炎症和皮肤病等损伤情况。术前应该常规备皮，清洁供皮区，常规进行消毒。

2. 全身状态：术前应该保持机体一般情况良好，全身水、电解质、酸碱平衡稳定正常，营养状态良好，血红蛋白在100g/L以上，血浆蛋白在60g/L以上，无明显的发热等炎症情况。

3. 手术麻醉：皮片移植根据手术部位、患者的情况、取皮面积大小可以选用局部麻醉、区域阻滞麻醉或全身麻醉方法。

4. 取皮方法：刃厚皮片切取时小的取皮面积可以用手术刀直接切取皮肤皮下组织，然后再修剪制备成所需的皮片厚度，创面直接拉拢缝合；大的取皮面积可以用血管钳夹持保险刀片、滚轴取皮刀片（图1-2）或电、气动取皮机（图1-3）切取。切取的厚度取决于刀片与皮肤表面的角度和向下切割的压力，角度越大取皮越厚，一般为15°～20°。刃厚皮片切取，随时注意观察切下的皮片的厚度，皮片呈半透明状，供区弥漫状渗血表示皮片较薄；皮片不透明、创面呈黄色点状出血，表示皮片较厚；如果供区创面露出皮下脂肪，说明接近或超过了全厚皮肤，供区应予以缝合或另取刃厚皮片覆盖，否则，创面不宜愈合或愈合后形成明显的瘢痕。

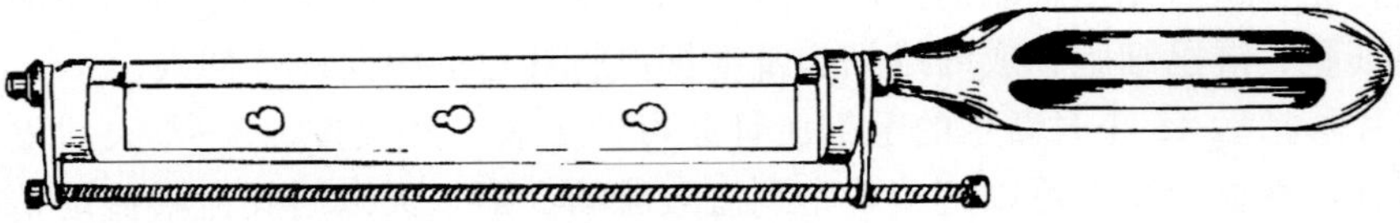

图1-2　滚轴取皮刀

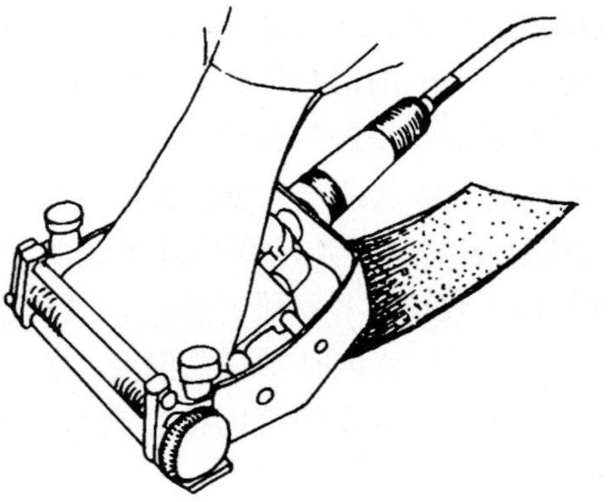

图1-3　电动取皮机

切取下的皮片以等渗盐水纱布包裹待用。供皮区创面用一层凡士林覆盖，再用纱布棉垫覆盖，加压包扎，妥善固定。全厚皮片切取时供皮区按照植皮区创面的大小和形状，用亚甲蓝或甲紫标出皮片切取范围，然后沿标出线切开全层皮肤，于深筋脉浅层锐性剥离切取，如皮片附有脂肪组织则用剪刀剪除脂肪组织（图 1－4），用等渗盐水纱布包裹待用，供皮区直接合拢缝合或再切取断层刃厚皮片修复。切取真皮下血管网皮片时要沿标记线切开，连同部分脂肪组织一同切下，再用小剪刀制备成保留约 1mm 厚脂肪组织的皮片（图 1－5），借用手术放大镜仔细剔除真皮下血管之间的多余脂肪球，可以提高成活率。

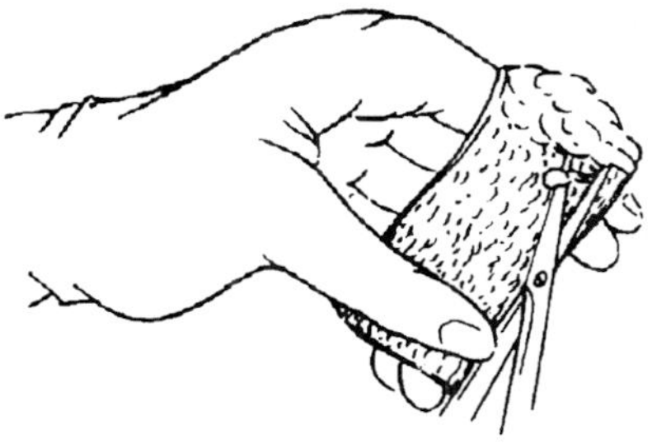

图 1－4　修剪全厚皮片

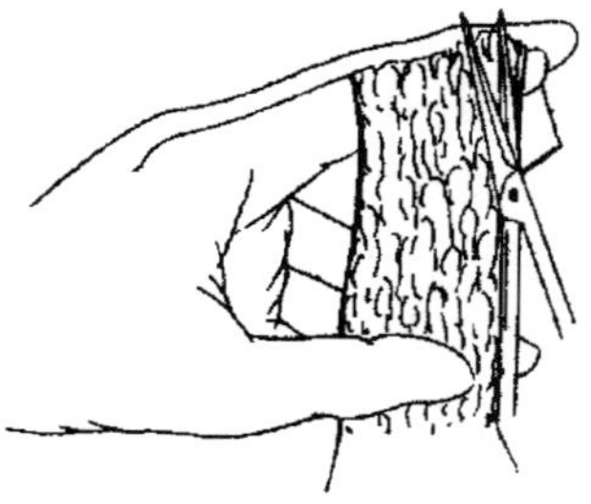

图 1－5　修剪真皮下血管网皮片

5. 皮片移植：首先将植皮区创面彻底清创，去除坏死组织，充分止血后，创面保持自然状态，避免创面扭曲和旋转，将上述切取的皮片置于受区创面，使皮片与创面紧密相贴，避免有张力，皮缘与创缘间断缝合固定，最内层用一层凡士林纱布覆盖，多层干纱布加压包扎，妥善固定，防止皮片移动。如果是颈部、关节和四肢大张皮片移植时，为避免皮片下积血、积液而发生皮片坏死，可以在大张皮片上间断剪开，以利于引流；但是面部和手背植皮时不要在皮片上剪开，以免形成成活的植皮部位遗留瘢痕。通常在感染区或烧伤创面上植皮时选用较薄的刃厚或薄中厚皮片移植，瘢痕切除或局部畸形挛缩整形的创面植皮相对需要较厚的皮片；非功能部位植皮一般应用较薄的皮片移植，功能部位植皮一般应用较厚的皮片移植。

植皮时如有血管、神经、肌腱或骨骼关节裸露时，应用周围正常组织进行覆盖后再于其上面进行植皮，单纯的皮片不能对这些重要结构进行保护；有骨骼和关节外露时植皮也不易成活。

颈部、腋窝、肘窝、腘窝或指间关节植皮后为防止移植皮片的挛缩，术后应加强牵张或伸展锻炼，可以应用弹力绷带等固定装置防止皮片的回缩。

四、皮片移植术后的处理

1. 肢体皮片移植后一般需要卧床休息 7～10 天，抬高患肢。下肢大面积植皮后酌情卧床 3～4 周，下床初期可用弹力绷带包扎，促进回流，直至皮片不出现水肿为止。

2. 合理饮食，加强营养。全身营养状态不良者，可以考虑静脉输液，酌情输入葡萄糖、脂肪乳、蛋白质和维生素，保持病人的血浆蛋白和血红蛋白在正常水平以上。

3. 酌情应用抗生素和凝血药物。当病人的创面为肉芽创面或创伤、污染创面或有可能感染时，可以考虑应用抗生素。

4. 皮片移植后注意观察病情变化，通常术后 1～2 天局部疼痛逐渐减轻，如果局部逐渐出现疼痛加剧，或跳痛、胀痛和异味增加时，提示可能出现感染或脓肿情况，要及时进行检查。有糖尿病时要控制血糖。局部循环差时可以配合理疗，红外线灯烤。

5. 术后首次换药时间一般在术后 1～2 周进行，刃厚皮片移植可以在术后 1 周进行，中厚皮片移植可以在术后 10 天～2 周进行，全厚皮片移植可以在术后 2～3 周进行首次换药，真皮下血管网皮片移植时术后 3 周以后再进行首次换药。因为皮片越厚成活需要的时间越长，因此换药越迟。首次换药时，内层纱布可以不揭开或充分湿敷后再揭开，要防止换药时不慎移动皮片引起移植皮片的坏死。

五、影响植皮成活的因素及其注意事项

1. 皮片下血肿形成：皮片移植后由于创面渗血、出血形成皮片下血肿是导致皮片移植失败的最常见的原因。创面渗血、出血可能由于止血不彻底、病人凝血功能不好引起术后继发渗血增多，或者皮片移动或包扎时引起出血等造成。手术前要检查病人凝血功能，病人凝血功能不正常时要进行相关的治疗，凝血功能明显异常者暂缓手术植皮；手术中要注意做到充分止血，保证创面无出血；皮片移植后包扎前再次检查和冲洗皮片下的血块，防止有出血和血块存在；适当加压包扎，减少渗血；手术后可以应用一些凝血药物，如酚磺乙胺，巴曲亭等；如果发现皮片下有血肿形成时，要及时清除血肿，防止皮片坏死。

2. 植皮区感染：植皮后如果病人持续有发烧，局部疼痛加剧、跳痛时，局部出现脓性分泌物时要考虑有植皮区感染，出现植皮区感染时可以造成移植皮片坏死、脱落。植皮区感染常出现在肉芽和污染创面的植皮上。防治上要加强术前的准备，肉芽和污染创面的植皮术前 3 天每天换药 1 次，彻底清洗和消毒创面，必要时可以进行创面细菌培养，术前有针对性的应用抗生素和加强创面治疗；手术中加强无菌操作应用技术，术中完善止血，防止血肿和死腔的发生；术后注意观察植皮区情况，争取早期发现局部感染早期处理，加强换药，避免植皮的坏死，合理应用抗生素。

3. 术后包扎固定不合理引起皮片的移动和植皮皮片的受力不当：植皮后 1 周内发生皮片的移动，包扎时植皮皮片受力不当导致皮片下空腔、血肿形成可以导致皮片的坏死。这主要是由于皮片与创面基底建立的脆弱血液循环由于皮片的移动引起血管的断裂而导致皮片缺血坏死，皮片受力不当导致皮片下空腔、血肿形成可以导致皮片与创面基底血循环建立障碍。加强术后的固定和制动，合理的包扎可以防止出现这种情况。

4. 植皮床血循环不佳：在瘢痕基底切除不完全的创面植皮、在无骨膜和无腱膜的骨质和肌腱上植皮、在血循环不良的其他基底如放射损伤、癌症切除后的残余创面、糖尿病肢体创面和静脉曲张创面上植皮，由于血液循环不良，植皮不宜成活。防治上要做到尽可能创造一个良好血循环的植皮创面：完整切除瘢痕基底的纤维组织；分离邻近的脂肪、筋膜、肌肉等组织覆盖裸露的骨质和肌腱上；培养好放射损伤、癌症切除后的残余创面、糖尿病肢体创面和静脉曲张创面使之血液循环改善后植皮；植皮床血循环不佳植皮时，最好应用薄皮片移植，同时皮片要开洞，以利引流和血循环建立手术后酌情应用改善血循环的药物。

5. 全身情况不良：机体贫血、营养不良、低蛋白血症、慢性衰竭病人植皮手术后，常常容易引起植皮不成活。这主要是由于病人全身神经内分泌不正常，体内分解代谢增强，合成代谢减弱，皮片得不到充分的营养而引起。治疗上要加强手术前后的支持营养治疗，必要时静脉输入蛋白质、氨基酸、脂肪乳和葡萄糖、维生素和微量元素，提高病人的全身体质和营养状态，促进植皮成活。

（谷廷敏　李鑫　石成方　赵志力　隋志甫　常冬青）

第2章

皮瓣移植

在整形美容外科的临床操作中皮瓣移植是一项最常见的应用手段。

一、皮瓣的定义

皮瓣是一具有血液供应的皮肤及其附着的皮下脂肪组织所形成，与游离皮片移植不同的是，皮瓣必须有与机体皮肤相连的蒂，或行血管吻合，血循环重建后以供给皮瓣的血供和营养，才能保证移植皮瓣的成活。前者称为带蒂皮瓣移植（pedicle flap transfer）；后者则称为游离皮瓣移植（free flap transfer），或血循重建游离皮瓣移植（revascularized free flap transfer）。

二、皮瓣的适应证

由于皮瓣自身有血液供应，同时又有皮下脂肪等优点，因而它的用途也就不同于游离皮片，主要用于以下几方面：

1. 修复有肌腱、骨、关节、大血管、神经干等组织裸露的新鲜创面或陈旧性创伤。对有深部组织（肌腱、大血管、神经）缺损或外露的创面，不稳定瘢痕紧贴骨面或合并有溃疡的瘢痕，为了加强局部软组织的厚度，或为后期进行肌腱、神经、骨、关节等组织的修复，都应该施行皮瓣修复。

2. 器官再造　如鼻、唇、眼睑、眉毛、耳、阴茎、手指的再造皆以皮瓣为基础，再配合其他支持组织（如软骨、骨、筋膜等）的移植。

3. 洞穿性缺损的修复 如面颊部洞穿性缺损，除制作衬里外亦常需要具有丰富血运的皮瓣覆盖。此外鼻梁、上腭等处的洞穿性缺损，阴道膀胱瘘或直肠瘘的修复亦须按照洞穿性缺损的治疗原则施行手术，包括衬里组织和覆盖组织两部分。

4. 增强局部血运　改善营养状态如放射性溃疡，褥疮等，局部营养贫乏，伤口很难愈合，通过皮瓣输送血液，改善局部营养状态，因而这种皮瓣最好是局部轴型皮瓣或岛状皮瓣，且不需作断蒂手术，这样不仅可以保持修复区的良好血供，并可望有较好的感觉恢复。

三、皮瓣的设计

（一）缺损的判断

首先搞清缺损处的伤情，包括①部位；②形状；③大小；④有无严重挛缩情况；⑤周围的皮肤条件；⑥创面基底条件等，并针对上述情况选择适当的供皮瓣区，如颈前及关节部位若有挛缩，瘢痕松解后的缺损区将可能增长数位，必须充分估计，此时可用健侧或健康人相同部位的大小作预测。以减少设计上的误差。

（二）供皮瓣区与皮瓣类型的选择

选择的原则大致有以下几点：

1. 选择皮肤质地、颜色近似的部位为供皮瓣区；
2. 以局部、邻近皮瓣，安全简便的方案为首选；
3. 应尽可能避免不必要的“延迟”及间接转移；
4. 皮瓣设计面积大小，应比经切除疤痕松解后的实际创面还要大20%左右；
5. 应尽量多选用血运丰富的轴型皮瓣或岛状皮瓣移植。

（三）皮瓣的形成

皮瓣形成时应注意皮瓣的血液循环，皮瓣形成后早期的营养供应主要依靠蒂部血液循环供应，以维持其活力。任意皮瓣长与宽的比例一般不宜超过2∶1，在面颈部由于血液循环良好，长宽比例可略为增至（2.5～3）∶1，超过一定的比例皮瓣远端即可出现血运障碍或坏死，设计皮瓣时还应使蒂部略宽，并循环主要血管的走行方向，以保证血液循环。皮瓣的动脉供应固然重要，但其静脉回流亦不可忽视，如果静脉回流不佳时，则皮瓣肿胀或起水泡并变为暗紫色，最后由于严重组织肿胀压迫动脉，使血流完全阻断，皮瓣坏死。

滋养皮瓣的主要血管在皮瓣深层组织中，大型皮瓣分离时须包括深筋膜，以保护在皮下脂肪深面的血管网。如果感到皮瓣太厚影响修复后的局部功能或外貌时，可在皮瓣转移成活3～6个月后，再分次将脂肪切除（即去脂术）。

四、皮瓣的分类与特点

（一）带蒂皮瓣

带蒂皮瓣在临床上还可分为若干类，较常用的是按转移形式与血供来源分类。

1. 随意皮瓣（random flap）：也称皮肤皮瓣（skin flap）。此类皮瓣的特点是：由于没有知名的血管供血，故在设计皮瓣时，其长宽比例要受到一定限制。在肢体与躯干部位，长宽之比以1.5∶1为最安全，最好不超过2∶1；在面部，由于血循丰富，根据实际情况可放宽到（2～3）∶1，在血供特别丰富的部位可达4∶1. 随意皮瓣目前均属近位带蒂转移。按转移形式又可分为：

（1）移位皮瓣：又名对偶三角交叉皮瓣或“Z”字成形术。是由皮肤三个切口连接成“Z”字形而构成两个相对的三角形皮瓣彼此交换位置后缝合。两皮瓣的侧切口与中切口所形成的角度，一般以60°为常用，此时三个切口的长度应基本相等，在两个三角形组织瓣交叉转移换位后，可增加其中轴的长度的75%，从而达到松解挛缩、恢复功能的目的，故这种皮瓣多应用于狭长形的索状瘢痕挛缩；也可用于恢复错位的组织或器官的正常位置与功能；以及用于长切口的闭合以预防术后瘢痕挛缩。此外尚可根据治疗的需要考虑做多个附加切口，设置成连续的多“Z”形对偶三角瓣。

（2）滑行皮瓣：又名推进皮瓣。滑行皮瓣具有一个蒂部。在接近缺损部位设计一个皮瓣，分离后，利用组织的弹性，将其滑行到缺损部位以整复创面。皮瓣设计应略大于缺损。因皮瓣形成后常略有收缩。切取皮下脂肪的厚薄，应视缺损处需要而定。临床上，为了增长或缩短某一组织的长度和宽度而常用“V”“Y”皮瓣成形术，也是属于滑行皮瓣的一种。在皮肤上作“V”形切口，分离三角形皮瓣及两侧皮下组织，利用组织的收缩性，使三角形皮瓣后退，再将切口缝为“Y”形，可以使皮肤的长度增加，宽度缩小。反之，在皮肤上作“Y”形切口，分离三角形皮瓣及对直切口两侧行潜行分离，利用组织的弹性，将三角形皮瓣向前推进，把切口缝合成“V”形，则可使皮肤的长度缩短，宽度增加。

（3）旋转皮瓣：选择缺损附近的皮肤组织形成各种形态的皮瓣，利用旋转的方法以整复缺损称旋转皮瓣，设计时应注意皮瓣的旋转点及旋转半径要足够长，否则仍然不能达到满意整复缺损的目的。

2. 轴型皮瓣（axial flap）：也称动脉皮瓣（arterial flap）。它的特点是有一对知名血管供血与回流，因而只要在血管的长轴内设计皮瓣，一般可不受长宽比例的限制。上述旋转皮瓣、滑行皮瓣等也均可以轴形皮瓣的形式转移。除此外，作为含有知名血管的轴形皮瓣常以岛状皮瓣或隧道皮瓣的形式转移。

（1）岛状皮瓣：岛状皮瓣系指一块皮瓣仅含有一条血管蒂而言，它的特点是蒂长，经过皮下转移灵活，由头皮转移用眉再造常用此法。

（2）隧道皮瓣：隧道式皮瓣指皮瓣必须通过皮下或深部组织进行转移。与岛状皮瓣不同的是：除含有知名血管外，蒂部的横径与皮瓣的横径相一致，仅仅是在通过隧道的部分蒂部被去除了表皮。因此，所谓隧道皮瓣实际上是岛状皮瓣与皮下皮瓣的结合与发展。修复口腔颌面部缺损时，以额部隧道皮瓣应用最多，皮瓣可通过皮下隧道修复面部缺损，也可通过颧弓下隧道修复口腔及口咽缺损。这种皮瓣的最大优点是手术可一次完成，而无须二期断蒂或修整。

（二）游离皮瓣

游离皮瓣移植是将身体远处的轴形皮瓣应用显微血管外科技术移动到颌面或口腔缺损处，游离皮瓣已在国内外广泛应用，已成为肿瘤术后缺损立即整复的主要手段。根据血供解剖上的不同，目前可将游离皮瓣分为以下四种类型。

1. 直接皮肤血管皮瓣：其主要特点是：营养皮肤的动脉在穿出深筋膜后与皮肤表面平行，走行于皮下组织内，并沿途发出小支以供养皮下组织及皮肤。这种皮瓣即典型的轴形皮瓣。腹股沟皮瓣、胸三角皮瓣均属之。

2. 肌皮血管皮瓣：也称肌皮瓣。其主要特点是通过肌组织发出营养支，垂直穿透深筋至皮下组织及皮肤。这种皮瓣在移植时决不能将皮瓣与其深面肌分离，否则不能成活。因此，这种皮瓣实际上是一种复合组织瓣。胸大肌皮瓣、背阔肌皮瓣等均为此种类型。

3. 动脉干网状血管皮瓣：其主要特点是由动脉干上直接发出许多微细的血管支，组成丰富的网状结构，直接营养其所属的皮肤。这种皮瓣的动脉多为体表浅的动脉主干，口径较粗，易于吻合成功；而且主干的两端均较粗，皆可供吻合，在此基础上，可成为桥梁皮瓣与其他皮瓣连接成的二级串联皮瓣。我国创用的前臂皮瓣属此种类型。

4. 肌间隔血管皮瓣：其特点是动脉行走于肌间隔内，然后发出分支至皮肤，并与其他皮肤动脉吻合。这类皮瓣常可分离出较长一段血管蒂，且多有两条静脉伴行。上臂内、外侧皮瓣及小腿外侧皮瓣均属这种类型。对于口腔颌面部中、小型组织缺损的修复，最常应用的是前臂游离皮瓣，其次是肩胛皮瓣、足背皮瓣、小腿外侧皮瓣。至于复合组织缺损，则以选用肌皮瓣为佳。

五、皮瓣移植术的并发症

皮瓣移植术是指将某一部位的一块带有血供的皮肤及皮下组织的皮瓣转移到另一部位，达到消灭创面、整复畸形和缺损的目的。由于皮瓣有自身血液供应，又含皮下脂肪组织等，故在整形外科中应用较为广泛，它对恢复受皮区外形和生理功能，提高患者生活质量有积极的作用。皮瓣移植术虽然效果佳，但是其手术要求高，风险大，一旦失败将造成新的皮肤及软组织（供区）的畸形和缺损，因此，应充分认识手术的优点及可能出现的并发症。

在临床上皮瓣移植术后的并发症较多，归纳起来有以下几个方面：

（一）皮瓣移植的适应证选择不当

1. 人体可供移植的各类皮瓣有多种，如何从中选择最适合的皮瓣修复某一特定部位组织或器官缺损，是整形外科医生必须慎重考虑的问题。客观地讲，每一种皮瓣都有其应用范围和适应证，而每一处组织或器官缺损都有若干个最佳皮瓣可选。

2. 面部组织器官的缺损应选用皮肤颜色、质地、厚度接近面部皮肤的供区，不然也会影响效果。

3. 皮瓣移植移植可造成供区的损害，一旦失败将造成新的皮肤及软组织（供区）的畸形和缺损。整形外科医生应遵循“以最小的代价，换取最佳的修复效果”的整形再造原则。

（二）皮瓣部分坏死和全部坏死

如果皮瓣移植修复四肢出现坏死情况，可造成重建功能丧失，外形丑陋；如果是做器官缺损的修复出现坏死情况，轻者造成器官修复的失败，导致局部或全身性感染，严重者可危及生命。如果用背阔肌节段肌瓣作心脏功能性修复出现坏死情况，则可能引起患者生命垂危或死亡。

预防移植皮瓣的部分或全部坏死宜注意以下几点：

1. 选择最佳皮瓣进行移植

最佳皮瓣移植的条件根据移植收取的需要而定，即①供区移植组织的色泽、结构、功能与要修复区域的组织缺损相似；②移植组织瓣的吻接血管外径较大，动脉外径在 1 mm 以上，有良好的回流静脉；③有可供吻合的感觉神经；④移植组织瓣内部的血供良好。

2. 移植受区良好

（1）受区有接受吻接的动脉、静脉及神经，并且直径在 1 mm 以上，吻接血管本身及其周围组织血供良好；

（2）受区没有残余感染，没有坏死组织或异物残留；

（3）受区周边组织健康，血供良好；

（4）受区在组织移植后能有效制动，防止被吻接的血管因活动而产生张力，造成吻接血管的栓塞。

3. 受区及供区手术的医师要有良好的协调操作，并有负责精神，首先保证血管吻合成功，同时也要重视每一手术步骤的操作，防止失误。例如：下腹部游离皮瓣移植，在供区准备完成后，断蒂移植前，做供区准备的医师离去，由于没有进行局部皮瓣的固定，可能会因患者体位的改变，或助手不小心，造成移植皮瓣的血管撕脱、血管损伤、有时会导致整个手术失败。

4. 术后处理不当　皮瓣移植术后应认真护理，防止发生血管危象，保证移植完全成活。

（三）移植皮瓣形态或功能不良

用于组织及器官缺损修复的皮瓣移植，不仅要保证移植后皮瓣的存活，而且要求形态及功能良好。这就要求术者在术前对缺损区功能丧失情况有透彻地了解，移植皮瓣后使缺失功能得到良好恢复，并在手术后进行必要的康复治疗。

1. 修复区皮瓣臃肿、下坠或毛发丛生　在颜面部肢体体表组织缺失修复时，由于游离皮瓣、肌皮瓣组织量、厚度选择不当、造成局部臃肿。例如：用阔筋膜张肌肌皮瓣移植，修复颜面的软组织缺损，移植后受区外形常较为臃肿，形态不佳。

2. 皮瓣修复区圆丘性畸形　皮瓣移植修复组织缺损时，总是呈圆形或椭圆形，皮瓣移植后，由于四周瘢痕的环形挛缩，造成术后圆丘形畸形。为预防圆丘形畸形，应选择梭形皮瓣移植，或在圆形或椭圆形皮瓣的四周加 Z 成型，以预防术后产生环状挛缩。

3. 缺损修复区凹陷畸形或肌腱粘连　在四肢组织缺损区皮瓣移植的修复中，特别是伴有深层肌腱大量缺失的修复后，会有凹陷性畸形及肌腱粘连，这常常是由于移植的组织量不足，或对肌腱的处理不当所致。遇有这种情况，宜选择皮下组织丰富的皮瓣供区，并加以筋膜瓣移植，覆盖肌腱易于粘连的受区。

4. 移植皮瓣供区的严重损害　有经验的整形外科医生，除了自己承担显微外科组织移植的设计及主要操作外，同时也承担了供区切取组织瓣后得修复的设计及主要操作。轻视后者，造成供区功能障碍较为严重的有以下几种情况：①肢体远端供血不良。如前臂皮瓣移植术后手指发凉，足背皮瓣、小腿内侧皮瓣移植后足趾发凉、发铅，移植皮片坏死等。②腹壁疝。如腹直肌肌皮瓣移植术后引起腹壁疝。③腰疝。背阔肌移植后发生腰疝，与腰三角缺乏保护有关。④跛行。如腓骨骨皮瓣移植后导致跛行。⑤膝关节瘢痕挛缩。可发生在隐动脉皮瓣切取后。⑥肢体淋巴水肿。由于取背阔肌肌皮瓣，或腹股沟皮瓣，或髂骨骨皮瓣移植，少数有淋巴管畸形的患者，术后会发生下肢淋巴管水肿。⑦足趾溃疡。取足底内侧皮瓣，损伤足趾的神经、血管，没有进行修复，轻者失去感觉，重者可出现溃疡。⑧手指坏死。取手指血管神经岛状皮瓣移植，手指另一侧血管神经不健全或损伤，术后可造成手指坏死。此外，还有许多意料不到的并发症，难以罗列。

六、皮瓣移植术后并发症的预防和治疗

1. 皮瓣移植术后血运的观察　可通过皮温、皮肤颜色、肿胀程度、毛细血管反应等指标，耐心细致地全面观察，综合判断，及早发现问题，以求早期处理。

(1) 皮肤颜色　主要观察移植组织肤色是否红润、苍白、红紫。因人体各部位肤色不一样，观察时注意既要与供受皮区周围肤色相比，又要与受皮区肤色相比。若皮肤颜色变浅或苍白，提示动脉血供不足，有栓塞或痉挛。相反，颜色变深应考虑静脉血回流受阻。随着血栓加重，继而变为红紫或黑紫。

(2) 皮温　注意与邻近正常组织相比较。一般移植皮瓣温度与健侧皮温相差 0.5～2℃，若比正常皮温相差低于 2℃，提示将发生血液循环障碍。如皮温突然增高超过正常范围，且局部有刺痛感觉或疼痛持续加重，提示有感染可能。移植的皮瓣常用多层纱布覆盖，以防受外界温度影响。

(3) 肿胀程度　术后皮瓣均有水肿过程，3～4 天后静脉逐渐沟通，皮瓣静脉回流即可迅速改善而消肿。根据肿胀程度可出现皮纹存在、皮纹消失、水泡。动脉血供不足皮瓣塌陷，皮纹增多；静脉回流受阻，皮纹消失，张力增大，表面光亮，有水泡或皮纹出血，如动静脉同时栓塞时，肿胀程度不发生变化。

(4) 毛细血管反应　用棉签压迫皮瓣皮肤，使皮肤颜色变白后移去棉签，皮肤颜色即转为红色。这段时间为毛细血管充盈时间，正常为 1～2 秒，如果毛细血管充盈缓慢或消失，则可能是血液循环中断，应立即引起注意。观察毛细血管充盈时间应与其他指标综合分析

考虑。

（5）判断皮瓣生长情况　可用钉头刺入皮瓣内5mm，拔出后轻轻挤压周围组织，若有鲜红血液溢出，说明正常。若反复针刺后仍不见血液溢出，说明可能存在动脉危象；若暗红色血液溢出，说明静脉血流受阻。发现上述情况应及时通知医生处理，以免肌皮瓣坏死。早期发现，早期处理是关键。

2. 皮瓣移植术后的常规治疗

（1）术后保温尤为重要，皮瓣局部给60W烤灯持续照射7～10天，烤距为30～40cm。用无菌巾遮盖灯罩和皮瓣，使之保暖，但要注意烤灯距皮瓣不要太近以免烫伤，夏季间歇照射。

（2）抗感染、抗血栓、抗痉挛是皮瓣移植术后的常规治疗，应准确定时用药，并注意观察药物的副作用。低分子右旋糖酐用量过大，会引起稀释性贫血，应注意观察患者的面色血压等变化。肝素钠用后易引起局部和其他部位出血，又能延长伤口愈合，用药过程中，注意观察伤口渗血情况，以及鼻出血、呕血、便血等情况，并备好止血器械和抢救药品。

（3）术后体位　术后体位的安置是保证皮瓣的血供和静脉回流、促进皮瓣成活的重要措施之一。术后保持患肢高于心脏，抬高患肢10°～15°，维持功能位或根据手术部位适当调整。以保证动脉供血又利于静脉回流。禁止患侧卧位，防止皮瓣受压或牵拉，避免皮瓣痉挛导致皮瓣缺血坏死。尽量采取满足患者的体位，要经常巡视患者，特别是熟睡患者，注意保持体位，同时向患者解释体位固定的重要性，使其密切配合治疗，及时纠正不正确姿势。

（4）疼痛可使机体释放5-羟色胺（5-HT），5-HT有强烈缩血管作用，不及时处理可致血管痉挛或血栓形成，故术后应及时给予止痛。局部包扎固定，保护肢体，避免活动时损伤皮瓣，引起疼痛，包扎不要过紧以防压迫。术后所有治疗操作动作轻柔，如注射、输液、换药、拔引流管等，尽量减轻疼痛。

（5）维持有效血液循环　血容量不足可引起心搏量减少，周围血管收缩，从而影响皮瓣血供，威胁再植组织存活，故术后应注意观察生命征及全身情况，补足血容量。同时遵医嘱予抗痉挛、抗血栓等治疗，注意观察药物疗效及副作用。

（6）预防伤口感染　早期及时合理应用抗生素，保持敷料清洁干燥，保持皮片引流通畅，观察引流液颜色、量、性质做好记录，防止皮瓣空隙处积血、影响皮瓣成活。

（杨大平　谷廷敏）

第3章

皮肤软组织扩张术

皮肤软组织扩张术，简称皮肤扩张术，是将皮肤软组织扩张器置入正常皮肤软组织下，通过增加扩张器内的液体容量，对表面皮肤软组织产生压力，使其扩张产生新的“额外”的皮肤软组织，利用新增加的皮肤软组织转移覆盖创面、修复缺损的一种方法。

用于制造扩张器的硅橡胶是纯度极高的医用硅橡胶，在临床应用已经超过半个世纪。由于硅胶材料的惰性极高，组织相容性非常好，到目前为止长期大量的临床应用中尚未见到致畸、致突变及致癌的报告。因此，临床应用对人体是安全可靠的。

第一节　扩张器原理、类型与结构

一、扩张器原理

一般认为扩张器扩张后表面皮肤增加的来源有 4 种：①生物性增生：细胞有丝分裂造成细胞数量的增加和细胞外基质的合成产生新的皮肤，从组织修复的角度看，这是最重要的一部分，其在扩张所获得的组织中所占的比率越大，修复的效果越好；②弹性伸展：在囊内压不断增加的牵拉力作用下，由于皮肤的弹性特点而被弹性拉伸所增加的面积，取出扩张器，失去外力作用后会回缩而消失，其所占比例越小越好；③机械蠕变：蠕变是一个材料学专业名词，是指一种材料在机械外力作用一定时间和强度之后，材料内部结构发生变化而变形伸展，即使去除外力作用，组织也不能恢复到外力作用前的状态，蠕变与弹性伸展的区别是弹性伸展在失去外力作用后增加的组织面积回缩消失，而蠕变获得的组织面积在外力消失后仍然存在；④周围组织的移位：表面张力增加时也使邻近组织受到牵拉而向扩张区移动。

二、扩张器的类型结构及规格

皮肤软组织扩张器是完成皮肤扩张术的关键器具。主要有注射阀门（亦称注射壶）、导水管和扩张囊组成。

（1）扩张囊　是扩张器的主体部分，扩张囊的形态则根据临床需要修复的部位、修复的范围面积以及需要修复区的形态而设计。

依其容量大小及形态，可分为圆形、方形、圆柱形、肾形、新月形等许多不同形态和规格，其功能和应用部位各有不同，临床上可根据需要选择不同形态、不同容量的扩张器。

（2）注射阀门（注射壶）是接受穿刺，并由此向扩张囊内注射扩张溶液的主要部件。其形态大小不一，有半球状、乳头状、圆盘状、其直径为 1.0～2.0cm，高 0.7～1.7cm 不等。其结构主要为顶盖、底盘、防刺穿不锈钢片尼龙以及防渗漏装置。可埋植于体内，亦可留置于体外（亦称阀门外置）。注水阀门是保证扩张注水能否正常进行的关键部件，注射阀门太小，埋置到皮下以后注水时不易找准位置，太薄容易在注水针孔往外渗水，尤其当囊内压较大时，会渗漏较多，将影响扩张效果，阀门大而厚将给手术带来困难。

(3) 连接导管 连接注射阀门及扩张囊之间的硅胶管，长度为 5～15cm 不等，直径亦因扩张囊大小而异，一般为 2～3.5cm，导管不宜过短或太长。导管管壁有一定厚度，防止被折叠、扭曲或压瘪（图 3－1）。

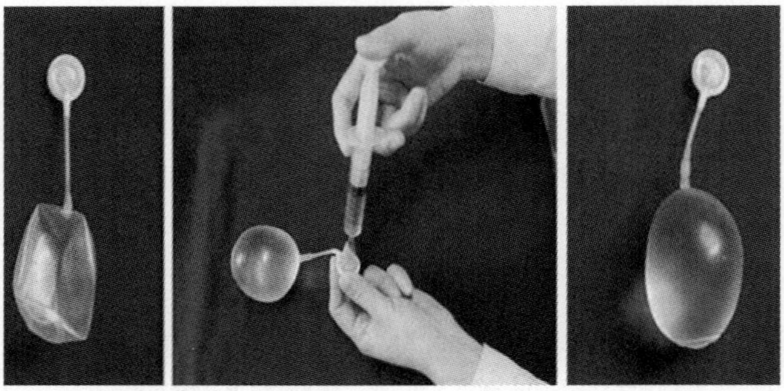

图 3－1 扩张器结构：由注射阀门（亦称注射壶）、导水管和扩张囊组成

第二节 基本操作及注意事项

皮肤软组织扩张术，大致可分为三个阶段实施，即扩张器的置入（或埋入），注液扩张以及扩张区扩张达到预期目的后的扩张器取出及扩张皮瓣的转移修复。

皮肤软组织扩张器是施行皮肤软组织扩张术（以下简称扩张术）的必备器具，其材料的选择、部位的选择、层次的选择是否得当，均会影响到该项技术的手术效果，因此掌握扩张器使用的原则是直接关乎手术并发症多少和手术效果优劣的关键因素之一。

一、扩张器的选择

扩张器的选用（包括类型、形状和大小）需根据需要修复的部位、形态、病变范围的不同以及病变周围可供扩张的正常皮肤的大小、形状等具体测量后选定。

二、扩张器的检查与消毒

扩张器选定后在使用前需要检验有无破损。常用的方法是经阀门穿刺后扩张器内注 10～20ml 生理盐水，或注入一定量的空气，然后将扩张囊放入水中，检查是否有渗漏。

扩张器由医用硅橡胶制成，容易吸附与沾染灰尘，沾染灰尘的扩张器置入体内后容易带菌及刺激纤维包膜增生，在使用前最好能用注射用生理盐水认真清洗。扩张器原则上是一次性医用材料不宜重复使用。

扩张器可采用高压蒸气或放射消毒（如钴 60）。在采用高压消毒前一定要用空针将囊内气体抽净以防在消毒过程中膨胀破裂。

市场上销售的扩张器产品是经过消毒，已包装于双层塑料袋内，经过环氧乙烷熏蒸消毒后可保存 3～6 个月，经过钴源（钴 60）照射消毒后可保存 2 年左右，应用这些产品时需检查有效期以及包装有无破损及漏气。遇到以上情况则需重新消毒。

三、扩张区域的选择

扩张的区域就是埋置扩张器的部位，也就是未来皮瓣（或皮片）的供区，其选择的原则应以修复区的相邻区域为首选，因为与将要修复的部位的皮肤软组织色泽一致，质地、毛发分布最相似。如头顶部位的瘢痕性秃发，选择靠近秃发区的颞顶部有发区为最佳选择，修复后恢复了秃发区的毛发分布，自然而美观。面部的瘢痕或体表肿瘤可选择颊部、下颌缘及颈部为扩张区，耳廓再造则选择耳区及耳后区为供区。鼻再造与修复首选额部为埋置扩张器的供区，其次前臂及面颊也可为供区。在肢体、躯干也是首选病变相邻的正常皮肤为供区。只有在病变周围没有正常皮肤软组织的时候才考虑远位供区扩张，然后通过带蒂转移或吻合血管游离皮瓣转移的方式来修复缺损。另外，在大面积严重烧伤皮源严重不足时除了利用的正常皮肤为供皮区外，还可利用浅二度烧伤的愈合区作为供皮区，均不失为一种增加皮源的好办法。

四、扩张器的置入（一期手术）

在扩张区域选定后，在实施时还需要谨密的考虑未来扩张皮瓣切取转移的方法和转移后皮瓣边缘所处的位置，考虑扩张区域皮肤血液的来源及走行方向，以后的血管蒂的位置，皮肤转移后不损伤重要的组织、不影响功能、不引起周围器官变形。

（一）切口的选择

首先设计并标出扩张区域及切口位置和剥离范围，同时标出阀门埋置的部位。

扩张器置入时切口的选择要根据扩张器埋置的部位而定。如果在病变的邻近区域埋置扩张器，则切口可选择在正常组织与病变交界处，或病变组织一侧距离交界处1～2cm。如果病变组织两侧均埋置扩张器，而病变组织又不太宽，可在病变组织中央作切口，向两边分离埋置扩张器。如果是远位埋置，则切口宜选择在比较隐蔽的部位（如额部扩张时作头皮内切口，或选择在二期转移扩张皮瓣的边缘）。更重要的原则是不损伤蒂部的血供。

切口一般与扩张器的边缘平行。切口的长度以能充分暴露拟剥离的腔隙而又不越过病变范围为度。对于增生性瘢痕，切口宜选择在正常皮肤的边缘。

一次埋置多个扩张器时几个扩张器可共用一个入路切口，亦可分几个切口。也有人主张切口与扩张囊应垂直，理由是扩张囊不易自切口处外露。

（二）扩张器埋置的层次

扩张器埋置深度因供区和受区的不同而异。头皮扩张时扩张器一定要埋置于帽状腱膜深面、骨膜表面。额部宜植于额肌深面。面颊部宜在皮下组织深面、表浅肌肉腱膜系统（superficial muscular aponeurotic system，SMAS）层浅面。耳后位于耳后筋膜深面。颈部位于颈阔肌的浅面或深面。在躯干和四肢时，扩张器一般置入深筋膜的浅面，部分可埋置在深筋膜深层肌膜的表面。

（三）扩张器埋置腔隙的剥离

首先将扩张器放于拟埋置部位的皮肤表面，用亚甲蓝画出手术切口线、扩张囊埋置的位置和注射壶埋置的位置。其中扩张囊埋置的组织腔隙剥离的范围应比扩张囊周边大0.5～1cm。

切开皮肤时刀口须垂直于皮肤表面，一直切到需要剥离的平面。剥离一般采用剥离剪

（扁桃体剪）钝性剥离。头皮、额部一般层次较清楚，完全以钝性分离即可完成，这些部位也可用尿道探子或手指推开。颈前部、躯干和四肢组织分层也较清楚，应以钝性剥离为主，但需注意分离结扎沿途遇到的深部血管穿支。剥离尽可能在直视下进行，光源可直接从切口射入，有条件时可用带冷光源的拉钩。术者必须对埋置扩张器部位的组织解剖非常熟悉，以免损伤重要的组织器官。剥离过浅可导致皮肤坏死，而剥离过深将有可能伤及重要神经血管组织，特别是在面颈部时更应仔细认真。

埋置注射壶的组织腔隙剥离可略浅一些，以利术后注射，但如果表面为瘢痕则不宜过浅，以防表面组织坏死而注射壶外露。也可将注射壶置于体外，其优点是注射时患者没有疼痛，方便注水，同时免除了注射壶埋置和取出时的剥离，减少了创伤和出血。

（四）扩张器的置入和切口的关闭

放置扩张器前应在手术台上向扩张器内注入适量生理盐水（一般 10～20ml），再次检查扩张器是否有渗漏。置入的扩张器应充分展平。注射壶置入时注射面应向上，导管可有弯曲，但不能形成锐角，更不能折叠。扩张器置入后在扩张器下面放置剪有数个侧孔的负压引流管，负压管远端必须放置到组织腔隙的最底部。

缝合切口时先在距切口边缘 0.5～1.0cm 处将皮瓣组织与深部组织缝合数针，以防扩张器移位到切口深面，然后分层缝合切口。缝合需在直视下进行，以防刺破扩张器。缝合完成后，可穿刺注射壶进行回抽或再注入5～10ml 生理盐水，以证实注射壶没有翻转，导管没有折叠。负压引流管也要回抽检查，看能否形成负压。发现问题可在术中及时进行处理。

（五）术后处理

术后早期扩张器埋置区可适当加压包扎。面颈部埋置扩张器者，术后 3 天内最好进流食。全身应用抗生素（3～5 天）。负压引流连接于负压瓶或用 20ml 的注射器上抽真空并应保持持续负压，引流管中的引流液从血性变为淡黄色后即可拔除引流管。如果切口位于正常组织内可按时拆线，如位于瘢痕病变组织内，拆线时间可推迟至术后 12～14 天。

五、注液扩张

（一）注射液的选择

最常选用的注射液是注射用生理盐水。扩张囊为半透膜，小分子物质在渗透压的作用下可自由进入，因此，注射液应为等渗溶液。可在生理盐水中加入止痛药（如利多卡因）和抗感染药物（如甲硝唑、庆大霉素）。

（二）注射时间

实际上在置入扩张器的一期手术时，即已开始了注液扩张。手术中注液量应根据扩张囊内注射量与扩张器容量、表面皮肤的松弛度和注射液对切口张力影响的大小而定，一般为额定容量的 10％～15％，最多可达 80～160ml。

术后开始注液的时间，在对切口张力影响不大的前提下，一般宜早不宜晚，多数情况下可于术后 5～7 天注液，即尚未拆线前就可注液。但如果注液对切口张力影响比较大，应推迟注液的时间。每次注液的时间间隔目前尚未统一标准。有用微量注射泵持续注液的方法，也有每天向扩张囊注液的快速扩张法，目前多数采用间隔 3～4 天注射 1 次的常规扩张方法。

完成注射的时间因扩张的部位、扩张器的大小、需要修复的面积多少不同而异，每次注射量为总量的 10％～15％。

（三）注射量

每次向扩张器内注射的量取决于表面皮肤的松弛度和扩张器的容量。每次注液时，以扩张囊对表面皮肤产生一定的压力而又不阻断表面皮肤的血流为度，压力不应高于5.3kPa（40mmHg）。如果注射后表面皮肤变白，充血反应消失，或用激光多普勒血流仪、经皮氧分压等仪器测定发现血流被阻断，应等待5～10分钟，如血流仍不能恢复，则要回抽部分液体，直到表面皮肤血流恢复。

（四）注入方法

1. 阀门内置注液　常规消毒注射壶表面皮肤及操作者左手示指和拇指，用左手示指和拇指固定注射壶，右手持注射器，选用4号半小注射针头，垂直刺入，对准注射壶阀门中央部位，通过皮肤达到有金属抵触感为止，缓缓推入注射液。如果要继续注射，应将注射器拔下，抽液后再注射。注射完拔出针头后局部再用酒精消毒，并轻压一段时间，直至无渗血、渗液后为止。

2. 阀门外置注液　消毒注液阀门后，将已消毒的注射器针刺入注射阀门内，将液体推入，拔掉注射器。

动物实验及临床观察均发现，当扩张达到一定容量后，再注液扩张就比较困难，易出现局部皮肤苍白及疼痛等症状，局部耐受张力及压力的能力逐渐下降至最低点，在一般部位，在注射扩张4周后出现以上情况，故随着注射次数的增加，应注意控制每次注入的容量，即注液后囊内即刻压力不超过40mmHg（5.3kPa）为宜。否则极易出现扩张区毛细血管扩张、潮红，若再不注意，毛细血管进而发生栓塞，继而发生局灶性皮肤坏死，皮肤出现破溃，扩张器外露，招致失败的结果，遇到上述情况时就应该回抽部分注射液，暂停或减慢扩张速度，同时要保护局部防止摩擦及外伤，并要解除外界持续性压力，若原来是加压敷料包扎者，此时应将其完全松解。

皮肤软组织扩张时，急骤的压力升高后可迅速被扩展，而不对皮肤本身造成严重损伤，因而支持临床上的短期快速扩张，实验中还观察到，随着扩张囊内压的升高，毛细血管的充盈时间逐渐延长。当囊内压超过13.3kPa时，毛细血管的充盈时间由注射前3秒以内，延长至10秒左右，10分钟后恢复到5秒以下。当囊内压升高达18kPa以上时，充盈反应停止或时间延长到20～30秒，30分钟后将降至5秒左右。个别动物注射后10分钟局部仍呈苍白色，无充盈反应。故注液扩张时不可使囊内压过高，应以注射后不出现扩张中央区域持续性苍白为宜。

因此在临床上掌握好皮肤扩张的适度是比较困难的，经过20多年的临床实践我们认为：①首先要严格注液扩张的无菌操作，确保在注液期间不发生感染；②注液扩张要视不同病种、不同埋置部位、不同层次、不同要求，灵活的掌握，对要求越高的，适宜采用慢速扩张的办法，每次注液量较少，张力不大，也就更安全，切忌操之过急。

六、扩张器取出和扩张后皮瓣转移术（二期手术）

当皮肤软组织经过充分扩张达到预期目的时，即可施行二期手术，即取出扩张器，用扩张所获得的额外皮肤形成扩张后的皮瓣，对受区及供区两个部位同时进行修复。有人形象地比喻这种皮肤扩张术好似借贷获得利润，修复供区是“还债”，修复受区靠获得的“利息”（盈利）的多少（也就是获得的额外皮肤的多少），若在一次扩张后，扩张后的皮瓣还是不足以修复受区的全部需要时，此时可以先修复一部分，然后在移位后的扩张皮瓣下再次埋入扩张器，进行接力式的扩张，(也称重复扩张)。当然也可分次治疗，此次治愈了一部分，经过一段时间的康复后再次手术继续治疗。

(一) 扩张后皮瓣的设计

设计方式取决于受区的要求（包括受区的部位、范围的大小、形态、病变的性质等）和供区的条件。设计时应遵循以下原则：①充分舒张具有立体形态，呈半球面体的扩张后皮瓣，最大限度地利用扩张获得的组织；②尽可能地减少辅助切口，或将辅助切口置于相对隐蔽的位置，尽可能与皮纹方向一致；③顺血供方向设计皮瓣，如为轴型皮瓣则不应超出其血供范围，如为任意型皮瓣，其长宽比例可比未扩张皮瓣略大一些，但不能过大；④皮瓣远端携带的未扩张皮瓣不宜超过 3～5cm，最好不要超过扩张区的边缘；⑤扩张皮瓣的设计同样应该遵循常规皮瓣设计的一切原则。

1. 滑行推进皮瓣：以顺血运一端为蒂，皮瓣远端与受区接壤。切口线分别设计在扩张区与受区交界处与扩张部位的两侧，使扩张皮肤形成一矩形瓣，直接向受区滑行推进。此法设计简单，使用方便，一般一个 140～200ml 容量的扩张器扩张后，头皮滑行推进时可向前滑行 4～7cm。为增加皮肤的修复面积，皮瓣远端两侧可以携带部分未扩张的远端宽度，扩大覆盖面积。但应注意对远端血运较差者不可携带过多的未扩张皮肤。

滑行推进皮瓣在设计与实施时即可以设计成直线形、弧形切口线，也可以设计成一个或数个三角形，这样皮瓣形成后在前进中可与受区边缘相互交错，不仅延长了长度，还可避免直线瘢痕挛缩。

2. 旋转皮瓣：皮瓣设计以邻近修复区的一侧为蒂，形成一个依一定轴线旋转的皮瓣。皮瓣长宽大小依受区所需面积和皮瓣血运允许范围而定。旋转角度以不大于 120°为好，以便减少转移后形成的“猫耳朵”。设计时皮瓣远端较蒂部可略宽一些，以利于旋转。

在临床实践中我们认为旋转皮瓣应用较简便，辅助切口少，并可以与滑行推进皮瓣同时应用，相互弥补不足。主要缺点是扩张形成的半球形皮瓣很难完全舒平。

3. 易位皮瓣（交错皮瓣）以顺血供的一侧为蒂，形成一个较长的三角皮瓣（或舌形或长方形皮瓣）。其蒂部一侧靠近受区，皮瓣远端位于远离受区的部位。所形成的皮瓣与受区之间相隔有一部分扩张与未扩张的正常皮肤，形成的皮瓣插入受区，这样扩张后的皮瓣可获得充分利用。该皮瓣多用于发际、鬓角、眼睑、上下唇等部。这里需要说明的是在易位皮瓣中，细分起来实际上有一种如上所描述的我们称之为单蒂易位皮瓣（也可称单蒂插入皮瓣）。另一种则是交错皮瓣，此皮瓣适用于受区两侧相对应的部位有两个扩张区，扩张完成后在应用时，将一侧扩张的皮瓣形成一个三角形或矩形或舌形的皮瓣，在受区的另一侧形成一个蒂在相反方向的皮瓣，此两个皮瓣相互交错覆盖受区创面。有时虽然只有一个扩张区与受区对应的正常皮肤也可形成一个三角形或矩形皮瓣相互交错，修复缺损。

总之，易位皮瓣在扩张皮瓣的应用中最大的优点是：①可以充分舒展已扩张的半球形皮瓣；②对已扩张的皮瓣应用率最高。

有作者报告皮肤扩张术可以使被扩张区域皮瓣的毛细血管扩张，口径增粗，毛细血管的数量也增加，达到了增强血供的目的，但与皮瓣延迟的机理与目的不同，皮瓣延迟术是让皮瓣内的血流方向向轴型皮瓣转化，使皮瓣纵轴上的血管增粗，他们在扩张皮瓣的基础上，在临床上实施二期手术前又进行了皮瓣延迟术，使血流方向改建，结果证明这样做转移后的皮瓣血运更好，不易发生皮瓣远端坏死，提高了手术质量。

4. 除了上述三种形式的局部皮瓣外，还有皮下血管蒂岛状皮瓣，这种皮瓣可用于邻近处转移或远位转移。如额部扩张后的皮瓣转移至鼻尖，鼻翼部修复缺损或全鼻再造。又如胸三角区皮肤扩张后转移至面颊部或口底部的修复均属于这种岛状皮瓣。此外，这种扩张后的岛状皮瓣还可以通过血管吻接的方法作游离皮瓣修复受区缺损。

最后需要阐明的是，在实际操作中，多种局部皮瓣的应用方式不是截然分开的，往往是两种或三种方式的综合，特别在缺损较大，埋置多个扩张器时，在使用中既有滑行推进皮瓣，又有旋转皮瓣，还有易位交错皮瓣，总的目的是将扩张后的皮瓣加以最充分的利用，切口尽量少，浪费尽量少，而能达到完美的创面覆盖，而不产生大的张力。

（二）手术方法与步骤

1. 先取出扩张器，其切口可以是原先埋置时的切口，也可位于正常组织与病变组织交界处，也可以是设计皮瓣的边缘。切开皮肤、皮下组织直达纤维包膜的表面，用电刀切开纤维包膜取出扩张器。

2. 扩张囊基底部周边形成的横断面为三角形的比较厚的纤维环，如对皮瓣的舒展有影响，可将其切除。对于囊壁上的纤维包膜是否去除，要视具体情况而定。如果影响皮瓣的舒展，要仔细剥除或多处切开，否则可留于原位待其自行吸收。

3. 二期手术时须先取出扩张器形成扩张后皮瓣，根据皮瓣大小决定病变组织切除面积，以防止先切除病变组织后扩张皮瓣不足而陷于被动的局面。

考虑到扩张过程中皮肤软组织需持续保持一定的张力，皮瓣转移后亦应保持一定的张力，如果皮瓣太松而回缩率过高，有可能导致皮瓣中的静脉迂曲而影响血液循环。扩张皮瓣下应放置负压引流管，术后适当加压包扎。

伤口愈合后，应采取预防瘢痕增生、对抗皮瓣挛缩的措施，如应用弹力外套、颈托、支架等。术后早期扩张皮瓣较硬，并有回缩的趋势，一般术后 6 个月左右能够软化并恢复自然弹性。

第三节　扩张术在整形外科中的应用

一、临床应用的适应证

（一）瘢痕性秃发及头皮部分缺损或颅骨外露

皮肤软组织扩张术是治疗瘢痕性秃发目前所公认的首选方法（图 3－2）。烧伤、烫伤、部分头皮撕脱或感染后秃发均可选用。早期电烧伤后颅骨部分外露也可采用。头部良、恶性肿瘤切除术前或后致头皮部分缺损同样适用。对于秃发或缺损面积不超过全头皮 1/2 的病例均能达到完全修复。对于秃发或缺损面积超过全头皮 1/2 以上的部分病例，经过 2 次连续“接力”扩张后，亦能达到满意修复疗效。

对于部分较严重的男性脱发患者，在行自体毛发移植术前，亦可在双颞部和枕部行头皮扩张术以缩小秃发区面积。

在选择病例时应考虑最终有无可能修复。对于残留头发不足 1/4 者，或仅颞、枕部部分毛发残留者，或仅存在散在斑片状头发的秃发者可佩戴假发或行自体毛发移植术予以改善，

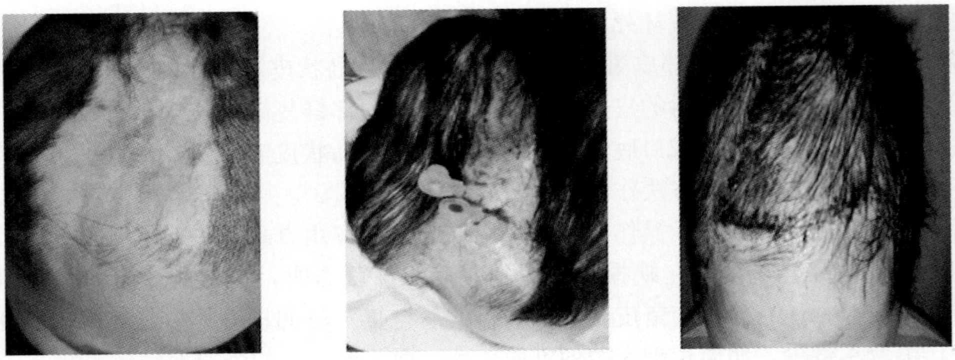

a.烧伤后头皮瘢痕秃发　　b.头皮软组织扩张后　　c.扩张器取出皮瓣修复头皮瘢痕

图 3-2　皮肤软组织扩张治疗瘢痕性秃发

而不宜采用皮肤扩张的方法。另外，斑秃也不宜选用此法治疗。

（二）面颈部瘢痕、文身、血管瘤、巨痣切除后创面的修复

颜面、颈部较大范围的瘢痕修复仍是临床治疗中的难点。传统的皮片移植或远位皮瓣（含吻合血管的游离皮瓣）修复后，皮肤的色泽、质地、薄厚往往不能达到满意的效果。临床上也经常遇到经过上述方法治疗后的患者，对肤色、外形不满意，仍坚持要求做进一步的治疗。对于面、颈部难于切除缝合的病例，应以瘢痕周围正常皮肤软组织扩张后再行皮瓣转移修复为首选。由于同样的理由，面、颈部局限性的血管瘤、巨痣或其他肿瘤切除后创面的修复亦可选用皮肤软组织扩张的方法进行治疗。

施行颜面、颈部皮肤软组织扩张术时应注意病灶或缺损周围或邻近正常皮肤的大小范围以及扩张后的皮瓣如何转移。皮瓣转移方式一般为滑行推进皮瓣或旋转皮瓣为主，因为这两种旋转皮瓣切口较小较少，部分病例需采用易位皮瓣时，应特别注意防止眼睑及口唇等器官术后移位变形。常用的扩张部位是额、颞、面颊、耳后、颌底和颈部。利用扩张后的胸三角皮瓣修复面、颈部瘢痕也能取得较满意的效果。此外，颌面部扩张后，由于扩张囊压迫和皮肤、皮下组织伸展变薄，术后短期内扩张部位会有局部凹陷或部分面部轮廓改变，术后 3 个月到半年会完全或大部分恢复。

（三）器官再造术

经过近 20 多年的临床实践，用扩张后的额部皮瓣或前臂皮瓣行鼻再造术、耳后皮肤扩张后耳廓再造术、扩张后乳房再造术或隆乳术等，均取得了优良的效果。现将适应证分述如下：

1. 鼻再造术

鼻再造术的方法很多。但经过漫长的实践，一致公认前额正中皮瓣或额斜皮瓣效果最优。因此，如果额区皮肤条件好，则应以扩张后的额部皮瓣为首选，额部供皮瓣区创面也多能直接拉拢缝合。只有在额部皮肤有瘢痕或条件不佳不能选用时，才另选前臂、面颊、胸前等供区。前臂皮肤经扩张后行鼻再造术，其供瓣区创面亦能直接拉拢缝合。此外，早期也有采用两侧面颊部皮肤扩张后行鼻再造术的报道，颜色、质地也较好，但由于供区代价过大，目前已较少采用。胸三角皮瓣供区经扩张后也能作鼻再造的供区，但需皮瓣断蒂，至少三期才能完成全鼻再造。

一般来说，除额部皮瓣鼻再造术后可以不另加支撑组织外，其他方法再造的鼻质地较软，不够挺，常常需要进一步做隆鼻术。

2. 耳廓再造术

耳廓再造术的方法也很多，目前常用的术式有：耳后皮瓣加耳后筋膜瓣法、颞浅血管为蒂的颞筋膜瓣加植皮法或颞区血管化皮瓣法，耳区皮瓣加颞筋膜瓣法等。耳廓再造术要求在满足具有良好的耳廓支架外形的同时，还必须要考虑皮肤覆盖和残耳的利用两方面的问题。采用耳区皮肤扩张法行耳廓再造术是解决耳廓皮肤覆盖比较理想的方法。既能利用扩张后产生的“额外”皮肤解决支架覆盖问题，又解决了皮瓣法所导致的再造耳皮肤过厚、臃肿问题。同时，还避免了采用其他术式需要植皮所致的色素沉着问题。残耳则可用于Ⅱ、Ⅲ期耳垂再造。耳区皮肤扩张法耳廓再造术不仅适用于先天性小耳、无耳、隐耳和其他先天性耳廓畸形，外伤及烧伤后耳廓缺损也可选用。

应用此种术式需要注意耳区可供扩张的正常皮肤面积大小。部分发际过低、正常皮肤面积较小的患者，扩张后会有部分带毛发的头皮被带到再造耳廓上，术后 3～6 个月再造耳外形稳定后，仍需行脱毛治疗。

3. 乳房再造或隆乳术

乳腺单纯切除或乳腺癌切除术后乳房再造均可采用皮肤扩张术。目前大部分病例是将皮肤扩张术用来为其他再造方法进行囊腔准备，例如，用背阔肌肌瓣带蒂转移再造乳房或用硅胶囊乳房假体行乳房再造术前的囊腔扩张准备。

采用经脐切口硅胶假体隆乳术及部分严重乳腺发育不良者，常用球形扩张器在术中即时超量扩张，为乳房假体置入做囊腔准备。

（四）躯干部瘢痕、缺损、骨质外露、良性肿瘤或文身切除术后创面的修复

躯干部位应用皮肤扩张术应当选择在瘢痕、缺损或病灶周围适当的部位植入扩张器，待皮肤扩张满意后再切除瘢痕或病灶。较小的瘢痕与肿瘤切除后，一般并不需要应用扩张器；然而对大面积烧伤皮源缺少时或为增加供皮源而不产生新的瘢痕，应用扩张器是有一定的价值的。如上胸部患者多不愿增加新的瘢痕，因而在瘢痕或肿瘤的周围选择适当的部位植入扩张器，皮肤扩张后再切除瘢痕或肿瘤，无疑这种方法优于传统的皮肤移植术。如有一女青年右胸上部至颈根部有一片混合型的血管瘤，表面呈草莓状红色。患者希望肿瘤切除后局部不留下明显的痕迹，功能及外形均好，然而局部皮瓣转移不够用，游离植皮第一关是皮片能否 100%成活把握不大，因为是海绵状血管瘤，切除后创面广泛渗血，较难止血，故采用了在血管瘤周围埋入 3 个扩张器，将皮肤扩张后再切除血管瘤。这样扩张后的皮瓣转移取得了相当满意的效果。皮肤扩张术在躯干的应用还包括以躯干为供皮区及供皮瓣区的预扩张，均能取得良好效果。

（五）四肢瘢痕、肿瘤的修复

只要四肢皮肤软组织瘢痕、缺损不超过肢体周径的一半者，均可应用皮肤软组织扩张术，其中包括四肢残留瘢痕（增生性瘢痕、贴骨瘢痕）及肿瘤切除后创面的修复。膝关节僵直的治疗若在关节松解前先行皮肤软组织扩张再手术，膝部松解同时配合理疗体疗可以获得更好的效果。足跟、足底组织缺损的修复以及肌腱、神经粘连松解后所需皮肤的覆盖。还有采用扩张囊囊壁包裹松解后的屈肌腱以防再次粘连的文献报道。采用扩张后皮瓣修复后组织耐磨压，不滑动，有感觉，能适应足的负重行走功能。扩张后在囊腔周围形成的纤维囊壁与

真皮下组织紧密相连，特别坚韧有弹性，移植于足底后，耐磨压性能明显优于其他皮瓣。另外，国内已有微型扩张器用于先天性并指畸形治疗的报道。

在四肢部位注水扩张时，更要注意少量多次的原则，以防扩张皮肤缺血坏死。皮瓣设计转移时应考虑血供方向和转移方向。一般来说，扩张皮瓣顺肢体长轴方向滑行距离较小，而与肢体长轴垂直方向推进的距离相对较大。

（六）供皮区的扩张与皮瓣的预制

供皮区的扩张与皮瓣的预制对整形修复有很大的实用价值，特别是对大面积烧伤皮源十分缺乏的患者是一个很好的选择。只要身体残存有正常皮肤或原浅层烧伤已愈的部位或原中厚皮片供区已愈合的部位，均可采用扩张的方法提供“额外”的皮源，既可作皮片（含全厚皮片或修剪成中厚皮片）移植用，也可作带蒂皮瓣应用。另外，对轴形皮瓣预扩张，不仅可使形成的皮瓣厚度变薄，血运更加丰富，转移更加安全，还可增加皮瓣的面积或使供皮瓣区能直接拉拢缝合。尽管可能会因此增加手术次数和经济负担，但由于具有诸多优点而为多数患者所乐意接受。

二、禁忌证

（一）扩张术的禁忌证

皮肤软组织扩张术，虽然有比较广泛的适应证。且在不断地研究与拓宽中。然而皮肤软组织扩张术也有自身的不足，主要是注水周期较长，并发症发生率仍然较高。因此，也有一定的禁忌证。有关皮肤软组织扩张术应用的禁忌证文献很少。我们根据多年来的临床应用体会，总结如下：

（1）首先它不适用于急性感染、免疫功能低下病人皮肤缺损与创面外露的治疗。稍有不慎有致感染扩散的可能。

（2）全身较严重的慢性疾病，如血液性疾病、糖尿病、周围血管性疾病如雷诺氏病及伯格氏病（下肢血栓性脉管炎）。以及血小板过低或血小板功能不全者。

（3）严重的皮肤病如剥脱性皮炎，过敏性疾病。

（4）有精神病或神经不太正常者，或对皮肤扩张术治疗方法不理解不同意手术者。

（5）恶性肿瘤病人，且有全身转移可能者。

（6）秃发残留的毛发太少，总面积不足 1/3 者。手掌、足底皮肤结构致密坚韧伸展性差，不能扩张者。

（7）年老体弱或 1 岁以下的婴儿，不宜采用扩张法者。

（二）相对禁忌

1. 皮肤软组织扩张术，是在整形外科基本原理与操作技术指导下发展起来的一项治疗技术。看似简单，实际上是有很多环节与细节必须掌握的。手术者对此项治疗方法缺乏了解，又缺乏整形外科皮瓣转移技术基本理论与操作技能者暂时不宜单种开展此项手术。对局部解剖层次血供及神经分布缺乏了解者，亦暂时不宜单独开展此项手术。

2. 病人有瘢痕增生倾向或处于瘢痕增生的高峰期，应暂缓此项手术。

第四节　皮肤软组织扩张术常见并发症及处理

扩张器（含导管或阀门）外露的发生率以 3.6%占据各种并发症之首，其后依次为出血、血肿（3.2%）、感染（2.8%）、皮瓣坏死（1.1%）及扩张囊未扩张（0.7%）等，总计为 11.4%。现将各种并发症发生原因及防治方法分述如下：

一、血肿

血肿为皮肤扩张术早期最危险的并发症。扩张器埋植后 24 小时以内血肿的发生概率最高，少数患者发生在术后 14 天以内。任何扩张器埋植法都可发生血肿，即使是很熟练的医生也无法完全避免。整个治疗程序能否继续进行与血肿处理是否成功有关。造成血肿的主要原因有：①局部的解剖特点。血管密集、循环丰富的面颊部和颈部，与身体其他部位比较，因其组织解剖分层不明显，有较多的由深而浅的穿支血管，分离埋置扩张器的腔隙时许多血管被切断，故较易出现血肿。而头皮多在帽状腱膜下，额部在额肌下，躯干和四肢在深筋膜平面分离、穿支血管少，因此对血管的损伤也较轻。②止血不彻底或盲视下操作，出血点不易发现，不易止血。埋置扩张器时如果切口过小，不能直视操作，或单纯采用肾上腺素止血，压迫止血，易造成出血点的遗漏。③引流不通畅，术后未采取有效的引流措施，或引流管堵塞。④有全身出血倾向。虽然少数病人术前检查出凝血时间正常，但埋置扩张器后由于表面光滑的扩张器作为异物存于体内，组织间不能很快的形成粘连，如果凝血机制不好，也易形成血肿。血肿形成后只要得到及时正确处理，一般不会对治疗结果造成影响。通常，有血肿形成的部位，扩张器外纤维包膜多较厚，将会影响扩张后皮瓣的制作及转移。彻底止血和充分引流是预防血肿的关键。

临床表现：缝合处可有全血渗出，局部张力大，有难以承受的胀痛，皮肤表面青紫，有皮内瘀斑，严重时可见表皮水泡。

预防措施：针对上述引起血肿的原因，防止术后血肿发生应注意以下几点：①完善相关术前检查，高度警惕有出血倾向的患者，必要时延期手术；术中慎用肾上腺素，防止形成假象，导致止血不彻底；②情况允许时可采用比较大的切口，尽可能在直视下剥离，也可借助冷光源拉钩或内窥镜观察及止血；③止血力求彻底，当剥离完成后，仔细检查所有的创面，(包括掀起皮瓣的下方)，大的出血点必须结扎或缝扎，小的出血点可用电凝止血，确认止血彻底后方可植入扩张器。必要时可在剥离腔隙中注入医用蛋白胶加强止血效果；④负压引流管每个扩张器腔隙内放置 1～2 根，保持持续的负压引流通畅，待引流液清淡后再拔管；⑤术中注意剥离的层次尽可能均匀一致；⑥面颈部手术后进流食，术后三天局部制动，必要时适当加压包扎，也可全身或局部应用止血药为主的各种止血措施。

处理方法：在局部肿胀、淤血不严重的情况下，应密切观察局部变化，保持负压引流通畅，或行扩张器腔隙内冲洗，引出积血，同时局部适度加压包扎，如血肿明显，须急诊手术处理，在无菌条件下行血肿清除彻底止血，结扎或电凝任何活跃或可疑的出血点，确认无出血、渗血后再将扩张器埋入。如护理得当，数日后表面皮肤色泽恢复正常。

血清肿：血清肿多在扩张中后期出现，多认为是轻度炎症反应，也有人认为是扩张器引起的异物反应，血清肿就是由这两种反应引起的皮下间隙渗出增加而形成的。其主要表现为局部皮肤发红，置管引流可见到皮下间隙内有较多淡红色或淡黄色透明的液体流出。

预防措施：注意注水扩张中的无菌操作。定期消毒埋置注射壶的部位和外置导管开口处。

治疗方法：皮下间隙内置入引流管，反复冲洗，持续负压引流即可控制血清肿。

二、感染

作为异物置入人体，扩张器手术在任何一个环节无菌操作不严格，以及机体免疫力低下均易引发感染，多数感染发生于第一期埋置扩张器手术后和扩张过程中，少数病例发生在第二期皮瓣转移手术后，由于皮瓣坏死而继发感染。感染可以原发，但也可由于血肿、扩张器外露和皮瓣坏死而继发感染。

造成感染的原因主要有以下几点：①如术区未及时发现处理的感染灶等出现在切口附近；②扩张器消毒不彻底；③术中无菌操作不严格；④扩张器外露；⑤血肿未及时处理；⑥切口愈合不良或裂开；⑦术后引流管拔除不及时，引发逆行感染；⑧向扩张囊内注水过程中或更换负压引流瓶无菌操作不严格；⑨全身抵抗力低下所致的血源性感染。

为预防感染的发生应注意以下几点：①严格无菌操作，应彻底消毒扩张器，术中局部应用抗生素，术后换药、引流瓶更换、注水扩张等每一个环节都应严格遵守无菌操作原则；②及时拔除引流管；③术区有感染灶应暂缓埋植扩张器；④应积极处理扩张器周围或全身的感染灶；⑤为预防感染的发生，可在必要时向扩张器内注射的液体中加入甲硝唑，庆大霉素等药物；⑥积极处理并发症，如血肿及扩张器外露等。

出现以下情况应考虑有感染发生：扩张器周围出现红、肿、热、痛等局部表现；引流液混浊，有的甚至发烧；淋巴结肿大，血象分析白细胞及中性粒细胞比例升高。此时应积极采取措施，但处理起来比较棘手，具体的措施包括：①全身大剂量应用敏感有效的抗生素；②可向扩张囊内注入抗生素；③引流管未拔除时，可通过引流管对扩张囊周围进行冲洗，若放有两根引流管，可采用抗生素液体滴注引流的方法控制感染；④将新鲜的蒲公英捣碎后用酒精浸泡或用中药如意金黄散敷于扩张皮肤表面。

应积极处理任何部位皮肤扩张器的感染并发症，但初期不宜轻易取出扩张器进而终止治疗。如果感染控制困难，可经小切口取出扩张器，反复清洗皮下间隙，重新置入新扩张器，持续负压引流，定期冲洗，终能将感染控制。如感染在 2～3 天后仍不能有效控制，只好提前取出扩张囊进行二期手术，感染一般可在取出扩张器后得到控制。

三、扩张器外露

皮肤扩张术最多见，对治疗效果的影响较大的并发症是扩张器外露。

扩张器外露主要有两种情况，① 因切口愈合不良，一期手术埋植的扩张器从切口外露。②扩张过程中表面皮肤坏死引起的扩张器外露。扩张囊、导管和注射壶外露均可归入扩张器外露，其中最常见且对结果影响最大的是扩张囊外露。而注射壶（注射阀门）外露一般不影响治疗效果。其露出部分按出现机会大小依次为，手术切口→ 扩张器折角形成区→ 扩张器低位受力区→ 扩张器表面软组织剥离损伤区→扩张器顶部受力区→扩张器注射壶部。

扩张器外露与以下因素有关：①切口位置选择不当：扩张器位于切口下或距切口太近、切口过长、切口在瘢痕处愈合不良等。②注水扩张因素：A. 经平行式长切口埋置扩张器，注水过早导致切口裂开。B. 后期注水速度过快，切口裂开。注水扩张时间过长，皮肤软组织毛细血管扩张、淤血，进而引起血管栓塞、扩张器顶部局限性干性坏死。C. 一次注水过多引起皮肤张力过大，缺血而引起水泡形成，水泡区干性坏死致扩张器外露。D. 注射壶处瘢痕反复穿刺，导致局部糜烂或感染，造成注射壶外露。③感染性因素：伤口感染、皮下间隙感染、注射壶部感染可导致切口裂开或皮肤薄弱区破溃，诱发扩张器外露。④手术操作因素：因对皮下间隙内出血点止血不确切而形成术后血肿，进而引起切口裂开和扩张器外露。手术潜行剥离皮下间隙，致皮瓣某部位操作损伤形成薄皮区，扩张至一定时间，此区易出现干性坏死，扩张器外露。瘢痕内切口缝合过密过紧，引起瘢痕缘缺血坏死，引起切口裂开和扩张器外露。注射壶埋植层次过浅或加压包扎不当致皮肤血运障碍，注射壶外露。⑤扩张器因素：扩张器质硬，术中未完全展开而折叠成尖角顶破皮肤，致局部皮肤破损扩张器外露。⑥局部皮肤因素：扩张器表面皮肤有薄皮区，形成不均匀扩张，薄皮区因抗扩张能力差，易出现破损，而造成扩张器外露。⑦物理性因素：扩张器内液体达到一定量后，产生明显的重力作用，使扩张器表面皮肤受力不均，低位皮肤受力过大引起破损导致扩张器外露。⑧意外损伤也可导致扩张器外露，如冬季的冻伤和相邻扩张区的皮肤磨擦伤。

预防措施：①尽量选择优质扩张器，因其质地柔软可避免因扩张器质量问题引起的扩张器外露。②注意选择与保护皮肤切口。合理选用平行式长切口和微小切口，在不影响操作的前提下切口长度越短越好。切口位置一般距扩张区边缘 1.5cm 左右，切开时务必垂直切入并达拟埋植的层次后再剥离，剥离过程中避免用锐利器械对切口缘组织反复牵拉。切口在瘢痕内时，创缘剥离不宜过浅，以免引起瘢痕区切口愈合不良。③剥离层次要清楚，结扎或电凝止血时离表面皮肤有一定距离；要充分剥离皮下间隙，分离的腔隙范围要比扩张器大 1cm，以利于扩张器置入后能充分展开，避免折角的形成。④关闭切口时应分层缝合，瘢痕内切口缝合时要有适当的针距和边距并且在距切口 1cm 左右处将皮瓣与深部组织缝合固定几针，以防止扩张器移位到切口下；瘢痕内切口的缝合不宜过密过紧，以免引起瘢痕皮缘坏死。⑤注水扩张不可过频，一次注液量不可过多，以避免伤口因张力过大而裂开和皮肤软组织血运障碍。如发现表面皮肤颜色苍白，充血反应消失，等待 5 分钟后不能恢复正常，应立即回抽部分液体直到血循环恢复，也可在注射过程中使用经皮氧分压仪或激光多普勒等仪器监测微循环。⑥在对有折叠成角现象的扩张囊注液时，应加快注液的速度并轻轻按摩使其尽快展平。⑦及时有效地处理易发展成扩张器外露的并发症，如血肿、感染和伤口愈合不良等。

治疗方法：①如果切口部位发生扩张器外露，应积极处理诱因（血肿、感染、张力过大、皮缘坏死等），局部条件允许时，予以清创，以最小张力重新缝合切口。如扩张器从伤口露出且有皮下间隙窄小的情况，则作进一步剥离后将扩张器向深部埋植。②如果出现注射壶外露，可将导管改为外置式，但应对伤口作保护性治疗，继续注水完成扩张。③如果扩张器表面皮肤破损导致扩张器外露，则应终止扩张，尽早手术作病变部分切除修复；如继续扩张会引起皮肤破损伤口越来越大，导致扩张器脱出，达不到预期的治疗目标，则应暂时终止治疗，改用其他方法或等待数月后再重新埋植扩张器。

四、扩张器不扩张

多种故障可以出现在扩张器埋植术后，导致注水扩张困难或扩张器不扩张。如故障排除及时，基本不影响治疗效果。

扩张器不扩张见于以下情况：①术前扩张器（含扩张囊、导管及阀门）已破裂，由于未检查或检查不仔细而未发现；②术中扩张器与锐利手术器械放在一起，或是缝合关闭切口时缝针刺破扩张器又未发现；③扩张器质量不佳，注液过程中压力过大致破裂或粘接部质量不佳而裂开或脱离；皮下注射壶反复穿刺引起渗漏；④术中扩张器放置时扩张器或导管折叠又未及时发现；⑤注射壶翻转或移位到扩张囊下，无法注水；⑥穿刺注液时因注射壶离扩张囊太近而误伤扩张囊。

预防措施：预防的关键是①术前选购优质扩张器并于消毒前和埋置前分别作浸水注气试验。方法是：向扩张器内注入额定量空气并将扩张器完全浸入水中，在不同方位挤压扩张器，检查扩张囊、导管及其连接处无气泡溢出即为合格，有气泡产生即为扩张器破损。此法可靠性明显优于传统的单纯注水挤压试验；高压消毒前一定要将扩张器内气体抽干，防止高压消毒时扩张器破裂。②术中避免锐器与扩张器在操作过程中接触。③埋植前向扩张器内注入 10～20ml 生理盐水再次检查有无渗漏；皮下间隙剥离要充分，扩张器置入后要充分展开。④采用导管外置法的可避免导管和注射壶的各种故障；如内置注射壶，其埋植距扩张囊的距离应在 1cm 以上，注水导管尽量不要折叠成锐角，避免导管折叠。⑤切口关闭后再次通过注射壶向扩张囊内注液，以检查导管是否通畅及阀门有无倒置。⑥术后注水扩张时小心操作，避免刺伤扩张囊。经皮穿刺注射壶时，一定要用 $4\frac{1}{2}$ 小针头，避免在同一部位同一方向反复穿刺，应合理使用注射壶顶部平面，减少注射壶漏水机会。

治疗方法：局部切开可用于因扩张器导管折叠、注射壶移位或翻转等原因造成不能向扩张器内注液而引起的扩张器不张。如果确认扩张器已破裂，早期可再次手术更换扩张器，扩张后期出现破损时应立即进行二期手术。如果确认是注射阀门漏水，可采用注射壶外置，导管折叠的方法继续完成注水。

五、皮瓣坏死

皮瓣血液循环障碍是引起扩张皮瓣坏死的主要原因，包括一期扩张过程中出现的皮瓣坏死及二期转移后出现的皮瓣坏死。

1. 扩张过程中出现皮瓣坏死的主要原因：①扩张皮瓣损伤过大或剥离层次过浅，特别是电凝对皮瓣的损伤；②扩张器折叠成角，造成表面皮肤血运障碍；③包扎过紧从而导致表面皮肤坏死；④扩张器与皮瓣间出现血肿；⑤注液超量或过快，压力过大导致表面张力过大致血流中断。

2. 二期转移术中及术后皮瓣坏死的主要原因有：①皮瓣设计不合理，长宽比例过大，或蒂部过窄、过紧、受压或血管损伤造成缺血；②皮瓣转移后张力过大或过于松弛，引起血供受阻或静脉回流不畅；③皮瓣下形成血肿，皮瓣远端携带的未扩张组织过多，过分扩张引起皮瓣局部皮肤过薄及皮下血管栓塞，导致形成皮瓣后远端得不到血液供应；④皮下间隙有感染或扩张区皮肤软组织有深在的瘢痕或损伤存在。

预防措施：

1. 在一期扩张过程中：①剥离层次应选择合理，不宜过浅；②止血时电凝器输出功率不宜过大；③剥离腔隙应大于扩张器范围，扩张器埋置时，应避免折叠成角；④加压包扎时加压力度应适当；⑤注意防止血肿的发生；⑥合理掌握注水频次及注水量，避免扩张皮肤表面张力过大。⑦二期手术前要了解扩张形成的额外皮肤是否够用，若不够应继续注水，暂缓二期手术。皮瓣扩张应充分，宁多勿少。

2. 二期手术时：①术前设计要严格遵守整形外科皮瓣设计的原则确定安全的长宽比例。当设计制作大型扩张后皮瓣或制作特殊形状皮瓣时，应于皮瓣转移 5～7 天前应做皮瓣延迟术，以提高皮瓣移植的安全性；②皮瓣远端尽可能不要超过扩张区；③剥离纤维囊壁时要十分仔细，勿伤及主要供血血管。正确处理纤维包膜，如皮瓣长宽比例小，皮瓣较厚时可切除部分或全部纤维囊，但若皮瓣较薄，长宽比例大，则不宜将纤维包膜去除，以免在去除纤维囊壁时损伤血管破坏血供。一般情况下，将扩张区周边形成的纤维包膜环可予去除，主要目的是利于皮瓣展开，并降低皮瓣周边部厚度；④扩张皮瓣要充分展开并保持适当的张力；⑤包扎时蒂部勿过度受压；⑥如果皮瓣远端出现青紫等回流不畅的表现时，可在皮瓣远端打包轻微加压包扎以利回流，并及时全身及局部应用地塞米松。

治疗方法：如果皮瓣远端出现血运障碍，应积极处理。血运障碍区与正常血运区一旦出现分界线，血运障碍区极易出现整块坏死。静脉回流障碍时，作者的处理方法如下：在皮瓣远端边缘作 2～4 个微小创口（3～4mm）并向创口组织内注入少量肝素，数分钟后伤口自动流血不止，皮瓣血运可以得到快速改善。出血自动停止后如果皮瓣仍有血运障碍，则用大针头轻刮皮瓣远端边缘创口并再次注入小剂量肝素，再次作放血处理，此操作可重复多次，总放血时间一日到数日不等，直到皮瓣血运障碍消除。皮瓣血运障碍治疗中，可全身应用扩血管药（山莨菪碱、妥拉唑啉、丹参、小剂量阿司匹林），注意术区保温。血运障碍区用凡士林油纱保护，防止表皮干结、破溃，术区适当加压包扎以利于血液回流。

如果出现皮瓣坏死，待周围伤口良好愈合后作清创治疗，彻底清除坏死组织。如果局部条件好，采用皮片移植修复坏死区。

六、疼痛

向扩张器内注水扩张可引起疼痛，成人多见，依埋植部位不同，疼痛程度不同，以于头皮、额部和四肢较重，而其他部位则不明显，成人头皮扩张疼痛最常见，且多比较严重，主要发生在扩张后期或一次性注水过多时。轻的引起恶心呕吐，重的疼痛难忍，有的患者在未能达到设计的扩张量时即要求停止扩张。

预防方法：向扩张器内注射盐水，如果疼痛特别明显甚至难以忍受，可在注射完毕后立即回抽数毫升盐水以缓解症状，如果疼痛实在无法忍受的可停止扩张。也可采取少量多次注射、缓慢。

缓解疼痛的方法包括：持续注射或扩张注射液中加入利多卡因以及局部神经封闭等。对于反复出现的剧烈疼痛，患者无法坚持治疗时，应采用以下措施：①注水前行阻滞麻醉；②将注射液换成局利多卡因等麻药；③改成少量缓慢扩张的方法；④如到扩张中期，也可提前作二期手术作皮肤病变部分修复。

七、神经麻痹与损伤

在神经主干周围埋置扩张器时，可因牵拉压迫造成短暂的神经麻痹症状，主要发生于肢体，出现肢端的麻木，偶发于面颈部，可造成一过性面瘫。神经麻木感可于取出扩张器行Ⅱ期手术后消失。而神经损伤包括感觉神经损伤和运动神经损伤，可出现于扩张器埋置术中，也可以出现于扩张皮瓣移植术后。如头皮瓣移植后感觉恢复不全；额部一侧扩张，皮瓣移植后额肌运动障碍。

八、骨质吸收

骨质吸收多在扩张器埋植于骨质表面时发生，一般因压迫可造成。最常见于头皮和额部扩张时，是由于扩张囊底部环形加厚的区域或阀门形成局部压迫，一般不需任何处理，在二期手术取出扩张器后可自行恢复。

九、肢体水肿

为少见并发症，见于前臂和小腿皮肤扩张病例。扩张器埋置术后早期的肢体远端肿胀为正常的手术后反应，7～10 天后可自动消退。注水扩张期水肿的主要原因是由于扩张器注水过多或过快压迫静脉和淋巴导致回流障碍，引起肢体远端肿胀，处理方法为暂缓注水并减慢注水扩张速度。二期手术取出扩张器后肢体远端水肿可自行消退。

十、头发脱落

此并发症见于头皮扩张患者。脱发分为两类。①可逆性脱发：一般因头皮扩张过快，囊内压过高压迫导致毛囊缺血所致，或由于扩张时间过长致头皮过薄、头皮下间隙严重感染或头皮扩张皮瓣移植后轻度血运障碍引起，属营养不良性脱发，此类脱发逐渐发生，可在扩张过程中脱发，也可在皮瓣移植完成后脱发。新发于二期手术后 3 个月逐渐再生，6～12 个月后完全恢复正常。②不可逆性脱发：多因分离头皮植入腔隙层次过浅，位于帽状腱膜上，直接损伤头皮毛囊，加之扩张后头皮瓣严重血运障碍，皮瓣组织部分或全部坏死，最后植皮或瘢痕愈合，此类脱发不能恢复。

预防措施：在帽状腱膜下埋植扩张器，勿损伤毛囊，如采用快速扩张不能过急。头皮区埋置扩张器要严格消毒备皮，防止感染发生。头皮扩张后皮瓣设计要注意保持皮瓣良好血运。可逆性脱发患者只要及时发现，不要再造成缺血损伤，必要时使用生发药物或理疗，一般均可恢复。

治疗方法：扩张速度过快者，减少扩张容量及减慢扩张速度后能自行恢复。对于不可逆性脱发，有条件的患者可作第二次头皮扩张修复秃发区，或者行毛发种植术修复。

十一、颈部压迫症状

此并发症见于颈部扩张患者，症状包括恶心、呕吐、面色苍白、血压下降等症状和体征，一般由颈动脉窦受压引起，很少见，多发生在注水扩张时，回抽部分液体后可恢复。

十二、其他并发症

1. 妊娠纹样变

妇女怀孕时由于腹部膨隆引起的胶原纤维和弹力纤维断裂可导致妊娠纹发生。扩张皮肤表面出现类似于妇女怀孕时所形成的妊娠纹样改变，是由于皮肤扩张引发真皮胶原和弹力纤维断裂所致，仅见于部分的病例，可见于胸三角区皮肤扩张和大腿前外侧皮肤扩张。北京黄寺美容外科医院的刘文阁曾报道应用曲安奈德壶内注射加速组织扩张时发生 3 例扩张区皮肤的“妊娠纹”现象。

2. 骨质增生

见于头皮扩张病例，原因是埋置扩张器手术中，皮下间隙剥离时广泛损伤骨膜，扩张器埋置在骨膜下层，扩张器周边部发生骨膜反应，形成毛刺状新骨。

预防措施：头皮区埋置扩张器要注意保护骨膜，尽可能不损伤颅骨骨膜。

治疗方法：扩张器二期手术中将增生的骨质清除，创面电凝止血。

3. 皮肤水泡形成

较为少见，出现于扩张早期。多由皮下间隙巨大血肿或早期扩张注水量过多而造成，其本质是局部血运障碍，且主要是静脉回流障碍。表现为一个或多个皮肤水泡形成，可进行性加重。

预防措施：避免血肿形成和单次注水扩张量过大。

治疗方法：因皮下血肿引起的要清除皮下间隙血肿。如因过度注水扩张引起，则抽出部分扩张液。表皮水泡一旦形成，应暂停扩张 7～10 天。在无菌条件下用注射器抽出水泡液，保护水泡皮，表面涂抹抗生素软膏，待水泡区自然愈合。如水泡区保护不良露出真皮，可出现局部皮肤干性坏死，最终导致扩张器外露。

4. 手术设计不良

主要发生在初学和缺乏手术经验者。皮肤扩张术皮瓣设计不良，扩张器埋置切口选择不当，易引起切口愈合不良和扩张器外露，皮肤扩张部位选择不当和扩张后皮瓣设计错误，则可引起皮瓣转移不能到位或造成血运障碍，或造成扩张后皮肤软组织不能被充分利用，以及头皮毛发生长方向不一致等。

5. 体表器官继发畸形

体表器官移位畸形可发生于注水扩张过程中和扩张皮瓣转移后。常见的畸形有：额部扩张后眉上移，面部扩张后下睑外翻、鼻翼移位、耳垂移位、口角移位、下唇外翻，躯干扩张后乳头移位、脐孔移位等。大多数需要再次整形修复。

尽管皮肤软组织扩张术有较高的并发症发生率，但治疗效果因此受到影响的不多，完全失败的病例只占少数。发生并发症后如及时治疗可在一定程度上减少并发症对治疗结果的影响。目前我们整形外科中心并发症，占全部病例数的 8.3%，经治疗未对治疗效果造成明显影响。

皮肤软组织扩张术临床应用已有三十余年的历史，但对皮肤组织扩张术的基本原理了解仍不够深入，对其规律尚未完全掌握。我们相信，随着对皮肤软组织扩张术基本原理的进一步了解和临床经验教训的总结，经过整形外科同道们的共同努力，皮肤软组织扩张术的并发症将会进一步明显降低，皮肤软组织扩张术的应用将更加广泛。

（韩岩　鲁开化　郭树忠　李江）

第4章

皮肤以外其他自体组织移植

皮肤以外其他自体组织移植包括了黏膜移植、真皮移植、脂肪移植、筋膜移植、肌肉移植、肌腱移植、神经移植、血管移植、软骨移植、骨移植、毛发移植、大网膜移植、以上的复合组织移植。以下分别进行讲述。

第一节　黏膜移植

一、概述

黏膜所在位置不同，其结构也不尽相同。口腔黏膜、鼻黏膜、阴道黏膜以及结膜为复层鳞状上皮，泌尿系黏膜为移行上皮。暴露的唇红部位，黏膜和黏膜下层无腺体存在，表面干燥，称为干燥黏膜。而结膜和口、鼻、阴部的黏膜及黏膜下含较多的黏液腺及浆液腺，常处于湿润环境中，称之为湿润黏膜。

黏膜移植（mucous membrane transplantation）与皮片移植有许多相似之处，也具有强烈的抗原性，只能进行自体移植；移植方式有游离移植、带蒂移植和复合组织移植；移植后的成活过程分为血浆营养期和血管营养期；断层移植片比全厚移植片容易成活；血肿、血浆肿、移植片的滑动、感染及受区血供差可引起移植失败；移植成活的黏膜可发生挛缩等。

在组织学上，各种黏膜可有相当大的区别。例如颊黏膜的上皮层非常厚，弹性较大，容易切取和缝合。其固有层含有丰富的血管结构，使受区血管容易长入，相对较薄又便于获取弥散性营养，故移植成功率高。另外，颊黏膜还具有抗菌特性和较强的再生能力。临床实践证明，口腔黏膜损伤后能够很快愈合而不发生感染。鉴于黏膜再生能力较强，切取黏膜的供区创面即使不做缝合也能自行愈合。但是自行愈合的创面也会产生挛缩，也要经历逐步变软的过程。如颊黏膜再造尿道后，往往需要进行6个月的持续扩张才能防止狭窄。用于眼窝再造的黏膜片不仅厚度要大些。而且术后要有充分的加压固定时间。

在临床工作中，常可用移植皮片的方法修复黏膜缺损。这些皮片能否因长期处在湿润的环境而化生为黏膜，尚无客观证据。有报告指出，用颊黏膜细胞移植治疗慢性乳突炎时，颊黏膜细胞呈现鳞状上皮外观。用皮片代替黏膜时，两者颜色不同，相接之处挛缩程度也较大，容易形成硬而厚的瘢痕组织，较易引起损伤。

二、适应证和禁忌证

由于黏膜活动度大，再生能力强，黏膜部分缺损后可通过拉拢缝合或自行收缩愈合，无需依靠黏膜移植修复，以及黏膜供区少，采取相对困难，经常以皮片移植修复黏膜的缺损的原因，故黏膜移植在整形外科主要用于唇红缺损和有视力的眼睑黏膜缺损（如睑球粘连分离术后）的修复，偶也用于鼻泪管和尿道再造。在受区有明显炎症存在时则暂不宜手术。

三、黏膜移植的手术方法及注意事项

干燥黏膜多取自下唇，切取采用黏膜下浸润麻醉，使黏膜隆起，然后用保险刀片或用特制小型滚轴刀徒手切取较薄黏膜片；亦可用手术刀切取小块较厚黏膜片而将供区创缘直接缝合。较薄黏膜片的供区创面压迫止血后，暴露或贴敷单层油纱布半暴露即可。

湿润黏膜的供区较多，但部位均较深，难以徒手切取部分厚度的黏膜。因此，一般都在局部麻醉下用手术刀切取全层黏膜。最常采取的部位是下唇内侧，可取到 1.5×（6～7）cm^2，颊部腮腺导管口之下到前庭沟反折部，可取到 2.5×6cm^2。切取颊部黏膜时，应注意保护腮腺导管。另外，不宜将颊部和唇内侧的供区连成一片，以免引起口角明显的瘢痕挛缩畸形。术中还需注意充分止血及移植后加压固定。阴道壁虽然可以采取较大的黏膜片，但操作不便，患者也较痛苦，故一般不以阴道作为黏膜供区。黏膜取下后创面拉拢缝合。取下的黏膜用小剪刀剪去黏膜下组织，修剪成全层黏膜片或中厚黏膜片待用。其操作和切取小块全厚皮片相同。

黏膜片的移植和小块皮片移植相同。移植片的四周予以缝合，留长线头打包加压包扎。在修复眼结膜时应先用牙科塑料（甲基丙烯酸甲酯）制成薄壳状模型片，待黏膜移植到位、缝合妥当后，在移植的黏膜上放置塑料模片，加压固定。7～10 天后除去模片拆线。

四、并发症及处理

1. 黏膜成活不良。原因有：黏膜固定不牢；黏膜受压不均匀或压力不够，或内置模具形状不当致使移植物与受区基底接触不严密；移植物下有血肿或血清肿形成；感染等。处理：早期发现可对因治疗，重新固定或清除血肿，加强抗感染治疗等；如已有坏死或部分坏死，则可积极换药，促进伤口愈合，有必要时可再次移植黏膜。

2. 黏膜收缩，畸形再现。多因黏膜移植物成活不良，有瘢痕组织形成，也可能因模具形状与缺损不相配合或模具支撑时间不够（有的部位须持续 3～6 个月）等。一旦出现这种情况，只能再次手术矫正畸形。

第二节　真皮移植

一、概述

皮肤去除表皮后即为真皮。真皮质地柔软，结构致密，强韧而富于弹性，毛细血管网密布，易于成活。在临床中真皮移植物分别起着组织加强和替代以及组织充填和防止黏着等作用。

真皮的厚度一般是 1～2mm。眼睑和包皮的真皮薄，而掌跖部厚。躯干部以项、肩、背处较厚，其余部位较薄。肢体伸侧较厚，屈侧较薄。男性的真皮较女性的为厚。真皮由结缔组织组成，包括浅在的乳头层和深在的网状层。乳头层的纤维细而疏松，近似疏松结缔组织，富有毛细血管和感受器。网状层是致密结缔组织，其中胶原纤维集成粗壮的束，大致与皮肤表面平行，是真皮的主要部分。真皮的弹性纤维在胶原束之间，形成厚网，从而使真皮具有很大的韧性和一定的弹性。网状层中有神经束、神经末梢、感受器和血管、淋巴管。在

面部，真皮内还有表情肌。真皮中细胞成分少，散在于纤维之间。表皮的营养由真皮直接供应，表皮的特性也由真皮决定。

真皮移植后容易成活。移植后第 4 天移植物即可获得血供。移植物一直保持真皮组织的性状，而不被纤维组织取代。真皮移植后其内的皮脂腺、毛囊退化，汗腺及其导管存活，并可保持正常分泌机能而不形成囊肿。采取真皮时如表皮去除不彻底，残留的上皮成分在真皮内经常有囊肿发生，若完全切除表皮则很少发生。

真皮移植到皮下等部位后，上皮成分消失，有学者认为这是因为移植物在较大的张力下(如真皮用于疝修补)，使真皮中的小血管和淋巴管闭塞，导致营养障碍，上皮成分坏死、吸收。另一解释是由于上皮成分被埋入组织内“不能呼吸”而引起上皮退化。目前倾向于认为由于改变了上皮成分的自然外露状态，上皮成分因生理功能废用而退化。真皮移植后，在功能刺激下，真皮能发生组织转化，形成肌腱或关节盘。

皮肤抗原性强，异体皮移植后迟早会完全坏死，脱落或被吸收。但脱细胞异体真皮由于经过处理，去除了细胞成分，同时抗原性大大降低，可以植入体内而不被排斥。脱细胞异体真皮在整形外科主要用于充填目的以及和自体薄皮片共同覆盖需耐磨部位的创面。在后者，通常是大面积烧伤患者的后期整复。

二、真皮移植的适应证

填充面颊、唇、眼睑等部位因软组织缺损或萎缩所呈现的凹陷；修复腹壁缺损或疝以加强局部抗张强度；硬脑脊膜缺损的修补等。

三、真皮移植的方法

供区多选择在毛发稀少和皮肤较厚的部位，如臀、腹、胸、背等部。切取时先掀起表层皮片，再切取全厚真皮层，或带部分皮下组织，然后将供区拉拢缝合或将表层皮片原位覆盖创面。移植时应将真皮展平并保持一定张力；填充凹陷时如单层真皮厚度不够可几层重叠，但最好不要超过四层，以防供血不足发生坏死。真皮移植后有轻度的吸收，故用于填充凹陷时应略过度矫正。如果填充不足，可于半年后再次填充。

四、真皮移植的并发症及处理

1. 移植物部分坏死　多由于重叠层次过多引起，移植物与受区接触不良或有相对移动时也会导致移植物部分坏死。发生部位多在移植物中心，随后被纤维性替代。早期难以发现，即使发现亦无有效措施。一般可观察半年后决定是否需要再次移植。

2. 感染　真皮具有较强的抗感染力。一旦出现感染，应加强抗感染治疗，并及时切开引流。如非必要移植物可暂不取出。

3. 移植物厚度不足或过厚　可二次手术矫正。

4. 皮下囊肿　多因为表皮层未彻底切净。处理需要手术将囊肿包膜全部取出，方法与皮脂腺囊肿切除术相同。值得注意的是，皮下囊肿一旦发生，多会先后出现在不同部位，处理起来较麻烦，故应在移植时彻底去除表皮，预防为佳。

第三节　脂肪移植

一、概述

自体脂肪移植在整形外科应用已久。应用的方法从最早的块状游离移植，到带真皮或筋膜的复合组织游离移植，以及后来的带蒂移植和近年来逐渐广泛应用的颗粒脂肪游离移植。脂肪移植主要用于因各种原因软组织缺损造成的软组织凹陷。脂肪组织带蒂移植的成活率较高；而游离移植后由于和受区重建血供很慢，会出现脂肪坏死、液化，从而被吸收，移植脂肪组织的体积减小可达 50%甚至更多。故应用脂肪游离移植充填凹陷常需多次手术。

块状脂肪组织游离移植后，早期处于缺血状态。4 天后重新建立血循环，7 天后，可见移植物中毛细血管扩张。1 个月后，可见到脂肪颗粒的中心部位有丰富的毛细血管分布。移植后 6 个月的组织切片中，移植物的结构基本与正常脂肪组织相似。

二、适应证与禁忌证

适应证：脂肪移植主要用于修复体表皮下凹陷性缺损或畸形，其中应用较多的如修复半侧颜面萎缩、小乳房和乳房凹陷畸形等，也用于充填良性肿瘤或囊肿切除后的凹陷区，但决不能用来修复恶性肿瘤切除后的凹陷区。颜面部局部凹陷美容手术如鼻唇沟过深、眉间皱纹、鱼尾纹等，均可采用脂肪移植。由于重睑术或眼袋切除术造成的眶隔脂肪切除过多，也可以采用脂肪移植进行修复。

禁忌证：1. 受区感染　对于有感染病灶的受区，不能作脂肪移植。脂肪移植术必须在严格的无菌条件下进行，即使是轻微的感染，亦可导致脂肪液化坏死，如果是真皮脂肪复合移植则真皮也可能发生坏死。用脂肪注射隆乳，可能因感染导致严重后果。

2. 受区血液供应不良　这是相对禁忌证，瘢痕组织的受区由于血供较差，移植脂肪不易成活。

另外，不宜用脂肪移植来防止粘连，不论是神经、肌腱吻合处或是修复硬脑膜缺损或预防腹部手术后粘连时，均应禁忌脂肪移植。

三、手术方法及注意事项

1. 块状脂肪游离移植体的切取与移植

大块游离脂肪移植体可从下腹部和臀部切取。一般都带有真皮，可用取皮鼓或滚轴刀按设计形状切取一块刃厚皮片，皮片蒂部不予切断而翻向一旁，然后循深筋膜浅层切下真皮脂肪块，用锐剪修剪成形，准备移植。术中动作务必轻柔，避免创伤，真皮脂肪块切取完毕后将掀起的皮片翻转放到原位，缝于深筋膜表面，闭合创面。小块的游离脂肪可从臂、腿等处切取，供区可以直接拉拢缝合。

脂肪深筋膜复合移植体多取自大腿外侧，首先纵行切开皮肤，然后在皮下切取脂肪及其深面的阔筋膜供移植之用。所取阔筋膜的宽度小于 1.5cm 或大于 6cm 时均不致形成肌疝。切取阔筋膜的长度不受限制。

单纯脂肪或真皮脂肪或脂肪深筋膜游离移植后所发生的吸收都是十分惊人的。据 Peer

的报告，单纯脂肪游离移植后一年，体积的减小都达到50%左右。所以，应用脂肪移植修复凹陷性缺损，常需多次反复进行，才能获得比较满意的效果。因此，提倡应用邻近的真皮脂肪瓣转移来修复凹陷缺损，因为此种带蒂的组织瓣本身具有血运，所以术后不会发生吸收，体积也不会减小。

脂肪移植后的成活条件很高，植入床必须有丰富的血运，在瘢痕部位植入脂肪效果很差。植入床宜循组织面之间进行锐剥离，做成袋状创面。术中动作必需轻柔，尽量避免创伤。植入床的出血甚至渗血都应彻底制止，但最好不用结扎线结扎，以免形成异物，易于感染。脂肪移植体的四边缝上引线，导入袋状的植入床中，再将引线穿出皮肤作褥式缝合，进行固定。缝合袋状切口后在皮肤表面用软硬适中、压力恰当的压迫敷料包扎2周，然后拆线。手术前、后均应用抗生素预防感染，如一旦发生感染，即应将植入的脂肪取出，待伤口完全愈合后再另行植入脂肪。

2. 颗粒状脂肪组织的采取与移植

采取多用负压吸引法。吸取时供区一般多选择在腹部、上臂内侧、大腿或臀部等皮下脂肪组织丰富的部位。严格消毒后，采用10ml或更大的注射器、16号针头，局部注射0.5%利多卡因加1∶20万肾上腺素液或膨胀液，注射量根据供区面积和需要脂肪的量而定。用持续负压，在脂肪组织中呈放射状反复抽吸，注意保持针头行进的平面，抽吸达到所需的量后，供区加压包扎。然后，将抽吸的脂肪液沉淀，去除液体部分。受区准备完毕后，将脂肪颗粒注射到受区，一般要过度矫正，注射脂肪的量应比实际需要多30%～40%，注射后塑形，加压包扎。一次注射量不可过多，受区面积大、血运好则可多注射一些，否则应少打。也可3～6个月后再次行脂肪颗粒移植术。

或在供区切取所需要的脂肪组织后，用刀片或剪刀修剪成直径2mm左右的脂肪颗粒，以生理盐水冲洗，尽量减少对脂肪细胞的破坏，备用。在受区的相对隐蔽部位、原瘢痕处或凹陷的周边作小切口，将处理好的脂肪颗粒置入，缝合后加压包扎。

采用颗粒状脂肪移植的目的是为了使脂肪细胞能在早期缺血的情况下，更多地获得基底床的营养，增加脂肪细胞成活的数量，以维持移植物的体积。受区面积大，移植的脂肪组织颗粒少则容易成活，并且能够维持一定的体积。反之，受区面积小而移植的脂肪颗粒数量多，基底床的养分难以满足过多脂肪细胞代谢的需要，则必然导致部分脂肪细胞变性、液化及坏死。在活动度大的部位行脂肪移植术，术后应适当制动，以利移植物的血供重建。

四、并发症及处理

1. 脂肪组织成活不良　其原因有：血肿或血清肿形成；受区血供不佳；脂肪组织块过大；颗粒脂肪内存有较多破碎、失活的脂肪细胞和净化不充分的非脂肪成分。应以预防为主，移植体的处理和受区的操作均应细致，减少损伤，同时严格止血，以利移植物的存活。

2. 感染　做脂肪移植手术时应该严格无菌操作，术后给予抗生素，一旦发现感染或脓肿形成，要尽早把移植物取出或引流。

3. 脂肪液化　实际为脂肪坏死的一种表现，常导致伤口愈合延迟、术腔积液甚至感染。一旦发现脂肪液化应充分引流，同时分析脂肪坏死原因，对因采取各种措施挽救尚未坏死的脂肪组织。如发现合并感染应将植入的脂肪组织取出，以后可以择期重新手术。

第四节 筋膜移植

一、概述

筋膜移植（fascia transplantation）使用的是深筋膜，质地细密而薄，坚韧而滑润。它是由成纤维细胞、胶原纤维、弹力纤维和基质组成的一种致密结缔组织。深筋膜包围和穿入各种组织，分布广泛，构成各种组织的外围。其中大腿阔筋膜由于部位浅，质地坚韧而光滑，故很早就应用于外科各个方面，如疝修补，以及胸壁、腹壁、横膈、气管壁、食管壁、硬脑膜等缺损的修补，还有韧带、肌腱的修复和包绕关节、骨端防止愈着保证关节的活动性。以筋膜条为悬吊支持材料，用于面神经麻痹、腹肌麻痹、上睑下垂，以及用于尿道、直肠、子宫脱垂和肛门、膀胱失禁等的治疗。还有将筋膜条做成缝合线，用于疝修补中，用筋膜小片代替主动脉瓣和鼓膜，及填充面部小凹陷。在整形外科领域，筋膜移植一般取自阔筋膜，其次是颞筋膜，其余部位的筋膜多用于和其浅面的皮肤组织一起移植，如各种筋膜皮瓣。

在筋膜移植中，自体筋膜条或筋膜片移植以后，成纤维细胞不仅能保持活力，且能保持原有的结构和性能。筋膜游离移植成活的关键在于受区具有丰富的血供，而且移植体要与周围组织密切接触。Peer（1995）证明，人体筋膜移植到腹壁脂肪 2～3 天血管即可长入。大多数移植片能保持原来的外观、组织形态、紧张程度及部分或全部张力强度，但也有部分移植片变细变薄，部分或完全被吸收。

筋膜组织虽然具有较好的弹性或伸延性，但是存在一定的临界值，超过临界值或者长时间地被牵拉则会逐渐伸长，不能回复到原来的长度。鲍卫汉（1989）认为新鲜自体筋膜在持续弹力牵引下移植物可以伸长。

阔筋膜除用于游离移植外，亦可带蒂移植。颞筋膜也可作为单一组织进行带蒂移植，如于耳再造时包裹肋软骨支架、充填面部凹陷性缺损和颞下颌关节成形术中充填截骨间隙等，已为人们所熟悉。

异体和异种阔筋膜移植：1914 年 Lexer 的研究认为贮存的同种异体筋膜移植，其效果和自体移植无大差别。同种异体筋膜可用照射、热处理、冻干等方法贮存，其中以冻干贮存的阔筋膜临床应用效果最好。1969 年 Koszarcuski 等将冻干的或经 γ 射线照射的小牛筋膜应用于临床。据报告效果满意，术后并发症的发生率与自体筋膜移植相似。

二、适应证和禁忌证

筋膜移植的适应证包括：面神经麻痹、上睑下垂和睑外翻悬吊；肛门括约肌功能丧失和手部肌腱损伤的修复；面部软组织凹陷畸形缺损（特别是软组织粘连于骨面引起的凹陷）的充填；疝、胸壁和腹壁缺损的修补；覆盖截骨后的骨端，防止断端长在一起。

受区有感染、血供不佳和无良好的软组织覆盖时，禁忌作筋膜移植。

用于肌肉悬吊的筋膜取自阔筋膜；充填面部凹陷时根据情况取自阔筋膜和颞筋膜；覆盖耳后缺损可用颞筋膜或耳后筋膜。

三、筋膜移植的手术方法及注意事项

阔筋膜切取

1. 筋膜片切取　局部浸润麻醉，在大腿前外侧作纵形切口，显露阔筋膜后用手术刀切取。需要较大块筋膜时可作“S”形切口或两个平行皮肤切口切取。片状筋膜切取后如缺损区较窄，将两侧筋膜拉拢缝合即可。不能缝合者则将筋膜切口扩大，以防肌疝发生。供区加压包扎，术后制动。

2. 筋膜条切取　1945 年 Gallie 发明了一种筋膜抽取器，用以切取束条状的阔筋膜颇为方便。没有筋膜抽取器时，也可作较长的纵向切口，或多个横形的平行小切口，直接用手术刀切取。筋膜切取宽度为 1.5～2.0cm，不易发生肌疝，缺损部位也可自行修复。取下的筋膜应保持湿润，尽快移植。用于上睑下垂或面瘫悬吊的筋膜条，悬吊的紧张度应比矫正所需者略大。筋膜供区需自上到下加压包扎和制动，以防皮下潴积血肿。

颞筋膜切取　在耳前颞浅动脉搏动处向颞顶部作“Y”形切口达头皮皮下。在皮下组织中剥离，充分暴露颞筋膜。用作岛状瓣移植时，按所需筋膜大小将其切开掀起，保留颞浅血管蒂，即可进行移转。

四、并发症及处理

1. 感染：积极换药，充分引流，加强抗感染治疗。
2. 松弛延长：可在手术时矫枉过正。
3. 供区血肿：应对大腿自上到下加压包扎，以防皮下血肿形成。

第五节　软骨移植

一、概述

软骨是一种具有一定弹性的坚韧组织。它便于雕刻成型和移植后易于成活，所以是良好的填充、塑型和支持材料。软骨移植物的来源有肋软骨、耳软骨及鼻中隔软骨，其他部位的软骨切取后将影响外形和功能，故不宜选用。

软骨由软骨细胞、软骨基质所组成。基质的主要成分为水和软骨黏蛋白，根据基质特征分为透明软骨（如肋软骨、气管及支气管软骨和关节软骨）、弹性软骨（如耳廓、外耳道、耳咽管、会厌等软骨）和纤维软骨（如关节盘、半月板等）。整形外科通常使用的软骨为肋软骨和耳廓软骨。

软骨的生长方式有两种，一是软骨细胞不断分裂繁殖，产生新的软骨细胞，新的软骨细胞产生新的基质，这一过程持续不断，使软骨自内向周围扩展。这种方式称间质性生长。另一种是软骨膜内层细胞不断地分裂、分化为成软骨细胞，再转化为软骨细胞，此种方式称为软骨膜下生长。软骨膜内层细胞分化为软骨细胞的功能终生保持，但到成年期，一般处于潜伏状态。软骨细胞是一种活性细胞，可以不断地形成新软骨基质，产生硫酸软骨素，以硫黏多糖－蛋白复合物的形式排入基质。

软骨组织几乎没有生长和再生能力，当软骨受到损伤或切除一部分后，只能由结缔组织

填充。但在软骨与其附着的软骨膜分离后，软骨膜失去了软骨对软骨膜的“接触抑制（contact inhibition）”，软骨膜恢复了形成软骨的能力，从而可修复切除的或缺损的软骨。

完整新鲜的软骨，具有内聚应力保持其解剖形态，当某一侧的完整性被破坏时即向仍保持完整的对侧卷曲，这是有活力的标志。当软骨经过处理、失去活性后，该软骨就不再发生弯曲。发生最大程度的变形约需 30 分钟，因此将软骨剪切塑形后应观察一段时间，如出现变形则再做适当修剪然后植入。对软骨弯曲变形有所认识后，可利用这种变形雕塑特殊造型。

软骨内没有血管、淋巴管，营养是通过血浆扩散而获得。因此，大块软骨移植是不适宜的。移植物因表面软骨细胞破坏，或大块软骨移植物的中心因营养液渗透不及时而引起部分软骨吸收。若条件适当，软骨移植物吸收甚微，可以保持近乎原来的大小。软骨移植后约 2 个多月即可与周围组织形成纤维性或纤维骨性粘连而愈合。移植软骨时应带上软骨膜能阻止结缔组织侵入，保留软骨细胞活力，促进愈合和促进新软骨形成。

同种异体软骨移植后虽不会发生免疫排斥反应，但移植后发生吸收的比自体移植大的多。因此异体软骨移植在临床应用甚少。

二、适应证与禁忌证

软骨移植主要用作充填和支持材料，如修复颅骨、鼻骨、额骨、颧骨和眶部、睑板等位于皮下的硬组织凹陷缺损、下颌骨髁状突截除所形成的腔穴形缺损，眼球摘除后眶内充填，耳、鼻、阴茎再造术等的支架材料及鼻翼陷落的矫正等；也可与相连的皮肤或黏膜一起移植，如用耳廓或鼻中隔复合组织修复鼻翼或眼睑缺损。感染和受区血供条件差，则不宜进行软骨移植术。

三、供区选择

小块软骨片可从耳甲腔或鼻中隔切取。大的软骨块则一般从第 6、7、8、9 肋软骨连接处采取，一般取右侧，以避免误伤心包。

四、软骨移植的手术方法及注意事项

1. 耳廓软骨切取

局部浸润麻醉下，在耳甲腔后方皮肤上作纵形切口，分开皮肤，显露软骨。按需要切断软骨周围，仔细与软骨前方皮肤剥离，取下软骨。如不携带软骨膜，可用剥离器分离软骨膜，将其留在原位。严格止血后，缝合皮肤切口，加压包扎。

切取耳软骨移植片应遵循无创原则，减少损伤，移植时还应设法增加移植片与植床的接触面并妥善固定。

2. 肋软骨切取

手术在局麻或全麻下进行。沿拟切取的肋软骨走向作斜形切口，切开皮肤、皮下和腹直肌前鞘，纵形分开腹直肌纤维，显露肋软骨。沿软骨走行方向切开软骨膜，并在切开的两端各作一横形切口，使软骨膜切口呈“H”形，用骨膜剥离器分离软骨膜。充分显露拟切取的软骨，在拟切断点软骨下方垫以肋软骨剥离器，用手术刀切断软骨将其取下。如需切取较大的软骨块，应注意保持软骨间的纤维连接稳定。剥离内侧软骨膜时应仔细，切勿损伤胸膜造成气胸。一旦穿透胸膜应立即缝合，必要时作闭式引流。切下的软骨块应立即用生理盐水纱布包裹，防止干燥和滑落，妥善保管。手术切口在关闭前仔细止血和冲洗，然后分层缝合软骨膜、腹直肌前鞘、皮下和皮肤。伤口适当加压包扎，用宽胶布粘贴胸廓进行固定。术后给予抗生素，10～12 天拆线并去除固定用的宽胶布。

3. 鼻中隔软骨切取

鼻中隔软骨常与一侧的黏膜同时切取。采用局部浸润或丁卡因表面麻醉。在距鼻小柱和鼻中隔顶端各 0.6cm 处，作经一侧黏膜和软骨的纵切口，伸入剥离器，在对侧黏膜下剥离达一定范围后，扩大原切口，取下移植片。如在对侧黏膜下注入生理盐水，则便于切取。取下的移植片要防止干燥，两侧鼻腔充填凡士林或碘仿纱条，维持鼻中隔于中位。切取移植片时，切勿穿通鼻中隔对侧的黏膜，以免造成穿孔，注意勿使移植片的软骨和黏膜分离。

五、软骨移植的并发症及处理

1. 受区血肿或血清肿：须及时排除，以免影响软骨移植物的存活。

2. 受区感染：全身及局部应用抗感染药，彻底引流，尽早控制消除炎症。

3. 软骨块部分吸收：可因软骨块较大而厚时出现部分吸收，也可因上述受区血肿、血清肿、感染等原因所致。可待情况稳定后补充移植。

4. 软骨支架外露：软骨移植物外层包被的皮肤菲薄，保护不善，皮肤破损而致软骨外露。小面积外露经换药可愈，较大面积外露需切除部分外露软骨，缩小创面促其尽快愈合，或以局部皮瓣移转覆盖。

5. 变形：可待局部情况稳定后据情矫正。

第六节　骨移植

一、概述

骨质坚硬不易吸收变形，在整形外科中，骨移植（bone transplantation）应用较多的有修复颅骨、下颌骨、颧骨、眶缘等的缺损和再造手指等等。

骨组织由骨细胞和细胞间质组成。骨的细胞成分除骨细胞还有成骨细胞与破骨细胞。这三种细胞共同完成吸收旧骨和生成新骨的任务。骨组织的细胞间质，通常称为骨基质，有无机盐（又称骨盐）和有机质两部分。骨膜由致密结缔组织构成，包被在骨表面的称骨外膜，衬附在骨髓腔面的为骨内膜。骨外膜对骨的营养和新生都很重要。骨内膜与骨外膜内层细胞相同，都是具有造骨潜能的生骨细胞。骨来源于胚胎时期的中胚层间充质，其发生有两种方式，膜内成骨和软骨内成骨。

骨移植后的血管生长和皮肤移植极为相似，移植骨表层因能及时获得营养而存活，而深层的骨组织死亡，成为新骨形成的框架。松质骨易为大量血管侵入，同时松质骨又有较多的骨细胞存活，因松质骨有较多的骨小梁，这些骨小梁表面的生骨细胞接受组织液的营养而保持活性，故松质骨移植后的效果好。现已知骨及骨提出物能诱导周围细胞成为有生骨能力的细胞。骨膜是一种保护性的覆盖物，有促进骨改建和防止骨吸收的能力，对新骨再生有益。当移植骨在骨膜的覆盖下，骨的改建和最终形成的骨组织量均有改善。

切取骨移植物的部位、受骨区的血液供应，覆盖的软组织条件以及局部骨膜的情况，都和骨再生密切有关。除此以外，尚有以下一些因素。

1. 移植骨与受区骨的接触面积、紧密程度及接触方式有关。接触面积大，接触紧密则成功率高。一般认为只有在骨组织上行骨移植才能成功。

2. 固定　早期局部制动是成功的重要条件之一。移植骨以内嵌（inlay）移植比外置（onlay）移植的结果好。

3. 移植局部的张力　移植骨放在功能位，受到与其附着的或邻近的肌肉收缩所产生的适当张力作用下，有利于骨再生。移植骨处于功能状态下比在静止的无功能刺激环境中生长的好。

近 20 年来显微外科技术迅速发展，吻合血管的骨移植术已广泛应用。吻合血管的骨移植后，植骨块的血运基本不中断，因此植入骨块中的有机组织始终保持着活力。骨基质和骨细胞基本上都能全部成活，不必植骨后爬行替代的过程，使得植骨的成活率大大提高。过去很难愈合的一些植骨手术采用了吻合血管的骨移植术后，多能获得满意的愈合。例如以往用游离植骨治疗胫骨先天性假关节畸形，当植骨长度超过 14cm 时就很难成功，而改用吻合血管的骨块移植后，当植骨长度达到 20cm 时，仍可得到满意的愈合。

异体骨移植相当于植入死骨，仅起到支架作用，虽已应用于临床，但效果不如自体骨可靠。异种骨移植目前在临床基本已弃用。

二、适应证与禁忌证

在整形外科领域，移植骨主要用作支持和保护性组织，填充体表凹陷，修复颅骨、眶骨、额骨及上、下颌骨的缺损和畸形，以及用于手指再造和手指延长术等。随着颅面外科的发展，骨移植的应用更加广泛。

受区存在感染、血供不佳和无良好的组织覆盖者为禁忌证。原有感染的骨折部位植骨，必须在创口完全愈合后 3～6 个月方可施行手术。

三、骨移植的手术方法及注意事项

自体骨移植多选自髂骨、肋骨、胫骨、腓骨及颅骨外板，应在术前向患者和家属说明其必要性。

1. 邻近骨质　应用邻近骨移植，因取材方便，且常可带蒂转移，较易成活，因之应用最早，但能采取骨块的范围常受限制，所以只能修复较小的骨缺损。

2. 髂骨　髂骨采取也较方便，可以取得相当大的植骨块，取骨后的后遗症较少，并且髂嵴多为松质骨，便于雕琢成形，移植后也容易成活，很少发生吸收。

取髂骨多采用局部浸润麻醉或硬膜外麻醉。先将髂嵴部皮肤用力向下牵拉，沿髂嵴上缘切开皮肤和皮下组织，切口前端不超过髂前上棘，然后松开对皮肤的牵拉。切口即回到髂嵴上方，以后形成的瘢痕可以避开骨缘与衣服的摩擦。切开髂嵴肌肉附着点，工字形切开髂嵴上的骨膜，用骨膜剥离器将骨膜从骨面推开，暴露所需取骨的范围，然后用电锯或骨凿取下移植骨块。取髂骨时应保留髂前上棘，以维持缝匠肌、股薄肌等起始点的完整性。髂骨嵴的内板比外板易于采取，切取外板容易破坏臀肌的附着点，术后患者可感到臀区疼痛不适，甚至导致跛行。取下植骨块后用明胶海绵加凝血酶或用骨蜡填塞暴露的骨髓腔，也可用温热盐水纱布压迫止血。止血后分层缝合骨膜、皮下组织和皮肤。尽量不留死腔。如渗血较多，切口内应放置橡皮引流条，伤口加压包扎，并用沙袋压迫 48～72 小时。3 天后即鼓励早期活动，可以减轻术后的不适感。

髂骨取骨后可能发生的后遗症是出血、伤口内血肿、股外侧皮神经损伤，术后臀区疼痛不适、跛行。内板采取过多，动作粗暴者还可刺激发生肠梗阻。

3. 肋骨　最好在气管插管全麻下进行。一般取右后肋。皮肤切口沿第 7 肋从腋前线到肩胛骨下角，切开皮肤、皮下和背阔肌。分开斜方肌和前锯肌纤维，向上、下充分剥离，即可显露第 2～10 肋骨。按肋骨走行将骨膜切开、剥离。剥离肋骨上缘骨膜时要从后向前推，剥离下缘时要从前向后推，然后再剥离肋骨深面的骨膜，尽量勿伤肋间血管神经束，慎勿穿通胸腔。将肋骨完全游离后用肋骨剪按所需长短剪断，取下肋骨。断端用骨蜡止血，分层缝合骨膜、肌肉、皮下组织和皮肤。用宽胶布固定胸壁，以减轻术后疼痛，但不宜用长条胶布固定，以免妨碍呼吸。需要多条肋骨移植时，应间隔采取，以免造成胸壁塌陷。肋骨纵行劈开后移植，不但可减少肋骨采取的量，移植后成功率也会提高。

4. 胫骨　自胫骨中 1/3 的前内侧面作弧形切口，切开皮肤和皮下组织，“H”形切开胫骨骨膜后进行剥离，内侧至胫骨内缘，外侧至胫骨前嵴，按需要用骨凿或电锯将骨块取下，亦可用钻在拟切取骨片的四周钻数个定位孔，再用电锯或骨凿取下。胫骨的前缘和内缘应保留，不得暴露髓腔。然后分层缝合皮下组织及皮肤。胫骨植骨块不可取得太大、太厚，否则可后遗胫前区疼痛，还容易发生继发性骨折。

5. 腓骨　一般切取腓骨的中 1/3 段，也可切取近侧段包括腓骨头。但腓骨的远侧 1/4 段应当保留，以便维持踝关节的稳定。在小腿外侧沿腓骨干作纵形皮肤切口，自腓骨长、短肌和比目鱼肌间隙进入，直抵腓骨。在骨膜下分离，将腓骨长、短肌向前方牵开，显露腓骨干。然后按所需长度，在截骨平面钻孔，并用骨刀截断，也可用线锯或电锯由两端截断。如需将腓骨头一并切取，应延长皮肤切口，首先在股二头肌止点的后内侧显露腓总神经，适当游离后牵开保护。腓骨头和胫骨之间的胫前血管亦应注意保护。切取腓骨近段后，股二头肌肌腱要与腓侧副韧带和附近的软组织缝合固定。

四、并发症及处理

1. 移植骨部分吸收、体积缩小。
2. 感染：全身治疗及局部引流换药，控制和消除感染。
3. 未形成骨性愈合：应加强固定，或重新做出创面后，使移植物与受区骨紧密贴合，并妥善制动。
4. 供骨部位血肿形成：抽吸积血，加压包扎。

第七节　肌肉移植

一、概述

肌肉的基本结构单位是肌细胞，因肌细胞为纤维状，故肌细胞又称肌纤维。骨骼肌纤维很少有分枝，大量平行的肌纤维聚合成肌束，很多的肌束又汇合成解剖上的每一块肌肉。包绕整块肌肉的结缔组织膜称肌外膜，从肌外膜向内伸延，包绕每一肌束称肌束膜，包裹每一条肌纤维的称肌内膜。骨骼肌纤维有红肌纤维和白肌纤维两种。红肌纤维收缩反应慢，持续时间长，又称为慢肌纤维。而白肌纤维收缩反应迅速，持续时间短，故又称为快肌纤维。在不同的肌肉中两种肌纤维所占的比例不同。

肌肉移植（muscle transplantation）一般是骨骼肌的移植。目前的认识是：游离骨骼肌移植在特定的条件下可以成活，但与机体其他组织（皮、骨、软骨等）移植后的成活情况大不相同。肌肉移植后 3 天明显肿胀，7 天时渐消退，14 天出现萎缩，重量较移植前减轻。在镜下，移植后 2 天，移植物周围的血管开始长入移植物，再生最早出现在移植后 3 天，可见新生的成肌细胞，这些细胞被认为来自肌卫星细胞（muscle satellite cells），4 天时单核的成肌细胞开始融合，成为多核的呈长条的肌管（myotubes），肌管进一步演变成肌细胞。7 天时可见肌纤维再生，随后、再生逐渐增多，至 1 个月时趋向稳定。因此可以说成活的肌肉移植物不是原来的肌纤维存活，而是由再生的新的肌纤维所组成。

肌肉移植成功与失败的原因不是单一的，而是复杂的。有学者提出使肌肉游离移植成功应遵循的事项：移植的肌肉应是完整的，包括肌纤维的全长；移植前 2、3 周切断支配移植肌肉的运动神经；移植肌肉的大小应在一定限度以内；须将肌肉移植在有正常神经供应的肌肉上，而且应将移植的肌肉与受植区肌肉的外膜去除，使它们无间隔地密切接触，以便于神经轴索向移植物长入。

运动神经的再生是游离肌肉移植功能恢复的决定性因素。各种游离肌肉移植的方式不同，其神经化的过程也不尽相同。带血管神经蒂的肌肉游离移植主要依靠吻合神经的近心端再生；不吻合神经的游离肌肉移植再神经化机制尚不清楚。有人认为肌纤维内可能存在某种神经诱导因素，当肌肉失神经时这种因子被激活，并作用于周围神经纤维，从而诱导神经再生，并能够定向长入失神经的肌肉。原位移植的肌肉，最早于术后 10 天发现有新生的神经纤维。神经再生的程度不可能达到移植前的水平。肌肉移植成功后，收缩功能也较正常为低。

自从显微外科发展以来，吻合血管和神经蒂的游离骨骼肌移植术得到发展，效果满意，肌肉移植在临床上获得了较大的实用价值。此外，肌肉组织代谢旺盛，抗原性很强，因此至今仍限于自体肌肉移植。

二、适应证与禁忌证

肛门、尿道括约肌失禁；重建肌肉因周围神经损伤或直接创伤、缺损所丧失的功能；填充骨组织或软组织的深陷缺损；改善局部血循环；再造器官。

肌肉带蒂移植没有绝对禁忌，游离移植则在受区血供差、瘢痕重及有感染时忌做肌肉游离移植。

三、手术方法

肌肉移植的供区应选择部位隐蔽，有协同肌代偿，不会招致供区功能障碍和外形丑陋的部位。游离移植时可只取肌肉的一部分，但应为肌肉全长，提高肌肉游离移植的成功率。

转位的肌肉或带有神经的肌肉蒂成为一个肌瓣，或带有原来供应该肌的血管神经束，转位后一般成活均无问题，功能也都满意，其缺点是只能在近距离内转位，不能达到远隔部位。此种手术在手外科和治疗小儿麻痹后遗症中应用广泛，此外如用咬肌或颞肌转位治疗面神经瘫痪、背阔肌肌瓣转位到上臂治疗手术后上肢淋巴水肿、部分胸大肌转位治疗肱三头肌瘫痪、臀大肌或阔筋膜张肌转位治疗褥疮、股薄肌转位治疗肛门失禁等等，也都在临床上普遍应用。吻合血管神经蒂的游离骨骼肌移植技术用以治疗各种不同的肌肉瘫痪和肌肉缺损病例，一般均报告效果良好。

第八节　肌腱移植

一、概述

肌腱是白色、有光泽的致密结缔组织，连接肌肉及其所附着的骨，传递力量和运动。肌腱主要由胶原纤维构成，并有腱细胞、细胞间质（胶原、无定形基质和弹力纤维）、血管、淋巴管和神经参与构成。肌腱外周有一层腱内膜（endotenon），有的肌腱周围有纤维组织聚集构成腱鞘，有的肌腱周围有疏松结缔组织，称腱旁组织，或称“腱衣”（为一种由特殊的疏松结缔组织所构成的滑膜，富有弹性和活动性，对保持肌腱的滑动，防止移植后粘连具有重要作用）。

肌腱离断或缺损后都会影响功能，一般离断 4 周后由于肌腱持续收缩，弹性减退，即使在断端之间无缺损，也不可能再拉拢缝合。此种情况需行肌腱移植术（tendon transplantation）。肌腱移植多为动态移植，例如用于指深屈肌腱的修复等，移植后肌腱具有滑动功能。在少数情况下为静态移植，例如面神经瘫痪悬吊，移植后不要求肌腱滑动，只要求能维持双侧面部张力的静态平衡。

自体肌腱移植后不久，肌腱的中央部分有植床的毛细血管长入，得以重建血运而成活，但也有一部分细胞间物质由植床中的成纤维细胞移行长入，化生置换。两种组织成活方式无一定比例，而是根据植床的血运条件有所变化。此种植入肌腱通过植床组织移行长入而愈合的过程本身即带有产生粘连的因素，因此肌腱游离移植后总是或多或少的有些粘连。

非自体肌腱包括异体、异种及组织工程合成肌腱等。其优点是：

（1）可以避免在植腱手术的同时进行取腱手术。

（2）可以在一次手术中供应多条肌腱进行移植，而一般要在一次手术中采取多条肌腱是比较困难的。

新鲜的异体肌腱移植后宿主反应强烈，粘连严重，而经处理后贮存的异体肌腱植入后反应较轻，但肌腱中的各种组织成分却几乎全为宿主的组织所置换。异体肌腱移植后胶原纤维合成较晚，所以术后制动应持续 28 日为宜。贮存同种异体肌腱的方法有：贮存液浸泡后置入 4℃冰箱中；深低温贮存，以甘油等作为保护剂；冻干保存；放射线照射后浸泡于生理盐水中，置入 4℃冰箱保存。

异种（猴、鸡）肌腱移植尚不能临床应用。

组织工程人造肌腱研究是当今的研究热点。

二、适应证与禁忌证

肌腱移植的适应证主要有：①肌腱缺损；②肌腱断裂后早期未作修复，因弹力减退而断端不能拉拢缝合；③肌腱严重损伤，广泛粘连，无法作肌腱松解术者。

肌腱移植的禁忌证主要有：①受区关节僵硬或强直；②受区关节周围瘢痕组织较多；③受区有感染存在。

三、供区选择

对于供作移植肌腱的要求是：浅表易取，取后无功能障碍，腱组织长而薄，均匀，并有足够的强度。根据以上要求，供移植的肌腱常见为掌长肌腱，跖肌腱和第二、三、四趾长伸肌腱。其他如示指伸肌腱、小指伸肌腱、指浅屈肌腱、三头肌腱、肱桡肌腱、以及阔筋膜均很少使用。

四、肌腱移植的手术方法及注意事项

1. 掌长肌腱：长 10～12cm，宽 3.5mm，厚 1.2mm，截面呈椭圆形，腱周富有腱衣组织。掌长肌腱紧居于前臂皮下，桡侧腕屈肌腱的尺侧，正中神经的深面，采取时容易与这二者相混淆，应注意鉴别。如将拇指和小指指尖对合，用力屈腕，掌长肌腱即可明显地突出于前臂远侧的皮下。

采取掌长肌腱应在止血带控制下进行。局部浸润或臂丛阻滞麻醉下，于腕横纹正中作 1cm 长的横切口，在皮下解剖，即可显露肌腱。通过牵拉了解肌腱走向，循其行径在前臂皮肤上作数个 1cm 左右的横切口，用剥离器或细长剪在腱衣之外，纵向剥离肌腱的四周，分开从肌腱发出的附着于深筋膜上的细小纤维，慎勿损伤腱衣。然后从腕横纹向上约 12cm 处的掌长肌腱表面作近侧切口，钝性横向分离出掌长肌腱，在肌腹肌腱交界处切断，从远侧切口中抽出掌长肌腱。亦有采用向近侧作长切口直到能获取足够长度的肌腱，但前臂瘢痕太明显。

取下的肌腱立即用生理盐水纱布包裹，防止干燥失活，并避免夹压肌腱和触摸损伤，尽快移植。切口按层缝合，在松止血带之前伤口应用多层敷料和弹力绷带加压包扎，防止血肿。

2. 跖肌腱：起自胫骨外上髁和腘斜韧带，肌腹 7～10cm 长，肌腱在腓肠肌和比目鱼肌之间下降，长 20～25cm，达到跟腱的内侧而附着于跟骨上。跖肌腱的胶原纤维束构造特殊，整个肌腱可以展开成为一条宽而扁的带，可以分成几条供多个肌腱移植之用。但跖肌腱缺乏丰富的腱周组织，分成几条后更无腱周组织包绕，移植后容易粘连。

采取跖肌腱也应在止血带控制下进行。先在内踝部跟腱前方作一个 2、3cm 的纵切口，达深筋膜，钝性分离找到跖肌腱，注意和跟腱的副支相区别，予以切断，血管钳钳夹。然后在小腿上、中 1/3 交界处，胫骨缘的稍后方作一个 5cm 长的纵切口，注意保护大隐静脉和隐神经。然后切开深筋膜，分开腓肠肌内侧头和比目鱼肌，找到跖肌后从肌腹肌腱交界处切断，将肌腱从远侧切口抽出。由于跖肌腱较长，位置也较深，因之用肌腱抽取器采取较为方便。如上所述，先在内踝部切口中找到跖肌腱，切断后将健端穿过肌腱抽取器内套管顶端的小孔，止血钳夹紧后用力向远侧牵拉。然后将抽取器循肌腱走向向近侧推进，到 20～25cm 时感到有阻力，就是到了肌腹。然后将外套管用力向上推，并作旋转动作，即可切断肌腱的近侧端。但此时必须屈膝部，避免深部组织夹入内外套管之内而受伤。将肌腱从远侧切口抽出，按层缝合。在松止血带之前从趾部到腘窝用多层敷料及弹力绷带加压包扎，以减少小腿静脉栓塞的机会。术后 2 天即鼓励下地行走。

3. 第 2、3、4 趾长伸肌腱：起自胫骨外侧髁外面，下行至小腿中、下 1/3 交界处由内侧开始逐渐变为肌腱，行经胫骨前方和伸肌支持带深面，分为 4 股达到足背，止于外侧四趾中节及远节趾骨基部的背侧，腱长 12～15cm，腱周无腱衣组织，而有一段腱鞘。在切断副支或额外的束支时容易损伤腱鞘。

采取趾长伸肌腱也应在止血带控制下进行。切取时，在肌腱行径上作几个横切口，以便分段抽出肌腱。如同时移植几条肌腱，最好在足背作“7”字形切口。7 字的上臂位于 2、3、4 跖趾关节连线处。7 字直臂下端达到伸肌支持带中央之上。向侧方翻开皮肤筋膜瓣，充分暴露所需切取的肌腱，在直视下将肌腱连同腱鞘完整取出，注意保护其深面的腓深神经支。切取肌腱不宜使用肌腱抽取器。取得肌腱后按层缝合切口，在松开止血带之前即用多层敷料和弹力绷带加压包扎伤口。术后第 2 天即开始作踝关节的主动伸屈运动，防止产生小腿静脉栓塞。

五、并发症及处理

肌腱移植或修复后发生粘连是肌腱功能恢复不佳的主要原因，发生粘连的原因有：血肿、感染、缝合材料的刺激；植入肌腱干燥，腱周组织失活或受损伤，甚至植入时无腱周组织；植腱床粗糙僵硬，缺乏组织液的滋润；过早、过剧锻炼活动反而增加粘连的形成。在诸多因素中，对肌腱血供的干扰是重要因素之一。

为了减少粘连，必须尽可能保存肌腱的血液供应，在临床工作中可以采取以下措施：①带血管的肌腱移植术；②保存腱系膜和腱纽的完整；③选择血供好的腱段作游离移植；④采用两期肌腱修复手术（一期手术植入一个人工腱，形成假腱鞘，二期手术再移植自体肌腱）。与手术有关的预防措施有：尽量选择腱旁组织丰富的肌腱作为供体，并且在采取肌腱时注意保护腱周组织的完整性；皮肤切口应垂直或斜形跨越肌腱，使之与肌腱接触面减少；肌腱吻合点应放在血供良好的软组织处，避开腱鞘、韧带、关节囊或裸露骨质；肌腱吻合点要光滑；行无创操作；避免移植腱干燥等。此外，防止粘连的另一个主要措施是术后早期活动，根据修复肌腱的位置和缝合方式，在控制下进行主动或被动活动。同时，早期活动还可通过压力的舒张，以促进滑液内肌腱的代谢和生长。

第九节　血管移植

一、概述

血管移植（blood vessel transplantation）的目的在修复因外伤和疾病（如胸腹主动脉瘤、动静脉瘘等）切除病变血管后的缺损血管段，以恢复血液循环的正常通路。修复的对象主要是动脉。在整形修复外科领域中血管移植术的指征不多。较常应用的是显微外科手术，如断指再植或游离皮瓣移植中发生血管短缺时则常采用自体血管移植修补，一般效果都较满意。移植血管的长短并不影响吻接血管的通畅率。

移植血管来源较多，自体动脉因供应受限，临床上无实用意义。自体静脉倒置移植的成功率较高，晚期效果较好，一般多选用大隐静脉。自体静脉移植到动脉以后，静脉管壁各层发生一系列变化，这些变化既参与愈合过程，又影响近、远期的通畅率。血管移植后内膜经细胞脱落、过渡、内膜重建和内膜增厚 4 个阶段；中膜改变为炎症反应，之后部分纤维化，增厚变硬。外膜开始时滋养血管栓塞，72 小时开始新生滋养血管，纤维组织逐渐增多，外膜增厚。

影响自体静脉移植的因素很多，简单说来有以下几个方面：手术创伤、保养液的选择、温度、pH、离体时间、血流动力学及生物力学因素等。自体静脉移植的研究已近 1 个世纪，但仍有许多问题尚未解决，在临床实践中也还有许多细节问题有待于进一步研究。

二、适应证与禁忌证

适应证：①有重要意义的血管损伤或缺损；②显微外科手术中血管蒂短，或移植后血管栓塞需再次手术；③肢体缺血性病变及淋巴管阻塞；④血管断端回缩，缝合口有张力。

如移植体有明显粥样硬化改变、受区存在感染或无良好的皮肤组织覆盖，则禁忌做血管移植术。

三、供区选择

血管移植可选用自体血管或同种血管，以及各种材料制成的人造血管。自体血管一般取自肢体的浅表静脉，以大隐静脉最为常用。选择原则是供、受区血管口径大致相等。

在选择血管移植手术时应注意以下几点：

（1）血管损伤后，凡能修补（大中血管修补后管腔缩小不超过 50%）的均应尽量避免作血管移植。

（2）大口径血管移植宜选用人造血管。中口径血管移植宜选用经戊二醛处理的人脐带静脉或人造血管。5mm 以下的小口径血管移植宜选用自体大隐静脉倒置移植。

（3）凡估计移位后张力可能较大的血管缺损段，宜用人造血管进行移植。

（4）自体静脉的供区选择原则是供、受区血管口径大致相等：如缺损血管直径大于 1mm 者，可取手背的静脉；小于 1mm 者，可用前臂屈侧知名静脉的交通支；大于 2mm 的血管缺损，可选择头静脉或大隐静脉。

四、手术方法及注意事项

以自体血管（大隐静脉）移植为例

1. 大隐静脉切取　沿血管走行画出标记，钝性游离血管，逐一结扎切断血管分支，按比实际缺损大 30%左右的长度，在已游离血管的近、远端各上一把止血钳。在两血管钳的相对面用利刃切断血管。取下后用生理盐水纱布包裹备用。因有静脉瓣存在，最好在血管一端做出标记，以便识别血管瓣膜的方向。取下的静脉段如发生痉挛，可用液压扩张或热敷解除。注意勿伤内膜。

2. 移植　将切取的静脉段倒置，使静脉瓣的方向与血流方向一致。吻合口切割要整齐，对合应准确，使内膜外翻。缝针穿过管壁应一次到位。血管吻合完毕先放松吻合口远侧的血管夹，再放松近侧的血管夹。注意绝不可有感染发生，任何轻微的感染都可导致血管移植失败。

五、并发症及处理

最为常见的是吻合血管的栓塞。预防：术后应注意维持正常的血压和血容量；小血管移植后血压应维持在高于术前血压 10～20mmHg 的水平；如为肢体的血管移植，患肢可维持在水平位置或低于心脏 15～20cm 位置，不可抬高；患肢不得受压；手术后根据情况可选用抗凝疗法。处理：如移植血管的远侧出现缺血征象，经短期保守治疗无效时，应果断下决心及早手术探查，取除血栓，或重新进行吻合。

第十节　神经移植

一、概述

神经组织由神经细胞（又称神经元）和神经胶质细胞组成。神经纤维分有髓鞘和无髓鞘两种。数条神经纤维集聚成束，外被胶原纤维、即为神经束膜。在该神经的全部神经束外有神经外膜包裹。

神经损伤后，轴浆和髓磷脂崩溃，出现空泡，同时来自神经内、外膜的巨噬细胞清除溃变物质，施万细胞引导再生神经以及成纤维细胞生成胶原。在溃变过程的同时已开始了修复活动。伤处两端（以远端为主）的施万细胞不断增生，将断端间隙连接，新生的轴突通过施万细胞形成的桥向远端生长。损伤远端的施万细胞也增殖，沿着溃变时保留下来的基膜形成实心的细胞索，引导通过断端的再生轴突继续向远端行进。

神经移植后，神经断端吻合处髓鞘很快退变。4 天后鞘细胞消失，植床与缺损段近端神经中的毛细血管开始向植入的神经中生长，同时近侧端的轴突也开始向植入神经的间道中伸入。7 天以后植入神经的血运已得到重建，14 天时鞘细胞恢复生长。轴突在植入的神经段中每天生长 1～2mm，当达到离断神经的远侧端时每天生长可达 3.5mm。

自体神经游离移植后，其神经再生是否良好与患者的年龄、受伤与修复间隔的时间、植床血运、修复神经的性质以及移植神经的长度和口径有关，手术技巧包括无创技术、吻合口瘢痕清除、无张力吻合等也十分重要。

神经植入术是近年出现的一种神经移植术。运动神经植入术是将邻近的运动神经分支植入失去神经支配的肌肉，使其恢复运动功能，已证明可再生新的运动终板。感觉神经植入术是把神经植入失去神经支配的皮肤或感觉功能不良的皮瓣之中，移植神经的远端植入失神经皮肤的皮下组织，以靠近真皮为好。

二、适应证与禁忌证

周围神经缺损，如不能直接拉拢缝合，则需行游离神经移植予以修复。一般超过 2.5cm（手指神经缺损长度超过 0.5cm）者才需行神经移植术。

植床瘢痕组织多、血供不佳或感染未得到控制者，禁作游离神经移植。

带血管蒂的神经游离移植有以下适应证：长段神经缺损（＞10cm）；植床严重瘢痕化；直径粗大的神经缺损；伴有大血管缺损的。

三、供区选择

作为神经移植供体，应该具备解剖恒定、易采取、对供区影响小、外径与受区神经相等或稍大和再血管化速度快等特征。外膜少但具有较多小束的神经重建血供较快，只有 2～3 个束的神经，中央不容易及时建立血供。束排列紧密、束间组织少的移植体，利于再生轴突的长入。

位于体表的皮神经，切取之后对该区皮肤感觉功能影响不大者，均可作为供体（神经切除后，麻木区可因邻近皮神经长入而逐步缩小）。应根据具体情况，选择位置较隐蔽的供区。对于较粗大的皮神经，亦可只取其中几个束而不必切取全干。常用作移植的神经有腓肠神经、隐神经、耳大神经、股外侧皮神经、小腿后侧皮神经、前臂外侧皮神经和臂内、外侧皮神经等。桡浅神经切除后可能会引起痛性神经瘤，一般不宜采取。已离断而废弃的肢体，如有完好神经存在，应首先考虑利用。两条以上神经都受损伤时，可从次要的神经上切取一段移植到主要的神经上。

带血管蒂的神经移植体可选择的有：带桡动、静的桡神经浅支；吻合伴动、静脉的腓浅神经；带腓动、静脉或小隐静脉动脉化的腓肠神经等。

四、神经游离移植的手术方法及注意事项

1. 腓肠神经切取

腓肠神经长 25～35cm，由胫神经在膝关节平面稍下方腓肠肌两头之间发出，分布于小腿后外侧。在小腿上半部位于深筋膜下，分支少，在中、下 1/3 交界处穿出深筋膜至皮下，向外踝和足外侧走行。切取时一般采用局部浸润麻醉，在外踝后方作 1～2cm 长的纵形皮肤切口，分开皮下组织，以小隐静脉作为标志，在其附近找到腓肠神经。神经干内有 4～5 个束，横径 3.3mm，前后径 1.4mm。将神经与小隐静脉分开，轻轻挑起，沿神经走行向近侧延长皮肤切口，按需要长度切取神经，切取长度应比实际缺损长度大 15%。将取下的神经段展平于生理盐水纱布上，去除神经外面的脂肪和结缔组织，准备移植。用多个小切口逐段抽出的方法切取神经易损伤神经，不宜采用。

2. 前臂外侧皮神经切取

该神经为肌皮神经的续行段，至前臂分成前、后两支，分别在前臂外侧的前、后面下行。切取时在肘前桡侧、肱二头肌腱外侧 2～3cm 处，向前臂远侧方向作“S”形切口，在深筋膜浅面寻找。此神经较细，但外径和神经束的数量与指神经相仿，束的排列紧密，作神经植入时，末端可携带细小分支和一些皮下组织，以增加再生神经末梢数量。一般取 10cm 长神经作 6cm 皮肤切口即可。

3. 股外侧皮神经切取

自髂前上棘下方 8～10cm 处向远侧作纵形或“S”形切口。分离皮下，在皮下脂肪深层寻找，按需要切取移植段。解剖应仔细，凡皮下组织中的神经小束慎勿轻易切断，应作为线索顺之寻找主干。股外侧皮神经也较细，但束排列尚致密，适宜修复指神经。

4. 桥接移植

桥接移植即将取得的神经段置于拟修复神经的两断端之间，准确对合神经束。在手术显微镜下用 9-0～11-0 无创缝线作外膜或束膜缝合。移植的神经段应完全置于健康组织中。

用细小神经修复较粗大的神经缺损时。可将其按所需长度分为数股，合并后作电缆式移植，每股的断面均应与神经的断端对合。

5. 神经植入术

适用于手、足部位感觉神经损伤或用皮瓣修复后感觉功能不良者。以手指神经损伤为例，单纯神经缺损而手指掌侧皮肤仍可利用者，仅作神经植入即可。方法是在手指侧中线切口，自该侧从腱膜浅面掀起掌侧皮瓣。将取得的皮神经全程铺于皮瓣之下。一端与指神经的近断端作外膜缝合 2～4 针。另一端（末端）固定于指腹，皮瓣原位缝合即可。用较厚的皮瓣修复足底负重区时，可在皮瓣的皮下面作浅表切开或作成隧道．将神经移植体引入皮瓣中央固定。皮瓣面积较大者可植入带分叉的移植体或植入 1 条以上的神经，单独或共同与创区附近的神经断端缝合；也可以在皮瓣皮下组织做几个小洞，将移植体末端分成细束，分别植入洞穴中，固定在真皮组织间隙内。

作神经移植时，吻合应保持于相对松弛的位置，不可有张力。任何张力都有碍神经的愈合和再生。邻近关节可适当屈曲。肢体制动至少 2 周以后方可开始逐步锻炼活动。

第十一节　毛发移植

一、概述

毛发移植（hair transplantation）是指含毛囊的皮片或皮瓣的移植，主要用于修复头皮局部缺发、眉毛和睫毛缺损以及上唇胡须缺失。修复方法有两种，即游离毛发移植和带蒂（皮肤蒂或血管蒂）头皮瓣转移。

毛发移植后得以成活有赖于和受区建立血液循环，与一般意义的皮片或皮瓣移植相同。毛发带蒂移植因无血供中断或仅短时中断，故毛发成活率高，移植后不经过毛发脱落和复萌的过程，生长茂密。用皮肤扩张器扩张头皮形成头皮瓣修复秃发区的方法，也属毛发带蒂移植。临床发现扩张程度越大则头发密度越小，并可引起毛发脱落。含毛发皮片的移植与皮片成活过程相同，血管化方式也与一般皮片移植相同。但因毛囊位置较深，毛发移植片必须含有一定的脂肪组织，故比一般的全厚皮片还要厚，需要更长的时间才能重建血供，这样势必对毛囊的活力造成影响。如欲加速血供重建，必须将脂肪组织修薄。修薄脂肪时注意勿伤毛囊。

头皮皮片移植后如呈葡萄酒样淡紫色，为移植成活征象。有时移植片表面会产生一层痂皮，切勿去除，以免误拔毛发。大部分移植成活的移植片于术后 1～3 周开始生长毛发，但 3、4 周后相继脱落，2～3 个月后复又萌出并保持不断生长的特点。如果移植片面积很小，也可以不经历上述过程。眉毛移植后的成活过程与头皮不同，不发生毛发脱落和再生现象。但也保留其不增长的固有特点。用游离移植的头皮条进行眉再造术，其优点是手术简单易行，毛发生长密度适宜，再造眉较自然，毛发生长速度也较慢。供区以耳后发际边缘为最佳，因该区域头皮较薄，皮下脂肪少，毛发方向与眉毛的走向基本一致，而且发际边缘的毳毛在移植后会变黑变粗，不仅增加毛发宽度，也使眉毛与面部之间有一个移行过程，因而比较自然。近年来采用毛发单根种植者渐多，其优点是成活率高，移植面积较大而供区可以不留秃发区；缺点是手术时间长，毛发密度较小，毛发生长方向不易控制。

二、适应证与禁忌证

各种类型秃发，眉毛、睫毛（尤其是上睑睫毛）缺损或胡须缺损，均可进行毛发移植。女性眉毛缺损宜用头皮条游离移植修复或单根种植式修复，男性可用颞浅血管蒂岛状头皮瓣。

受区有感染存在或局部血供不佳时，不宜进行毛发移植。

三、供区选择

头皮片切取以在耳后部位为好，尤以靠近发际处为最佳。应注意使毛发的主流方向指向外侧。再造眉内侧端的毛发稍偏向上方，外侧端略向下方。眉毛缺损面积不大者，可用同侧眉毛皮下蒂皮瓣或取对侧眉全厚皮片修复。睫毛缺损适宜用眉毛或鼻毛修复。单根头发种植时，可选择枕后头皮。

四、手术方法及注意事项

1. 游离毛发移植术

游离毛发移植再造眉毛已有较长的历史。此种方法一般适用于女性。手术前先让患者端坐，在良好的光照下准确测定缺损眉毛的长短、宽窄、高低及弧度，依脸形和个人爱好确定眉毛的形状。但无论个人审美观点如何，均应在术前反复测试，并征得患者同意。注意左右对称，画线标出缺损区。注意切勿在卧位定位画线，因为卧位定位会受到视觉错觉的影响。然后在患侧耳后发际的头皮上按所需形状切取一条宽约 5mm 的带毛囊全厚皮片，深达帽状腱膜，切口方向应注意与头发生长的方向一致，以免损伤毛囊。供区可直接拉拢缝合。取下的头皮用小剪刀仔细剪去底面毛囊球之间的脂肪，越彻底越好，但慎勿损伤毛囊。然后在眉毛缺失部位的中央横行切开，深度将近骨膜，略略向上下分离，作成受区创面，尔后将修剪完毕的全厚皮片移植到受区创口中，仍应注意皮片上头发生长的方向应与将来眉毛生长的方向一致。皮片四周创缘用 5-0 丝线作表浅的间断缝合，不可过深，以免损伤毛囊。皮片植毕后，行打包加压包扎，外加敷料包扎。10 天后方可打开敷料拆线，再继续加压包扎 1～2 周。此种手术应注意防止感染，因为移植的头皮很厚，成活所要求的条件很高，稍有感染即致失败。

再造睫毛的方法与上述相同，但一般只用来修复上睑的睫毛。修复睫毛一般从同侧眉毛的中心部位切取含 2～3 排眉毛的条状全厚皮片作为移植材料，然后在缺损睫毛的睑缘上方 2mm 处作一个与睑缘平行的切口，稍稍向上下分离后即将带眉毛的全厚皮片嵌入到此创口中去。用 6-0 丝线从一侧创缘的外侧方穿入，穿过移植皮片的底部，再从对侧创缘的外侧方穿出，打结固定皮片，但注意打结不可太紧。一般缝 3～4 针即可，术后对患眼加压包扎，7 天拆线。

游离毛发移植修复头皮缺发区，一般用直径 3.5～4.5mm 的锐利环钻从枕部或颞部有发区顺毛发方向钻取圆形的带毛囊复合组织也可用特殊器械取单根毛发。取头毛发复合组织皮时注意环钻起落的方向要与头发生长方向一致，并不可做过多的旋转，以免损伤发根。供区创面可以自然收缩闭合，不需特殊处理。这样所取得的每个皮片上有 8～16 个毛囊。用小剪刀剪去皮片底面过多的脂肪，然后仍用环钻在秃发的额前发际区钻出受皮创面，受区所用环钻最好小于供区环钻。最前面的一排位于发际线处。而后将从供区取得的小皮片依次植入受区创口之内。如要修复一条宽 3cm 的额前发际区，需移植 200 片左右的小皮片。植入皮片的方向应注意与局部正常头发生长的方向一致。皮片依靠血液中的纤维素凝结粘住，一般都不需要缝合固定。植皮完毕后植皮区加压包扎12～24 小时。用环钻进行手术，供区和受区创面都能很快愈合，仅遗留很小的、平坦的白色短痕，可被长出的头发遮盖。如第一次手术后受区生长头发太稀，可于 3 周之后行第 2 次手术，补植一些皮片。同一供皮区也可以在 3 周之后重新取皮。皮片的成活率一般均达 99%。

采用毛发单根移植时，一般在枕后头发浓密处切取条状头皮，宽度在 1.5cm 以内均可拉拢缝合。取下的头皮片在保湿条件下用利刃切割成含单个毛囊的小皮片。有的毛囊 2、3 根聚在一起，可保留在同一皮片上。分割好的单根毛发排列在生理盐水纱布上并包好待用。也可在受区用粗针头按毛发生长方向刺入皮肤达皮下层，拔出针头形成孔道，取一根毛发将毛囊、毛根植入孔道，皮面与受区皮肤相平。依次穿刺、种植，直至完成。然后以凡士林油纱覆盖供区，加压包扎。外包扎可在 3 天后拆除，内层油纱待其自行脱落，切勿强行揭去，以免拔脱毛发。此方法亦可用于眉毛、睫毛和胡须的再造。

如对游离毛发移植再造的眉毛或发际线，仍嫌过稀或小范围内仍嫌不足时，可再次毛发游离移植，或用文身的方法进行补救。

2. 带蒂头皮瓣转移修复毛发

男性眉毛宽而浓密，应用全厚头皮游离移植修复由于皮片需经过一定时间方能重建血运，因此毛囊的活力受到影响，所长眉毛比较稀疏，对男性患者不够满意。较理想的方法是用带血管蒂（颞浅动脉及其伴行静脉）的岛状头皮瓣转移来修复眉毛。应用此种方法再造的眉毛浓密茁壮，生长很快，需经常修剪。如确实过于浓密时，可用电解法破坏一部分毛囊，使其接近正常眉毛的外观。

头皮上额部或颞部的缺发区，也可以从枕部或顶部的正常头皮设计邻近皮瓣转移修复。供区予以游离植皮。待头发生长后设计合适的发型，梳理掩盖供区。此外还可应用扩张器修复秃发区。

第十二节　大网膜移植

一、概述

大网膜具有丰富的血液和淋巴循环，有抗感染、免疫、再血管化、吸收、调节胃肠道血循环及分泌等多种功能。网膜易于解剖采取，又易于剪裁塑形，并且有一定的组织量，血管蒂长，口径也较粗（2～3mm），可进行吻合血管的游离移植，因此在移植手术中具有很多的优点，很早就开始临床上的应用。网膜上的一些细胞具有强大的潜在分化能力，一旦受到刺激，细胞大小和形状均产生很大变化。大网膜能与被修复的组织迅速粘连，结为一体而建立侧支循环，从而显著改善缺血组织的血供。在 20 世纪初开始应用于整形外科。在临床实践中发现：用大网膜修复体表缺损时，如能立即移植皮片则能保持网膜特有的柔顺性。在人的大网膜上移植皮片，7～10 天即可充分血管化。皮片越薄、血管化速度越快。术后 1 个月左右，成活的网膜组织发生纤维性变，组织学上表现为纤维透明样变性。

大网膜有两个动脉弓，分别发出 5～10 条分支，互相吻合形成丰富的血管网。其血管弓总长 55～77cm，经过适当的剪裁可形成带有很长蒂部的网膜瓣。由于其丰富的血管网，用网膜携带肌肉、皮瓣或骨组织，均能使之再血管化。

进行网膜移植须开腹取大网膜。对患者损伤较大，也曾发生过肠粘连、肠扭转和腹膜炎、腹壁疝等严重并发症。所以进行自体大网膜移植必须慎重。有报道用腹腔镜切取网膜瓣进行网膜移植成功。从理论上讲，这种方法切取网膜对患者损伤小，合并症少，应成为今后发展的方向。

异体大网膜移植：有学者作过同种异体大网膜移植的动物实验，以免疫抑制剂推迟异体大网膜的排斥反应，待异体大网膜吸收消失时，其上方的自体游离皮片已与周围皮肤及基底组织牢固愈合，得到血液供应。因而得能永久存活，完好地覆盖了创面。但迄今为止，尚无异体大网膜移植应用于人体的报道。

二、适应证与禁忌证

适应证：大网膜移植应严格选择适应证，如能用其他方法解决病人的问题时，最好不要开腹取大网膜。以下除第一条外，尽量不选用大网膜移植。

1. 修复体表大而深的组织缺损、顽固性溃疡和褥疮等，无法用一般的皮瓣修复；或因损伤部位血供过度贫乏，无法提供皮瓣移植的血管床。特别适用于修复外形不规则的和半球形的创面或治疗放射性溃疡。

2. 可用作充填材料修复萎缩性凹陷或腔穴，如半侧颜面萎缩、慢性骨髓炎清创后的腔穴等。

3. 改善肢体血供、静脉或淋巴回流，如血栓闭塞性脉管炎和慢性淋巴性水肿等。

4. 修复复杂性瘘管。如 Kiricuta 应用带蒂大网膜移植修补了复杂性膀胱阴道瘘和膀胱阴道直肠瘘 80 例，效果满意。

5. 预构轴型皮瓣、骨皮瓣，修复远距离软组织和骨的缺损。

禁忌证：

1. 大网膜发育不良。

2. 有腹部手术史（网膜可能粘连或短缩）。

3. 有腹腔感染史（网膜可能粘连或纤维化）。

4. 患者不愿接受开腹手术。

三、手术方法及注意事项

硬膜外或全身麻醉下，作上腹正中或旁正中切口。开腹后先检查网膜血管的分布情况。带蒂移植时，根据修复组织的部位、距离，选择胃网膜左或右动脉为蒂，沿横结肠游离大网膜。然后根据需要切断和游离网膜血管弓，使大网膜延长成为一个细长的带蒂网膜瓣，转移到受区。延长大网膜时，必须注意防止血管损伤，出血点应一一仔细结扎、防止网膜内血肿发生。为保证网膜瓣的最远端有足够的血供，在剪裁之前，可用小血管夹阻断其他方向来源的血流以证实。网膜转移所经过的皮下隧道必须宽大，防止网膜瓣受压和扭转。网膜瓣的蒂部应与腹壁作适当的缝合固定。转移到位的网膜应与受区创面妥善缝合。用于覆盖缺损时，如网膜面积较大，可用手轻拢使其适合创缘不宜将网膜折叠。切忌使网膜瓣长距离途经腹腔内。皮下隧道内应放置橡皮引流条，防止渗出液由伤口渗入腹腔内。网膜上可立即移植中厚皮片，包扎压力不宜过大。亦可用油纱布等暂时包扎，第二次手术再移植皮片，手术间隔不大于1周。

进行吻合血管的网膜移植时，切取网膜瓣的方法与上述相同。手术分两组同时进行。一组进行受区清创或病灶切除，准备受区血管。另一组通过腹部正中切口切取大网膜并选好适当的血管蒂。血管蒂要有足够的长度。由于胃网膜右动脉血管蒂较长，口径也较大，故常选作吻合的血管。切取网膜瓣时，不必将网膜全部取下而造成浪费。可根据血管分布和所需网膜面积进行切取。未被切取的网膜组织应展平放回原处。有条件者，可先用腹腔镜了解网膜的情况、避免开腹的盲目性。

四、大网膜移植的并发症及其处理

曾经报道的并发症有：腹膜炎、大网膜坏死、术后肺部合并症、肠扭转、肠梗阻、腹壁疝、腹腔粘连、肺栓塞等。一旦发生，只能对症治疗。最好的方法是预防：首先，严格控制适应证；其次，有熟练的开腹手术技巧，术中轻柔操作，减少对腹膜的损伤。

第十三节　复合组织移植

一、概述

将一种以上组织同时进行移植者，称为复合组织移植（composite tissue transplantation），包括游离移植、有蒂移植和吻合血管的复合组织游离移植等方式。游离复合组织移植只能移植体积小的组织块。体积大者难以建立血运，导致坏死。目前临床上较常见的游离复合组织移植大致有以下几种：

（1）真皮一脂肪移植或脂肪深筋膜移植或真皮一脂肪一深筋膜移植。

（2）毛发移植。

（3）复合指甲游离移植术。

（4）全层耳轮组织移植修复鼻翼、鼻小柱或眼睑合并部分睑板缺损。

（5）鼻中隔软骨连同一侧黏膜的复合组织移植修复喉、气管瘘或眼结膜合并睑板缺损。

（6）鼻翼、鼻尖、耳廓及手指指尖部较整齐的片状切割伤，离体组织包括皮肤和少许皮下组织清洁消毒后立即作原位再植。

（7）手指截断后用自体的肌腱一骨一关节复合体原位再植，裹以即时皮管，再造手指。

二、复合组织游离移植成功的要点

（1）移植组织体积宜小。组织块宽度以1～1.5cm为限，否则移植块的中心部分可能缺血坏死。但肌腱韧带、骨、软骨、关节等组织移植后对血运的要求较低，则移植体的体积可以稍大。

（2）术中遵循无创原则，尽量减少对组织的损伤，缝合时用无创针线。

（3）移植床的血运必须良好，瘢痕必须切净，移植的复合组织与植床的接触面应尽可能的大，接触必须紧密，以获得充足的血运。

（4）术后移植组织必须加压固定一个时期，一般为 7～14 天，对重建血运有很大的帮助。

三、复合组织有蒂移植

多是以皮瓣为基础，包括位于其深层的肌肉、软骨或骨组织一并进行的有蒂移植，即复合皮瓣移植。在形成复合皮瓣的手术过程中，注意勿使皮瓣与其所包含的深层组织分离。

四、吻合血管的复合组织移植

自从开展显微外科以来，吻合血管的复合组织移植得到了很大发展。如肌皮瓣移植、断肢再植、断指再植等等都属于复合组织移植。目前在临床上较常用的吻合血管的复合组织移植有：

（1）游离足趾带足背皮瓣移植再造拇指并修复虎口、手背部缺损；

（2）游离足背皮瓣带神经或/和肌腱修复腕部创面合并神经或/和肌腱损伤；

（3）吻合血管的跖、趾关节移植修复掌指关节；

（4）蹈趾皮肤趾甲瓣移植再造拇指等等。

由于吻合血管的组织移植只要血管吻合技术无误，血运是有保证的，因此吻合血管的复合组织移植体积可以很大，成活的把握也大，术后很少发生吸收。移植组织的功能远比游离移植者为佳，如吻合血管的小关节移植多能保持较完全的功能活动，因此吻合血管的复合组织移植具有广阔的发展前景。

（张洁　李明森）

医用硅胶（silicone）在临床应用时间已超过半个世纪。它是一种合成有机聚合物，多数为聚二甲基硅氧烷（polydimethylsiloxane），可制成液状、乳状、胶冻状、网状、海绵状和不同硬度的固体块状。硅胶具有良好的理化稳定性和生物惰性，无毒、不致癌致畸变，还具有疏水性、透气性、耐热性、较好的组织相容性，体内长期埋植，不被机体吸收和降解。

硅胶假体植入组织后，组织不能长入材料内，在其周围形成纤维包膜（以下简称包膜）。包膜的厚度与硅橡胶假体的形态、表面粗糙度、植入部位、与周围组织的相对活动度、手术及愈合过程（创伤、血肿、感染等）、患者的体质等有关。在肉眼下，包膜与假体有腔隙，包膜外层是与周围组织色泽相近的疏松结缔组织，内层是致密结缔组织。包膜有限制假体移动、减轻外力对假体的损害、防御感染等能力。在某些条件和诱导因素的作用下，这种纤维包膜可发生挛缩，使假体变硬、变形，引起不适和影响外形。包膜挛缩是硅胶临床应用的主要并发症之一。有关纤维包膜挛缩的成因及预防，是至今尚未解决的难题。此外，硅胶是否会致癌，目前仍有争议：有相当一部分学者对此持肯定态度，而另外也有学者认为，硅凝胶与癌同时存在可能完全是一种巧合。Brody 等强调，接受硅胶假体隆乳术的人群，其乳癌发生率并不高于普通人群乳癌的发生率。

液体硅胶注射，曾被用来隆鼻、隆胸或用作半侧颜面萎缩及其他凹陷畸形的充填整形。因使用方便，20 世纪 50～60 年代在国外曾盛行一时，我国在 20 世纪 80 年代应用较多。因固化不全的硅胶向四周组织渗透扩散，可引起不同程度的炎症反应、肉芽肿，甚至组织坏死等，并发症发病率高，后果严重，故目前仅作为乳房假体等的充填物。

膜状、海绵状，特别是块状弹性体硅胶，可作为隆鼻、隆颏、隆额成形术，或软、硬组织凹陷畸形等的充填假体，亦可作为乳房假体的硅胶囊，以及人工腱鞘、神经吻合口的外膜和关节头的包膜等。

固体硅胶具有可在术中雕刻塑形、有弹性、易清洗、可反复灭菌、可代替软硬两种组织等优点，在整形外科的应用范围很广。目前，医用硅胶主要用于如下几个方面。

（1）作为充填假体用于美容或修复缺损及凹陷畸形。如：隆鼻、隆颏、隆胸及垫高额骨、颧骨及颞部等。颅骨、下颌骨、颧骨等骨缺损的修复，半侧颜面萎缩、上下颌骨发育不良、颧弓塌陷的矫正，及眼球下陷或萎缩凹陷的眶内充填物等。

（2）用于软组织扩张器。

（3）作为腱鞘、外膜或包膜等间隔性材料应用。

（4）作为暂时性人工表皮、短期创面敷料及治疗或预防增生性瘢痕而应用。

医用硅胶植入体内的手术方法及注意事项：

（1）切口选择：原则是隐蔽，与假体拟植入的部位有一定距离，切忌在直接在充填部位作切口。

（2）植入层次：一般在皮下深层，或深筋膜浅层，总之需要一定厚度的软组织覆盖。

（3）硅胶的选择和雕刻塑型：硅胶有不同的形状和硬度，应选择和植入部位组织软硬度接近的假体。根据需要对假体雕刻塑型，以适合需充填部位的形状，使假体与受区很好的贴合并得到满意的充填效果。需要注意的是假体不应过大，以植入后皮肤无明显张力为佳；雕刻假体切勿出现锐利的棱角。

（4）硅胶易吸附细小杂质如纱布毛，灰尘，手套上的滑石粉等，这些杂质带入体内可能会出现异物反应，最终导致手术的失败，故在雕刻时应注意避免与杂质接触，雕刻完毕后用可生理盐水冲洗，再植入体内。

（5）固体硅胶对 X 线有一定阻挡。

二、聚四氟乙烯

聚四氟乙烯（polytetrafuoroethylene，PTFE）也是多聚体，理化性能稳定、无毒、耐高低温（温度范围为-200～250℃）、耐化学腐蚀，组织相容性好，不致癌致畸，有海绵状、膜状、片状、块状和管状等不同形态。材料特点是光滑不粘、摩擦系数极小、易塑形、有低弹性和一定的柔韧性，适合于软组织或有一定柔韧要求的血管、韧带等缺损的修复。植入人体后的反应与硅胶类似但程度较轻。聚四氟乙烯的商品名有 Teflon、Gore-Tex 和 Proplast。Gore-Tex 为膨体聚四氟乙烯；Proplast 是由碳素纤维加强的聚四氟乙烯衍生物，强度和韧性均大大增加。Gore-Tex 和 Proplast 均呈微孔状，孔径为 80～500μm，组织可长入孔内将材料固定。聚四氟乙烯的缺点是机械性能不够好，不适合提供结构的支撑作用，不能用于承受较大切应力的部位。PTFE 最早作为人工血管和人工心脏瓣膜应用于临床，至今已逾 100 万例而没有排斥的报告，取得了良好的疗效。在整形外科也采用 PTFE 充填组织缺损或凹陷，近年来还广泛用于腹壁、胸壁甚至硬膜缺损的修补。在整形美容外科领域，由于其良好的生物相容性、柔韧性及易雕刻塑形等优点而备受青睐，不断有用于颅颌部凹陷畸形的充垫、面部除皱和隆鼻、隆颏及牙槽充填等的新报告，同样取得了良好的疗效。

聚四氟乙烯具有良好的生物相容性，尚未见有致癌报告。PTFE 植入组织后，与固体硅胶周围的组织反应类似。但 Gore-Tex 和 Proplast，由于组织可长入微孔内，并无纤维包膜形成。

在整形外科领域，以 PTFE 作为充填或悬吊材料的应用较多。PTFE 作为隆鼻等充填材料，具有如下特点：①可按需要在术中塑型；②比硅胶软，术后更趋自然；③组织可长入材料内，假体远期固定较好；④因张力过大造成的穿出率相对较低。用 PTFE 行上睑下垂、永久性面瘫的悬吊，远期效果不甚理想，可能与 PTFE 抗张性、弹性较差有关。用 PTFE 充填在鼻唇沟、唇周、额部、眶额部等，可以修复凹陷缺损或减少皱纹，起到除皱的效果，但经常可触感到假体（偏硬）。PTFE 也可作为防止神经、肌腱、关节、皮肤、黏膜等粘连的间隔物。

三、高密度聚乙烯

高密度聚乙烯（high density polyethylene，HDPE），商品名为 Medpor，HDPE 的成分与聚乙烯相似，但物理特性不同。Medpor 呈白色，表面多孔，孔的大小为 40～200μm，孔与孔之间相互连通。HDPE 有一定的柔韧性和相对不可压缩性，用刀即可雕刻成形。Medpor 有 1.5mm～10cm 不同厚度的块状，也有按颌骨、颧骨等不同形状制成的几种假体。HDPE 可用高压蒸气消毒，但如超过 110℃，可能引起变形，所以通常用环氧乙烷消毒。由于材料多孔，易藏匿细菌，消毒要格外严格，往往需要进行二次消毒，才能放心使用。HDPE 的机械性能欠佳，不适合用于负重部位。

HDPE 具有良好的生物相容性，植入后，纤维或骨组织可长入小孔内，同时有血管长入，血供良好，异物反应极轻。HDPE 由于与长入小孔的组织密切接触，而使其呈安定状态，不会发生像硅橡胶那种在纤维包膜内的活动，或由包膜挛缩导致的变形。骨内植入的

HDPE 具有一定的骨传导性。

HDPE 应用病例报告较多的是对颊部、眶底，上、下颌骨，颧骨、颞部、耳部等头面部的修复。特别是在隆颏的治疗中，HDPE 与周围组织能获得完全的固定，几乎不引起骨吸收。但也有报告 HDPE 用于隆鼻有外露的危险，尤其是“L”形假体。Welisz（1993）报告了用 HDPE 作耳再造的经验，认为 HDPE 作为自体软骨移植耳再造的辅助材料是安全的；如果全部采用 HDPE 行耳再造，必须要有血供良好的颞肌筋膜覆盖。同时因其质地偏硬，弹性差，用于耳支架时易外露。HDPE 临床应用中的最大问题是感染，故术前材料的灭菌要严格，使用前还要放在含抗生素的盐水中，以便使溶在小孔中的抗生素术后徐徐扩散，减少感染发生的机会。要充分注意无菌原则，尤其在采用口腔内切口时，因材料易被细菌污染，患者必须在术前全身使用抗生素，可能的话应尽量避免口腔切口。Medpor 用于体表凹陷充填时，其上方必须有丰厚的软组织覆盖，否则易在体表露出假体轮廓。此外，Medpor 在 70℃以上热水中可以适当塑型，弯曲成所需的形状，是其又一优点。

四、聚甲基丙烯酸甲酯

聚甲基丙烯酸甲酯（polymethylmethacrylate，PMMA）俗称有机玻璃，组织相容性可，无毒、不致癌致畸变。PMMA 的理化特点是质硬而轻、透明、耐老化、不导电、不导热、能透过 X 线、机械性能较佳、火烤下易塑形。PMMA 植入组织后，组织不能长入材料内，在其周围形成纤维包膜。与硅胶相比，PMMA 对组织的刺激性较大，周围组织的炎性反应较明显。植入术后易出现积液。尽管如此，由于其具有良好的机械强度，20 世纪 50 年代起就开始用于颅骨、下颌骨等骨缺损的修复，曾一度是临床上需要满足一定机械强度或负重部位骨缺损修复的首选材料。另外也有隆鼻、固定人工关节或作为防止关节粘连的间隔物等应用。近年来，有用 PMMA 微球与其他生物材料混合制成溶液，用于注射充填皱纹、鼻唇沟等，但远期疗效还有待观察。

五、聚乳酸和聚羟基乙酸

聚乳酸（polylactic acid，PLA）和聚羟基乙酸（polyglycolic acid，PGA）属于生物可降解材料（synthetic biodegradable materials），生物可降解材料包括人工合成的生物可降解性聚合物和天然材料提纯的可降解材料，同类材料还有黏多糖（氨基多糖）、胶原等。生物可降解性聚合物，是在机体内能发生大分子裂解，逐步分解为小分子，降解产物被机体吸收，并代谢排出体外的合成有机生物材料。这类材料的医学应用包括：①组织工程中的支架材料；②骨固定材料；③外科缝线；④软组织植入；⑤缓释药物控制释放系统。尤以组织工程支架材料受到大量学者的关注和研究。

PLA 和 PGA 均属于脂肪族聚酯生物降解材料。PLA 有 3 种异构体，即 L 型聚乳酸（PLLA）、D 型聚乳酸（PDLA）和 DL 型聚乳酸（PDLLA）。PLA 类材料，在体内经历水解脱脂等反应，最终生成 CO_2 和 H_2O 被排出体外。PGA 又叫聚脂肪酸或聚乙二醇酸，在体内降解后生成羟基乙酸，也可参加体内代谢并排出。合成的 PLA 和 PGA 可制成外科可吸收缝线、骨固定板、螺钉、供功能性活细胞附着和代谢的基质、缓释药物的载体等等。

PLA 和 PGA 是可降解性聚合物中较受瞩目的两种。PLA 和 PGA 还可与其他聚合体再聚合而形成另外一种性质不同的共聚物。根据共聚物分子量大小、合成工艺，以及材料的形状、大小、承受负荷等条件的不同，其机械性能、降解速度及生物相容性等会有很大的差别。目前，包括 PLA、PGA 在内的各种可吸收缝线，及可降解骨吸收板、钉已广泛用于临床，并取得了良好的成绩。随着组织工程的发展，PLA、PGA 等生物可降解材料因能为各类功能活细胞生长、代谢、移植提供可控制的环境，而成为组织工程进一步发展的关键，并越来越受到瞩目。

组织工程的目的，简单地说就是人工复制组织器官。这是应用生物学和工程学原理，开发能够修复、维持或改善组织功能的生物代用品的一门科学。方法是将体外分离培养的活细胞种植于天然或人工合成的基质上，应用某些刺激组织生长的因子，使细胞繁殖，形成功能结构，再将这种有生机的预制组织、器官植入体内，达到修复病损、重建功能的目的。目前，开发理想细胞载体（基质）问题是组织工程进一步发展的关键。用 PLA、PGA 作基质，已为软骨、骨、皮肤、血管、肌肉、肝、胰、神经等几乎各类细胞的生长成功地提供载体、支架作用，可以作为基质的材料，还有羟基磷灰石、聚酯、聚乙磷酸二酯，及天然提纯的黏多糖、胶原等。组织工程的发展将给医学各个领域，特别是以修复形态、重建功能为目的的整形外科带来一次巨大革命。

用生物可降解材料作骨内固定板、钉，与金属板、钉比较，主要有以下优点：①植入后不需要再手术取出；②不会像金属板那样因阻断作用而造成局部骨质疏松，引起自发性骨折或延迟性骨愈合，甚至不愈合。但作为骨内固定材料，重要的还是必须具有足够的机械强度，以保证骨折断端愈合过程中的相对稳定性。PLA、PGA 虽然在一些不负重骨折固定的治疗中取得了某些成绩，但还不适用于负重部位。为适合临床需要，仍有待于进一步改善 PLA、PGA 的性能，开发更加理想的，具有良好生物相容性、机械强度及适当降解速度等的新型生物降解骨内固定材料。

六、聚酰胺和聚酯

聚酰胺（polyethene）俗称尼龙，聚酯（polyester）俗称涤纶，两种材料的成分有别，但用途基本相同。它们在整形外科领域主要用于替代颌骨、肌腱、筋膜或血管等。聚酰胺和聚酯商品名为 Supramid，具有良好的抗血栓性，优异的物理性能和组织相容性。其成品质地柔软，有韧性，可制成片状、网片或网管状、泡沫状、膜状等。聚酰胺和聚酯植入组织后，炎性反应很轻，组织可长入网眼内，从而使材料固定。

聚酰胺和聚酯比较有前途的应用是作为血管移植材料。作为复合人工血管的夹层材料，动物实验和临床观察均取得了良好的效果。在整形外科，聚酰胺和聚酯目前仅偶尔用于面部充填手术，在作为充填材料时，要将材料网卷成所需的大小和形状，组织通过长入网内使材料固定。聚酰胺也可作为乳房假体植入。而聚酯网条可用于上睑下垂或晚期面瘫的悬吊修复，但需注意，受面部表情肌频繁活动的长期刺激，材料偶可造成面部溃疡。另外，材料要严格灭菌，否则材料网内藏匿的细菌可引起组织慢性炎症感染，而且组织长入材料网后，去除也较困难，这些在面部整形手术中均应引起注意。

七、羟基磷灰石

羟基磷灰石（$Ca_{10}(PO_4)_6(OH)_2$，hydroxyapatite，HA）是人体骨和牙釉质的主要成分。人工合成的 HA 与人体骨骼内天然 HA 的显微结构类似。HA 的加工、制造条件（如烧结温度、物相组成等）不同，理化及生物学特性也有所不同。根据其理化特性可以区别各类 HA，致密型 HA 无孔，有块状和颗粒状两类，块状 HA 很硬，难以雕刻成形，且无纤维、骨组织长入；颗粒状 HA 在被纤维、骨组织包绕之前，因缺乏结构的完整性和力学稳定性，材料难以保持在所需要的部位，于几周或数月内有移位的可能。多孔型 HA 呈块状，内部有规格不等的小孔通连，骨组织可长入材料内，可与 HA 形成骨性结构，从而使其具有骨传导性。多孔型 HA 脆性较大，也难以雕刻塑形。临床上以多孔型 HA 和颗粒状 HA 应用较多。实验证明，HA 具有优良的生物相容性，无毒、无刺激性、无排斥反应、不老化、不致敏、不致癌致畸变。在整形外科，羟基磷灰石主要用作义眼台，即充填由于任何原因摘除眼球后的眶内空虚。

HA 的应用：修复骨缺损；眼巢再造；与特定药物制成复合人工骨，可治疗并修复某些疾病（如恶性肿瘤）术后遗留的缺损；美容：隆颏，隆鼻等。

作为复合材料应用：任何材料，只要将其植在与骨或骨膜接触、有成骨细胞存在的部位，便能引导出新骨再生，叫做具有骨传导性（osteo-conduction）。而在没有成骨细胞存在的软组织内也能引导出新骨再生，叫做具有骨诱导性（osteo-induction）。HA 具有良好的骨传导性，但不具有骨诱导性。HA 植入软组织，在 HA 周围会形成很薄的纤维包膜，基本上没有炎性细胞浸润。为了完善 HA 的理化及生物学性能，近年来，HA 与骨形成蛋白、胶原、某些高分子材料、金属、骨水泥、碳纤维等复合材料的应用大量涌现。①HA 与骨形成蛋白（BMP）脱钙骨基质等骨诱导剂的复合应用大大促进了 HA 与骨、软组织的愈合速度。②HA 与具有黏附力的蛋白或化学物质的复合应用大大减少或避免了 HA 颗粒的移位游走。③HA 与金属材料的复合应用可作为身体负重部位骨缺损、固定用螺钉或种植体材料，在临床应用中深受欢迎。④HA 与磷酸三钙（TCP）的复合应用可用于能承受一定负荷的骨缺损部位。⑤HA 与其他材料的复合应用等。

八、碳

碳纤维具有很好的强度与可加工性。碳纤维可用于人工肌腱和韧带的置换，但因纤维间相互摩擦导致断裂，只取得了有限的成功。碳纤维最新和最有前途的应用，是作为主要承重复合材料植入物的增强成分，目前动物实验已获成功并已用于临床。

九、金属类材料

金属类材料具有较高的机械强度，可作为承受应力部位的人工骨、人工关节等材料。实践已证明，在所有金属类材料中，以钛及其合金的生物相容性最好。除了钛及其合金以外，不锈钢、金、钴-铬合金等也为整形外科所常用。

1. 纯钛及钛合金

金属钛比重小、强度大、耐高低温，导热性差，磁化率低，具有极好的耐腐蚀性、生物相容性及良好的理化、力学和综合工艺性能。纯钛的外表与钢相似，不会生锈，呈银灰色，其粉末为深灰色。在所有金属材料中，钛的弹性模量最接近于人体的骨组织和牙釉质，这样可以避免因弹性模量相差悬殊、界面产生应力集中所导致的骨细胞坏死。在化学性能方面，钛元素活泼性高，在含氧环境中极易形成一层薄而坚固的氧化物薄膜。氧化层几乎不被组织吸收，损伤后会很快自行修复。实际上，与机体组织、体液、唾液等直接接触的就是这层氧化膜，该膜能耐氧化溶液、氯化物溶液以及其他多种化学介质的侵蚀，从而使钛在人体组织液、唾液中，在氧化性和中性介质中，均具有优良的耐腐蚀性能。

纯钛的生物相容性极佳，而钛合金的生物相容性不如纯钛。钛植入人体后不会引起炎症、过敏性和变态反应。它无致癌性、无抗原性、无毒，还具有抗血栓性，与人体骨组织可产生骨性结合。

纯钛及钛合金在整形外科领域的应用主要在以下 3 个方面：人工骨，尤其在修复负重部位骨缺损时常用；人工关节；种植体以及骨固定用夹板、螺钉等。由于钛及钛合金具有充足的机械强度，在作为人工骨应用时，加工困难是它的不足，临床应用中往往需要根据缺损的大小进行预制成形，术中再略加修整。钛在作为种植体、固定用夹板、螺钉及人工关节应用时，由于其极佳的生物相容性及机械强度，临床上取得了很高的成功率。临床应用证明，纯钛能穿经黏膜、皮肤种植于骨内，长期与外界相通，而不引起逆行感染，且能保持与软、硬组织结合良好。

钛在临床应用中，除一般外科手术应考虑到的全身、局部状况，及无菌、无创操作原则等对愈合的影响外，还应特别注意以下几个方面：①植入时材料与骨组织要尽量密合。②与其他材料相比，更强调手术的精细及无创操作。③最好能保持材料与骨组织在不负重状态下愈合。④材料表面或与组织接触的边缘应避免过锐，以防止材料外露。⑤要求植床条件良好、无感染、无囊肿或肿瘤等。⑥除防止一般布纤毛、线头等的表面污染外，还要防止脂类、异物蛋白，甚至是异种金属对种植体的污染。⑦在作为义眼、义耳、上颌骨等赝复体，及骨内固定用种植体或种植牙应用时，要注意所承受的上部赝复体体构造或咬颌力的合理性。每个种植体的负荷分配要均匀，适当的生物力刺激会促进骨整合形成及纤维性结合向骨整合的转化。相反，过重负荷和不适当的生物力刺激，将导致种植失败。⑧在材料植入骨内 3 个月内避免 X 线照射。实验证明，过早的 X 线照射，对钛一骨整合会有影响。此外，钛植入人体的宏观形态设计、材料表面处理与粗糙度等也与愈合状况有关。目前，世界上正在使用钛制种植体或人工关节、人工骨的患者已超过百万。作为人体最常用的生物材料之一，还有必要进一步了解钛一骨结合的机制，及影响或促进钛一骨结合的因素，以便使其发挥更大的作用。

2. 不锈钢如铬不锈钢、铬镍不锈钢等是一种不生锈的金属，比重较大，约为人体骨比重的 2 倍，一直作为手术器具材料广泛使用。作为人工骨材料，不锈钢价廉且较易加工，但耐人体组织液腐蚀性能差，天长日久后会出现腐蚀和断裂．从而成为妨碍与骨组织结合的原因。

3. 钴一铬合金在耐蚀性、耐疲劳性及耐磨耗性等方面优于不锈钢，但价格较高，加工比不锈钢难。目前对大的人工关节（膝、股等）多使用钛合金，但在产生摩擦部位仍需使用钴一铬合金。

4. 黄金作为人工骨自古就有应用，因机械性能及生物相容性不够理想，且价格昂贵，逐渐被其他较好的人工骨材料替代。但在整形外科领域，仍有用金丝作缝合线治疗睑外翻或下垂的报告。在永久性面瘫上睑不能闭合病例的治疗中，金作为上睑负重内置体仍较常用，并取得了较好的治疗效果。

上述金属类材料普遍存在的缺点是：加工塑形比较困难，实际应用中往往需要产品预制成形，或术中需要特殊的工具加工。另外，金属类材料生物活性较弱，无诱导骨再生能力，对手术的技术要求也较严格。

寻找机械性能与骨质相似、又有高度生物相容性的理想的骨代用品。使人不必采用自体骨，以达到修复骨缺损或畸形的目的，是目前医学界一直在探索的一个重要课题。但迄今为止，无论哪一种骨生物材料，或多或少均难以从机体亲和性、强度、耐磨耗性、耐腐蚀性、无毒性等各方面完全满足人体的要求。

人体是这样一种精密组织，任何一种由先天或后天因素造成的明显的结构与功能缺陷、病损或老化，都将对机体产生很大的影响。作为替代人体组织的生物材料，在以恢复外形、美观与功能为目的的整形外科领域里，将发挥越来越重要的作用。

第三节　赝复体

一、概述

赝复体，又称体表人工修复体，是指对体表或其附近的缺损、畸形，通过装载用生物材料制作的假体来覆盖缺陷、恢复外观，同时也改善一定功能、使患者重返社会的一种治疗手段。其适应证是：

1. 缺损范围较大且复杂，用整形手术方法难以修复者；
2. 年龄较大或体弱多病。不能耐受手术修复缺损者；
3. 已采用手术修复，但治疗失败，或预见用手术修复不易获得理想效果者；
4. 恶性肿瘤根治术后，有复发可能，需要便于观察的缺损区；
5. 对手术恐惧或拒绝组织移植修复者；
6. 经济困难，不能承担复杂的整复手术费用者；
7. 有些整形手术须借助于赝复体始能获得更好的疗效者。

整形外科常用赝复体有：义耳，义鼻，义眼，上下颌骨赝复体等；手赝复体、假肢等；以及乳房赝复体等。好的赝附体不仅颜色逼真，甚至皮纹、毛发或雀斑也如真的一样（图 5 - 1）。

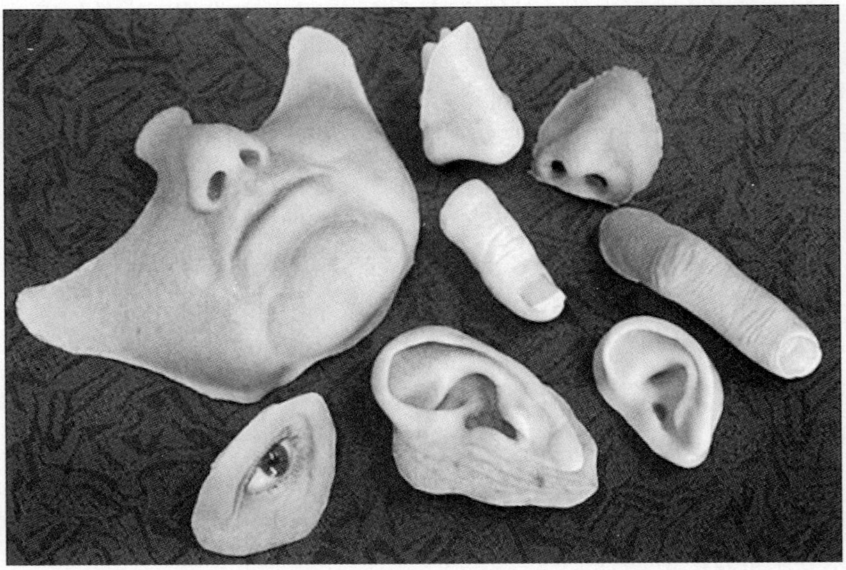

图 5 - 1　整形外科常用赝复体

二、赝复体的修复原则

1. 早期修复　早期修复可以及时恢复缺损外形，改善部分丧失的功能，消除患者的恐惧和悲观情绪。

2. 尽可能恢复正常外形　赝复体以能逼真再现用手术方法难以达到的解剖外形为特点，因此，赝复体的制作应特别注重恢复外形。

3. 固定牢靠　赝复体的牢靠固定，是赝复体发挥功能作用，避免活动时脱落、丢失的保障。

4. 简单轻巧、方便舒适、易清洁。

三、赝复体的材料要求

1. 要求外观自然。不显眼、质地柔软、不能发光发亮。性状、颜色、表面沟纹及透明感应与邻近及对侧组织一致。

2. 物理特性柔软稳定，边薄而不卷、不变形或退色，热传导性较低。

3. 具有机体适应性，无毒、不致敏、不致癌，稳定、不易污染。

赝复体的制作和佩戴、保养，请参阅相关书籍。

第四节　组织代用品的并发症及处理

1. 移位。多因固定不妥。在早期常可将假体推至正确位置，在体外以敷料固定，加压包扎一段时间。二周后常难以复位，可择期手术调整位置。应注意二期手术后的包扎固定应更严格和长久。

2. 暴露。一般有两种情况，一是从切口处暴露，多因切口选择不当以及术中未有效阻隔假体和切口，另一种情况是假体表面破溃，多因假体过大，和/或覆盖软组织较薄。不管是哪一种情况，都应尽快处理，以免迁延日久，继发感染。在多数情况下，需取出假体，伤口方能愈合。

3. 感染。如仅为伤口感染，可积极换药，加强抗感染治疗即可。如果是术腔感染，则须尽早去除异物，待感染完全控制后，可再择期重新植入假体。

4. 术腔积液。一旦发现，可及时穿刺抽液，并加压包扎。

5. 术腔血肿。应以预防为主，术中仔细止血，放置有效引流等。一旦发现应及时引流或抽出积血并加压包扎，同时给予抗生素以预防感染。

6. 皮瓣坏死。少见。多由于皮瓣过薄，或充填物过大，加大了皮瓣张力，或受区原有瘢痕，血供差等。应早期处理，清除坏死组织，另选血供好的皮瓣覆盖。如假体已暴露，则按假体暴露处理。

7. 其他全身反应。指非手术区局部的并发症。经过对症治疗无效，应想到机体排异反应，这种情况下，去除假体可能是唯一有效的办法。

（张洁）

第6章

体表肿物

第一节　常见体表良性肿物

一、色素痣

色素痣（pigmented nevus，pigmented moles）是由含有色素的痣细胞所构成的最常见于皮肤的良性肿瘤。好发于面、颈、背等部位。可呈点状、片状、扁平、突起，有或无毛发。分为皮内痣，交界痣和混合痣。除皮内痣外，交界痣及混合痣临床过程均有潜在的恶变机会。在手掌、足底、外生殖器、口唇、甲下及眼部等摩擦部位应引起高度重视。特别当出现肿物迅速增大，色泽变化，发生痛痒、感染、溃疡、出血，四周出现卫星灶或黑痣本身虽无变化但局部淋巴结肿大等均可视为黑痣恶变的征象。

色素痣的治疗主要视面积大小，小面积的痣应注意顺局部皮肤纹理或自然皱褶等隐蔽部位，切口应距肿物边缘 2mm，深达皮下脂肪层行梭形切除后精细皮下减张和皮肤良好对合的外翻缝合，尤其在面部以改善外观为目的时选择 7－0 无创尼龙或丝编织线缝合表皮更为必要。术后标本常规送病理检查。较大面积的色素痣为避免一期手术瘢痕过长或超出可以直接拉拢缝合的限度，以及虽可缝合但引起邻近器官牵拉变形的颜面部色素痣，可行分期切除术，即于色素痣的中央设计一次可最大限度梭形切除肿物后拉拢缝合，注意不可从边缘开始，以免缝合针穿经病变组织时，导致痣细胞的针刺播植于正常皮肤（图 6－1）。待 3～6 个月局部皮肤恢复原有的松弛程度后再行另一次手术直至最终完全切除为止，如首次切除后病理证实有恶变倾向，则应行全部切除。修复可行皮片移植也可行局部皮瓣移转以获得较好外形。

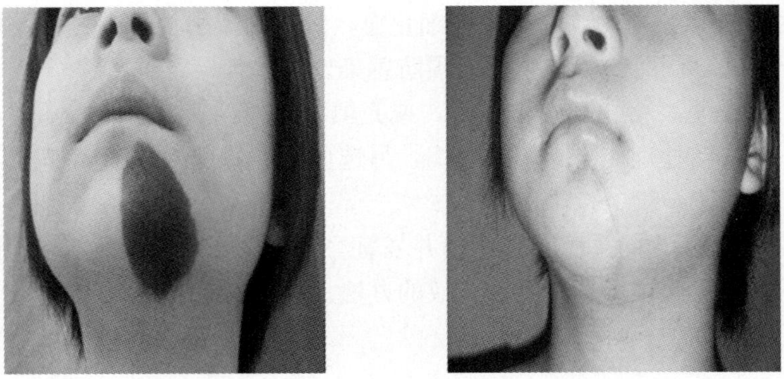

图 6－1　色素痣分期切除手术

术后并发症主要为切除范围及深度不够造成痣复发，切口张力过大引起的伤口裂开，面部相邻器官牵拉变形及瘢痕增生等。

二、巨痣，表皮痣，黄色瘤

巨痣（giant nevus）是以先天性面积巨大为特征的色素痣。另有一些虽面积不甚巨大但生长于某些术后修复较为困难部位者也可称为巨痣如眼睑分裂痣，手、足部的较大病变等。

表皮痣（epidermoid nevus）又称绒状表皮痣，疣状痣。

黄色瘤（xanthoma）扁平黄色瘤常见于眼睑周围，主要在上睑近内眦部呈圆形或椭圆形。

手术治疗须根据肿瘤大小、部位及经病理检查确定为良性无误后（10%的巨痣可发展为恶性黑色素瘤），较小面积的巨痣或疣状痣可考虑切除缝合或分期切除，即时局部皮瓣移转，扩张器植入，二期切除修复或切除植皮。切除范围通常距可见边缘2～3mm，切除深度须包含皮下脂肪浅层。有恶性倾向的适当扩大边距，切除深度也应相应加深。经病理证实良性的颜面与发髻交界的巨痣可保留其波及发髻内、眉部和睑缘有毛发的分布区域及易于被衣服所遮掩的非裸露部位的病变，可不行完全切除，以免造成扩大创伤和增大修复难度等不必要的损失。眼睑分裂痣及睑黄色瘤应根据其面积大小侵及深度，考虑行易位皮瓣、眼轮匝肌推进皮瓣或岛状瓣以及切除植皮修复（如切除植皮须行睑粘连三个月，以防止皮片回缩造成睑外翻），睑黄色瘤术后复发的可能性很大，应先行非手术治疗。

术后并发症主要为切除范围不够造成复发及深度欠缺导致皮面上出现点状色素痣病变或术后因瘢痕增生和挛缩所致的局部美观问题及功能障碍，眼睑黄色瘤手术设计不当可引起睑外翻。

三、皮脂腺囊肿，皮样囊肿，表皮样囊肿

皮脂腺囊肿（sebaceous cyst）是皮脂腺导管堵塞后，腺体内分泌物聚积而形成的最常见的体表浅表上皮性囊肿。

手术时除应行梭形皮肤切口，将粘连的部分表皮连带切除并将周边被压迫的组织拉拢缝合力求平整外，将薄弱的囊壁细心剥离以求完整摘除，确保囊壁不残留也是手术成功的关键，如一旦囊壁破裂内容物遗漏术后极易复发，在有继发感染，囊壁与周围粘连，层次不清时剥离更需注意，如有囊肿继发感染时，应先行控制感染暂缓手术，切除后分层精细缝合。（图6-2）

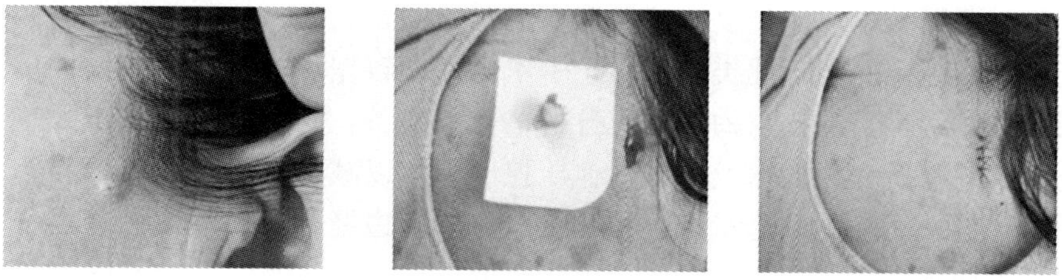

图6-2 皮脂腺囊肿手术切除，完整切除皮脂腺囊肿后分层精细缝合

皮样囊肿（dermoid cyst）属于错构瘤，是一种由表皮细胞在胚胎发育过程中偏离原位而成形的先天性囊肿。

皮样囊肿手术可经皮纹切口，仔细分离囊壁尽可能完整切除，切除不彻底术后极易复发，有时由于长期压迫，可见骨面出现压迹，此时应用锐剥离连同该部位骨膜一同切除，眼眶处的皮样囊肿可能和硬膜相连，分离周围组织时必须注意避免损伤硬膜以免造成脑脊液遗漏，囊肿切除后如骨组织凹陷或缺损造成畸形时可根据伤口清洁情况即时或二期修复。

表皮样囊肿（epidermoid cyst）因外伤异物、皮屑经创道进入皮下形成，手术同样应仔细剥离，注意层次，避免囊壁残留以免复发。

四、脂肪瘤，纤维瘤，淋巴管瘤

脂肪瘤（lipoma）为成熟脂肪细胞所组成的常见的良性瘤。有单发、家族多发性，对称性和弥漫性先天性脂肪瘤病及血管脂肪瘤等。

较大的脂肪瘤须行手术切除，无包膜脂肪瘤难于准确分辨而彻底切除，术后遗留的腔隙如较大为防止积液应放置引流并加压包扎。体表较大的软性脂肪瘤也可考虑在膨胀麻醉下行脂肪抽吸术治疗

纤维瘤（fibroma）为源于纤维组织的较为常见的皮下良性肿瘤，硬纤维瘤由浸润于肌纤维束间的大量胶原纤维及分化良好的纤维细胞所构成，多发生于腹壁。

手术切除必须彻底，否则易于复发，硬纤维瘤有恶变为纤维肉瘤的可能，切除务必达到足够的广度和深度，体积巨大或已经多次复发者，可行放射治疗，如有手术的可能，必要时可切除包括局部全层腹壁，然后设法修复腹壁缺损。

淋巴管瘤（lymphangiomas）是一组以淋巴系统发育畸形为特征的疾病，传统上分为单纯性淋巴管瘤或毛细淋巴管瘤。海绵状淋巴管瘤，由较大的淋巴窦腔构成。囊性淋巴管瘤或称囊性水瘤，由肉眼可见的巨大淋巴腔隙构成。

目前只有体积小的局限性淋巴管瘤和早期囊性水瘤可获满意的手术疗效，在术中应注意精细操作，保护周围主要的血管、神经，力求彻底切除避免遗留淋巴管内膜组织，防止术后复发，对于遗留区可用1%～2%碘酒处理，减少复发的可能。合并感染者应先控制感染，延期手术。

五、神经纤维瘤和神经纤维瘤病

神经纤维瘤（neurofibroma）是起源于神经内膜、束膜、外膜和鞘细胞的先天性良性肿瘤。

神经纤维瘤病（neurofibromatosis）分为较常见的Ⅰ型即以神经纤维瘤、咖啡牛奶斑及骨骼发育异常为特征的周围型和较少见的Ⅱ型又称双侧听神经纤维瘤病的中心型。

早期可考虑彻底手术以防止复发和恶变，但对于面积较大、界限不清的病例，由于病变区域血供丰富，瘤组织脆弱，此类病人对于手术耐受性较差，难以彻底根治性切除，只能以改善外形和减轻症状为目的。目前应有充分的估计和准备，充足备血，对术区主要供血血管可行造影，有条件可行介入栓塞及术中低血压控制麻醉以减少术中出血，切开范围可从周边正常组织开始。设计切除的肿瘤量和保留的皮肤量边切边缝合，使较大的软袋状神经纤维瘤切除后创面可用局部皮瓣或自切下的组织表面反取皮行皮片修复，上睑部病变如已无视力可将上睑皮肤、睑板、眼球及球后组织一并切除，如视力尚存可保留适量皮肤和睑板。术后应加压包扎，防止出血和水肿。

第二节　常见的体表恶性肿物

一、基底细胞癌和鳞状细胞癌

基底细胞癌（basal cell epithelioma）又称基底细胞上皮瘤。基底细胞瘤，侵袭性溃病等，为低度恶性常见的皮肤恶性肿瘤，其特点是生长缓慢，有报道转移率约 0.1%，多发生于白种人。

鳞状细胞瘤（squamous cell carcinoma）通常称为鳞癌，又称表皮样癌。是源于鳞状细胞的皮肤癌，恶性程度高于基底细胞癌，生长较快，并发生区域淋巴结转移。

手术治疗应事先设计周密，严格无播散操作原则，切除范围应根据肿瘤病程，浸润面积、深度及是否有黏膜、骨、软骨侵犯等情况决定。基底细胞癌一般距边缘 0.5～1cm，鳞癌 2.0～2.5cm。在面部五官聚集区可适当保守，肿瘤有溃疡创面应先用碘酊纱布消毒固定外加干纱垫覆盖，并与周边正常皮肤缝合固定后再行切除。切除标本应作标记，术中有条件须作病理冰冻检查以确保肿瘤边缘及基底部切除干净。恶性肿瘤的切除广度和深度对于预后关系重大，如术后复发后果严重，无明确区域淋巴结肿大一般不行预防性淋巴清扫术。术后缺损修复根据部位、对功能的影响、年龄、对手术耐受性，肿瘤病程、恶性程度及切除是否彻底，是否复发病变等，一般多选择邻位皮瓣或游离皮片修复（图 6－3、图 6－4）。

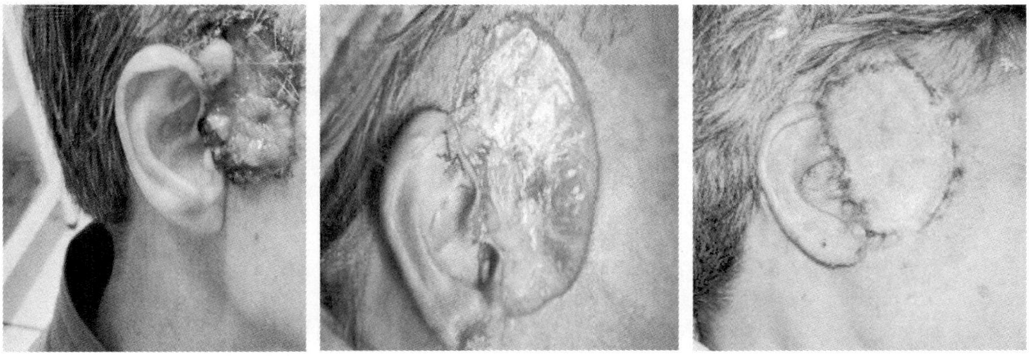

图 6－3　面部基底细胞癌切除术中冰冻切片病理检查后游离植皮

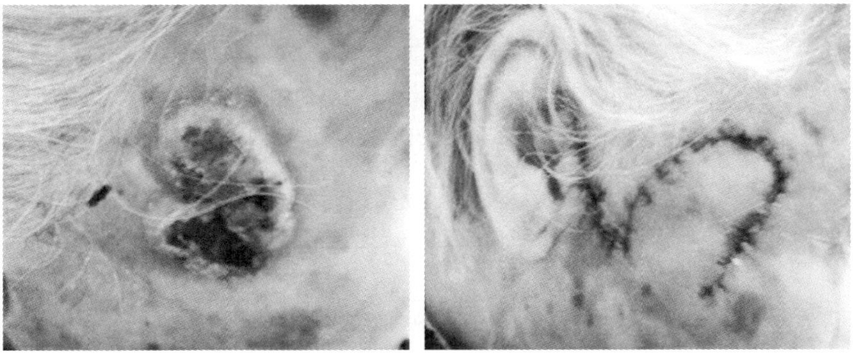

图 6－4　面部鳞状细胞癌切除术中冰冻切片病理检查后局部皮瓣修复

二、恶性黑色素瘤

恶性黑色素瘤（malignant melanoma）简称恶黑，是起源于皮肤黑色素细胞的高度恶性的肿瘤。一般分为原位性和侵袭性恶黑，病程进展迅速，常见早期发生淋巴及血行转移，预后不良。

恶性黑瘤的手术治疗原则为早期局部广泛彻底切除，游离植皮或皮瓣修复（图 6－5）。一般认为无淋巴结转移的原发病灶的切除以病灶周围 1.5～3.0cm 为度，深度达深筋膜，以往主张切除应达到 5～7.5cm，面颈部邻近重要器官者可酌情适当缩短，但仍须以切除彻底为前提，不可姑息，在原发病灶靠近淋巴结，原发病灶位于预后较差的部位或有明显侵袭性生长迹象的须行淋巴结清扫术。淋巴清扫术根据病人的具体情况即时或在原发灶切除后一个月内均可进行。目前已不主张原发灶连同淋巴结在内的整块组织大范围切除。

对甲下或远端指、趾节的恶黑，目前仍建议行掌指或跖趾关节离断，近端指，趾节的恶黑行患指、趾、腕掌或跖跗关节离断切除，对于有淋巴结转移者，行腋或腹股沟淋巴结治疗性清扫术。无临床转移迹象者可选择性预防性清扫术。

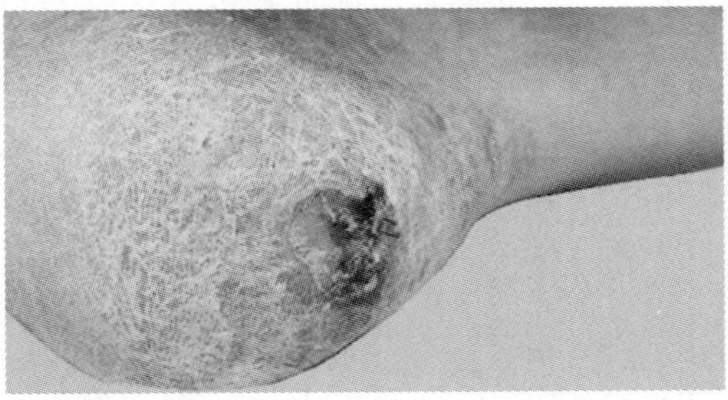

a.术前

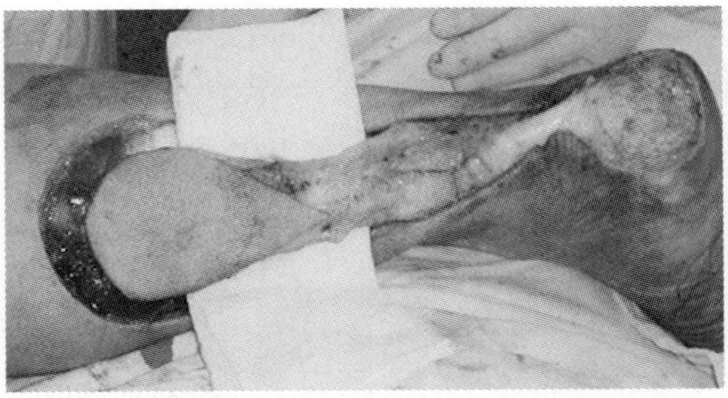

b.术中形成皮瓣

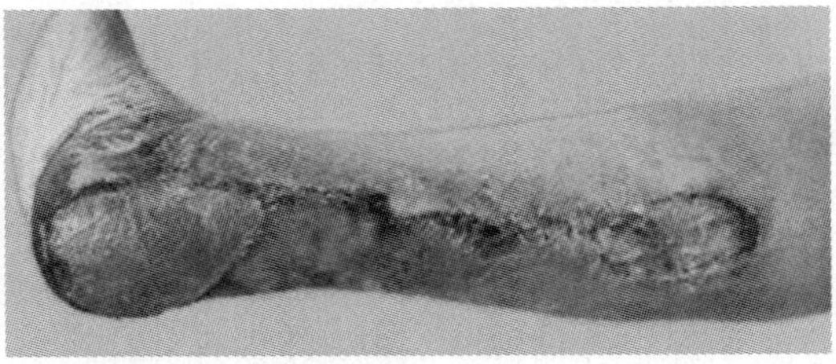

c.皮瓣修复术后15天

图 6－5　右足跟恶性黑色素瘤切除应用右腓肠神经营养血管逆行岛状皮瓣修复

（朱力）

第7章

脉管瘤

第一节　概　述

脉管瘤是胚胎时期血管、淋巴管形成过程中出现的一种先天性发育不良所致的常见疾病，起源于脉管内皮细胞和周围细胞增生，具有肿瘤和畸形双重特性。在胚胎早期，由内皮细胞组成的原始脉管在中胚层内形成弥漫的致密网，以后在各器官的发育过程中分化形成与器官密切联系的血管丛和淋巴管丛，一部分继续形成血管或淋巴管，一部分则逐渐消失。脉管瘤是由残存的胚胎时期中胚层组织发展而来的，肿瘤内含有动脉、静脉、淋巴管等成分。血管和淋巴管内皮细胞都有强大的增殖能力，内皮细胞的过度异常增殖是产生脉管瘤的主要基础。在脉管瘤中，内皮细胞一方面过度增殖，另一方面还形成管腔样结构，并伴随不同程度的纤维细胞和平滑肌细胞增殖，因此脉管瘤通常被认为是一种错构瘤。

第二节　血管瘤

血管瘤种类繁多，包括从血管样血腔的增生至纯内皮细胞肿瘤，而且血管的所有细胞成分，从内皮细胞、平滑肌细胞和外皮细胞均可发展为良性或者恶性肿瘤。良性血管瘤是最常见的类型，由增生的血管构成，75％的病例在出生时已表现出病变，血管瘤生物学行为可以表现为三期，多数在出生后6月内表现为生长，幼儿期停止生长，5岁以后显示自发消退倾向，60％～70％甚至完全消失。少数血管瘤表现为持续、迅速的增长，蔓延，导致外形改变和功能障碍。但目前，对血管瘤增生和退化的病理演变机制仍不完全清楚。近年来研究表明，血管内皮细胞和血管形成在血管瘤病理演变过程中起重要作用。内皮细胞过度增殖、血管迅速生长是血管瘤病理组织学上的最大特点。体外组织培养实验证实血管瘤的血管内皮细胞比正常组织血管内皮细胞更易生长，还能摄取^3H胸苷，并可见到血管形成现象，提示血管瘤是一种血管形成性疾病。目前已知，血管形成的中心环节包括：细胞外基质蛋白分解、内皮细胞增殖和移行、细胞外基质产生以及血管状结构形成再通，在这一复杂的生物学过程中，血管内皮细胞、血管形成因子和细胞外基质是三个重要的相互影响因素。新生血管的生成不仅由血管形成因子介导，而且也取决于细胞外基质合成与降解平衡过程的准确调节。血管瘤增殖发展到一定时期，通过间质细胞合成、释放凋亡相关蛋白及促凋亡细胞因子增多，诱导血管内皮细胞从增殖走向凋亡，血管瘤逐渐消退。

血管瘤可以发生在身体的任何部位，好发于头部及四肢体表浅部，以皮肤和皮下组织为主，其次是黏膜，肌肉，以及肝、脾、骨骼、消化道，肾等特殊部位。据大多数研究统计，头颅部约占75％，躯干约占25％，其余所占比例甚少。血管瘤是一组常见的疾病，但因为它独特的病程变化，具有自然消退的倾向，其准确的发病率难以统计，一般认为0.3％～

1%，新生儿患病率为3%～8%，可多发，女性发病率高于男性，为（2～3）：1，在白种人中发病率较黑种人、黄种人高。

血管瘤的命名和分类方法较多，目前尚无统一的分类方法。1982年Mulliken和Glowacki根据血管内皮细胞生物特性首先进行了生物学分类，应用组织细胞培养、自体放射造影、免疫荧光测定、组织超微结构观察等技术，依据血管内皮特征将传统意义上的血管瘤病变分为两大类，即血管瘤和血管畸形，同时指出：血管瘤是以血管内皮细胞活跃增殖为特征的胚胎良性肿瘤，且大多数血管瘤有一个快速增生和自然消退的过程；而血管畸形则随患儿年龄增长呈管道样生长，是具有正常内皮细胞的一种血管病变，可长期稳定存在。此分类方法以疾病的临床行为和血管内皮细胞的特性为依据。而以组织学结构与临床表现为基础的形态学分类是目前较为广泛应用的分类方法。临床上大致分为良性血管瘤和恶性血管瘤。良性血管瘤包括毛细血管瘤、海绵状血管瘤、蔓状血管瘤、血管球瘤。恶性血管瘤包括血管内皮瘤、血管外皮细胞瘤、Kaposi肉瘤、血管肉瘤。

一、良性血管瘤

（一）良性血管瘤分类

1. 毛细血管瘤（capillary hemangioma）

毛细血管瘤是由管腔狭窄的毛细血管构成的良性肿瘤，好发于皮肤或黏膜。在出生时就已存在。形态上毛细血管瘤大小不一，从数毫米到数厘米不等。病变组织由增生的毛细血管网密集而成，周围有网状纤维包绕。根据形态特征不同，毛细血管瘤分为以下几类：

（1）草莓状血管瘤（strawberry hemangioma）：草莓状血管瘤是毛细血管瘤中最常见的一种，可发生于全身各处皮肤，以头面部多见，常见于前额、上眼睑、眉间、鼻周或颌颈部，除发生于皮肤外，也可累及皮下组织和肌肉组织，一般不侵犯骨组织。少部分患儿出生时即表现为大小不等的圆形或椭圆形的红斑点，融合或不完全融合的斑块，不高出或隆起于皮面，大小数毫米至数厘米，表面粗糙欠光滑，质软，呈许多颗粒状突起，类似草莓而得名（图7-1）。

大部分婴儿出生时表现为极小的小红点，逐渐增长扩大并互相融合成块，有时增长迅速。草莓状毛细血管瘤能部分或完全自行消退，其自然病程可分为增生期，稳定期和消退期。多数在患儿出生后1～2个月出现，逐渐增大，进入增殖期，到1岁左右缓慢进入消退期，常在1～4岁间消退，4岁后则消退缓慢。长于黏膜者消退较少。病理组织上表现为幼稚的毛细血管变性，扩张或增多，内皮细胞增生，以后纤维组织或脂肪组织增加并替代部分增生的毛细血管。

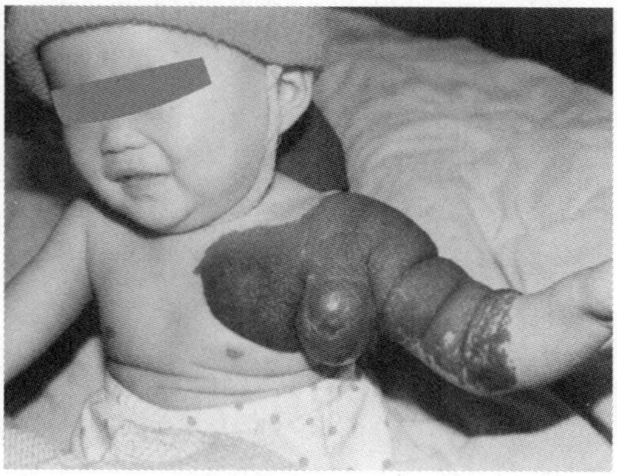

图7-1 草莓状毛细血管瘤

（2）葡萄酒色斑（port wine stain）：是仅次于草莓状血管瘤的常见类型，病变主要位于皮肤层，少数可以向皮下、肌间隙侵犯，多见于面颈部，占75%～80%，少部分位于躯干或四肢。葡萄酒色斑表现为皮肤上大小形状不一的红斑，一般平坦不高出表面，边界比较清楚，颜色从淡红、深红以至紫红色不等，成年患者有的表现为增生样隆起，局部加压后可退色，压力解除后很快恢复原色。葡萄酒色斑很少自然消退，并且病变范围随患儿生长而扩大。病理组织表现为先天性的血管畸形，由表浅的毛细血管弥漫样扩张组成。

(3) 蜘蛛痣 (spider nevi)：蜘蛛痣是一种特殊类型的毛细血管扩张症。多发生于面部、颈部、胸部、手背及前臂等处，常孤立散发，多发少见，50%见于 6～12 岁儿童。蜘蛛痣中心部为一圆形小血管瘤，稍微隆起，直径多不超过 2mm，其四周伸出许多放射状毛细血管，末梢有时尚有分支，外观有如蜘蛛。如用棉签压迫中心部小血管瘤，周边部血管分支消失，松开压迫棉签，可见血流自中心向外围扩散。蜘蛛痣是一种毛细动脉的变异。有的病例与雌激素代谢失常有关。

(4) 老年性血管瘤 (senile hemangioma)：老年性血管瘤系毛细血管扩张形成的米粒大小的斑点或丘疹，也可发展成 2～4mm 大小，血管瘤表面光滑，质地柔软，无痛无痒，呈鲜红或紫红色，随年龄增长而增多。多见于躯干和胸上部，面部少见。常发生于 40～60 岁的中老年病人，中青年少发。组织病理显示真皮内毛细血管增多，内皮增生，管腔扩张。

(5) 硬化性血管瘤 (sclerosing hemangioma)：硬化性血管瘤为皮肤和皮下组织的毛细血管瘤，多见于中青年人，妇女稍多，好发于四肢，尤以下肢多发，肿物呈黄棕色，质硬，隆起的结节，4～5cm 大小，病人多伴有外伤史。病理切片表现为扩张的毛细血管伴有大量增生的纤维结缔组织。

(6) 肉芽肿性血管瘤 (granulomatous hemangioma)：肉芽肿性血管瘤是一种较常见的血管瘤，可发生于任何皮肤及黏膜表面，以四肢末端多见，手部，尤其是手指是好发部位。肉芽肿性血管瘤与外伤、感染有关，发病初期表现为局部的紫红色小斑点，逐渐增大，一般小于 1.5cm，肿块呈圆形粒状隆起，基底广或有短蒂，色泽鲜红，表面覆盖有菲薄皮肤，形似增生的肉芽，表面光滑或形成糜烂、溃疡及感染，易出血。肉芽肿性血管瘤多见于儿童和青年，生长缓慢。

2. 海绵状血管瘤 (cavernous hemangioma)

海绵状血管瘤是由宽大的血管腔构成的良性肿瘤，组织学上海绵状血管瘤由增生扩张的血管窦腔构成，衬以血管内皮细胞，腔内可见大量的红细胞，部分病例可见腔内由红细胞、血小板钙化而形成的静脉石。有的血管畸形表现为正常肌细胞束组成的间隔，间隙内为大量红细胞，血管上皮衬里不完整。静脉畸形可表现为静脉管壁增厚、增粗 (图 7－2)。海绵状血管瘤可发于身体的任何部位，既可位于体表，也可发生于各种内脏器官，尤其以四肢，躯干多见，除常见于皮肤、皮下组织外，偶见于黏膜下，也可发生在肌肉、骨骼和内脏器官内。海绵状血管瘤位置较深而不波及皮肤者，往往仅出现局部软组织肿块，形态不规则，轻、中度膨隆，肿物有压缩性，并可随体位改变而发生变化。有的肿瘤界线清晰，有完整包膜，肤色无明显改变。位置较表浅的海绵状血管瘤，局部皮肤膨隆，高低错落，起伏不平，皮面现蓝色或浅紫色、暗红色结节样外观，可见曲张盘旋

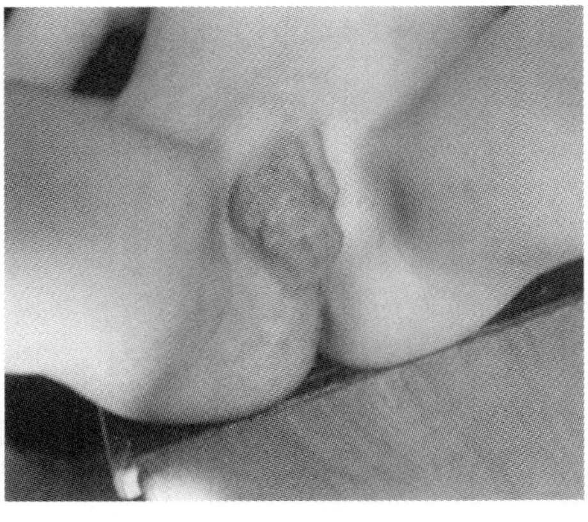

图 7－2　会阴部海绵状血管瘤

的血管。海绵状血管瘤位于黏膜下层者黏膜表面呈暗蓝色改变。触诊检查肿瘤似蠕虫盘绕之感，有时能摸到病灶内的硬性颗粒。有的患者自诉患肢局部发热、肿胀、沉重、酸痛，活动后明显，部分海绵状血管瘤表面皮肤可合并毛细血管瘤，称之为混合性血管瘤。静脉畸形往往表现为弥散的多点状、网状扩张的静脉，表面皮肤可见蓝色、紫色病灶。多数海绵状血管瘤为局限性，少数弥漫地累及多处组织。X线照片可见软组织肿胀、肥厚和肿物影，有时可显现血栓机化、钙盐沉着而形成的静脉石。有时病变累及骨骼，X线片中可见骨小梁被破坏后的多腔空泡样征象。海绵状血管瘤常在出生时即已出现畸形，约5%的病例见于初生儿，而大多数在婴幼儿期到青少年期出现。血管损害一般发展较慢，常在儿童期或青春期增大，成人期增大不明显。有些肿瘤在出生后短期内迅速生长，激素治疗有效，自然消退病例少见。

3. 蔓状血管瘤（cirsoid angioma）

蔓状血管瘤病理上为多数扩大的小动脉和小静脉互相沟通，组成的血管瘤。迂曲、弯曲、扩张的异常血管集聚成团，有时可以发现有团块状未成熟的成血管细胞。

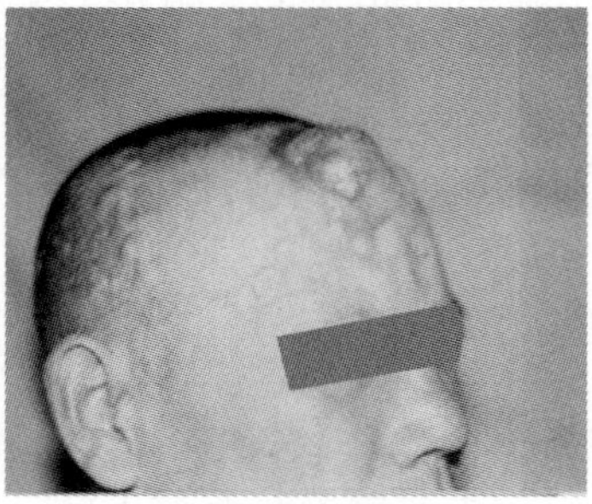

图7-3 前额蔓状血管瘤

蔓状血管瘤比较少见，占血管瘤发病率的1.5%。部分蔓状血管瘤系由于海绵状血管瘤手术不彻底，导致的医源性动静脉瘘。多见于头皮、额、颞及肢体的皮下。蔓状血管瘤常表现为隆起的肿块，表浅者可见蜿蜒，盘曲成团的血管，并可见血管搏动（图7-3）。肿块质软，有膨胀性、压缩性，常能触及震颤，并可触到条索状扩张的血管。听诊可闻及连续性血管杂音。肿瘤局部皮温高，皮肤潮红。由于肿瘤引起局部组织器官明显扩张增大，形成巨耳，巨肢畸形。同时由于肿瘤对局部神经的牵拉，蔓状血管瘤可引起剧烈的疼痛。X片中可见肿块影，或静脉石，血管造影能明确地发现瘘口的位置及数量。蔓状动脉瘤，无退行性变，多数患者在婴幼儿期就出现明显症状，随年龄增长进行性扩大，有的患者经过一定的稳定期又出现突然增长加重。

4. 血管球瘤（glomus tumor）

血管球瘤是一种血管性错构瘤，起源于正常血管球或其他动静脉吻合处，通常由毛细血管直径大小的血管和周围球细胞构成。球细胞呈圆形，核也为圆形或多角形，轮廓明显，呈双染性或嗜酸性胞浆。间质中包含有许多成纤维细胞、肥大细胞、平滑肌及神经纤维，间质中还偶有黏液样基质，可见血管内生长和印戒细胞样改变。血管球瘤可侵及真皮和皮下，瘤体边界清楚，常被纤维包裹。有的表现为巨大的、形状不规则且无包膜的血管管腔，血管球瘤临床上少见，好发于手指、足趾甲下，有时也可发生在肌肉、阴茎及躯干和内脏等处。肿瘤以单发多见，由于血管球瘤周围被无髓鞘感觉神经纤维包绕，因而痛觉非常敏感，呈难以忍受的间歇性疼痛，冷刺激能引起疼痛发作。皮损为正常皮色或蓝红色扁平丘疹或圆顶状损害，直径数毫米，一般小于1cm，压之可完全褪色或不完全褪色，局部可触及痛性小结节，深部者仅表现为局部触痛，或伴关节活动受限。血管球瘤形成的原因尚不十分清楚，可能与外伤有关。血管球瘤从儿童到老年人均可发病，以20～40岁中青年多发，女性略高于男性，部分指（趾）甲下的血管球瘤显示女性发病率高，很少自行消退。体积大（>2cm），且位置深者有恶化倾向。

5. 血管淋巴管瘤（混合型血管瘤）

血管淋巴管瘤表现为毛细血管瘤与淋巴管瘤混合生长，也可为蔓状血管瘤与淋巴管瘤混合生长。病理组织学显示血管瘤和淋巴管瘤两种组织病变并存或以一种组织病变为主。临床表现皮肤红色，如果时间较长，一般瘤体较大，质硬、表面不规则，有时可见黄色的淋巴液渗出（图 7－4、图 7－5），蔓状血管淋巴管瘤可通过数字减影血管成像（DSA）检查了解血供情况（图 7－6），一般不难诊断。

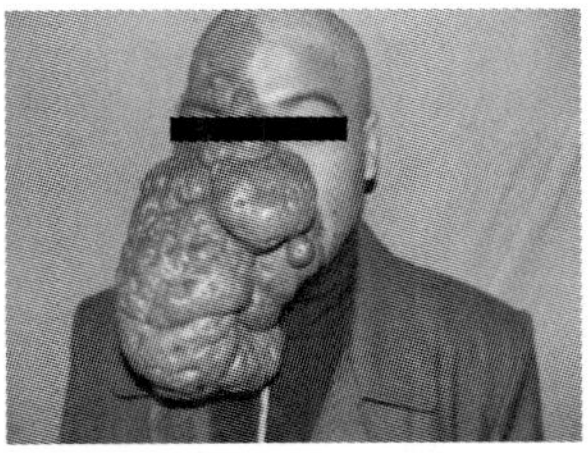

图 7－4 面部毛细血管淋巴管瘤

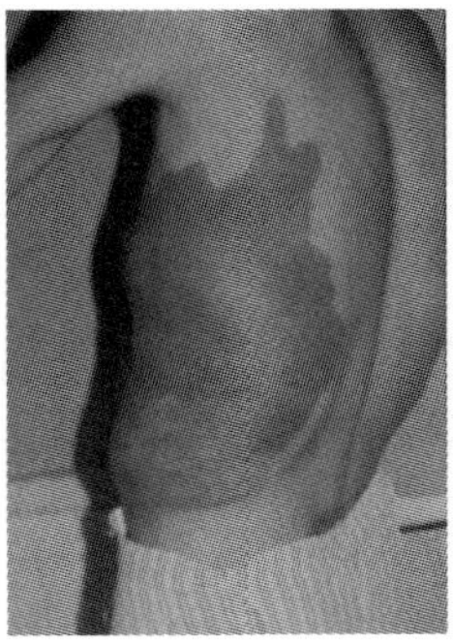

图 7－5 胸腹部蔓状血管淋巴管瘤

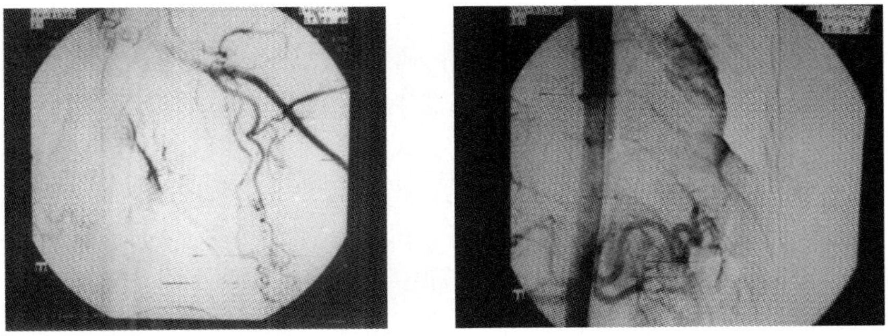

图 7－6 DSA 显示左胸腹部蔓状血管瘤血供情况

（二）血管瘤诊断与鉴别诊断

根据病史和临床特征，一般诊断血管瘤不难，有经验的医生通过眼看、手摸即能诊断清楚。但少数病人诊断困难，须与一些类似疾病进行鉴别诊断，如色素痣，脂肪瘤，神经纤维瘤以及一些深部脓肿。一般可通过以下几方面进行血管瘤的诊断：①皮肤温度测定，蔓状血管瘤可测定到局部皮肤温度升高；②血流量测定，血管瘤由于局部血流丰富，可测到较高的血流量，而病变远侧有血流量减少倾向；③穿刺抽得血性液体；④X 线检查，可显示软组织肿块影和周缘有无骨质破坏，一些海绵状或蔓状血管瘤可以发现静脉石的存在；⑤多普勒超声检查，二维超声能清晰显示浅表软组织肿块，区分囊性、实质性病变并了解内部结构及周边关系。彩色多普勒血管显像还可以显示血管瘤内动、静脉血流状况及一些内部的细微结构；⑥核素检查；⑦X 线轴向断层显像（CT）检查，磁共振血管成像（MRA）及数字减影血管成像（DSA）检查，CT 可提供许多细微且有价值的诊断信息，三维 CT 重建还可以从三维立体概念上了解病灶发生的部位、大小、形态以及与周围组织的关系；磁共振血管成像（MRA）能分别对动脉或静脉系统成像；DSA 能提供周围动静脉畸形范围大小、供应动脉、回流静脉等比较可靠的影像学资料，能清晰地显示各级血管以及动态显示病灶的血流动力学特点；⑧病理检查，能从病理组织学角度对病变进行诊断。

此外一些全身性综合征在局部表现为血管瘤的症状体征，需要进行系统的全身的体格检查，以便作出完整准确的诊断与鉴别，这些综合征包括：

1. Sturge-Weber 综合征

Sturge-Weber 综合征是一种罕见的神经皮肤综合征，主要影响头部静脉，以颜面血管畸形、肢体抽搐和青光眼为主要表现。面部三叉神经分布区出现紫红色面痣，亦可累及全身其他部位。该病变往往出生时已存在，神经症状通常为对侧癫痫，患者伴有智能减退、并出现偏盲，偏瘫、萎缩等症状。还可伴发隐睾、脊柱裂、脊髓空洞症等。因颅内出血或癫痫持续状态而威胁生命。身体其他部位也可有葡萄酒色皮痣，或视网膜、肾、肝等部位的血管瘤。增强 MRI 是首选诊断方法，可显示病变结构和范围。X 线、CT 也可显示头颅颅内血管病变，以及头颅两侧不对称，病侧颅壁增厚，相邻皮质萎缩，有时显示深部扩张迂曲的静脉。

2. Klippel-Trenaunay 综合征

Klippel-Trenaunay 综合征是一种先天性周围血管疾患。可分为以静脉异常为主和以动脉异常为主，静脉异常包括浅静脉曲张、静脉瘤、深静脉瓣膜功能不全、深静脉瓣膜缺如或深静脉缺如等；动脉异常包括动脉堵塞、缺如或异常增生，动-静脉瘘。还有混合存在的类型。Klippel - Trenaunay 综合征临床表现为三联征：葡萄酒色斑、静脉畸形及肢体长度差异。患肢常表现为软组织及骨骼过度增粗肥大，而且常伴有静脉系统的缺如或发育不良。

3. Von Hippel-Lindau 综合征

Von Hippel - Lindau 综合征是一组多发的、多器官的良、恶性肿瘤征候群，涉及脑、脊髓、视网膜、胰腺、肾、肾上腺和附睾等器官。每个患者表现都不同。即使在同一家族中，患者可能仅出现一种或多种表现。一般视网膜和中枢神经系统两个以上不同部位的血管母细胞瘤或一个血管母细胞瘤伴有腹腔器官的病变就可以作出临床诊断。腹脏器官两个以上的病变或有家族史的患者有一个上述病变也要考虑该病的可能。

4. Kasabach-Merritt 综合征

Kasabach-Merritt 综合征系海绵状血管瘤合并血小板减少、急性或慢性凝血因子消耗、微血管溶血性贫血症。组织学特征复杂，包含有 Kaposi 血管内皮瘤样病变，簇状血管瘤病变，淋巴管畸形样血管病变。该病常在新生儿期发病，1 岁以下，尤其 6 个月婴儿多见，发病率无明显性别差异。病变起始部位多位于四肢、躯干，少数生长在内脏和腹膜后。起初常表现为皮肤点状红褐色斑疹或皮下软组织肿块，肿块增长迅速，无自行消退趋势，随患者年龄增长呈进行性生长，并向周围组织或器官浸润生长，局部易形成溃疡合并感染。病人发病前瘤体突然迅速增大，表面发紫，质硬有触痛，酷似软组织感染，伴有病变部位或其他部位皮下淤血、牙龈出血、颅内、消化道出血，危及生命，其死亡率 30%～50%，因此也称为危险性血管瘤。实验室检查血小板计数及纤维蛋白原水平下降，其中血小板最低可降至 $3.0\times10^9/L$，纤维蛋白裂解产物上升，凝血酶原时间及部分凝血活酶时间 延长等。CT 及 MRI 检查可发现血管内肿块及血管腔内血栓形成。

5. Maffuccis 综合征

Maffuccis 综合征较少见，系海绵状血管瘤合并有软骨发育障碍。可发生在身体任何部位，病人多于学龄前发病，因骨化不全和软骨发育不良，导致患儿多处长骨畸形，身材短小，肢体不等长，易并发病理性骨折。

6. Blue rubber bleb nevus 综合征

本病极其少见，是指存在于皮肤和胃肠道的海绵状或毛细血管状血管瘤，是一种常染色体显性遗传性疾病。病理组织学检查为毛细血管或海绵状血管瘤，管壁之间有平滑肌纤维，血管附近有多数汗腺，病变的血管瘤组织取代正常组织。病床表现为皮肤蓝色斑痣或皮肤静脉扩张似疝样突出，呈紫红色或蓝色改变，质软，局部有疼痛或触痛。患者常有消化道出血以及由消化道出血引起的缺铁性贫血，由于血栓脱落有导致脑、肺、肾等器官梗死的可能。

（三）血管瘤治疗

1. 治疗时机

血管瘤具有自发消退的特点，其发展一般可分为增生期、稳定期、退化期三期，甚至可以完全消失。Jacob 调查发现 1 岁以下的儿童血管瘤发病率高达 10.1%，而 5 岁以上发病率仅为 1.5%。而且血管瘤消退之后 50%的病人可以恢复正常的皮肤，只有少部分病人会留下永久性的改变，包括血管扩张、皮肤萎缩、纤维脂肪残留以及瘢痕等，基于这些事实，很多学者不主张在儿童期进行积极的治疗，对不影响功能且没出现并发症的血管瘤不作任何干预，充分利用其自然消退的特点先观察。但是应密切观察其变化情况，因为有的血管瘤可出现迅速的增长，破坏周缘组织结构，或者引起严重的大出血。而且有的血管瘤不会自然消退，如绝大部分海绵状血管瘤、蔓状血管瘤、葡萄酒色斑等都不会自然消退。因此血管瘤的治疗应根据病变的类型、增长速度、部位、大小、年龄等因素进行综合分析。婴幼儿毛细血管瘤可以先予以观察，若病变部位颜色从深红色转变为淡紫红色，逐渐变浅退变为灰色，外形由饱满隆起转变为扁平至皱缩，表明有自发消退可能，可继续观察。如果血管瘤病变范围扩大，表面颜色加深，表面皮肤隆起增加，说明病变在进行性发展，需要采取积极治疗措施。此外血管瘤位于头面部或手脚、会阴等部位，妨碍功能和外观，或影响发育，也需要及时治疗。对于一些没有自发消退可能的血管瘤，应该及时采取措施。以免失去最佳治疗时机。

2. 治疗方法

血管瘤治疗包括手术治疗和非手术治疗，根据瘤体的类型、部位、大小、深浅、皮肤有无侵犯等因素选择恰当的治疗方法，由于各自局限性，大多数学者主张采取两种或两种以上方法的综合治疗，有些复杂血管瘤，需多种疗法联合运用。

（1）非手术治疗　非手术治疗方法包括介入治疗、药物治疗（激素、硬化剂、干扰素、抗肿瘤药物、三苯氧胺、平阳霉素等）、物理治疗（压迫疗法、激光、直流电铜针、微波、放射、冷冻等）。

（2）手术治疗　通过手术将血管瘤完整切除仍是根治的主要方法，疗效可靠，手术对血管瘤的适应证广泛，几乎各种类型的血管瘤均适用，尤其是蔓状动脉瘤，除手术治疗外其他疗法均不够满意。对于瘤体没有静止、消退倾向而又迅速生长的血管瘤，多主张尽早手术。手术目的是尽可能全部切除肿瘤，防止瘤体复发，修复创面，保持良好的外形和功能。某些瘤体无法彻底切除时，可考虑局部切除，以改善外形和功能。只有在不能修复的情况下才考虑截肢或某些重要器官的切除或部分切除。

（3）术前注意要点

1）术前须作详细的全身体检，肝、肾功能、出凝血时间、心电图检查等。术前通过 B 超、血管造影或瘤体造影，了解血管瘤范围、深度、主要血管情况及与周围重要结构的关系，制定好相应的治疗方案。较大、较深的血管瘤，术前应备血。计划好各种止血措施，如止血带，结扎供应血管瘤主要动脉。

2）对较大的血管瘤，可酌情先行硬化剂注射，使其体积缩小硬化后，再作切除手术。较大的蔓状或混合型血管瘤，术前根据血管造影，采用介入治疗，栓塞主要的深部的供应血管，减少术中出血。

3）血管瘤切除后，估计创缘不能直接缝合，需要植皮或作邻位皮瓣修复者，术前应准备好供皮区皮肤。

4）有些血管瘤，范围广泛，部位深，无明确界限，尤其肿瘤已侵入咽喉、颅底、胸腔等重要部位，估计难以彻底切除，或切除术中有难以控制大出血，可能危及生命者，不宜手术。有些仅为皮肤色泽轻度改变，且稳定不继续增长的血管瘤，皮片移植术后很难达到颜色、质地与正常皮肤协调一致者，手术应慎重考虑。术前凝血功能严重障碍者，也禁止手术。

（4）手术方法

1）血管结扎术，缝合结扎法：在海绵状血管瘤、蔓状血管瘤切除术中作为减少失血的一项辅助性措施。对瘤体广泛、部位深在、切除困难的海绵状血管瘤和蔓状血管瘤，血管结扎术可使输入瘤体的主要血管嵌闭，以达到缩小瘤体的作用。某些特殊部位，如舌部的海绵状血管瘤，通过缝合结扎减少瘤体血供，瘤体可随即缩小。

2）切除缝合法：适用于面积较小的毛细血管瘤、海绵状血管瘤、或蔓状血管瘤。蔓状血管瘤，还需将两侧的动、静脉瘘端结扎（图 7－7）。

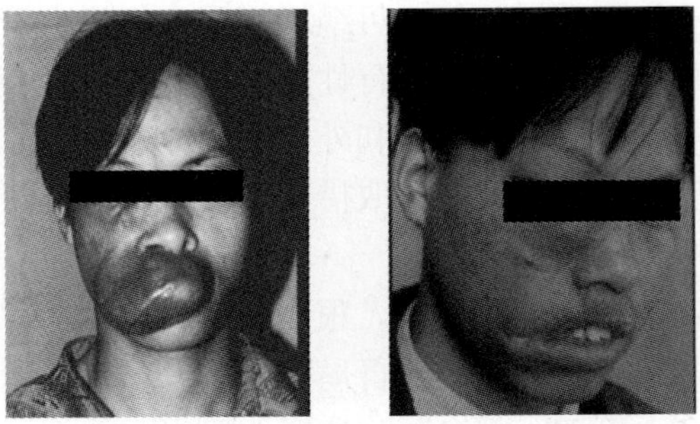

图 7－7　上唇血管瘤切除＋血管结扎术前及术后 1.5 年

3）分次切除缝合法：主要适用于面、颈、颌等外露部位的葡萄酒色斑，且面积不甚大。一次切除不能直接缝合者，可行分次切除缝合术，两次手术间隔为 3～6 个月。

4）血管瘤摘除术：适用位于皮下、范围局限、体积较小或有完整包膜的海绵状血管瘤、血管球瘤和蔓状血管瘤。

5）皮肤软组织扩张术：先应用皮肤软组织扩张器，经手术埋置于皮下或肌肉下层，定期注水使扩张器扩张，从而使其表面皮肤和皮下组织逐渐伸展，以提供修复瘤体切除后可能的皮肤与皮下组织缺损，适用于局限的，稳定的血管瘤，尤其是面颈葡萄酒色斑等（图 7－8）。

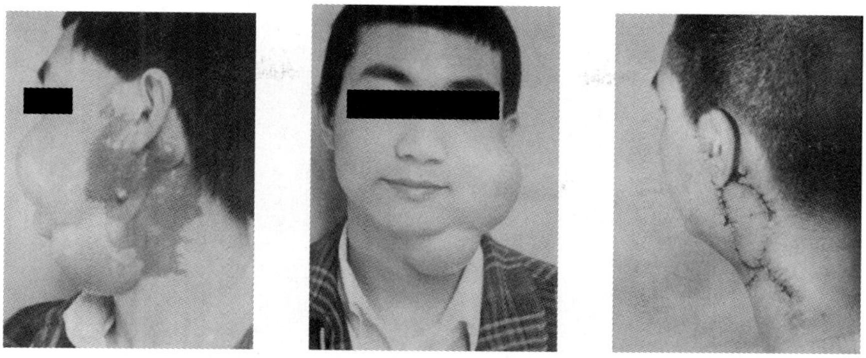

图 7-8　左耳下、颈部毛细血管瘤术前及皮肤扩张修复术后

（5）创面修复

血管瘤切除后，残存创面需及时修复。

1）皮片移植术 ：适用于面积较广，病损仅累及皮肤和皮下组织的血管瘤，直接或分次切除缝合也难以达到完全切除的病变，或切除缝合后将导致邻近组织、器官畸形和功能障碍者，此方法应用最广（图 7-9）。皮片移植是较为简便而常用的一种皮肤缺损的修复方法，为了达到较好的外形与功能效果，移植皮片厚度要合适，供皮区皮肤颜色、质地尽可能与受区相似，此方法的缺点是术后有不同程度的皮片收缩，成活的皮片与四周颜色不完全一致，皮片游离移植不能很好修复有凹陷的创面。

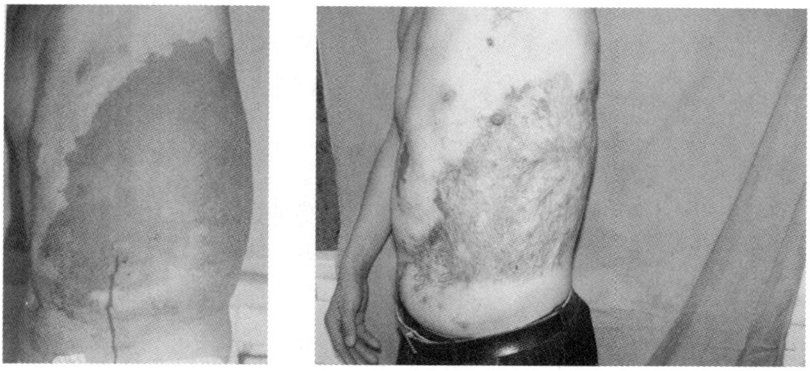

图 7-9　胸腹蔓状血管淋巴管瘤术前及术后 8 年

2）皮瓣移植术　适用于瘤体较大，病变切除后超出可以直接缝合的程度，或范围较局限，但既侵犯皮下组织，又累及肌肉或骨骼等深部组织结构者。此种血管瘤彻底切除后有大块组织缺损，或深部重要组织结构如血管、神经、肌腱、肌肉、骨骼等裸露，不宜应用皮片移植修复，或虽可行皮片移植修复，但将影响日后外形和功能，故应考虑采用皮瓣移植手术修复创面（图 7-10）。

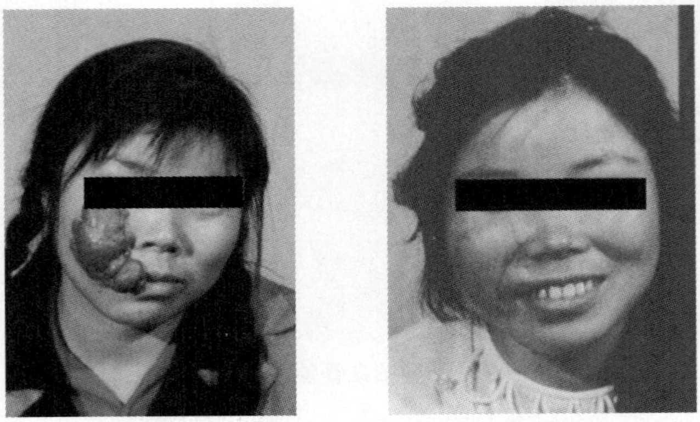

图 7－10　左面部血管瘤术前及前臂皮瓣修复术后 6 个月

（6）术中注意事项

1）用亚甲蓝绘出血管瘤体表投影范围，切口应稍大些，从正常组织入路，以便充分显露血管瘤周围组织。逐层切开皮肤、皮下组织，向深部解剖至瘤体包膜。血管瘤的壁组织较薄，钳夹提拉时注意夹提瘤体包膜及其周围的纤维组织，用锐、钝性结合法分离包膜外纤维组织，以免撕裂壁组织引起过多出血。在切除较大的瘤体组织时，有条件最好使用氩气刀，氩气刀的氩气覆盖电极，使电能集中于切割，提高切割的速度，氩气离子增强了电极输出的凝血功能，从而具有非常好的止血效果，而且织损伤比一般电刀少。

2）术中应了解血管瘤与周围重要血管、神经的解剖关系，分离及切除肿瘤时避免引起重要组织结构损伤。对于与血管瘤连通的动静脉，宜先行结扎，控制出血，便于瘤体切除并减少失血和预防术后继发出血。解剖分离宜从较正常的组织处着手，在血管瘤包膜外形成一个清晰的解剖平面，并沿着包膜外进行分离。

（7）并发症及防治

主要并发症为血肿、继发出血、感染、切口裂开及肿瘤复发。应以预防为主，即术前就要考虑到可能发生的问题，采取严密细致的措施。如纠正病人凝血功能障碍，肿瘤切除后创面及皮瓣创面要严密止血，术中应严格遵守无菌操作，加强围术期处理，改善病人营养等等。一旦确诊术后出血，须再次手术止血，感染形成脓肿的要切开引流。

二、恶性血管瘤

血管瘤以良性居多，恶性血管瘤少见。但恶性血管瘤因有转移性，术前又多被误诊，病人预后较差，所以血管瘤应常规做病理检查，争取早确诊。常见的恶性血管瘤如下。

（一）血管内皮瘤（hemangioendothelioma）

血管内皮瘤是一种少见的血管源性肿瘤，多发生在软组织以及肺、骨、脑和小肠等脏器，是由血管内皮细胞增生所形成的肿瘤。各年龄组均有发病的报道，但主要见于中青年，男女比例基本为 1∶1。症状因患病部位不同而表现不同，皮肤病变表现为红色或紫红色的斑块或结节。位于一些较大血管的肿瘤可表现为血管阻塞所引起的症状，如患者常诉患肢肿胀、疼痛，乃至关节活动受限，神经压迫症状。位于肺的肿瘤，X 线片可显示非钙化的实质性小结；位于肝的肿瘤最初症状为腹痛和黄疸，也可有门静脉高压症状；位于骨的肿瘤 X 线片上显示片状或不规则的溶骨性膨胀性骨破坏。肿瘤形态、大小不一，生长快慢不一，在较大的肿瘤周围常有卫星状排列的小结节，易发生溃疡和出血。肿瘤预后与恶性程度相关，成人患者的恶性度比小儿患者高，发生转移后预后差。该病诊断主要依据病理组织活检，可见血管性肿瘤团块，分化程度不一，有的表现为不规则的管腔，有的表现为增生成团的梭形或圆形的内皮细胞。治疗应早期行根治性手术，无法根治者，采用放射治疗。

（二）血管外皮细胞瘤（hemangiopericytoma）

血管外皮细胞瘤不常见，起源于血管外皮细胞，来源于血管基底膜外层的间叶细胞。肿瘤可发生于任何年龄，50～60 岁最多见。常发于四肢和躯干、腹膜后，肺、颅、骨盆、子宫、回肠等部位也有报道，有 10%～20%的复发和转移率。一般表现为无痛、生长缓慢、边界清晰的局限性孤立的肿物，有或无包膜。肿瘤直径数毫米至数厘米不等。切开后可见血管腔扩张和囊性样变。X 线片及 CT 显示不透 X 线的软组织团块，并向周围组织浸润，有的伴有钙化影。病理组织学上经典的血管外皮细胞瘤表现为单一的梭形细胞增生，细胞分布较均一，具有特征性的不规则分支状血管，其另一个特点是临床生物学行为难以预测，有时与组织学标准不相符，根据形态变化难以判断血管外皮细胞的良恶性，所以所有血管外皮细胞瘤均应以恶性肿瘤对待。治疗以手术切除为主。术前可采用栓塞技术，放疗和化疗效果不佳。

（三）Kaposi 肉瘤（Kaposi Sarcoma）

卡波氏肉瘤是一种软组织多发性色素性血管肉瘤，多数学者认为 Kaposi 肉瘤来自多潜能血管细胞，也有可能来自外皮细胞及施万细胞。其致病原因目前尚无定论，目前主要有感染因子、免疫缺陷、遗传因子和细胞因子紊乱等学说。Kaposi 肉瘤分 4 型：①经典型：多见于欧洲 60 岁以上男性，病变主要见于四肢，尤其是双下肢远端，表现为红褐色或蓝色斑块、结节，肿瘤生长缓慢，逐渐增大增多并相互融合，常并发出血、溃疡，淋巴结转移常见，并累及其他部位及内脏。②淋巴结型：非洲赤道地区常见，全身多处淋巴结肿大。病情进展快。③同种异质移植型：系器官移植后长期使用免疫抑制剂所致，皮损广泛见于皮肤及黏膜，发病迅速，停药后病情好转，皮损自愈。④艾滋病相关型：多发于中年人，有同性恋史，最初表现为扁平而小的粉红色色斑，以后发展为结节，身体任何部位都可以发生，但主要见于身体上半部，下肢病变少，也常侵犯胃肠道、肺、肝等内脏器官。该类型病情发展迅速，具有进行性、播散性的特点。病变局限时可采用手术切除，并联合放疗和化学治疗。卡波肉瘤预后与类型密切相关，以结节型病程长，出现全身症状则病情急剧发展。

（四）血管肉瘤（hemangiosarcoma）

血管肉瘤是由血管内皮细胞或向血管内皮细胞方向分化的间叶细胞及成纤维细胞增生形成恶性度极高的肿瘤。该病发病率极低，以青少年多见，无性别差异。好发部位为头面部、乳房、躯干、四肢皮肤及皮下表浅组织、肌肉、肝、脾等。皮肤的血管肉瘤呈圆形或卵圆形紫红色结节或隆起似丘疹样，直径数毫米至数厘米大小，有的肿瘤周围形成小的卫星结节，肿瘤侵及表皮时可出现溃疡，易出血。发生于深部肌肉及乳腺的肿瘤体积多较大，边界不清，无包膜，呈浸润性生长，切面呈灰白色或紫红色。病理组织学检查肿瘤细胞呈梭形、卵圆形，形成不规则的、相互吻合的、裂隙状或分支状血管腔，绝大多数瘤细胞均位于膜内。本瘤恶性程度较高，生长迅速，常在早期即可经血循环转移至肝、肺、骨，经淋巴可转移至引流区淋巴结，约有半数病人引流区淋巴结肿大。诊断多依据病理检查。治疗以根治性手术为主，尽可能施行广泛切除，局部切除不彻底者可辅以化疗治疗，引流区淋巴结肿大，手术常需同时施行淋巴结清扫。血管肉瘤发病率低，但恶性程度高，治疗效果不佳，死亡率高。

第三节　淋巴管瘤

淋巴管瘤（Lymphangioma）是胚胎期淋巴组织发育异常引起的先天性肿瘤，属于先天性错构瘤。胚胎发育过程中，某些原始淋巴管与淋巴系统隔绝后继续增长，淋巴液聚集，淋巴管扩张，形成淋巴管瘤。淋巴管瘤由扩张的内皮细胞增生而成的淋巴管和结缔组织共同构成。和血管瘤不同，淋巴管瘤管腔内是淋巴液而不是血液。淋巴管瘤在出生时或儿童期均可显现，以儿童发病多见，成人发病也常见，肿瘤生长缓慢，很少自行消退。和血管瘤类似，淋巴管瘤也有良性、恶性之分，良性淋巴管瘤有毛细淋巴管瘤、海绵状淋巴管瘤、囊状淋巴管瘤及弥漫性淋巴管瘤，恶性者称为恶性淋巴管瘤或淋巴肉瘤。

一、淋巴管瘤分类

（一）毛细淋巴管瘤（capillary lymphangioma）

毛细淋巴管瘤又称单纯性淋巴管瘤，发病率较低。系由原始淋巴组织异常发育形成的孤立的团块状淋巴组织或细小的淋巴囊肿，多发生在皮肤真皮层或皮下组织内。好发于面、唇、舌部的皮肤或黏膜及肢体近端，也可见于头皮、胸壁和外生殖器等身体其他部位，常群集无规则排列，呈疣状或小结节状，如米粒般大小的囊肿，表面光滑柔软，稍有压缩性，挤压或破溃后可见淋巴液渗出。毛细淋巴瘤生长缓慢，可经常发生感染引起蜂窝织炎或淋巴管炎。

（二）海绵状淋巴管瘤（cavernous lymphangioma）

海绵状淋巴管瘤为淋巴管瘤中最常见的一种，发生在皮肤、皮下组织及肌间结缔组织间隙中，由扩张的淋巴管及充满淋巴液的腔隙组成，内衬以内皮细胞，周围有薄层结缔组织包绕。海绵状淋巴管瘤中也可混有血管性腔隙，所以有时称为淋巴血管瘤。

海绵状淋巴瘤好发于唇、舌、颊、颈等部位，身体其他部分如上肢、腋窝、肩胛也可发生，头颈部约占50%。海绵状淋巴管瘤的体积大小不一，但往往体积很大，肿块柔软而有压缩性，与周缘界限不清，剖面为多房性囊肿，状如海绵，内含清亮黏液样淋巴液或穿刺可抽出淡黄色透明液体，表面皮色多正常，有时可见到毛细血管扩张的斑块。位于面颊部者，可使小儿容貌完全破坏；如生长在唇部可引起巨唇，生长在舌部可引起巨舌；巨大的面颊部海绵状淋巴管瘤有时侵犯口腔、舌、咽下部等，造成进食和说话，甚至呼吸困难。四肢、躯干软组织内海绵状淋巴管瘤通常是一个柔软的肿块，界限不清楚，较大的海绵状淋巴管瘤中，往往可扪及较硬的结缔组织硬块，似淋巴结。位于肢体的海绵状淋巴管瘤，常引起四肢畸形，海绵状淋巴管瘤容易发生感染，感染后可与周围组织粘连，使肿瘤与表面增厚的皮肤界限不清楚。

（三）囊状淋巴管瘤（cystic lymphangioma）

囊性淋巴管瘤又名囊状水瘤，来源于胚胎的迷走淋巴组织，原始淋巴囊未与静脉系统相连通，就产生囊状淋巴管瘤。囊状淋巴管瘤呈圆形、椭圆形、或分叶状，有单囊多囊之分，以多囊性多见，直径多数为几厘米或更大，囊内液体稀薄而透明，有时呈淡黄色，囊壁光滑，内衬上皮层，薄而透明，血管分布非常稀少，囊内有时还包含有淋巴结、肌纤维等组织结构。因颈部淋巴囊形成最早，体积最大，所以颈部发生囊状淋巴管瘤最多见，也可发生于下肢。

囊状淋巴管瘤多在出生时即已存在，多数在新生儿时期即被发现（图 7－11）。好发于颈部后三角区，可延伸至锁骨后、腋下及纵隔等多部位，向上可延及颌下、口底等，腹股沟及腘窝也可发生。包块大小不一，常似拳头般大，生长缓慢，表面皮肤正常，肿块柔软，囊性，分叶状结构，能透光且有轻微压缩性。穿刺可抽出草黄色，有胆固醇结晶的透明液体，易凝固，与淋巴液性质相似。早期囊状淋巴管瘤可不显示任何临床自觉症状，体积较大者可引起压迫症状。囊状淋巴管瘤非常容易继发感染，感染发生后易扩散并加重压迫症状，预后严重。

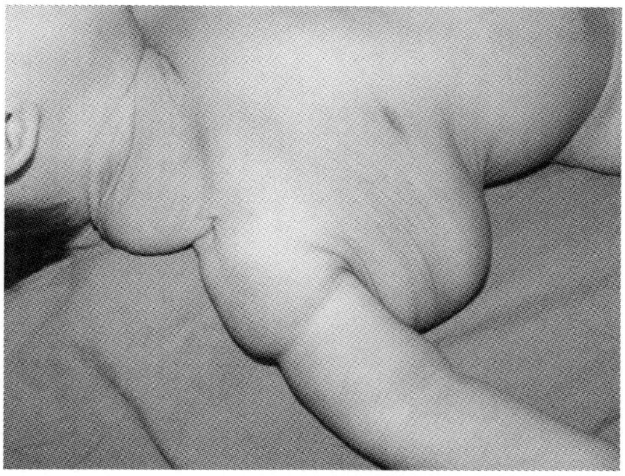

图 7－11　囊状淋巴管瘤

（四）弥漫性淋巴管瘤（diffuse lymphangioma）

弥漫性淋巴管瘤由胚胎早期的肢芽所生长，病变广泛分布在肢体所有的组织内，从皮肤、皮下组织，到肌肉间隙，甚至骨膜和骨骼。大部分病例，病变仅累及大部分，甚至整个肢体，从肩到指端，或从腹股沟部到足，肢体形态变得异常畸形，活动困难，少数病例病变仅累及部分肢体。弥漫性淋巴管瘤病程发展缓慢，症状逐渐加重，使患肢功能发生障碍，该病变易并发淋巴管瘘及感染。

（五）淋巴管肉瘤（lymphangiosarcoma）

淋巴管肉瘤是一种罕见的恶性肿瘤，患者多有长期的原发性或继发性淋巴水肿的病史，原始病灶为多发性和弥漫性，肿瘤细胞浸润静脉壁后可产生肿瘤栓子。镜下所见肿瘤细胞呈梭形，少数呈不规则的卵圆形或圆形，可见不规则，相互沟通的管腔或裂隙，管腔或裂隙内常空虚或含有少许淋巴液。

恶性淋巴管肿瘤绝大多数位于上肢，常与乳癌根治术后继发的上肢长期慢性淋巴水肿，或阴茎癌术后及丝虫病所致下肢长期慢性水肿有关。临床表现为患肢皮肤出现多个红色或紫红色结节，可相互融合形成溃疡或出血性病变，肿瘤深部呈创伤性瘀斑或蜂窝组织炎样外观。患肢表现为异常肿胀增粗，皮肤角化过度或萎缩，有时发生类丹毒感染。患肢经常疼痛，功能严重丧失，常发生血行转移。

二、淋巴管瘤诊断

与血管瘤类似，淋巴管瘤的诊断主要依靠病史，临床表现及一些辅助检查来确诊，通过穿刺抽液可与血管瘤鉴别。

三、淋巴管瘤的治疗

淋巴管瘤自行消退的可能小，一些冷冻、激光的治疗措施效果不佳，手术切除是唯一可行的治疗方法，原则上应彻底手术切除。表浅的局限性病变，可全部切除，囊状淋巴管瘤切除时，根据皮肤的血供形成皮瓣掀开，确保切除彻底（图 7 – 12）能妥善修复创伤。范围广泛切除有困难或为解除对周围组织的压迫可采取部分切除的方法。切除后创面可采用直接缝合，皮片移植，皮瓣移植的方法修复。恶性淋巴管瘤恶性度高，可侵犯深部肌肉，局部切除困难，常常一经确诊，即行截肢术。

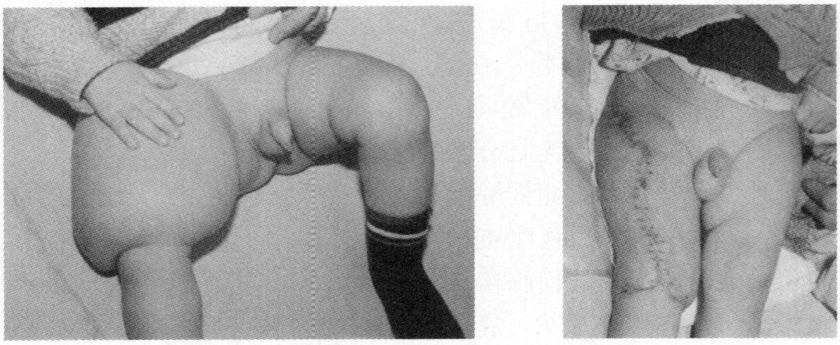

图 7 – 12　淋巴管瘤切除、皮瓣成形手术

手术中注意要安全彻底地切除，避免遗留内膜组织、导致复发；创面所有出血点及淋巴管残端都要予以电凝封闭，防止淋巴瘘发生；伤口应置橡皮引流管，术后负压吸引并加压包扎，以消灭死腔，促进伤口愈合；操作时应特别注意不要损伤邻近的重要组织；感染病例，先控制感染，再考虑手术治疗。

（任利成　黄晓元）

第8章

头皮与颅骨缺损

一、概述

头皮、颅骨缺损可以单独发生，也可合并存在。分为先天性和后天性两类。

先天性头皮、颅骨缺损属罕见畸形，多发生于第一胎女婴。可合并其他畸形或疾患，如脑积水、脑（脊）膜膨出、小眼、唇腭裂、多囊肾、四肢畸形、痉挛性麻痹、血管瘤、疣状痣等。

二、临床表现

缺损多位于头顶部的中线上，偶见于枕或耳后部位，常呈圆形，间或呈线形或星状。一般为单发，个别多发，可有 2～3 处缺损。局部凹陷，表面上皮薄弱，或为溃疡创面，有血清或血性渗出物的。缺损自数毫米至 10 厘米直径不等。

后天性头皮、颅骨缺损常见原因为外伤，如头皮撕脱伤、动物咬伤、交通事故、深度烧伤、电击伤等，偶尔发生于严重感染、骨髓炎或肿瘤切除术后。严重的头皮缺损常合并颅骨缺损，单纯颅骨缺损多由开放性粉碎性骨折所致。颅骨全层缺损，局部可见到或触之随心脏跳动而出现的搏动。X 线检查可显示缺损的大小形状和范围。

三、诊断要点

详细询问病史。对先天性患者，注意是否有遗传史，孕期母体的健康状况，是否伴有其他畸形。对外伤性患者，要了解外伤的原因和外伤时的状况以及全身一般情况和其他器官，组织有无合并损伤。对于肿瘤所致，应对其量，范围，恶性度作估计和判断。

要判断缺损的大小，形状，深度和部位，缺损的组织性质和量以及周围组织的情况。必要时做 X 线、头颅 CT、MRI 检查。有时还需作组织病理检查。

四、治疗原则及方案

缺损小者，局部颅骨或正常或只有小的缺损。在婴幼儿，只需按一般方法更换敷料，保护创面，预防感染，皮肤创面往往可由创缘的上皮新生而逐渐自然愈合，骨缺损也随骨骼的发育生长而自行封闭，故不必急于手术治疗。其后，将局部薄弱的无发上皮，视其面积大小，一次或分期切除缝合，以保护该部皮肤软组织的稳定和消除秃发区，改善外观。缺损之大者，颅骨缺损也大，创面基底可见硬脑膜，甚或暴露矢状窦。为了防止继发感染或出血，应及早设法用局部头皮皮瓣移转修复，同时或后期植骨以封闭颅骨缺损。

头皮、颅骨缺损需分别选用相应的方法修复，头皮颅骨都有缺损时，应先行头皮的修复，以后再行骨缺损的修复，如果条件适当，也可同时修复。

头皮缺损的修复，早期，无论因何种原因所致，都可按头皮撕脱伤的治疗原则进行手术

一、头皮全厚皮片游离移植眉再造术

（一）手术方法与要点

首先，确定眉毛的正确位置，单侧缺损以健侧为准，双侧缺损参考眉骨定位，以双侧等高、对称为准。

局麻即可施术，沿设计的眉毛走向，切开皮肤，深达深筋膜。创缘略作分离，不需切除皮肤，形成受植床。

于耳后或枕部顺头皮毛发走向切取宽 6mm 的全厚皮片。修剪毛囊间脂肪，尽量保护好毛囊。分离创面，将移植皮片嵌植到受植床。局部加压固定，打包包扎，术后 10～14 天拆线（图 9－1）。

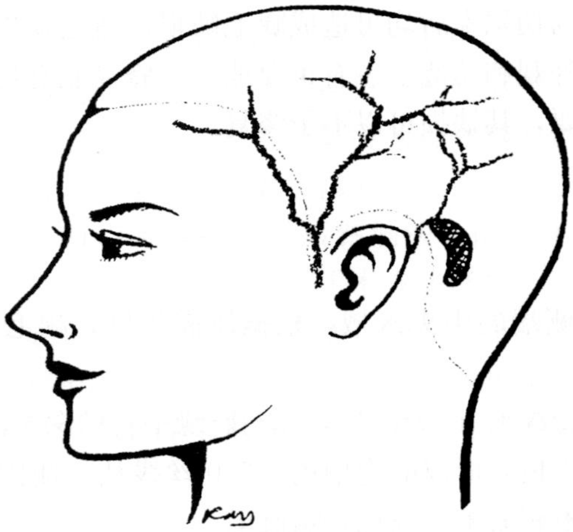

图 9－1　头皮全厚皮片游离移植法眉再造供区的选择

（二）手术并发症及注意事项

1. 皮片坏死：手术中注意切取皮片深达帽状腱膜，修剪毛囊间脂肪尽量彻底，但不可损伤毛囊。

2. 毛发脱落：术后 3～4 周毛发逐渐脱落，如有痂皮黏着皮片，可涂红霉素眼膏，待其自然脱落，2～3 个月重新生长，但较稀疏纤细。术前 7～14 天可拔除供区部分毛发，人为地使毛发进入休止期，利于移植成活和模仿眉的形态。

3. 毛发生长方向不一致：注意取头皮毛发方向与眉毛走行方向一致。

4. 因为这种手术术后的毛发生长比较稀疏，更适合女性的患者和男性颞浅血管损伤无法行头皮岛状瓣转移的患者。

二、毛发单株移植术

（一）手术方法与要点

1. 耳后或枕后发际内设计宽约 1.5cm，长 2.0～5.0cm 头皮。

2. 以 0.5%利多卡因作局麻，于帽状腱膜层上完整取下头皮条，供区直接缝合。

3. 头皮条置于生理盐水纱布上，在手术显微镜或放大镜下，用剃须刀片将头皮切割成细小块状，每块含有一株毛囊，然后用显微剪及显微镊仔细分离毛囊周围组织，至毛囊周围仅带少许脂肪组织为佳。

4. 设计眉形及需种植的范围　0.5%利多卡因（可含适量肾上腺素减少出血以利种植）作局麻。于眉缺损的部位，用针头斜向插入缺损部位皮面下 3.0～5.0mm，入针方向应参考同一位置正常眉毛方向，制造洞穴，为毛囊移植的受床。用显微镊子夹住毛囊上部，将毛囊植入。

（二）手术并发症及注意事项

1. 毛囊坏死　手术中应尽量去除发根皮肤，修剪毛发基底部时应带有少量脂肪，种植时毛发不宜过密，术后避免摩擦。

2. 毛发生长方向不一致　打孔的针头角度以正常眉毛生长方向为宜，进针深度适宜。

3. 毛发稀疏　需要反复添加种植，该法适用于女性患者。

三、以颞浅动脉岛状头皮瓣眉再造术

以同侧颞浅动脉的分支（额支或顶支）为蒂，于鬓角或颞部发际的头皮组织，形成岛状头皮瓣，通过皮下隧道移转至眉部（图 9-2）。

（一）手术方法及要点

1. 首先，用多普勒血流测定仪确定颞浅动脉及其分支走行并标记。

2. 以眉弓及眼裂确定眉毛的位置及形状，以此形状在额、颞顶区设计头皮瓣。头皮瓣的毛发生长方向要参考眉毛的生长方向，尽量做到一致。同时尽量将血管蒂的方向与再造眉的方向一致，最大限度保障血供。

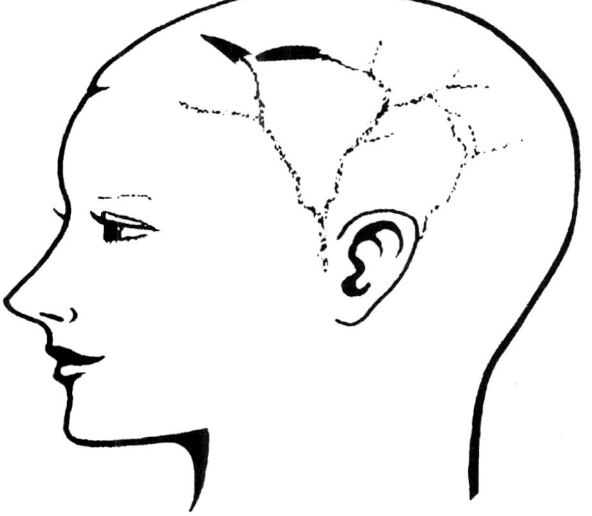

图 9-2　颞浅动脉的分支（额支或顶支）岛状瓣眉再造术
瓣区的选择、头皮瓣通过皮下隧道转移眉再造、供区缝合

3. 沿颞浅血管走行旁开 0.5～1.0cm 切开头皮，分离显露颞浅动脉分支，形成包含颞浅动脉及其分支、宽约 1.5 cm 的血管蒂。

4. 沿设计线切开眉部皮肤至皮下，切除残余眉根，形成创面。将形成的岛状皮瓣通过耳前及眉间皮下隧道转移至眉弓创面上。

5. 直接缝合供区及受区伤口，放置引流条。

（二）手术并发症及注意事项

1. 皮瓣血运障碍。颞浅静脉与颞浅动脉伴行不紧密，分离皮瓣血管筋膜蒂时，注意距离动脉轴两侧 1.0cm 以上，以保证血管完全包含于血管蒂内。避免血运障碍的要点是血管蒂要有足够长度，一般 6～8cm。皮瓣的血管蒂也应保持一定的宽度，以利于回流，一般 1.5cm。隧道要有足够宽度，避免其在隧道中扭曲或张力过大。

2. 毛发生长方向不一致。术前应注意岛状瓣的毛发生长方向，应尽量保持与眉毛生长方向的一致性。

3. 本法缺点是术后眉毛粗壮、致密，需要经常修剪。故更适用于男性，女性不宜。必要时可以电解破坏部分毛囊，使其更接近正常眉形。

四、文眉术

对于不愿手术或健康状况不允许手术者，无良好的皮瓣移植受床、也无头皮移植条件者，头皮严重烧伤、头皮完全撕脱伤等，也可采用文眉术修饰和掩盖缺陷。当然，对眉毛稀疏、眉型不理想者，通过文眉术改善眉型和容貌也是重要的美容手段。

但施行文眉术应注意，眉型要与年龄、职业、脸型等匹配，协调。注意无菌操作，做到一人一针，避免交叉感染。

第三节　眼睑外翻畸形

一、概念

眼睑外翻表现为眼睑与眼球的脱离，泪小点与眼球不能贴附，上下睑闭合不全及睑结膜向外翻转外露。眼睑外翻可单独发生于上睑或下睑、亦可同时见于上下睑，可发生于单侧，亦可见于双侧眼睑。外翻程度也各有不同。

眼睑外翻更易发生于下睑，因为下睑的睑板较窄小且受重力的影响。下睑外翻发生后，常导致泪小点远离眼球，而发生溢泪；上睑只有当皮肤缺失时才表现为外翻，若上睑外翻发生，角膜将失去保护，易发生角膜白斑，影响视力。眼睑长期外翻，将导致结膜肥厚、充血甚至角化，睑缘变形、糜烂，睫毛方向发生改变等。

二、临床分型

眼睑外翻可以分为先天性、痉挛性、老年性、麻痹性、瘢痕性和医源性六种。其中麻痹性和瘢痕性外翻在临床上最为常见。但近年来，随着眼睑美容手术的广泛开展，主要是下睑整形术的开展，由于术中对下睑皮肤组织量的过度去除，导致的下睑外翻也不少见，应引起重视。

三、手术方法的选择

矫正眼睑外翻的方法较多，应根据外翻的原因、程度以及周围组织的条件而定。眼睑外翻矫正的目标是使眼睑组织重新返回到正常位置，实现闭合眼裂、保护角膜的作用。并使泪小点重新恢复与眼球的接触，改善溢泪。

眼睑外翻的原因分析对手术方法的选择很重要，对于因为眼睑本身疾患导致的眼睑外翻，如老年性或麻痹性下睑外翻，组织量并不缺少，可以考虑运用增强下睑张力的方法予以矫正；而对于眼睑因组织量缺损导致的眼睑外翻，补充皮肤组织量将是手术的关键所在，如烧伤、外伤后的瘢痕性眼睑外翻。先天性眼睑外翻则常表现为眼睑皮肤、睑板的全层组织缺损，修复时应全面考虑到组织量的补充问题。

眼睑组织缺损的程度也是手术方法选择的重要参考，因为眼睑周围的组织量是有限的，当眼睑的缺损范围较大，周围的组织量可能不敷修复所需，采用局部皮瓣的方法将会受到限制，远位皮瓣或皮肤移植等方法将可以考虑。

当眼睑周围的组织完好时，可以首先考虑应用眼睑周围的组织修复，因为眼睑周围的皮肤组织与眼睑在质地、色泽上最为接近，是最理想的供区；但当眼睑周围组织存在病变，如外伤后的瘢痕等，应考虑这些因素对局部皮瓣血运的影响。

四、老年性或麻痹性下睑外翻

这两种下睑外翻的下睑组织量并无缺损，而是眼轮匝肌的张力降低或丧失，以及重力作用，导致的下睑外翻，可应用外眦睑缘粘连术或眼睑紧缩术予以纠正。

（一）外眦睑缘粘连术

1. 适应证　适应于程度较轻的下睑外翻。

2. 手术步骤及要点　主要是通过缩短睑裂横径，减少角膜和结膜的外露，同时加强下睑的支持来矫正下睑外翻。手术将外眦角的上下睑缘连同睫毛切除，长度距外眦角 6～7mm。然后用丝线穿过创面缝合缩小睑裂即可。

（二）眼睑紧缩术

1. 适应证　下睑外翻及松弛明显者，可考虑运用眼睑紧缩术，将下睑板及皮肤去除，以达到收紧下睑的目的。

2. 手术步骤及要点　于下睑内中 1/3 处自泪小点下方 3mm 处向外做与睑缘平行的皮肤切口，致外眦部顺皮纹向外下方延长约 1cm。沿眼轮匝肌深面剥离切口下缘，宽度在 1.5cm，将下睑劈裂为前后两层，前层是皮肤与眼轮匝肌，后层为睑板与结膜。在后层的外 1/3 段，切除一尖向穹隆的三角形组织块，组织块的大小依松弛程度而定，以使两侧切缘缝合后睑缘与眼球紧密贴合为度。然后，用 6/0 尼龙线对合睑缘一针，线头留长外置，避免摩擦角膜或结膜。再于睑板前面用 8/0 尼龙线缝合睑板结膜组织。向外上方牵拉下睑前层的皮肤肌肉组织瓣，去除多余的一块三角形皮肤与眼轮匝肌，6/0 尼龙线缝合（图 9－3）。

对于下睑外翻时间较久，结膜外露过多者，亦可考虑于睑板下方横行切除一条睑结膜，以减轻和缓解结膜的外露。

若下睑内侧张力不足，下泪点脱离眼球，长期溢泪的患者，可考虑做内眦成形术，以增加下睑内侧的张力。

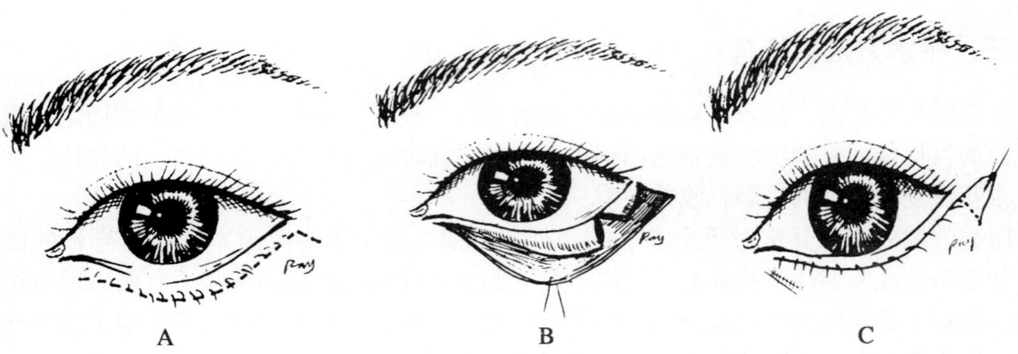

图 9-3　下睑紧缩术

A. 睑缘下 2mm 切口　B. 切除三角形睑板　C. 去除松弛皮肤并缝合创缘

五、瘢痕性睑外翻

瘢痕性睑外翻是临床上最为常见的眼睑外翻。各种原因的外伤、感染、肿瘤术后、美容手术皮肤去除过多等原因均可导致眼睑外翻。手术方法的选择可根据外翻的程度和眼周组织情况等决定。

（一）V-Y 手术

1. 适应证　适用于瘢痕较小的轻度外翻。

2. 手术步骤及要点　手术于下睑下方设计一“V”形切口，“V”形缺口对着下睑外翻处，其尖角角度在 60°为宜。按照设计线切开，充分游离皮瓣和周围组织，然后将皮瓣向上推进，切口缝合成“Y”形（图 9-4）。

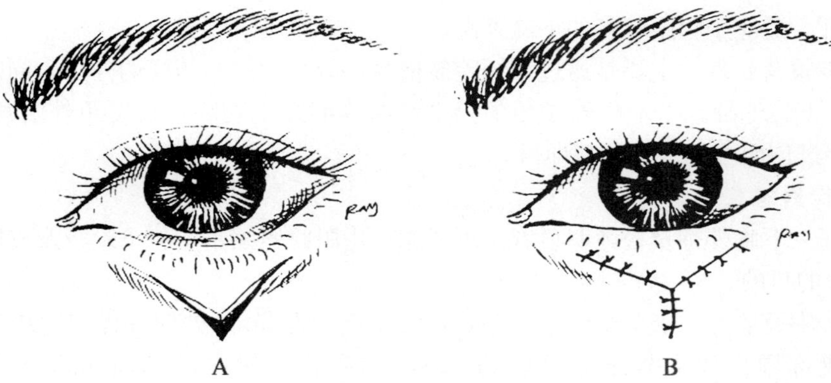

图 9-4　V-Y 手术矫正轻度下睑外翻

A. 设计“V”形切口　B. “Y”形缝合

值得一提的是，本术式仅适用于轻微和没有广泛瘢痕的外翻。相对明显的外翻或周围瘢痕明显者不适用。

（二）Z 成形术

1. 适应证　适用于条索状瘢痕挛缩引起的轻度眼睑外翻。

2. 手术步骤及要点 顺瘢痕走行方向切开，设计两个对偶的三角形组织瓣，交错对合，缓解瘢痕挛缩对下睑的牵拉。若条索状瘢痕较长，则应设计几个连续的 Z 形切口，利用三角形皮瓣交错对合后，增长纵向的组织量，缓解因瘢痕挛缩造成的下睑外翻。但这种交错的三角形皮瓣不宜设计过大，以免术后眶区产生明显的瘢痕（图 9－5）。

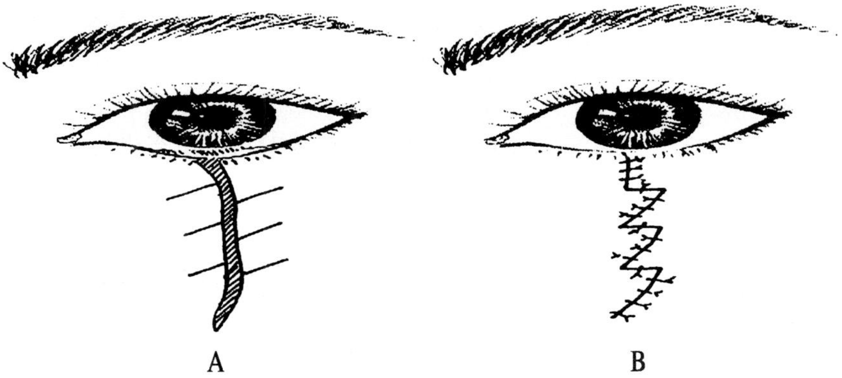

图 9－5　Z 形手术矫正下睑索条状瘢痕引起的下睑外翻

A. 设计连续多个“Z”形切口　B. 三角形皮瓣交叉缝合，松解瘢痕挛缩

（三）邻近皮瓣转移术

眼睑周围的皮肤组织与眼睑在色泽、质地十分接近，眼睑周围的组织是眼睑外翻矫正的理想供区。眼睑外翻矫正的关键是将眼睑组织恢复到正常位置，这就必须要将局部的瘢痕彻底切除、松解，使眼睑组织在无张力的情况下恢复至正常位置。尽管这类皮瓣切取后会在局部留下瘢痕，但有时表现的并不明显，这类手术效果也明显优于植皮术。特别是当眼睑外翻恢复到正常位置后，局部组织量明显缺损，或者有骨组织外露时，局部皮瓣修复更是首选。

1. 上睑组织瓣法

（1）适应证　这类皮瓣仅适用于利用上睑松弛的皮肤组织修复下睑轻度外翻。由于上睑可提供的组织量有限，皮瓣的宽度通常不超过 1.0cm，皮瓣可以做成单蒂，亦可做成双蒂，后者更适用于老年患者（图 9－6）。

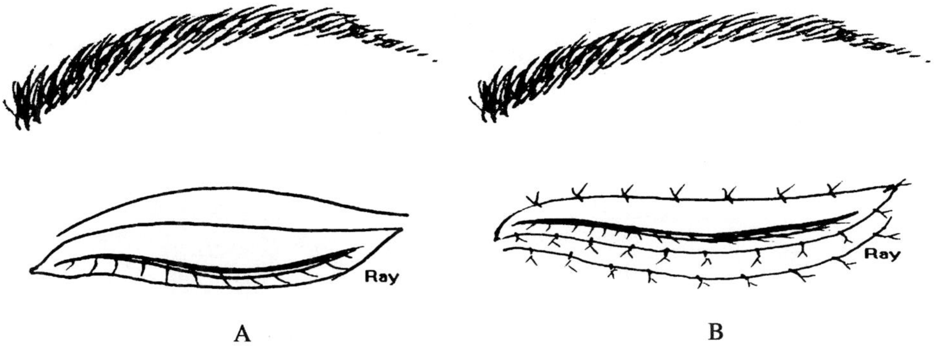

图 9－6　上睑单、双蒂皮瓣矫正下睑外翻

A. 设计上睑双蒂皮瓣　B. 上睑双蒂瓣转移至下睑缺损

（2）手术步骤及要点　首先沿下睑缘下方 2mm 切开，松解瘢痕组织，使下睑缘在无张力情况下恢复到正常位置，所形成的创面为下睑皮肤组织的缺损量。据此，设计超过缺损量 10％的上睑皮瓣，形成含眼轮匝肌的单蒂或双蒂皮瓣，移转至下睑创面，为使上睑供区保持

良好的形态，通常同期行上睑重睑术。

2. 颞部皮瓣法

（1）适应证　这类皮瓣对上、下睑外翻均适用。

（2）手术步骤及要点　首先于下睑缘下方2mm处做切口，彻底松解下睑瘢痕挛缩，使下睑恢复至正常位置。根据下睑形成的创面形态，于颞部设计皮瓣，皮瓣可以制备相对较薄，且长宽比例可以达到（5～6）：1以上，但旋转角度不宜大于90°（图9－7）。供区皮肤可以直接缝合。蒂部形成的“猫耳”多可自行恢复，必要时可以适当修整。

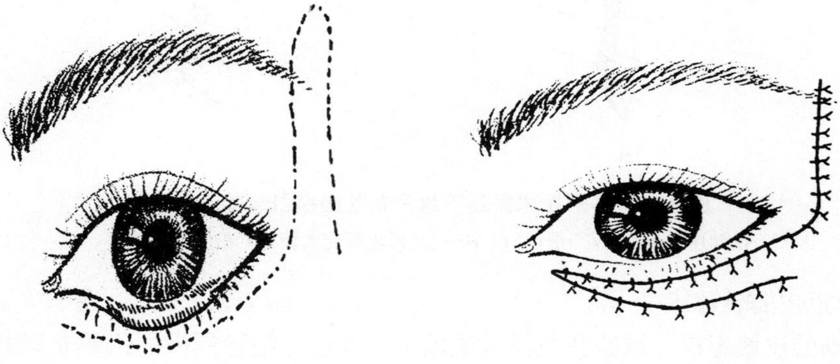

图9－7　颞部皮瓣矫正下睑外翻

A. 下睑缘切口和皮瓣设计　B. 皮瓣转移至下睑皮肤缺损处

3. 颧部皮瓣法

（1）适应证　主要适用于下睑外翻

（2）手术步骤及要点　首先于下睑缘下方2.0mm处做切口，彻底松解下睑瘢痕挛缩，使下睑恢复至正常位置。根据下睑创面的形态设计颧部皮瓣，注意皮瓣的形态与创面的形态的一致。皮瓣的长宽比例可以达到（5～6）：1，旋转角度不宜超过90°。蒂部形成的“猫耳”多可自行恢复，必要时可以适当修整（图9－8）。

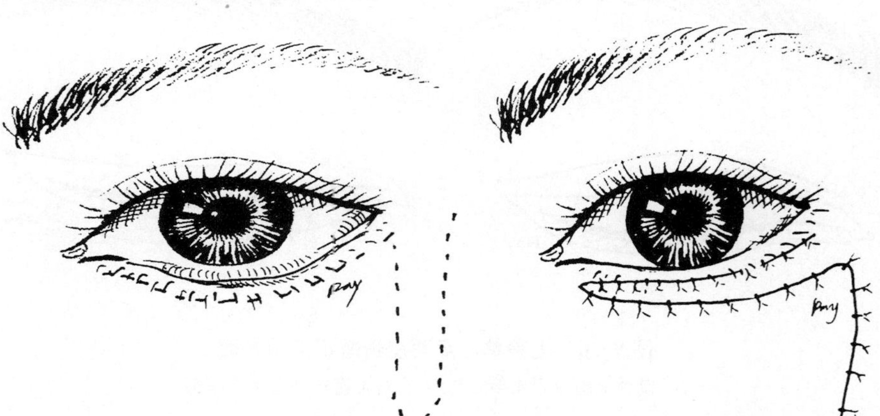

图9－8　颧部皮瓣矫正下睑外翻

A. 下睑缘切口和皮瓣设计　B. 皮瓣转移至下睑皮肤缺损处

（四）眼轮匝肌蒂的皮下蒂皮瓣法

1. 适应证　适用于上睑或下睑外翻。

颞部的皮肤组织质地、色泽与眼睑最为接近，是理想的供区。但若用上述的局部皮瓣法旋转角度超过90°时，旋转后蒂部“猫耳”形成明显，造成局部组织的大量浪费。可以运用眼部血运丰富的特点，制备眼轮匝肌为蒂的皮下蒂皮瓣修复眼睑外翻，采用皮瓣推进或旋转的方法修复眼睑外翻。

2. 手术步骤及要点

（1）眼轮匝肌蒂的皮下蒂皮瓣旋转法：以下睑外翻为例，首先于下睑缘下方2.0mm处切开，去除瘢痕和彻底松解下睑皮肤组织，形成下睑皮肤组织缺损的创面。根据缺损的创面大小、形态，按照皮瓣制作原理，于创面外侧形成一个以外眦处眼轮匝肌为蒂的颞部皮瓣。皮瓣设计的大小通常为（3～6）cm×（2～3）cm。切开皮瓣至浅筋膜层，由远端向近端掀起皮瓣，在外眦处将眼轮匝肌组织携入皮瓣。皮瓣180°旋转至受区即可。供区多能直接缝合（图9－9）。

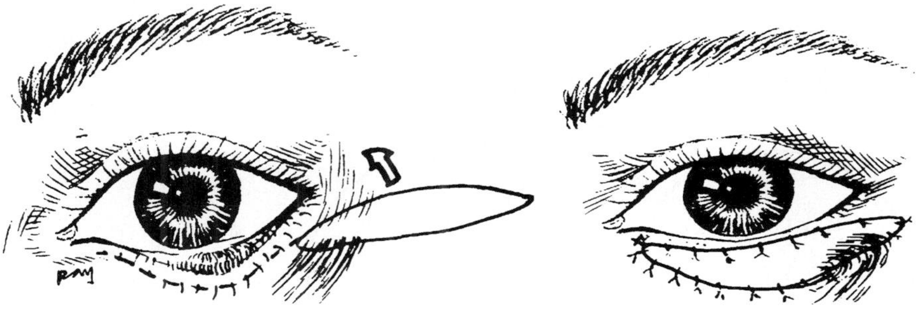

A　　　　　　　　B

图9－9　颞侧眼轮匝肌蒂皮下蒂皮瓣旋转矫正下睑外翻

A. 设计以外眦处眼轮匝肌为蒂的颞部皮瓣　B. 旋转至下睑缺损区

注意事项：①术前按照皮瓣的逆行设计方法，计算出眼轮匝肌蒂部到创面最远端的距离，以免皮瓣制备长度不足；②皮瓣的下缘旋转后与眼睑缘缝合，皮瓣的上缘旋转后与缺损的下缘缝合，故制作皮瓣时要考虑创面的形态。③皮瓣旋转角度为180°，为使皮瓣近端旋转后不至于过分扭曲，可将其尖端与下方的肌肉组织略作分离，以使旋转后的皮瓣方向顺畅为宜，避免“猫耳”问题。④若眼睑缺损的创面靠近内侧，则设计的颞部皮瓣可以不与创面直接相连，于下睑缘下创面与皮瓣之间形成明道转移即可。

这种皮瓣的优点是可以行180°旋转，而蒂部在皮瓣的下方，所以皮瓣旋转后没有“猫耳”问题。且皮瓣的采取方向与颞区的皮纹方向一致，术后供区的瘢痕也不明显。供区多可直接缝合，无须植皮。

（2）眼轮匝肌蒂的皮下蒂皮瓣推进法：以下睑为例，于下睑缘下方2.0mm处切开，彻底切除瘢痕，松解挛缩后，形成创面，于创面外侧设计一宽度和长度略大于创面的颞部皮瓣，切开皮瓣至浅筋膜层，将上方的眼轮匝肌部分切断，以下方的眼轮匝肌为蒂，将皮瓣向内侧推进至受区，供区直接缝合（图9－10）。

（五）带血管蒂的岛状皮瓣

1. 顺行颞浅动脉岛状额部皮瓣

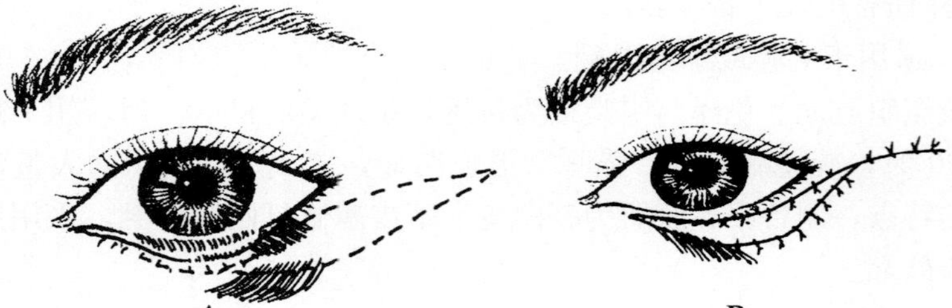

图 9-10　颞侧眼轮匝肌蒂皮下蒂皮瓣推进矫正下睑外翻

A. 设计以外眦处眼轮匝肌为蒂的颞部皮瓣　B. 推进至下睑缺损区

（1）适应证　适用于上睑或下睑较大面积的瘢痕挛缩引起的睑外翻。

（2）手术步骤及要点　以下睑为例，术前用超声多普勒测出血管走行并标志，于下睑缘下方 2mm 处切开皮肤、眼轮匝肌，充分松解挛缩，形成创面。于额部设计一略大于创面的含有颞浅动脉额支的岛状皮瓣，切开皮瓣至肌层下，于骨膜表面将皮瓣远端掀起，近端认真解剖血管蒂，勿伤及颞浅动脉额支。解剖完毕后将皮瓣通过皮下隧道移转至受区创面。解剖的血管蒂长度以够转移到眼睑创面为度。供区根据情况直接缝合或植皮修补（图 9-11）。

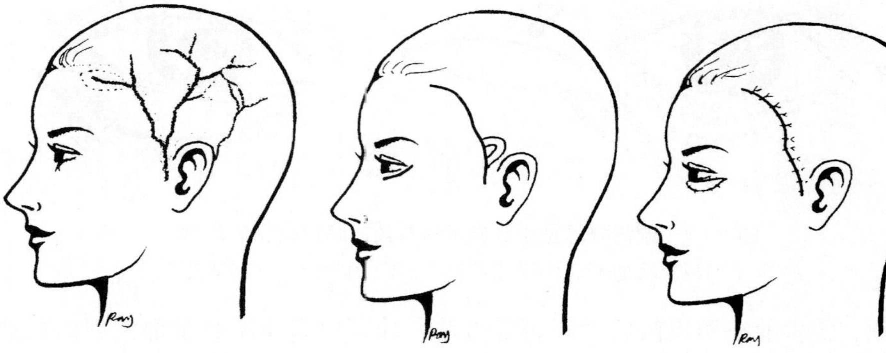

图 9-11　以颞浅动脉额支为血管蒂的岛状瓣矫正上、下睑外翻

A. 皮瓣设计　B. 皮瓣转移至下睑缺损处　C. 修复下睑缺损，供区缝合

2. 逆行颞浅动脉岛状耳前皮瓣（眶上动脉供血的反流轴型耳前皮瓣）

逆行颞浅动脉岛状额部皮瓣形成的原理：颞浅动脉与眶上动脉之间有丰富的吻合支，当把颞浅动脉的近端离断，血液会从眶上动脉通过吻合支反流至颞浅动脉血管，供养颞浅动脉的分布区域。耳屏前皮肤组织为颞浅动脉的耳前分支供养，这样眶上动脉通过吻合支逆流进入颞浅动脉，供养耳前皮肤组织。

（1）适应证　上睑或下睑外翻，顺行的颞浅动脉岛状额部皮瓣因血管蒂长度不足，无法转移到眼睑受区，可考虑采用血管蒂更长的逆行动脉岛状耳前皮瓣。由于耳屏前无毛区面积有限，所以，皮瓣的切取面积在（5.0～6.0）cm×（1.5～2.5）cm。

（2）手术步骤及要点　血管测量和创面形成基本同前，先把皮瓣从远端即颞浅动脉近心端掀起，将血管蒂包裹在皮瓣内，顺颞浅动脉走行解剖血管蒂，直至皮瓣可以在无张力情况下，通过皮下隧道移转至眼睑受区为度。供区直接缝合（图 9－12）。

3. 颞浅动脉顶支供血的反流轴型耳后皮瓣

颞浅动脉的顶支与耳后动脉之间在耳上极上方 5.5～9.0cm 处有 2～4 支吻合支，借此吻合支可以将耳后动脉供血的耳后区域，制备成以颞浅动脉顶支供血的反流轴型耳后皮瓣，移转到眼睑受区。耳后的皮肤组织量比较充分，且颞浅动脉顶支与耳后动脉的反流轴型耳后皮瓣可以提供更长的血管蒂，便于更远距离的转移，可以修复任何部位的眼睑外翻。

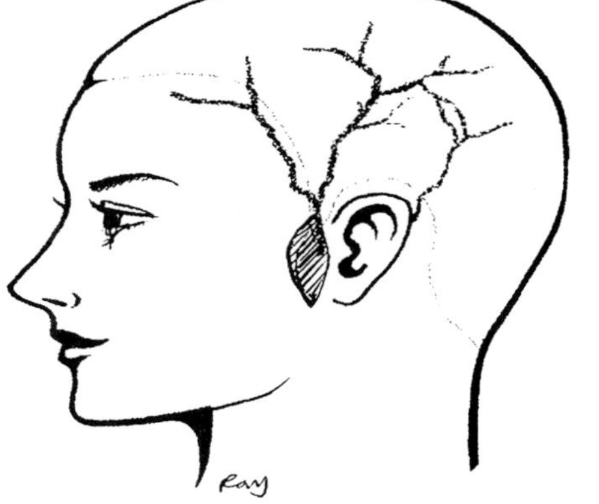

图 9－12　眶上动脉跨区供血的耳前反流轴型皮瓣设计

（1）适应证　适用于上睑或下睑更大面积的瘢痕挛缩引起的睑外翻。

（2）手术步骤及要点　血管测量和创面形成基本同前，沿乳突皮瓣上缘皮肤的发际做切口，切口切至颞浅筋膜层。切口前方跨越颞浅动脉标志线，再沿颞浅血管前缘向后上顶部做 8.0cm 长的切口，在切口的远端另做一横行切口，使呈“Z”形，翻开头皮，观察吻合支，制备出血管蒂，可于耳上极向上剪开 3～6cm，以延长血管蒂部。在颞深筋膜下、胸锁乳突肌腱膜和耳廓软骨表面掀起包含颞浅动、静脉及耳后动静脉的筋膜蒂皮瓣，于耳前颞部切口形成至眼睑皮瓣受区的皮下隧道。皮瓣由此隧道移转至眼睑受区。注意皮下隧道要足够宽敞，以免影响皮瓣蒂部血运（图 9－13）。

（六）游离植皮术

适应证　该方法较为简单，适用于上、下睑任何程度的眼睑外翻。

手术步骤及要点　皮片可以采自耳廓后、发际前乳突区、锁骨上区、上臂内侧等，根据创面的大小，决定皮片的大小，皮片尽量选用全厚皮片。皮片应较创面面积大少许。

手术于下睑缘下 3mm 处作与睑缘平行的皮肤切口，切口的内眦部位应超越眦角达到鼻根部，外侧达到外眦角外上方，这样移植的皮片能够起到悬吊的作用，避免下垂，和减轻术后的皮片收缩。彻底松解瘢痕，使眼睑在无张力情况下重新贴附于眼球为宜。对长久的外翻导致睑结膜增生明显，而无法恢复到与眼球贴附状态者，可考虑于睑板下方顺眼睑方向适当去除部分的睑结膜，尼龙线连续缝合之。或行睑缘粘连术，待术后三个月至半年再行切开睑裂。对长久睑外翻导致的眼睑过长、过宽，上睑可于内中1/3交界处，下睑可于外中 1/3 处行眼睑全层楔形切除，睑缘重新对合至与眼球贴附为度。

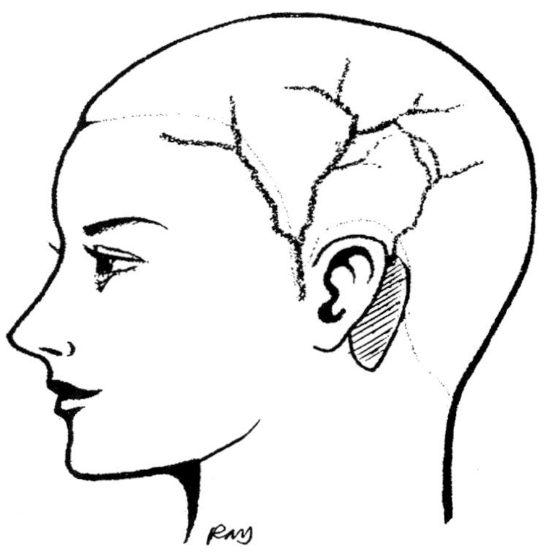

图 9－13　颞浅动脉顶支供血的反流轴型耳后皮瓣设计

该术式缺点是皮片移植术后的收缩。部分患者可能需要二期植皮手术。游离植皮范围一般不宜过小。皮片过小，术后收缩程度就相对的增加，而影响手术效果。必要时应切除一部分正常的或已经植过皮的区域以扩大创面，以预防因皮片收缩再次发生眼睑外翻（图 9－14）。

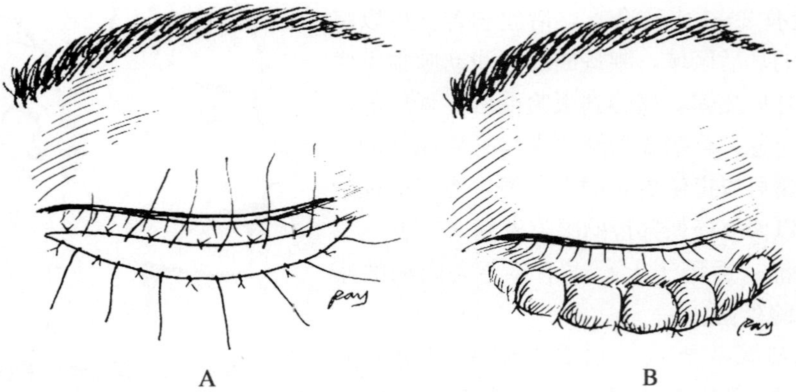

图 9－14　游离植皮术矫正上、下睑外翻

A. 切取较创面大的全厚皮片移植于创面　B. 打包加压固定

（七）睑缘粘连术

1. 适应证　眼睑长期外翻，睑板形态往往发生了变化，因此，即使术中将眼睑重新恢复到正常位置，眼睑仍会有外翻的顺应性趋势，特别是在采用植皮术矫正眼睑外翻时，由于术后皮片收缩，外翻复发的可能是不容忽视的。为实现彻底的矫正外翻，一段时间内的睑缘粘连非常必要。

2. 睑缘粘连术　手术于上、下睑缘中内 1/3 和中外 1/3 交界处灰线部位切除一宽 3～4mm，深 1～2mm 的组织块。形成的创面采用褥式缝合将上下睑缘紧密对合，上下睑缘处分别用一小的橡皮片垫于缝线下打结，10 天拆线，上下睑缘即黏合。此法优点是粘连处位于瞳孔两侧，不影响视物。缺点是长期的眼睑外翻，往往因睑缘组织水肿明显，缝合后有缝线撕脱的可能；且操作中有损伤睫毛毛囊的可能，导致睫毛生长错乱；待 3～6 个月后切开上下睑缘粘连，睑缘粘连处形成的肉芽组织影响外观（图 9－15）。

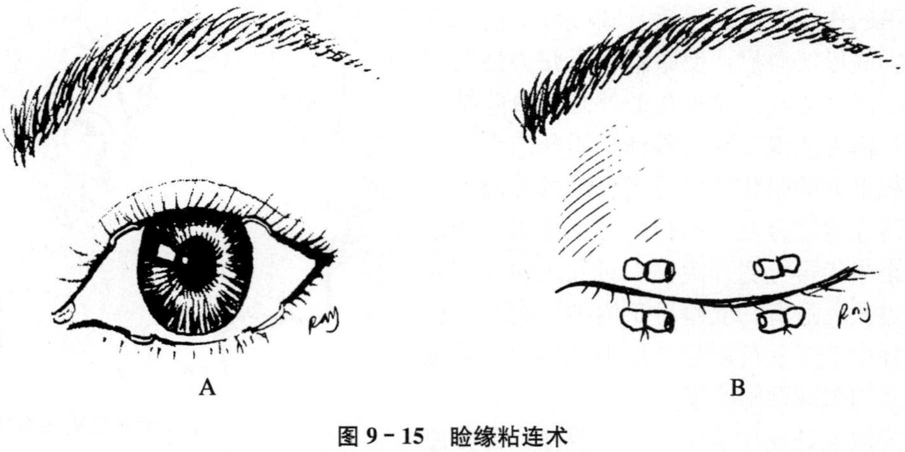

图 9－15　睑缘粘连术

A. 上、下睑形成两组对立的创面　B. 上下睑缘垫以橡皮片，褥式缝合

3. 改良的睑缘粘连术　于上、下睑缘中内 1/3 至中外 1/3 交界处分别做灰线横行劈开，长 6～8mm，深 1～1.5mm，在灰线横切口的两端各做一垂直切口，并向皮肤和结膜延伸，少许，然后，于上下睑缘内层之睑板的前方用 5/0 丝线横行褥式缝合，缝线不穿过睑结膜。再行外层褥式缝合，缝线下垫以橡皮片后打结。10 天拆线。3～6 个月后切开粘连，创缘自行愈合，无须缝合（图 9－16）。优点是形成的创面接触面积大，愈合牢固，且保持了睑缘的正常形态。

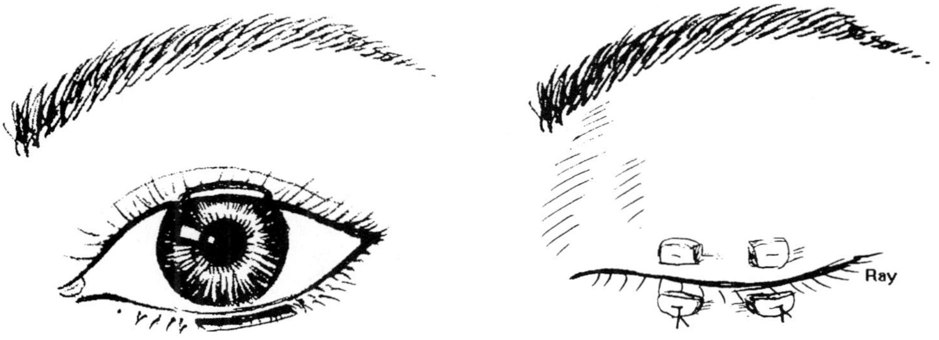

A　　B

图 9－16　改良的睑缘粘连术

A. 上下睑缘自中内到中外沿灰线劈开　B. 上下睑缘内、外层分别褥式缝合

六、手术并发症及处理

1. 血肿、感染

术中止血不彻底、引流不畅、出凝血机制异常等均可导致血肿的发生，术后及时的换药，发现和清除血肿，对皮瓣的挽救具有重要意义。因此，术中认真止血，并留置引流条或负压引流装置，对预防血肿发生很重要。感染一般很少发生，多发生于术后 4～5 天，患者会有体温的升高、术区疼痛、异味等表现。此时应及时拆除敷料，检查术区伤口，给予全身用药和局部换药。

2. 皮瓣血运障碍

一般讲，面部血运相对丰富，即使是局部随意型皮瓣也很少发生血运障碍问题。眶周的局部皮瓣长宽比例可达（5～6）∶1，也不会发生血运障碍。但由于皮瓣蒂部扭转受压、血肿等因素也可以导致皮瓣的血运障碍。因此，皮瓣在制作、转移过程中，要避免以上因素对皮瓣成活的影响。在额部动脉岛状皮瓣中，因静脉回流不畅而发生的皮瓣血运障碍，应及时处理。一般术后 24 小时即可更换敷料，并观察皮瓣的血运情况，发现问题及时处理。若单纯的皮瓣表皮坏死，愈后可能会遗留色素的脱失，但不会导致皮瓣组织量的不足；皮瓣部分坏死或全部坏死，将影响手术效果，需待坏死组织界限清楚后，酌情采取措施，予以修复。

3. 植皮皮片坏死或部分坏死

一般发生于术后第 3～5 天，表现为皮片液化及感染。患者有疼痛主诉、术区有渗出液，有压痛，还可闻及腐烂恶臭味等。其中，血肿和感染是导致皮片不活的主要因素，其次是皮片移动、压力不当，以及患者全身状态不佳等。针对以上因素对症预防具有重要意义。植皮皮片一旦发生坏死，应尽快清除伤口，局部换药，敷以抗生素纱布，并全身应用抗生素。待肉芽形成后，再次植皮。

4. 皮瓣或植皮不足　皮瓣或植皮的垂直量不足将会导致上、下睑发生眼睑退缩、闭合不全。因此，手术应彻底松解瘢痕挛缩，使上或下睑在完全无张力的情况下闭合，然后根据上睑或下睑的创面面积，以超出创面10%制备皮瓣，可以避免术后再次挛缩、外翻。若发生皮瓣过小，将只能再次植皮或皮瓣修复。这种情况非常麻烦，应加以避免。皮瓣或植皮的水平长度也很重要，一般应超过内外眦角，避免术后的继发挛缩。特别是植皮，应使植皮范围在水平方向超过内外眦角外侧为宜，以免术后皮片挛缩发生继发的眼睑外翻。

5. 皮瓣过于臃肿导致的组织下垂　上睑具有重要的开合功能，若移植的皮瓣过于臃肿，将会影响上睑的上抬功能，长期将导致机械性的上睑下垂。下睑具有重要的支持作用，组织瓣过重，也会因重力而下坠，因此，在选择皮瓣时应避免皮瓣过于臃肿。若皮瓣臃肿，应于术后三个月后予以修薄，以预防和避免并发症的产生。

第四节　眼睑缺损

一、概念

眼睑的皮肤、肌肉、睑板和睑结膜的全层缺损，称为眼睑缺损。缺损的程度可以仅为睑缘切迹，也可以是部分眼睑或全部眼睑。

眼睑是眼球的重要保护屏障，具有极其重要的生理解剖功能。一旦发生缺损，轻者造成结膜炎及其邻近组织器官的慢性炎症、溢泪等症状。重者导致角膜裸露，严重威胁视力，甚至导致失明。

二、病因

眼睑缺损分为先天性和后天性缺损两种。

1. 先天性缺损　主要是面裂畸形所致，如3、4、5、6型面裂，主要表现为下睑裂、睑缺损（图9-17）；9、10、11型面裂，表现为上睑裂及缺损；先天性眼睑缺损可以发生于单侧或双侧，常伴有眦角、泪道、眉以及眶骨缺损或畸形，但视力多不受影响，缺损周围组织良好（图9-18）。此外，先天性眼睑发育不良，亦不少见。

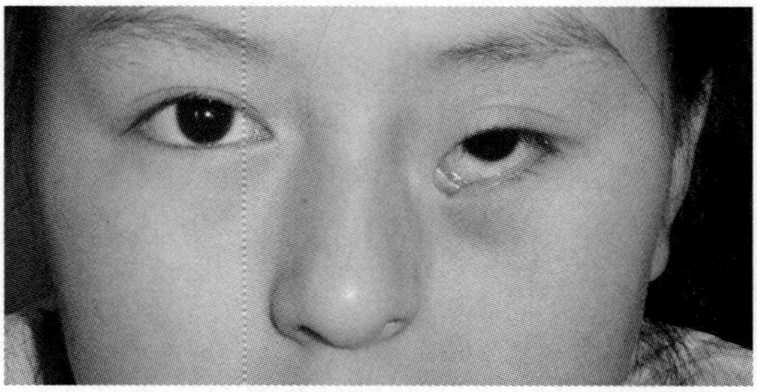

图9-17　先天性面裂导致的下睑组织缺损

（外表皮肤组织并不缺少，但当下睑缘恢复到正常位置时，下睑软组织是明显缺损的）

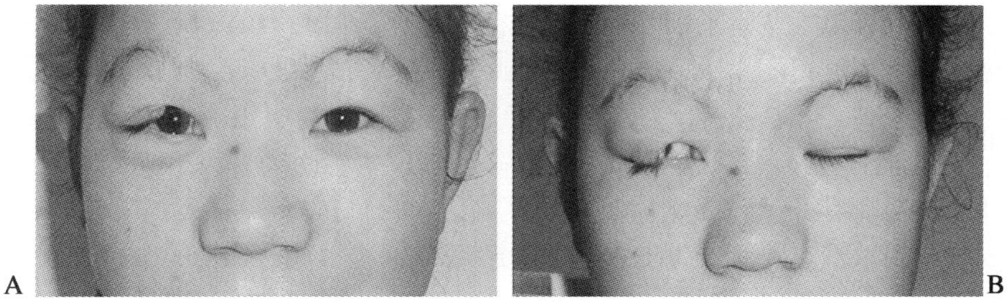

图 9-18　先天性上睑缺损
A. 睁眼正面　B. 眼睑闭合不全

2. 后天性眼睑缺损　主要见于各种外伤，如烧伤、爆炸伤等，其次是眼睑肿瘤术后、感染后遗症、整形美容术后皮肤组织的过度去除等。

其中，先天性和手术后造成的眼睑组织缺损，其周围组织均属正常；而外伤性的眼睑缺损则常有邻近组织的破坏，这在选择修复方法时应予以考虑。

三、缺损的程度

1. 轻度缺损：缺损的范围小于 1/3 时，称为轻度缺损；
2. 中度缺损：缺损在 1/3 到 1/2 之间者，称为中度缺损；
3. 重度缺损：缺损在 1/2 以上者，或上下睑部分或全部缺损者为重度缺损。

四、修复原则

眼睑缺损的修复原则，应该根据缺损的原因、部位、范围、视力有无，以及周围组织情况综合考虑。

（一）缺损的原因　先天性眼睑缺损多见于上睑，上睑因缺损不能闭合，对视力影响很大，故应及早修复。由于局部组织多属正常，故利用周围邻近组织修复是首选；对于先天性面裂导致的眼睑缺损，外观上看似乎组织并不缺少，实际上组织缺损量很大，不仅是皮肤肌肉等软组织的缺损，骨组织的缺损也是不容忽视的，修复时要有通盘考虑。

而后天性眼睑缺损，尤其是外伤所致者，周围组织常有损伤，利用局部皮瓣修复时，应考虑局部组织的血液供应和形态问题。

（二）缺损的部位　缺损位于上睑，对视力影响较大，应及早修复。而由于上睑具有灵活的开合功能，故修复上睑的组织瓣不宜过于臃肿肥厚；下睑相对薄弱，且受重力作用，故修复时必须补充支撑性组织，如异体睑板、巩膜或组织代用品等。

（三）缺损的范围　轻度缺损多可以直接拉拢缝合；中度缺损可利用睑板-结膜瓣转移，结合游离植皮修复；重度缺损修复起来较为困难，有时需要几种方法联合应用。

（四）视力的有无　眼睑缺损修复的目的是最大限度地保护有视力的眼球。只要是有视力，则再造的眼睑衬里就必须是滑润的黏膜组织，缝合时要避免缝线穿过结膜面。若视力丧失，则仅是再造眼窝以佩戴假眼之用，此时再造的眼睑衬里可以是皮片也可以是皮瓣等。

（五）周围的组织情况　眼睑修复的原则遵循就近取材。当眼睑周围的组织完好时，应首先考虑眼睑周围；但当眼睑周围组织存在病变，如外伤后的瘢痕等，应考虑这些因素对局部皮瓣血运的影响程度。若周围的病变影响血运，则眼周皮瓣的选择应慎重。

五、眼睑各层组织缺损的修复原则

（一）眼睑皮肤缺损的修复原则

眼睑皮肤组织缺损主要有带蒂皮瓣修复与游离植皮术两种；修复的原则类同于眼睑外翻的修复。

（二）睑板缺损的修复原则

睑板类似于弹性软骨，是维持眼睑形态的重要结构。它的缺损可以用异体巩膜、耳廓软骨、鼻中隔软骨以及组织代用品等替代。

（三）睑结膜缺损的修复原则

有视力者应采用滑润的结膜或黏膜作衬里修复。黏膜组织可以取自口腔黏膜，但术后发生挛缩的可能性大，效果不理想；硬腭黏膜组织，兼有黏膜的性质，质地也较韧，类似于睑板的硬度，作者更习惯应用硬腭黏膜作为黏膜和睑板缺损的修复材料，特别是在睑板组织缺损较大时，硬腭可以提供足够多的组织量；鼻中隔黏软骨膜-软骨复合组织游离移植也是重要的选择，但术后的分泌液过于黏稠，致术后眼睛常有混浊外观，有时也影响视线，且取材有导致鼻中隔穿孔的风险，应用时要考虑这些问题。

（四）眼睑全层缺损的修复原则

应对缺损的皮肤层和睑板结膜层分别修复。总的方针是：内层的睑板结膜层采用游离的组织移植，则外层的皮肤层必须是带血运的组织瓣；若外层的皮肤组织层是游离的组织移植，则内层的睑板结膜层就应该是带血运的组织瓣。

六、眼睑部分缺损的修复方法

（一）直接缝合法

1. 适应证　适用于小于睑缘长度 1/5 以内的较小的缺损或切迹。即睑缘附近的横径在 2～3mm 的三角形缺损或切迹。如囊肿、色素痣等。

2. 手术步骤及要点

（1）缺损位于睑缘前叶皮肤上，未侵及后叶时，可以将眼睑沿灰线劈开成为前后两叶，将前叶肿瘤作三角形切除。然后在两侧创缘潜行分离，动员创缘的两侧作拉拢缝合即可（图 9-19）。

（2）若肿瘤侵犯眼睑全层，则在将肿瘤作三角形的切除后，沿睑缘的灰线作横切口劈开，锐性分离，将眼睑分为前后两叶，于后叶一侧切除一三角形组织块，包括睑板和结膜；同时在前叶的另一侧切除一块相同大小的组织块，即皮肤与眼轮匝肌。然后将前后创缘错开，前后创缘不在同一平面上缝合，避免直线性瘢痕挛缩的发生，可用 7/0 可吸收缝线或尼龙线缝合，于睑板前缝合，且缝线不经过结膜面，避免缝线对眼球的摩擦（图 9-20）。

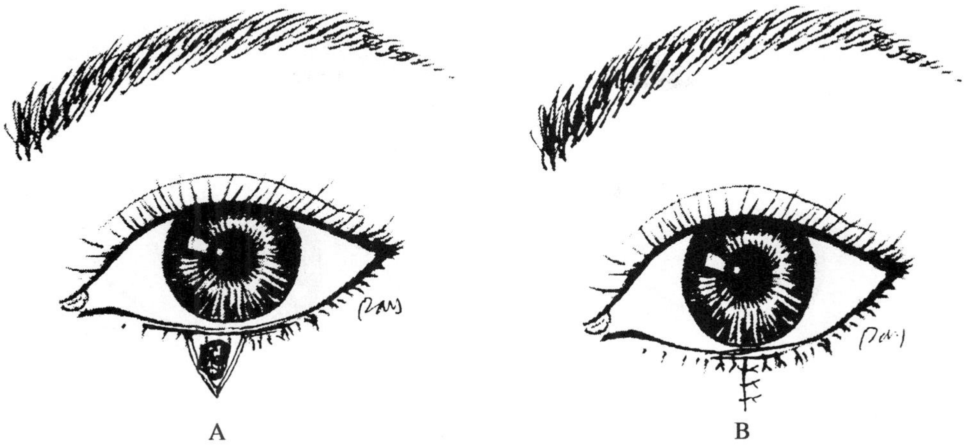

图 9－19　眼睑缺损直接缝合法之一

A. 前叶皮肤缺损　B. 劈开灰线，前叶创缘直接缝合

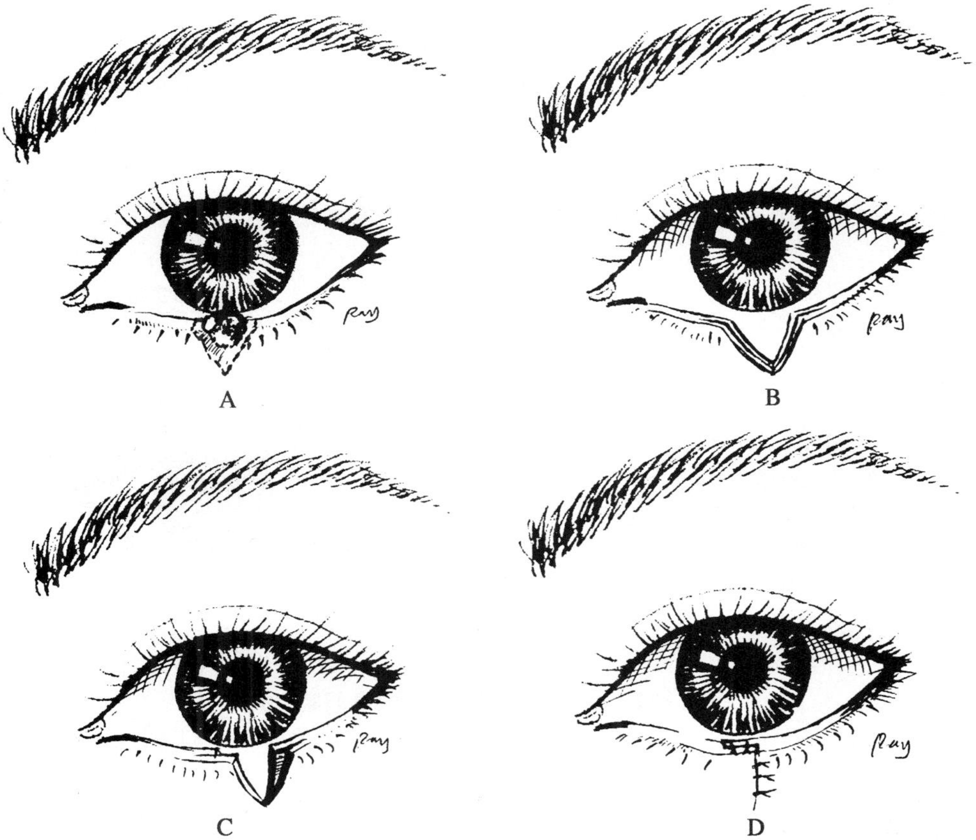

图 9－20　眼睑缺损直接缝合法之二

A. 全层切除肿物　B. 沿睑缘灰线切开　C. 错位切除前叶和后叶三角形皮肤　D. 前后创缘错位缝合

（3）对于上睑或下睑皮肤松弛者，若仅为前叶组织水平向为主的小缺损，可以将缺损两侧的切口稍加延长，并将前叶作皮下分离，向下推移与睑缘缝合。但此法术后没有睫毛（图 9－21）。

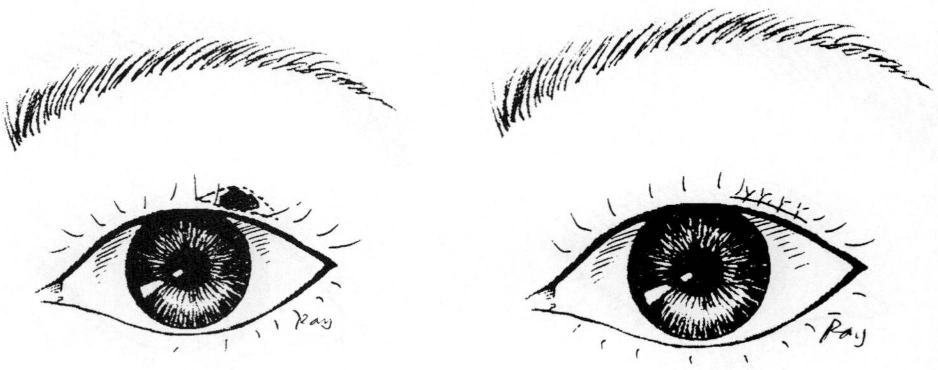

图 9－21　眼睑缺损直接缝合法之三

A. 病灶切除，创口修成新月形　B. 皮瓣向下推进与创缘缝合

（二）眼睑皮肤与睑板瓣推进及滑行法

1. 上睑垂直向滑行皮瓣

（1）适应证　适用于上睑宽而垂直径小的皮肤缺损。

（2）手术步骤与要点　将上睑缺损修剪成矩形，然后在缺损上缘两侧睑部皮肤上做横行切口，分别向内、外眦方向延伸，在上缘横切口的两侧各切除三角形皮肤一块，三角形的尖角向着内、外眦，三角形的底宽等于缺损的高度。这样，在上睑形成一个矩形的突起组织瓣。然后将上睑组织做皮下分离，牵拉矩形皮瓣下移，覆盖创面，间断缝合（图 9－22）。

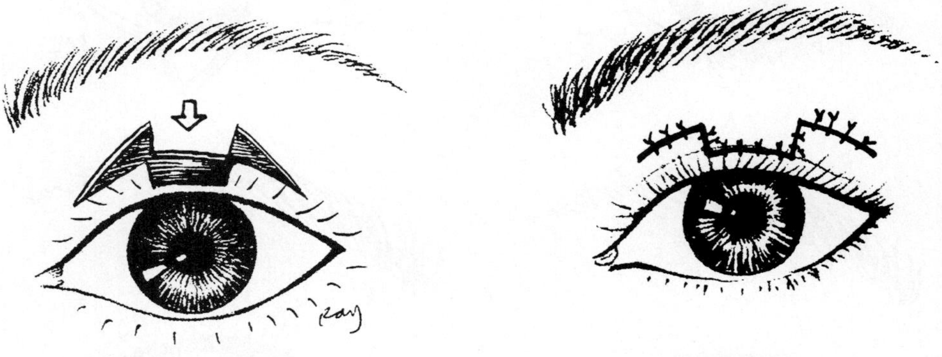

图 9－22　上睑垂直向滑行皮瓣修复眼睑缺损

A. 缺损上方两侧各切除三角形皮肤，中间形成一矩形皮肤组织瓣　B. 矩形瓣向下推进修复缺损

此法也适用于下睑，但由于下睑组织量有限和受重力作用，如向上推移的组织量过多，有造成下睑外翻的可能，应用时需加注意。

2. 上睑垂直向滑行睑板-结膜瓣

（1）适应证　适用于上睑睑缘及睑板部分缺损，一般应用于垂直向缺损 5mm 以内的缺损。

（2）手术方法与要点　翻开上睑睑板，沿睑板缺损上缘向左右各切开约 2mm，然后在切开的两端向上方将上睑板做纵向切断，直达睑板上缘，如此将上睑板切成三段。分离睑板上的眼轮匝肌，以使中间段的睑板及其结膜能松弛地向下方拉到正常的睑缘水平为度。但中间段睑板与睑提肌的附着关系要妥善保护，以避免眼睑上抬功能受到影响。然后于这段睑板的两角，各切除方形组织一块，其高度与缺损的高度相等。这样就把睑板形成一突出部分，恰好镶嵌到睑缘的缺损部位，7/0 线缝合睑板，缝线不穿过睑结膜。皮肤缺损可根据上睑皮肤情况，选用皮瓣或游离植皮（图 9－23）。

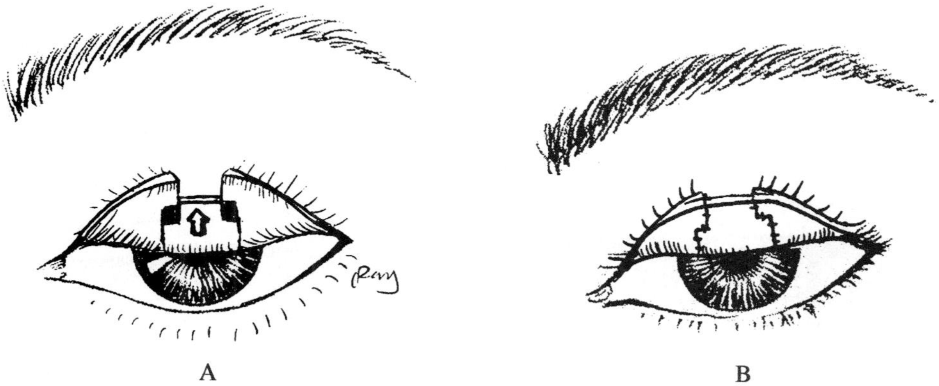

图 9－23　上睑垂直向滑行睑板-结膜瓣修复眼睑缺损

A. 肿物切除后，劈开灰线，睑板上方各切除方形睑板一块　B. 上睑板向下推移，修复睑缘缺损

3. 下睑睑板-结膜瓣

（1）适应证　适用于下睑尚存在部分睑板和穹隆结膜完好者。用于下睑缘和睑板部分缺损的修复。

（2）手术方法与要点　于缺损的两侧将睑板完全切断，向下充分分离睑板和眼轮匝肌，形成一蒂在穹隆结膜的下睑板-结膜瓣，向上推移至与两侧的下睑缘水平相同为度。表面皮肤做水平的滑行皮瓣或游离植皮（图 9－24）。

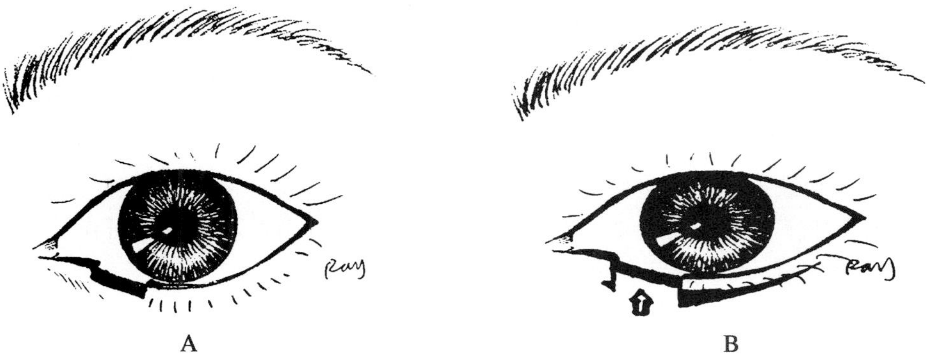

图 9－24　以穹隆结膜为蒂的下睑睑板-结膜瓣修复眼睑缺损

A. 下睑缘和睑板部分缺损　B. 蒂在穹隆黏膜的下睑板-结膜瓣

（三）应用对侧睑板组织修复睑缘睑板缺损

1. 上睑滑行组织瓣修复下睑缺损

（1）适应证　适用于下睑较大缺损。

（2）手术方法与要点　根据下睑缺损的大小及形状，于上睑结膜面设计蒂在上睑结膜穹隆、远端距上睑缘约 4mm 且与睑缘平行的睑板结膜瓣。切开结膜、睑板及其前筋膜，两侧纵形切口远端部分切开米勒肌。于睑板前筋膜前面向上剥离，至睑板上缘后再于米勒肌与上睑提肌之间继续向上分离，注意勿伤及上直肌，至结膜上穹隆处，形成睑板-结膜瓣。将睑板-结膜瓣向下牵拉至下睑缺损处，与缺损处的睑板及结膜间断缝合。表面游离植皮。3 个月后行二期手术，顺睑裂走向切断睑板-结膜瓣，形成新的睑裂。术后 6 周另行睫毛移植术（图 9－25）。

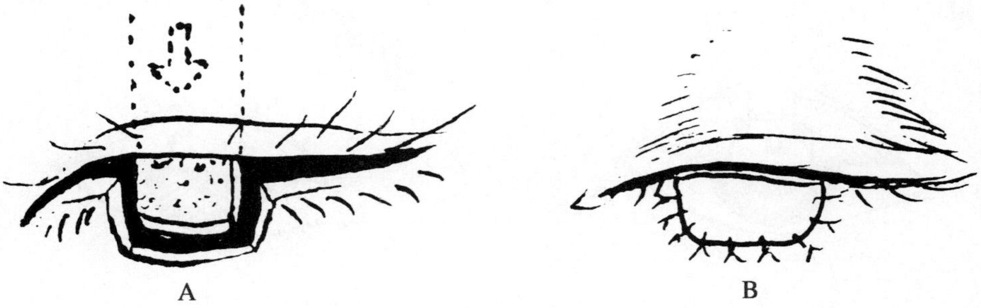

图 9－25　上睑滑行组织瓣修复下睑缺损

. 上睑睑板结膜瓣向下翻转缝合于下睑缺损处　B. 下睑外层创面游离植皮，6～8 周后于水平切开形成新的睑裂

注意事项：①本法一般只用于上睑修复下睑；②滑行皮瓣的宽、窄要合适，否则易出现外翻或内翻畸形；③上睑的睑结膜、睑板水平切口离睑缘不宜过近，至少在 4mm 以上，否则有发生睑内翻畸形的可能；④上睑睑板-结膜瓣分离要充分，避免勉强下拉，术后发生上睑退缩畸形。

2. 下睑组织瓣交叉移植修复上睑缺损

（1）适应证　适用于上睑长而不宽的缺损，尤其是缺损处残存睑板较少甚至全无。

（2）手术方法与要点　本法原理同 Abbe 唇瓣交叉移植，即利用下睑全层组织瓣旋转修复上睑。首先测出缺损部位的实际高度、宽度和上睑长度，以实际缺损宽度的一半作为旋转组织瓣的宽度，高度相同，以缺损处中点对应处为下睑旋转的轴点，亦既旋转组织瓣的蒂部。于下睑设计蒂在睑缘的三角形全层睑瓣，瓣不宜过于偏向内侧，以免损伤泪道系统，且组织瓣的蒂部一般应距睑缘约 5mm，以保证睑缘动脉包括在内。切开下睑，形成睑瓣。将睑瓣旋转 180°至上睑缺损处，将睑瓣与缺损处创缘分层缝合固定，注意缝线勿穿透结膜层。下睑瓣的宽度若小于下睑全长的 1/4，供区切口可直接分层缝合，若较大，可设计颞侧推进皮瓣，以达到缝合。术后 3 周断蒂，行睑缘修整术（图 9－26）。

（四）眼睑全部缺损的眼睑再造

上睑或下睑以及上、下睑全部缺失，在眼球具有一定视力或计划将来行角膜移植者，其修复必须利用结膜或进行黏膜移植来修复眼睑内层。而在眼球摘除后，则眼睑再造的目的主要是佩戴义眼，眼睑内层可以考虑应用皮肤来代替结膜。事实上，眼睑的再造主要是外层的皮肤肌肉层再造，和内层的睑板结膜层的再造。由于睑板与结膜很难分开，故多作为一个解剖结构来修复与再造。

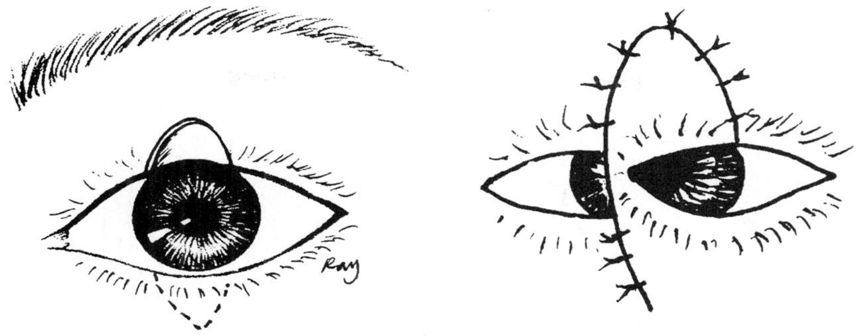

图 9-26　下睑组织瓣交叉移植修复上睑缺损

A. 设计下睑组织瓣　B. 交叉转移至上睑缺损区，三周后断蒂

1. 皮肤层的修复与再造

皮肤层的修复与再造与瘢痕性睑外翻矫正方法基本相同，可采用游离植皮法也可以采用皮瓣法，详见本章第二节。

2. 睑板缺损的修复与再造

睑板是眼睑的支架结构，对眼睑的形态和功能维持具有重要作用。若睑板组织大部缺损或全无。而残存的睑、球结膜经动员后，可以完整地包裹眼球，则可以考虑于结膜前方置入具有支撑作用的材料，起到睑板的作用，再于睑板的前方做皮瓣移植。目前可用作睑板修复和再造的材料有如下几种：鼻中隔软骨、耳廓软骨、对侧睑板、异体睑板、异体巩膜、组织代用品如多孔高密度聚乙烯 Medpor 等。其中，对侧睑板由于组织量有限，很少应用。异体巩膜、异体睑板较为经常被采用，且效果也较好。

3. 睑板及结膜复合组织缺损的修复与再造

若患者眼球健在，则无论从保护视力还是维持眼球形态来说，与眼球接触的眼睑内层均应为黏膜组织，当睑板和结膜缺损较大，通过动员残存的结膜组织无法包裹眼球时，则应采用兼有睑板的支撑作用和黏膜的润滑作用的材料。这些材料有健侧的睑板结膜组织、鼻中隔黏软骨膜-软骨复合组织、硬腭黏膜等。

其中，健侧的睑板结膜组织量往往有限，缺损较大时无法满足再造睑板及结膜的需求。而且，也有造成健侧眼睑畸形之虞，临床上很少应用。

（1）鼻中隔黏软骨膜-软骨复合组织移植术　取材相对丰富，可于鼻小柱后方 6mm 处行纵形切口，切开软骨膜和鼻中隔软骨，用骨膜剥离器将对侧鼻中隔黏软骨膜和软骨分离，切勿穿通对侧黏膜，造成中隔穿孔。用刀切透所需大小的软骨块，将鼻中隔黏软骨膜-软骨复合组织一并切下、取出。鼻黏膜应较软骨块稍大。

将鼻黏膜与结膜创缘缝合，鼻中隔软骨与残留的睑板切迹或内外眦韧带或眶骨缘缝合，这些将作为再造眼睑的睑板及结膜层，亦即再造眼睑的后层组织。其表面需应用局部带血运的皮瓣修复（图 9-27）。

（2）自体游离硬腭黏膜移植术　来源丰富，且其具有柔韧的支撑作用和分泌功能，可以同时替代睑板和睑结膜，是理想的修复材料之一。

术前应用多贝尔氏液漱口 3 天。局麻或全麻下施术。按照硬腭黏膜的组织结构不同，可以将其分为中缝区、齿龈区、腺区合脂肪区四部分（图 9-28）。

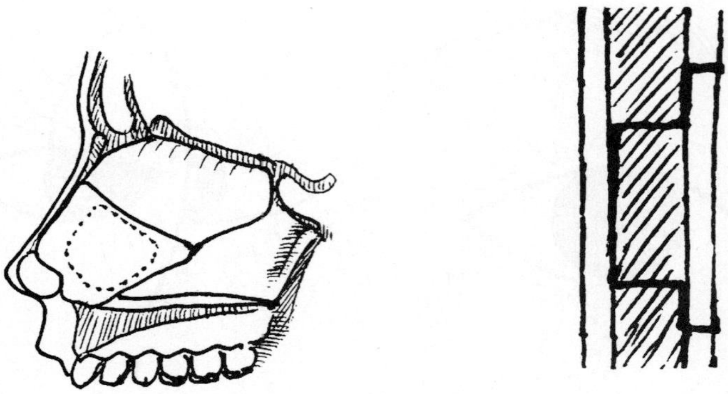

图 9-27　鼻中隔黏软骨膜-软骨复合组织瓣切取方法

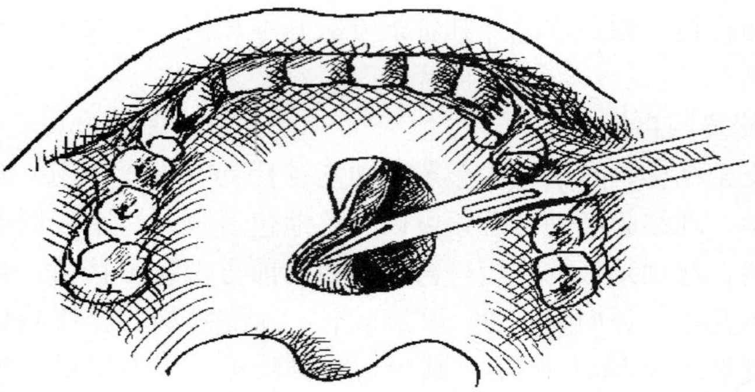

图 9-28　自体游离硬腭黏膜切取方法

其中，脂肪区的黏膜质韧、光滑，符合睑板结膜修复的要求。一般于硬腭中缝偏外侧1.0cm切取，因硬腭中缝处的组织较薄，韧性较小。后方近软腭处的黏膜组织也薄而软，不宜应用。脂肪区可获取的一侧硬腭组织量大小在4.5cm×3.0cm。足敷上睑、下睑或上下睑修复之用。

根据所需大小，以超出缺损周边1mm切取硬腭黏膜，一般切口深度在2～3mm。锐性切取，创面认真止血，表面用碘仿纱条打包结扎。然后修剪取下的硬腭黏膜附着的部分脂肪和腺体，生理盐水纱布包裹备用。

将获取的自体游离硬腭黏膜植片移植于眼睑后层，与残存的睑板、睑结膜切缘缝合，以作为再造眼睑的睑板及结膜层，亦即后层结构。表面应用局部皮瓣修复。

七、并发症及其处理

常见的并发症有修复量不足，睑裂闭合不全、下睑下坠外翻等。

1. 皮瓣或植皮的修复量不足　修复的组织量不足常见于皮瓣的设计长度或宽度过小，以及植皮的面积偏小。最终结果导致眼睑闭合不全。

预防和处理方法　首先要彻底去除瘢痕、松解挛缩，使眼睑的组织缺损量得到真实反映；其次，皮瓣的设计应较创面稍大，因为术后皮瓣有收缩的倾向，一般应超出创面10%。皮片的面积应较实际创面大，以免术后皮片收缩对手术效果的影响。对修复量不足造成的眼睑闭合不全，补充组织量是必需的。可行二次皮瓣移植或植皮术予以矫正。

2. 睑裂闭合不全　修复的组织量不足、缝合张力过紧、术后瘢痕收缩，皮片或皮瓣的全部或部分坏死等均有可能导致眼睑的闭合不全。

预防与处理方法　针对以上诸因素，对症预防为主。必要时，只能行皮瓣或皮片的再植术。

3. 皮瓣过于臃肿　上睑因修复的皮瓣过于臃肿，功能受限，可形成机械性下垂；下睑因修复的皮瓣过重，也会因重力而下坠外翻。

预防和处理方法　首先应尽量选用眼睑缺损局部的皮瓣修复，因眼睑周围的组织相对较薄，且与缺损处的解剖结构最为接近。如利用眼睑本身的松弛度和延展性，制作眼睑组织瓣等；其次，选择颞部皮瓣时，皮瓣的远端可以适当地修薄，仅在蒂部保留部分眼轮匝肌以确保血运即可。术后三个月，可采用皮瓣修薄术矫正皮瓣的臃肿。

4. 下睑术后继发性外翻　由于以下因素常导致下睑术后继发性外翻：①因修复下睑之组织瓣过重，会因重力而下坠；②如用对侧滑行组织瓣修复缺损时组织瓣过宽，下睑紧张度降低，亦可造成下坠外翻。③用鼻黏软骨膜复合组织游离移植，或硬腭黏膜移植行下睑再造时，应注意内外眦区与泪嵴骨膜和眶外侧缘的固定，否则，再造的眼睑不能保持其张力和稳定性，也会导致下睑外翻。应避免以上情况发生。

5. 睑内翻倒睫　在利用对侧组织瓣修复缺损时，如睑板、睑结膜切口离睑缘过近，小于 4mm 术后可因瘢痕收缩形成睑内翻倒睫，如二期手术离断组织瓣，行睑缘重塑外形时未注意睑缘的处理，术后皮肤会刺激角膜。因此，睑板结膜瓣的水平切口应在 4mm 以上。在二期手术离断组织瓣时，令患者眼球上视，观察新的睑缘皮肤是否与眼球接触，若有接触应适当去除，以避免皮肤对角膜的刺激作用。

第五节　眼窝狭窄及闭锁

一、原因

（一）先天性疾病

多见于先天性无眼球或小眼球。单侧多发，偶见双侧；眼窝狭窄、眶窝小；可并发上睑下垂、各种类型面裂等畸形。

（二）后天性疾病

1. 幼年期因肿瘤行眼球摘除术后，经眼部放射治疗，眶部发育不良，导致眶窝狭小、眼周软组织萎缩、结膜囊缩小等，并呈现明显的两侧不对称畸形。

2. 严重原发或继发眼部感染，如全眼球炎、眼眶蜂窝组织炎、上颌骨骨炎或外伤后，眶内组织破坏并广泛挛缩，致结膜囊缩小变浅。

（三）创伤

1. 各种外伤如化学伤、热力灼伤或爆炸伤等，导致广泛的睑球粘连、眼窝闭锁，合并不同程度的面部畸形。

2. 眼部手术创伤，多次眼内手术，结膜囊挛缩、狭窄。

二、临床表现

1. 小眼球或无眼球。
2. 眶骨发育不良，眶窝狭小。
3. 眼周软组织萎缩，眼睑凹陷。
4. 结膜囊挛缩变浅，无法佩戴义眼。
5. 合并其他畸形，如：面裂、面部瘢痕、两侧颞面部不对称等。

三、手术方法及要点

其目的是扩张、再造眼窝，以便能够佩戴合适义眼。

（一）眶腔扩张法

1. 适应证

（1）主要用于先天性无眼球或小眼球患者的治疗。

（2）佩戴义眼不当，结膜无明显瘢痕。

（3）单纯结膜囊挛缩变浅、狭窄者。

2. 方法

其原则是利用结膜和皮肤组织良好的弹性和伸展性等特点，置入由小到大的眼模，并施加适当外力压迫，以逐渐扩张成足以容纳正常大小和形状的义眼的结膜囊。先天性疾病患者治疗越早疗效越佳，可于出生后 4 周起开始扩张，每 2 周更换一次眼模，逐渐增大眼模型号，持续进行，不可间断，直至青春期发育成熟定型为止，然后制作永久性义眼。

3. 注意事项

（1）此法为非手术治疗，疗程漫长，注意义眼的清洁，避免感染为首位。

（2）早期未行扩张的患者，至成年后，无明显眼窝缩窄者，仍可行扩张疗法。

（二）眶内瘢痕切除松解术

1. 适应证

多用于结膜囊与深层组织瘢痕粘连致轻度结膜囊缩窄，不伴结膜缺损者。

2. 手术步骤

（1）选择局部浸润麻醉或全麻；

（2）眶上缘外侧 3cm 弧形切口，分离眼轮匝肌，暴露外上眶缘骨膜；

（3）距眶缘上 3mm 平行眶缘切开骨膜，将骨膜向眶内方向剥离，推开泪腺；

（4）从骨膜切口伸入眼科钝头弯剪，用食指顶住结膜面，盲视引导剪刀分离结膜与深层组织之间的瘢痕粘连，去除增生瘢痕，同时注意勿损伤提上睑肌；

（5）彻底止血，观察结膜囊松解情况，满意后用油纱布填塞，切口各层复位缝合，术后 5 天拆线。

3. 手术要点、注意事项

（1）骨膜切口忌向外延，以免损伤面神经额支。

（2）手术勿损伤上睑提肌，避免洞穿结膜。

（3）去除眶内瘢痕，使眶内组织面平整，不要呈锥形，以免结膜组织愈合后向眶尖挛缩，导致术后下穹隆变浅。

（4）术后 5 天拆线，继续油纱布结膜囊填塞 2～3 周。

（三）部分结膜囊成形术

1. 适应证

上、下穹隆因瘢痕挛缩，尚存部分正常结膜的结膜囊缩窄的患者。

2. 手术步骤

（1）选择表面麻醉加局部浸润麻醉；

（2）从结膜囊中央水平或稍偏下方，作从内到外的水平切口，向四周结膜下作潜行分离，下端达眶下缘，切除增生瘢痕；

（3）充分止血后，根据结膜缺损面积大小，取口唇黏膜游离移植修复；

（4）自下穹隆下方穿入，经眶下缘骨膜，从下睑皮肤面穿出，做 3 对褥式缝合，黏膜面及皮肤面均需垫油纱布，收紧缝线；

（5）结膜囊内填塞油纱布，上下睑暂时性粘连缝合，患眼加压包扎，术后 10 天拆线；

（6）拆线后继续放置眼模，每周换药 2～3 次，坚持 3 个月，然后安装义眼。

3. 手术要点、注意事项

（1）结膜切口的选择视残存结膜多少而定，结膜尚多，可作中央切口，结膜较少，切口选择偏下，尽量使上穹隆由原来结膜组成。

（2）尽量去除结膜下瘢痕，以利下穹隆的形成。

（四）眼窝再造术

1. 适应证

（1）结膜囊完全消失、闭锁的患者。

（2）尤对于发生外伤、感染的患者，其损伤的程度最深。

2. 手术术式、步骤及要点

（1）包埋植皮法

1）于眼窝距睑缘内下 2～3mm 处作从内眦到外眦的水平切口；

2）腔穴制备：切除瘢痕组织和残余结膜，剥离腔穴，其大小比安装义眼要大，下方达眶下缘，外眦角如有粘连，可横行切开放大，待眼模置入后再缝合；

3）做两个比义眼大且相同大小的印模膏眼模，一只用于包埋，另一只用于制备丙烯酸酯眼模术后待用；

4）将中厚游离皮片组织面向外包缝于眼模上，置入腔穴，拆除缝线，将皮片游离缘分别于上、下睑缘缝合；

5）充分止血后，包埋眼模下缘与眶下缘相贴，患眼加压包扎，术后 10 天拆线；

6）拆线后继续放置丙烯酸酯眼模，加压包扎，每天冲洗眼窝，眼模清洁后再置入（图 9 -29）。

手术要点：①制备腔穴和眼模比义眼稍大。②皮片全部成活，以免部分皮片坏死挛缩而致腔穴变小。③术后 3～4 个月眼模持续置入，以免腔穴失去扩张而变小。④保持眼窝清洁，防止感染，皮片挛缩。

（2）耳后乳突区逆行岛状皮瓣眼窝再造术

1）术前患侧多普勒探查、标记颞浅动脉、耳后动脉，根据眼窝大小设计耳后乳突区皮瓣。详细方法参见第三节；

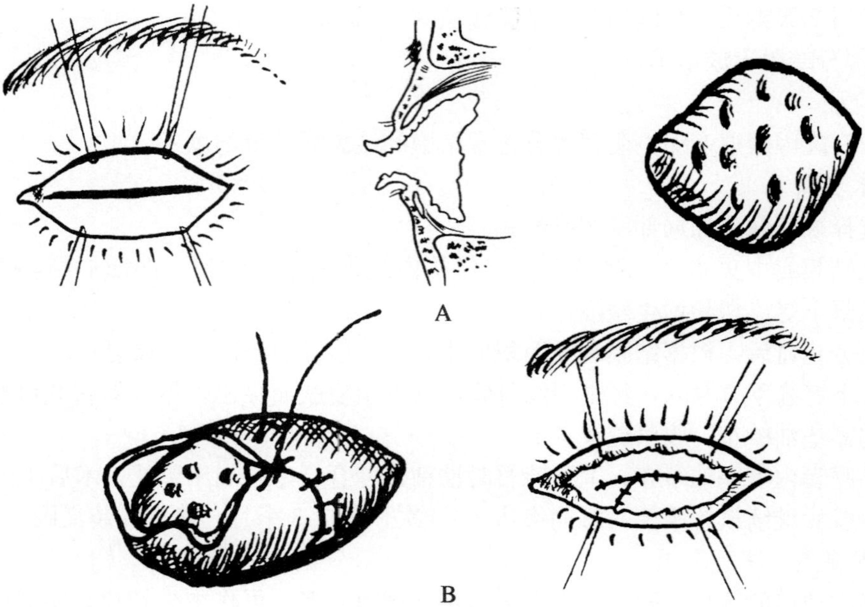

图 9－29　全厚或中厚包埋植皮法眼窝再造术

A. 水平剖开穹隆，扩大腔穴　B. 皮片包裹硅胶或牙印模胶模型植入腔穴

2）受区腔穴制备同前；

3）岛状皮瓣通过皮下隧道进入眶内，调整方向，与上下睑穹隆处缝合；

4）供区、受区均置引流条，眶内轻塞凡士林纱布，适度加压包扎，48 小时拔除引流，7～10 天拆线。

手术要点：①皮下隧道制备足够宽，以免挤压血管蒂导致皮瓣坏死。②受区包扎适度，以利皮瓣成活。③术后密切观察引流及术区肿胀及疼痛情况，保证皮瓣的成活。④术后可选用复方丹参等活血化瘀中药改善皮瓣的微循环，提高皮瓣成活率。

（3）带血管蒂颞顶筋膜瓣眼窝再造术

尤适用于眼窝内容物极少，如恶性肿瘤切除眶内容物者；也可用于骨质去除，与周围窦腔相通者。

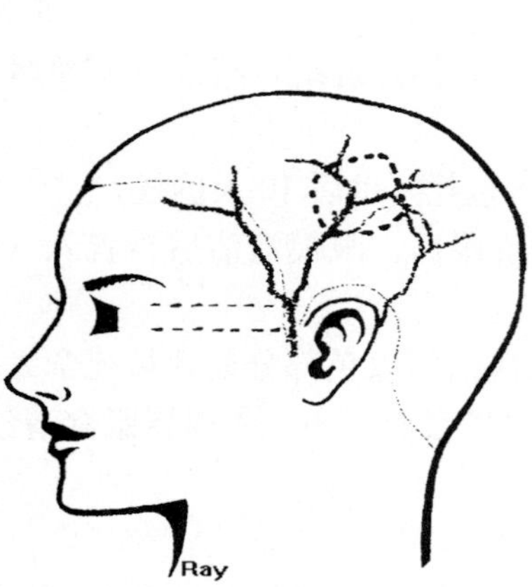

图 9－30　带蒂颞顶筋膜瓣设计

1）术前准备：全头皮备皮。多普勒测定并标记患侧颞浅动脉的走向，其长度为耳屏前此动脉至眶外缘距离加 1～2cm；

2）麻醉、受区处理同前；

3）供区：自耳屏前设计线前 0.5cm 处切开皮肤至头顶设计线最高点处，于最高点处作“T”形头皮切口（图 9－30）；

4）向切口两侧 2～3cm 做皮下锐性分离，在筋膜远端标记边缘切至骨膜表面，向下在颞肌筋膜表面分离筋膜瓣，至耳屏前保留宽约 2cm 筋膜带，其间切断结扎分支血管；

5）将颞肌自颞窝内分离，暴露眶外侧外后壁，制备1.5～2.0cm直径的骨孔；制备耳屏前皮下隧道至眶外侧壁前缘；

6）将筋膜瓣旋转经皮下隧道、眶外侧壁骨孔进入眶内，选取适当位置，与眶周骨膜缝合；

7）取游离中厚皮片植于筋膜上，与上下睑穹隆创面缝合；

8）眼窝内填塞适度凡士林纱布，上下睑缘暂时粘连，术区加压包扎，其余同前。

手术要点：①筋膜瓣设计至关重要：大小视眶区组织缺损量而定，包括长度、宽度和深度。远端的长度要适度，避免过长或过短而影响筋膜瓣的成活，蒂部宽度大于等于2cm较安全，同时深度不要过深，以防颞部术后凹陷畸形。②蒂部旋转入眶的过程中，不要扭转，折叠等，并能摸到动脉搏动。

四、手术并发症的处理

（一）出血、血肿

可以发生在供区或受区。

1. 原因：

（1）手术时间长、手术粗暴，层次不清导致出血、血肿。

（2）手术时过多依赖肾上腺素止血，术中止血不彻底。

（3）瘢痕增生、粘连于深层组织，术中损伤较大。

（4）包扎不紧，压迫不牢。

2. 处理

（1）寻找原因，充分引流，适度加压。

（2）对于皮片及皮瓣或筋膜瓣下的出血、血肿要尤为重视，发生血肿要及时清除，并密切观察动态情况，确保它们的成活。

（二）术后感染

1. 原因

（1）出血、血肿。

（2）移植物的坏死。

（3）术中污染。

2. 处理

（1）全身、局部使用抗生素。

（2）防止术后出血、消除血肿。

（3）保证术中的无菌操作。

（4）防止移植物的坏死。皮片需要良好的植床、术后制动和加压；皮瓣和筋膜瓣保证其有良好的动脉供应和静脉回流，蒂部防治扭转、受压。

（三）结膜囊的再度缩窄，无法安装义眼

1. 原因

（1）制备的眼眶腔穴小于正常眶腔；或腔穴大小正常，但术后瘢痕挛缩，导致腔穴狭小，无法放置义眼。

（2）术后感染，致瘢痕粘连，挛缩。

2. 处理

待6～12个月后眼窝软组织软化后再行手术矫正。

第六节　眼球内陷

一、原因

1. 先天性

如：先天性眼肌纤维化、先天性半侧颜面萎缩等。

2. 后天性

(1) 中枢神经性疾病导致全部眼肌收缩而致眼部凹陷。

(2) 眶内炎症、肿瘤摘除术后、眼球摘除术后等。

(3) 爆裂性骨折、眶壁骨折致眶内容物疝入其他窦腔等复杂情况。

临床上，以外伤导致的爆裂性骨折、眶壁骨折致眶内容物疝入鼻旁窦腔，形成的眼球内陷为常见，现介绍如下。

二、术前检查

1. 眼球突出度检查　眼球突度计检查：眼球内陷3mm以内为正常范围，超过5mm外观畸形明显。

2. 眼肌力检查　各种肌力检查方法如：被动牵引试验、下直肌肌力试验等能够协助对眼肌疾病的诊断。

3. 放射学检查

(1) X线摄片：华氏位，额枕位，前后、斜位的眶视神经孔位等。

(2) CT：尤其三维CT片的发展对于眶内及眼周的精确诊断带来契机。

(3) 核磁共振：对于眶部的软组织的疾病诊断更为明确。

三、手术方法、手术要点

眼球内陷是多种因素综合作用造成的。根据凹陷的轻重程度及其他临床表现，可选用不同的手术方法进行修复，治疗原则是矫正眼睑凹陷和眼部的其他症状如复视等。

(一) 手术切口选择

1. 冠状切口　适用于严重的、多部位的眶壁骨折，特别是眶外侧壁骨折，颧骨以及颧弓骨折等。

2. 下睑缘切口　较常用。适用于匪下壁的骨折、嵌顿、缺损等，操作路径短，视野清晰。眶内侧壁的骨折也可由此切口予以矫正。

(二) 修复组织和材料选择

眼球内陷，多伴有组织量的不足、缺损等，常选用自体组织或其他材料进行修复。

1. 自体组织：肋骨、颅骨外板、髂骨、阔筋膜、腹部脂肪等，其优点为抗感染能力强。

2. 非生物性材料：羟基磷灰石、MEDPOR、PTFE等。

(三) 手术步骤、手术要点（以眶骨骨折为例）

1. 全麻加局部浸润麻醉；

2. 下睑缘 2～3mm 处作睑缘平行切口，外侧转向外下方延伸 5～10mm；

3. 切开皮肤、肌肉，肌下分离，直达眶下缘下 5～6cm，以显示全部骨折位置为度；

4. 眶下缘下 2～3mm 作骨膜水平切口，并在骨膜下将眶底骨膜提起，根据损伤情况，充分暴露骨移位和缺损部位，分离嵌顿组织，清除小碎骨片，复位骨折；

5. 植入修复材料，其目的修复缺损，同时重建眶底、眶周，保证两侧眼球处于相同垂直和水平位置；

6. 缝合眶下缘下骨膜，间断缝合皮肤切口；

7. 术区加压包扎，5 天拆线。

8. 要点：①眶内剥离要有一定深度，一般距眶骨缘 2～2.5cm，但也不宜过深，眶尖不必剥离，以免损伤视神经。②操作须轻柔，避免术中引起眼心反射。③植入物要足够覆盖缺损周边 3mm，防止术后嵌顿的再次发生。④手术后严密观察患眼疼痛情况，避免眶内压增高而发生其他并发症。

四、手术并发症的处理

（一）出血、血肿

血肿的发生应高度重视，眶腔内的血肿有压迫视神经的危险，术中应认真止血。术后发现应及时处理，清理血肿，以免压迫视神经。

（二）眼睑内陷矫正不足

1. 原因

（1）眶底骨折的晚期患者，眶内软组织纤维化萎缩较大。

（2）植入物体积＜眶内容物体积的不足。

2. 处理

待 6～12 个月后眼窝软组织软化后再行充填手术。

（三）眼睑内陷过矫

1. 原因

（1）嵌顿软组织、骨折等未能正确复位。

（2）植入物体积＞眶内容物体积的不足。

2. 处理

待早期水肿期过后观察，若未好转，再行手术矫正。

（四）复视

由于肌肉嵌顿修复后肌力减弱，或早期的组织水肿所致。一般经过一段时间，复视可自行缓解。

（五）眶下神经感觉分布区麻木

这主要是由于外伤后的眶下神经损伤，或术中的牵拉、损伤导致。若神经没有完全断离，感觉多能恢复。

（六）术后失明

发生概率很少，手术应严格掌握剥离眶腔的深度，一般眶腔的深度在 4cm。剥离深度不宜超过 3.5cm。否则，有损伤视神经的危险。其次，术中应认真止血，避免血肿形成，压迫视神经。

第七节　眦角韧带损伤

上、下睑板均依赖内外眦韧带维系其正常的位置。外眦韧带附着于眶外缘后方3mm，使外眦角紧贴于眼球。由于外眦韧带附着的部位位于眶骨外缘之后，因此受伤机会较少，内眦韧带是由上、下睑板的内侧角以及睑板前部眼轮匝肌的内段组合而成，较宽而坚韧，附着于眶骨内缘较前的位置，所以受伤机会较多，临床上较为多见。内外眦韧带受伤后表现为睑裂缩小、眦角移位等各种畸形。

（一）眦角韧带断离的修复原则

1. 单纯的韧带断离不伴有邻近骨折和邻近器官如泪小管、泪囊等损伤、修复仅需在原来附着处找到韧带残端，用3－0丝线或金属丝，将睑板和韧带的残端缝合即可。如果韧带全部撕脱，残端不易找到，则需在原来附着的眶缘骨壁上钻孔，用不锈钢丝穿过小孔与睑板端缝合即可。

2. 如伴有骨折，应去除已游离的碎骨片。当眶内壁广泛骨折移位时，应先将骨折复位固定或植骨，然后同时进行韧带固定。

3. 在复杂的眦角韧带断离病例，如有上睑下垂和泪器损伤等，可分次手术，其他情况应在一次手术中修复。

（二）内眦韧带断离整复术

内眦韧带断离或移位多见于鼻部和内眦部的挫伤和皮肤撕裂伤，所以常伴有鼻骨、上颌骨额突、泪骨及筛骨的骨折和移位，以及泪囊和泪道的损伤。

内眦韧带分前后两股，前股较粗大，附着于前泪嵴。后股虽较菲薄，但因与Horner肌混合一起，有牵引睑板向后的力量，所以正常眼睑在邻近内眦角处，略呈后凹再向前凸。因此，如将撕断的内眦韧带复位固定于前泪嵴，日后将失去后股的后拉力量，内眦将显得平坦，缺乏正常眼部的美感。在内眦韧带复位固定时，应以后泪嵴为标志。

1. 手术方法 在内眦角近鼻根部做弧形切口，分离和切除皮下的瘢痕组织，暴露上、下睑板内侧端及断离韧带的残端。经分离于内侧眶缘后方暴露前泪嵴和后泪嵴，然后在后泪嵴处用牙科小裂钻钻上下两个小孔，孔间距约为0.5cm，注意勿穿破鼻黏膜。用细不锈钢丝（5/0或6/0），将一端略弯曲从上孔插入，在鼻黏膜和骨壁之间转向下孔穿出。然后，穿以缝针，与韧带残端或上、下睑板内端缝合后，将钢丝提紧扭转固定，剪除多余钢丝。在实际操作中从此两小孔中引出钢丝比较困难。较为方便的方法是在上颌骨额突和后泪嵴钻一前一后两个小孔，孔间为骨性隧道，这样钢丝比较容易通过。由于内眦韧带断离后常收缩变短，缝合时张力很大，钢丝容易松脱，故结扎不宜过紧。术毕如见切口外侧皮肤有多余现象，可切除一条新月形或箭头样皮肤，或作“Z”改形，既有利于美观，也可增加使内眦向内移位的力量（图9－31）。

2. 手术要点　在手术过程中应参照对侧内眦位置与鼻中线的距离以及水平向位置，来调整结扎之松紧度和钢丝固定在后泪嵴上的位置高低。

如手术后睑裂横径仍小于健侧，则可作外眦角成形术以扩大睑裂。

如合并有上睑下垂或泪道损伤者，需在术后6～12个月局部瘢痕松解软化后再进行矫正手术。

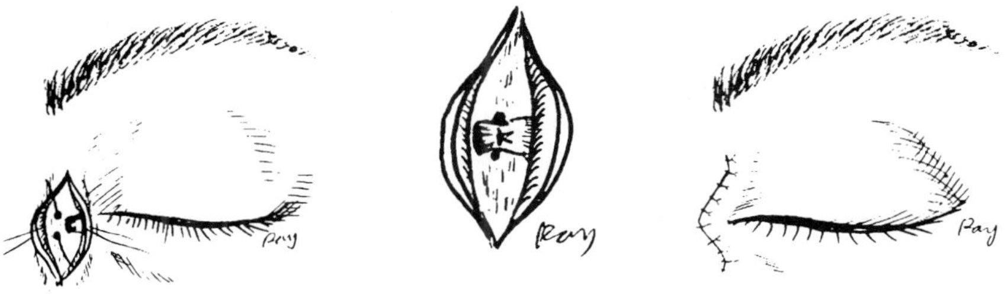

A　　　B　　　C

图 9－31　内眦韧带断离整复术

A. 显露后泪嵴并钻孔　B. 不锈钢丝将内眦韧带残端复位固定　C. 缝合皮肤

（三）外眦韧带离断整复术

外眦韧带因外伤离断，可造成外眦向上、向下或向内移位。向内移位可导致睑裂横径变短，原来尖形的外眦角变得圆钝。

1. 手术方法

（1）在外眦角眶外缘弧形切开皮肤，去除瘢痕组织，暴露眶骨外缘。找到外眦韧带残端，用 3－0 丝线将残端缝合固定于外侧眶缘骨膜适当位置。如外眦向下移位，缝合固定的位置可提高些。

（2）如未找到外眦韧带残端，可用 3－0 丝线将上、下睑板外端与眶外缘骨膜缝合。

（3）用小骨钻在颧骨的眶骨结节上钻一小孔，将外眦韧带残端或上、下睑板外侧端穿一不锈钢丝，将钢丝穿过骨孔，然后钢丝两端提紧扭转固定，剪除多余的钢丝。

（4）切开近外眦部的上、下睑缘灰线，两切口至外眦部相连。从外眦部向外作一水平切口，长约 1cm，沿灰线切口分离暴露上、下睑板外端的眼轮匝肌，分离眼轮匝肌，暴露眶缘、眶骨。在眶骨表面作 1cm 长、0.6cm 宽的骨膜瓣，其基底部在眶缘。骨膜分离后向内翻，游离端剪成分叉状成“Y”形，用 5－0 丝线将分叉之骨膜瓣上下臂分别与上、下睑板外侧端缝合（图 9－32）。

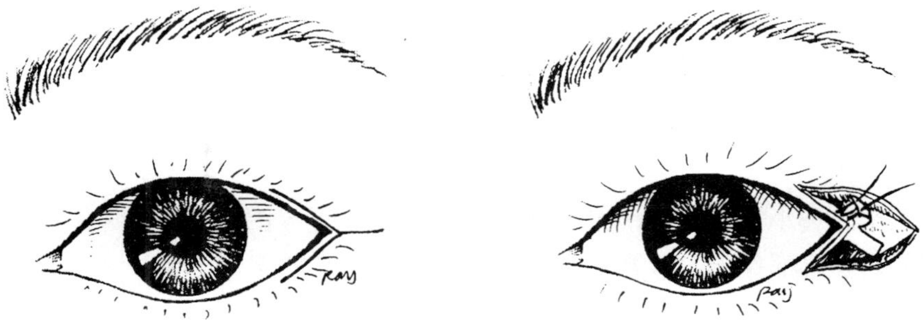

A　　　B

图 9－32　外眦韧带断离的修复方法

A. 上下睑外眦处沿灰线切开以及皮肤切口　B. 制备骨膜瓣，外眦成形

2. 手术要点

无论哪种术式，都要注意复位后的外眦角应高于内眦角 2～3mm，这样才能符合睑裂的解剖生理位置。

（四）手术并发症及处理

1. 术后瘢痕　眦角韧带损伤多由外伤，手术操作，炎症，肿瘤等术后造成，术区多已形成瘢痕组织，所以，术后容易造成局部瘢痕增生，早期瘢痕较为明显。

手术操作中，尽量彻底松解瘢痕，在不影响手术效果的前提下，切除部分瘢痕组织；缝合过程中，注意减张缝合，这些都有利于术后伤口的恢复和减少瘢痕的形成。

2. 溢泪　多由于术中损伤泪囊、泪道，或术前即有泪囊泪道的损伤，因此，术前应认真检查患者是否存在泪道损伤。术中应明确解剖位置，谨慎操作，尽量避免泪道的损伤，如发生应即时修复，恢复其功能。

3. 内眦点复位不满意　多由于内眦韧带损伤伴有眶壁周围骨折，内眦韧带附着点严重移位，手术矫正不能将其满意复位。特别是伴有严重的眶下壁骨折、颧骨骨折，应尽量将眶下壁的瘢痕粘连组织切除或松解，使下壁的软组织能够充分的向内上方复位，达到矫正内眦移位的目的。

4. 睑外翻　内眦损伤较为严重，缺失组织或瘢痕性睑外翻。

在矫正韧带损伤的前提下，可以根据形成睑外翻的病因，进一步修复睑外翻。

第八节　眦角整形术

各种因素导致的内、外眦位置的异常，对眼睑形态影响较大。

一、外眦松解术

适用于眼睑痉挛导致的眼形改变，或在眼睑缺损修复中，为有利于缺损的缝合，而行外眦松解术，一般可以松解 5mm 左右的距离。作外眦切口，仅切开皮肤和眼轮匝肌，不切开结膜，牵开创口，用血管钳在眶缘内侧探查外眦韧带。将外眦向鼻侧牵拉，使韧带处于紧张状态，根据需要剪断外眦韧带之上支（上睑有缺损时）或下支（下睑有缺损时），也可以上下支一起剪断。如为达到更为彻底的松解，也可以在外眦韧带附近分离，把眶隔与眶缘分离。最后缝合外眦皮肤，术后 5 天拆线。

二、外眦成形术（即睑裂开大术）

Von－Ammon 外眦成形术

1. 手术适应证

（1）适用于睑裂小于正常者，如小睑裂综合征。

（2）因外伤和眼部疾患，睑缘炎症所致的睑缘粘连。

2. 手术步骤及要点

（1）标记新的外眦点，新外眦点至外眦角之间距离为切口长度。局麻成功后，沿设计线切开皮肤，用剪刀从切口插入，于球结膜下作潜行剥离。上下均剥离达穹隆部，彻底松解结膜，可以在无张力的情况下拉至外眦角创口。用 5/0 尼龙线将球结膜颞侧尖端与眦角创口的尖角先缝合一针，上下睑缘创口间断缝合。然后用 3/0 丝线于外侧结膜处作一针褥式缝合，缝线从新的外眦角结膜进针，从距眦角约 4～5mm 处皮肤出针，垫一小油纱垫后结扎，以形成新的外侧穹隆，术后创口涂油膏，5～7 天拆线（图 9－33）。

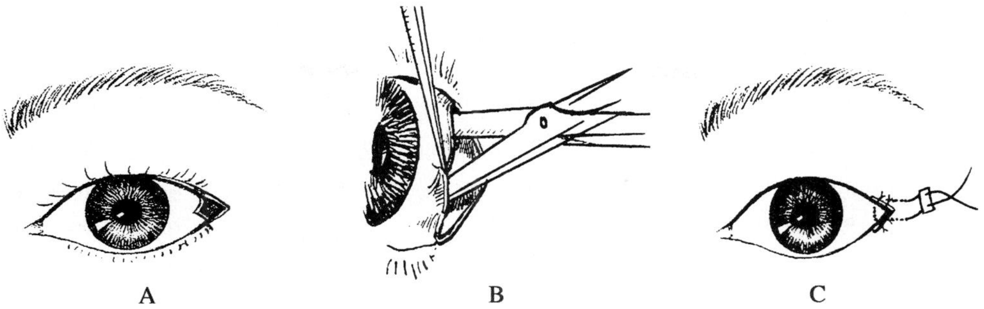

图 9－33　Von－Ammon 外眦成形术

A. 水平切开至新内眦点　B. 分离球结膜　C. 形成新的穹隆和外眦角

（2）该手术关键在于术前根据要求设计新外眦点，务必达到准确到位。手术操作中，剥离上下睑结膜一定要达到充分彻底松解，在无张力的情况下形成新的外眦角。

三、睑裂缩短术（外眦缝合术）

外眦部睑缘缝合，可以使睑裂永久性缩短，也可以作为暂时性治疗需要，一旦疗程终了，可再将粘连剪开，恢复原状，无损外形。

手术适用于睑裂过长畸形而致睑裂不对称。

轻度眼球突出，可通过缩短睑裂以保护角膜。对麻痹性睑裂闭合不全者缩短睑裂，可使睑裂闭合不全得到改善或帮助完全闭合，以保护角膜，同时下睑还可上提，减少溢泪。

（一）Fuchs 外眦部睑缘缝合术

1. 手术步骤

（1）将外眦部上、下睑缘灰线劈开，劈开长度超过术前测定需缩短的长度 1～2mm，向两叶间分离深约 5mm，上睑前叶按图示切去 abc 形成三角形创面，下睑前叶按图中 dec 作成与 abc 三角创面大小相等的皮瓣，皮瓣的睫毛缘上皮和睫毛一并去除，上、下睑后叶缘上皮亦切除，成为新鲜创缘，使互相缝合后容易愈合。

（2）用双针缝线自上睑后叶的结膜面距睑缘 3mm 处穿出皮面，拉紧缝线，使下睑 dec 皮瓣与上睑 abc 三角创面嵌合，垫一小油纱垫结扎。这样，上、下睑后叶的睑缘互相吻合，皮肤创缘以 5/0 尼龙线间断缝合，轻压包扎，创面涂油膏，5～7 天拆线（图 9－34）。

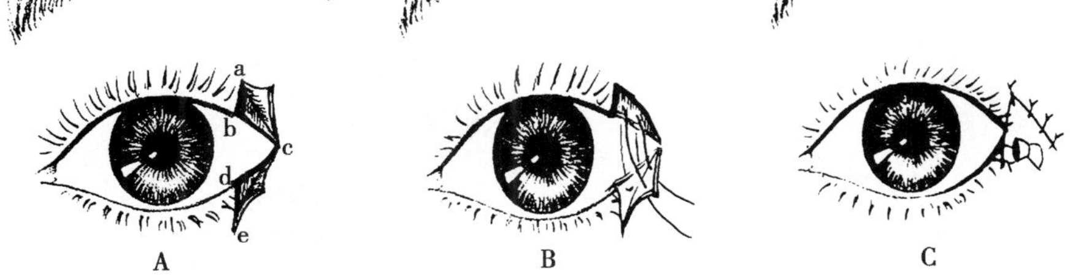

图 9－34　外眦睑缘缝合术

2. 手术要点

（1）手术操作应尽量保护皮瓣，以免术后瘢痕形成或皮瓣坏死。

(2) 术中注意上下睑睫毛缝合后的方向，保证睫毛生长方向向外侧，以免造成人为睑内翻。

（二）Wheeler 睑缘缝合法

将上、下睑缘外眦部灰线劈开成前后两叶，于下睑后叶垂直剪成一块方形睑板结膜移形瓣，充分分离其周围组织使之松动，上提插入上睑前后两叶之间，用双针缝线从上睑结膜面穿过后叶，自两叶间切口穿出，再穿过下睑方形睑板结膜瓣，又复从上睑两叶间切口穿过上睑前叶，然后穿出上睑皮肤，提紧缝线，使下睑方形瓣插入镶嵌于上睑的前后叶之间，垫以小油纱垫后结扎，上、下睑的前叶睑缘缝合 1～2 针。该部的结膜是否切去，应视将来睑裂是否要放大而定（图 9 - 35）。

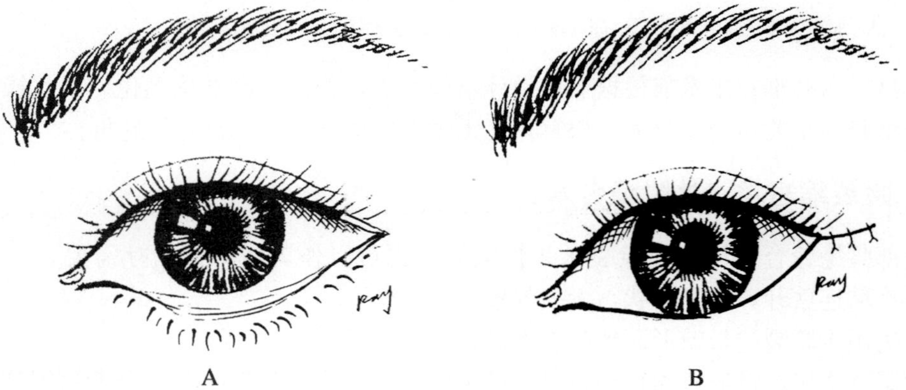

图 9 - 35　Wheeler 睑缘缝合法

A. 上下睑外眦部灰线劈开，下睑做结膜瓣插入上睑前后叶之间　B. 上下睑前叶睑缘缝合

四、睑裂走向异常

正常人外眦角比内眦角高 2～3mm，这在蒙古族人种显著于欧洲民族。但外眦角高于内眦角 5mm 以上，或内外眦角连线和水平线之间的夹角大于 15°，则为外眦向上移位畸形。如外眦外伤瘢痕挛缩，致使其下斜低于内眦角，也可构成睑裂畸形。

（一）外眦角移位整复术

1. 手术步骤　外眦角向上或是向下移位均可用 Z 成形术，于外眦角处设计两对偶皮瓣，局麻成功后，沿设计线切开皮肤，形成两三角形皮瓣，彻底松解皮瓣，将两个对偶皮瓣易位缝合，以获得矫正，易位缝合时，皮瓣皮下组织应与骨膜间加强固定缝合 1～2 针（图 9 - 36）。

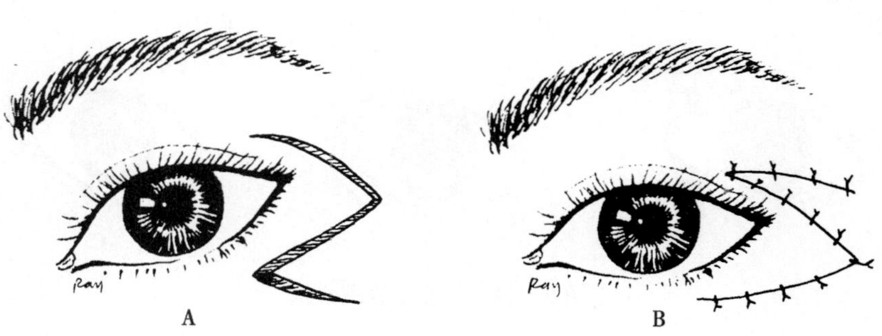

图 9 - 36　外眦角移位整复术

A. 皮瓣设计　B. 皮瓣交叉缝合

2. 手术要点　皮瓣设计时，应考虑到术后瘢痕回缩等问题，外眦角正常位置要略矫枉过正一些；皮瓣应得到彻底松解，外眦形态才能彻底改观。

（二）内眦角移位整复术

内眦角严重移位较多见于眼外伤后内眦韧带断裂和外伤后瘢痕挛缩。

1. 手术方法　内眦角移位多伴有内眦韧带断裂，所以手术方法应包括眦角韧带离断整复术，如前所述。通过内眦韧带离断整复术不足以矫正眦角移位时，可以行同外眦角一样的 Z 成形术，在内眦处设计两个三角形皮瓣，皮瓣应包含移位的内眦角，松解皮瓣，对偶换位，缝合固定（图 9－37）。

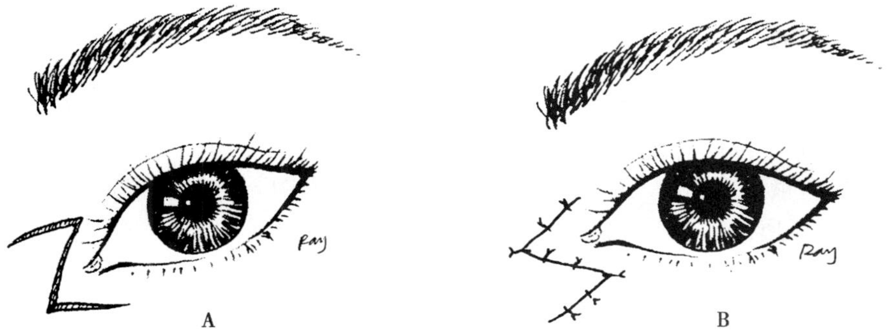

图 9－37　内眦角移位整复术

A. 皮瓣设计　B. 皮瓣交叉缝合

2. 手术要点

（1）内眦处有泪点、泪道等附属器，切勿损伤。

（2）内眦皮瓣彻底分离，以达到尽可能的松解，转移后皮瓣才能减小张力，减轻术后瘢痕挛缩。

（3）术中找到内眦韧带残端，将内眦韧带残端固定于后泪嵴骨膜上。

（三）常见并发症及处理原则

1. 术后瘢痕形成　内、外眦手术术后瘢痕相对均较明显，处理得当经过较长时间恢复后患者一般均可以接受。对于瘢痕体质患者或可疑瘢痕体质者，慎重选择手术方案；手术中彻底松解瘢痕粘连，减张缝合伤口，使伤口张力最小化；严格无菌操作，避免术后感染。

2. 手术矫正不完全，术后眦角移位

3. 溢泪发生 术中损伤或术后的水肿可导致溢泪发生，前者应及时修复，后者恢复一段时间，多可恢复。

第九节　上睑下垂

一、概念

在没有额肌参与下，两眼平视前方时，上睑缘遮盖角膜上方超过 2mm，甚至部分或全部遮盖瞳孔而影响视线，这种眼睑的异常形态，可诊断为上睑下垂。

二、病因

（一）先天性上睑下垂：绝大多数属于上睑提肌发育不良或支配它的神经（动眼神经）发育异常、功能不全所致。少数病例属于上睑提肌的横韧带过紧而束缚其运动所致。

该疾患可以发生于单侧或双侧，临床上以单侧多见。少数患者还有家族史，特别是小眼裂综合征，家族遗传倾向更为明显。

（二）后天性上睑下垂

后天性因素很多，如外伤性上睑下垂，神经性上睑下垂，肌源性上睑下垂，老年性上睑下垂，机械性上睑下垂，假性上睑下垂等。临床上以先天性上睑下垂为最多见。

三、术前检查

术前详细的检查，正确判断上睑下垂的性质、类型、程度等，对手术方法的选择、术后效果的预测与评估，有着重要的意义。

1. 确定下垂量　正常人在自然睁眼平行注视前方时，上睑缘覆盖上方角膜 1.5～2.0mm。双手紧压眉部，上睑缘低于正常位置的毫米数即为下垂量。

2. 测量上睑提肌肌力　以一只手拇指用力压迫患者眉弓部，另一只手持格尺平行于上睑，嘱患者尽可能向下看，0 点对准上睑缘正中最低点为标志点，再嘱其尽可能向上看，标志点上移的幅度即为上睑提肌肌力。

3. Bell 现象　闭眼后眼球向上转为 Bell 征阳性。

4. 上睑下垂程度分级 轻度：下垂量 1～2 mm ，肌力＞ 8 mm；中度：下垂量 3 mm ，肌力 4～7 mm；重度：下垂量 4 mm ，肌力 0～3 mm。

5. 手术方法的选择　上睑下垂的手术方法很多，但主要可分为两大类：即上睑提肌缩短手术和利用额肌的手术。可根据上睑下垂的程度选择适宜的手术方法。上睑提肌缩短手术时复合生理功能的，若上睑提肌动度 3mm 以上者，尽量采用上睑提肌缩短手术。对于上睑提肌几乎没有动度者，可以考虑利用额肌作为动力的手术方法。

四、手术方法

1. 上睑提肌缩短术

一般采用经皮肤入路，有两种常用方法，即上睑提肌部分切除缩短术，和上睑提肌折叠缩短术。

（1）适应证：适用于上睑提肌活动幅度在 3mm 以上者。

（2）手术步骤：①用亚甲蓝设计重睑线，一般距睑缘 5～6 mm。②在眼睑及眶上缘皮下行局部浸润麻醉，结膜下行浸润麻醉。③按设计的重睑线切开皮肤及皮下组织，并去除睑板前部分眼轮匝肌，于眶隔下向上剥离，显露上睑提肌腱膜并向上分离超过上横韧带。④在上睑结膜囊置入 Hotz 板保护眼球，于提肌腱膜的外侧剪开，将上睑提肌和 Müller 肌与下方的结膜分离，注意保护结膜。为使上睑提肌充分下降，剪开上睑提肌内角和外角。于 Müller 肌下方向上分离至所需高度。根据肌肉弹性，确定需要缩短的组织量，然后用 3 - 0 丝线在上睑提肌上做 3 对褥式缝合，固定于睑板中上 1/ 3 交界处的睑板面上，打活结调整上睑高度。观察上睑高度及弧度满意后，将结打紧并剪除缩短部分的肌肉。⑤皮肤切口按常规形成重睑。切口及结膜囊涂眼膏，外盖敷料（图 9－38）。

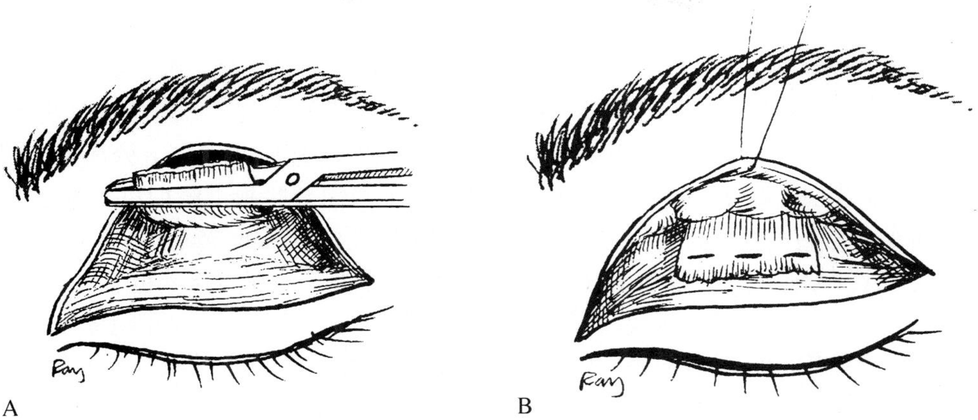

图 9－38　经皮肤切口入路上睑提肌缩短术

A. 由上睑提肌腱膜的外侧进入，向上分离，缩短上睑提肌和 Müller 肌　B. 上睑提肌缩短后褥式缝合

手术要点：①本方法适用于上睑提肌活动度在 4mm 以上的中、轻度先天上睑下垂患者及老年性外伤性上睑下垂。术中上睑提肌缩短量可参考每矫正 1mm 下垂量，缩短 4～6mm。但在实际手术时应根据上睑提肌厚薄、弹性等具体情况灵活掌握。②矫正的高度应参照健侧，必要时可嘱患者坐位观察双眼情况。无 Bell 现象或上睑迟滞者矫正应保守些。③结膜下行浸润麻醉的目的是将肌肉与结膜进行“水分离”，因此进针不宜过深，以透过结膜可见到针头为宜。

此外，尚可采用上睑提肌折叠缩短术，其适应证同上睑提肌部分切除缩短术，该法对上睑提肌前方的剥离同上睑提肌部分切断缩短术，但不剥离上睑提肌与结膜之间。在上睑提肌的高处与睑板中上 1/3 处，做三对褥式缝合，使多余的腱膜组织折叠于线结后方。实现缩短上睑提肌的目的。该方法操作简单易行，创伤轻微（图 9－39）。

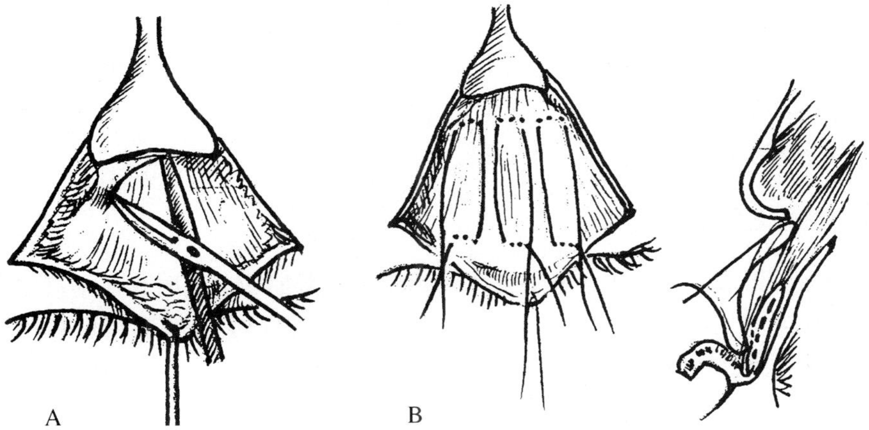

图 9－39　上睑提肌折叠缩短术

A. 向上分离提上睑肌　B. 将提上睑肌折叠缝合

2. 额肌瓣悬吊术

（1）适应证：适用于上睑提肌活动幅度在3mm以下或上睑提肌没有动度者。

（2）手术步骤：①设计重睑线，一般距睑缘4～6 mm；于眉部中1/3处标记额肌剥离范围，所用额肌的宽度在1.5～2.0cm。高度在眉上1.5cm。②在眼睑、眶上缘及眉上区皮下行局部浸润麻醉。③按标记线切开上睑，剪除部分皮肤与眼轮匝肌，显露睑板及其上缘。在眼轮匝肌与眶隔间向上分离至眶缘下1mm，转至皮下继续于额肌表面向上分离至标记范围。眶缘处额肌与骨膜层间略做分离，以使额肌瓣能够向下牵引至睑板上缘即可，这样形成1.5～2.0 cm的倒梯形舌状瓣，压迫止血。④将额肌瓣于眼轮匝肌与眶隔间的隧道向下牵引至睑板上缘，选择额肌瓣适当的高度位置用3－0丝线作一近水平的三对褥式缝合。将额肌瓣固定于睑板的中上1 /3处，使得上睑缘平视时位于角膜上缘0～1 mm，并且睑缘弧度满意后，剪除多余额肌瓣组织。留置引流条。⑤然后常规形成重睑。切口及结膜囊涂眼膏，外盖敷料，眉上区绷带压迫止血（图9－40）。

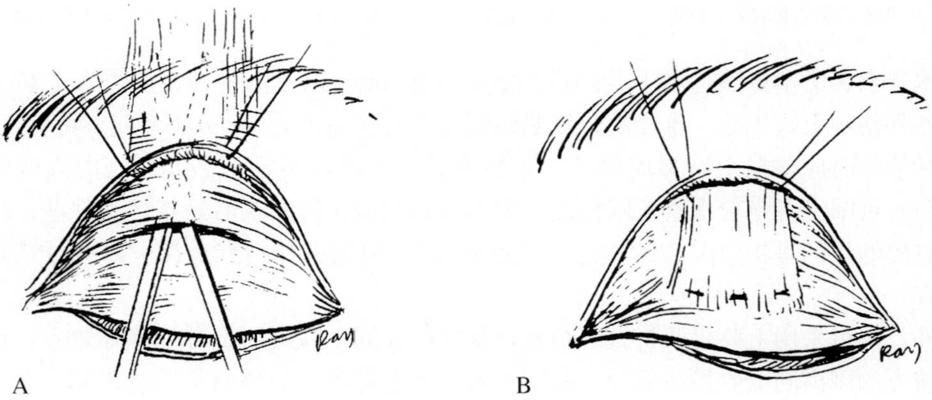

图9－40　额肌瓣矫正上睑下垂

A. 重睑线与额肌的剥离范围，形成蒂在上方的额肌瓣　B. 额肌瓣缝合固定于睑板中上部

手术要点：①本方法适用于上睑提肌活动度在3mm以下的重度先天上睑下垂患者。②此方法术后随时间推移上睑位置会有不同程度的下降，因此术中应于平视时将上睑位置矫枉过正到角膜上缘或其上方1mm处。③剥离额肌瓣术中出血较多，应充分压迫止血，术中留置引流条，避免形成血肿，影响手术效果。

五、并发症及其处理

1. 出血及血肿形成　多发生于额肌瓣术后。常为额部肌瓣分离时止血不彻底所致，术后额部绷带加压包扎24小时，对术后出血有积极预防作用。止血药的应用也有积极意义。术后24小时去除外层敷料，观察局部情况，发现有血肿形成，应及时清理血肿。避免血肿引发的感染发生。

2. 矫正不足　往往是病例选择不当，或上睑提肌缩短不充分之故，一般在术后5～7天才能判定结果。可观察数月，部分病例可自行好转，若无好转，待6个月后可改用额肌瓣法矫正。

3. 矫正过度　利用额肌瓣手术矫正上睑下垂，上睑缘在角膜缘上 1～2 mm，往往随时间推移可自行缓解，不需特殊处理。上睑提肌缩短术若早期过矫可提前拆除皮肤缝线，配合睁闭眼活动练习或将上睑向下按摩等方法使上睑提肌附着点后移，达到矫正目的。必要时，应重新打开切口，拆除固定缝线，重新调整上睑提肌腱膜与睑板的固定点。

4. 上睑内翻、倒睫　主要是上睑提肌或额肌瓣在睑板上的新的附着点过高所致。术中应仔细检查效果，避免发生。轻者可将切口切开，去除一条切口下唇的皮肤，以提紧下唇皮肤，牵拉睫毛上翘，解除倒睫与缓解内翻现象。严重者需要打开重新调整睑板的附着点位置。

5. 上睑外翻　多由于上睑皮肤切口过低、皮肤切除过多或睑板固定点过低，缝合后牵拉睑缘外翻。此外，穹隆黏膜脱垂、水肿等有时也可导致上睑外翻。轻度外翻消肿后可自行缓解，严重者需再次手术治疗。

6. 睑裂闭合不全　一般下垂矫正术后，早期都有不同的程度的睑裂闭合不全，但随时间的推移，手术后 3 个月会逐渐减轻或恢复。所以，这段时间患者要白天滴抗生素眼液，睡时涂抗生素眼膏或盖眼罩以保护角膜防止暴露性角膜炎发生。如重度眼睑闭合不全，应及时处理，避免造成暴露性角膜炎。

7. 暴露性角膜炎　多在术后 2～4 天，症状较严重。眼部明显异物感、流泪、有睫状充血，球结膜高度水肿，角膜中下部点状浸润，甚至有上皮脱落混浊，严重者可继发感染，形成角膜溃疡，影响视力，造成医疗纠纷，应及时处理。立即眼内涂药膏、点药水，包扎双眼。嘱患者双眼球应少动，防止上皮再次损伤，症状加重及时就诊。当引起上皮剥脱者最好用软性角膜接触镜保护，同时采用多黏菌素滴眼液预防绿脓杆菌感染，一般 7～10 天，以修复角膜上皮。

8. 上穹隆结膜脱垂　多因上睑提肌后间隙分离过高超越结膜穹隆部所致。发现结膜脱垂时不要用手触摸脱垂的结膜，防止发生结膜炎甚至角膜炎，应及时就诊。轻者可将结膜复位，局部加压包扎，重者需从穹隆部穿越皮肤的褥式缝线使结膜回位或手术剪除脱垂结膜。

9. 睑缘成角畸形、弧度不佳　多由于缝线固定到睑板位置不当所置。因此术中应充分松解肌肉，仔细调整缝线位置。术后出现此并发症较难自行恢复，需再次手术治疗。

第十节　重睑成形术

一、适应证与禁忌证

（一）适应证：身体健康、精神正常、无心理障碍的单睑者，双侧重睑不对称者，多重睑者，上睑松弛者，以前手术重睑形态不满意者。

（二）禁忌证：严重心脑肝肾血液系统疾病者，眼球眼睑有急性疾病表现者，精神病人，心理障碍者等。

（三）相对禁忌证：月经期，各种原因所致眼球突出术后眼球突出更加明显者。

二、重睑线的设计

1. 患者取坐位或站立位，以牙签或回形针等在距上睑缘 5～8mm 处将皮肤向上挑起，一般即可获得重睑。此时，可与患者沟通，设计宽窄不同的重睑线。

2. 术中患者仰卧位，术者依事先设计的重睑线以亚甲蓝标记内、中、外三点，对侧对称标记，再以重睑弧度将三点连线。

3. 注意重睑线位置不宜超过外侧眶缘，所设计的重睑线应全隐藏在重睑皱褶内，依睑皮松弛程度可考虑适当去除重睑线以上部分皮肤。

三、手术方式

（一）埋线法

适应证：适合眼睑较薄，眼裂较大，无臃肿及上睑皮肤松弛不明显者。

1. 间断埋线法

（1）手术步骤：在重睑线上定 3～5 点。一般将上睑分为内、中、外三等份，在中间和内中 1/3、中外 1/3 处定三点，此为三点法。或内中和中外之间各加一针，此为五点法。其中中间一针至关重要，该针位于平视前方时瞳孔位置水平之上。局部麻醉后，用 5－0 或 6－0 尼龙线自 a 点垂直进针达睑板表面，挂住睑板前筋膜，沿睑板表面自 b 点出针，再于 b 点原针眼进针经皮下 a 点穿出结扎缝线。将 a 点处皮肤轻轻挑起，线节即可埋入皮下。其他点缝法相同。术后局部涂抗生素眼膏（图 9－41）。

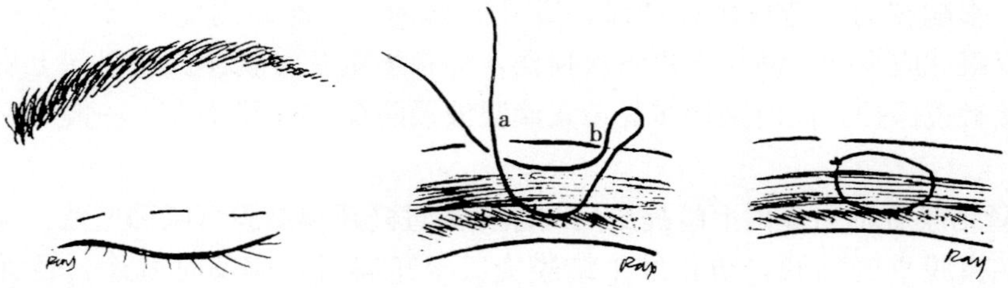

图 9－41　间断埋线法重睑术

（2）手术要点：缝线应挂住睑板前筋膜，否则重睑线浅或消失；缝线应避免穿透睑板达结膜或刺伤眼球（经验较少者可用 Hotz 板于结膜侧挡住眼球）；手术不熟练时可先保留线头，待观察重睑弧度满意，双侧对称后一并将线头剪掉。

2. 连续埋线法：

（1）手术步骤：在重睑线上标记 6～8 点，两点间距 3～4mm。于外眦部切开 2mm 皮肤，用 5－0 或 6－0 尼龙线自外眦部进针，经睑板前筋膜 b 点穿出，再于 b 点经皮下 c 点穿出，如此缝线经标记点穿入穿出，所经过组织睑板前筋膜与皮下交替。缝线达内眦部后，同法折回达外眦部切口处，结扎缝线。将皮肤轻轻挑起，线节即可埋入皮下。术后涂抗生素眼膏，纱布遮盖伤口一天（图 9－42）。

（2）手术要点：缝线应挂住睑板前筋膜，否则重睑线浅或消失；缝线应避免穿透睑板达结膜或刺伤眼球（经验较少者可用 Hotz 板于结膜侧挡住眼球）；手术不熟练时可先保留线头，待观察重睑弧度满意，双侧对称后一并将线头剪掉。手术进出针均应顺应重睑线弧度，否则重睑线不顺滑。结扎缝线时不可过紧或过松，过紧术后肿胀恢复慢，过松线结易外露或形成皮下肉芽肿。

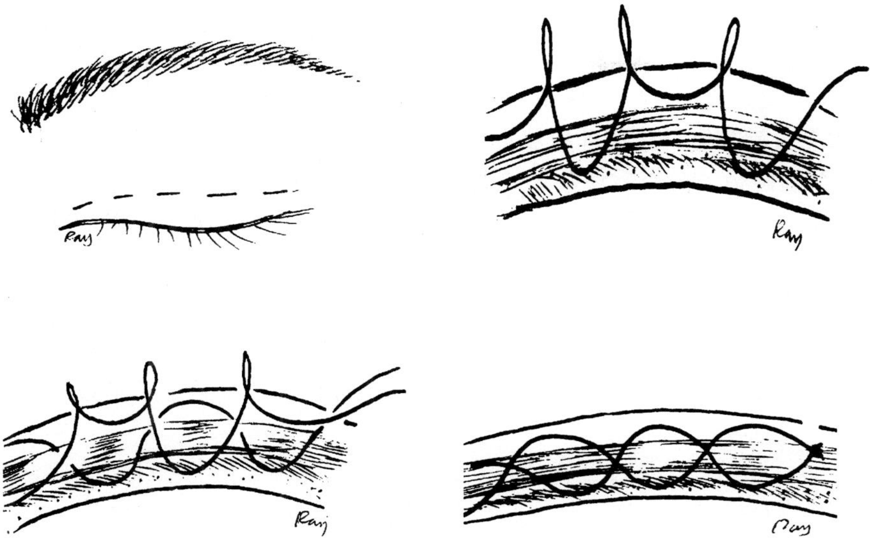

图 9 - 42　连续埋线法重睑术

（二）切开法：

1. 手术步骤：依设计好的重睑线切开皮肤皮下组织，剥离切口下唇形成皮瓣，去除睑板前眼轮匝肌及部分眶隔组织，眶隔脂肪，充分止血，缝合切口上下唇皮肤及睑板前结缔组织。观察双侧对称，弧度满意，术后涂抗生素眼膏，纱布遮盖伤口一天（图 9 - 43）。

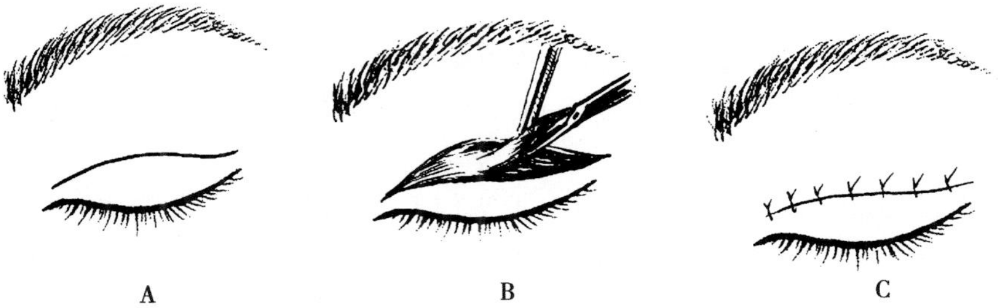

A　　B　　C

图 9 - 43　切开法重睑术

A. 设计重睑线　B. 切开后，去除少许睑板前眼轮匝肌　C. 将切口上下唇皮肤与睑板前结缔组织缝合

2. 手术要点：依重睑线切开皮肤时力量不宜过大，刀锋需与切口线垂直，否则切口容易偏出。剥离切口下唇时注意勿损伤真皮下血管网，否则切口下唇肿胀，恢复较慢。眶隔脂肪的去除应适度，避免造成上睑凹陷，并因此可能形成多重睑。缝合切口上唇皮肤时应注意下方眼轮匝肌有无回缩，如有回缩缝合时应将眼轮匝肌一并缝住，否则术后形成的重睑线可能高于切口线。

四、手术并发症及其处理

（一）术中

1. 暂时性上睑下垂：麻醉药注射过多或过深，麻痹了上睑提肌，有时会有短暂的上睑下垂表现。无需特殊处理，麻醉药作用消失后即可恢复正常。

2. 眼球损伤：多见于埋线法手术时进针过深，而眼球又无保护。若发生此种并发症，应请眼科医生治疗。

（二）术后

1. 上睑紧缩及异物感　采用埋线法行重睑术的患者出现上睑紧缩及异物感，多由于埋线的针距过宽并穿透睑板，打结后使睑板的弧形减弱不适合眼球的形状，患者自感上睑紧缩并有异物感；埋线过高，达到节制韧带以上，提上睑肌运动受限，则亦会有紧缩感；连续埋线或线结过紧同样可有紧缩感。采用切开法，皮肤与提上睑肌腱膜固定过高达节制韧带时，睁眼时会有上睑紧缩感。

处理方法　埋线或切开重睑出现上述症状时，最佳的处理方法是切开上睑皮肤，去除埋线，松解已形成的瘢痕，使睑板与提上睑肌恢复到正常状态，重新定点形成重睑，术后症状可消失。

2. 线结外露　原因：①由于回针过浅，线结不能回缩埋入上睑皮下；②回针时，与进针不在同一针孔，使两线间有少许上睑皮肤存在，则线结不能回缩入上睑皮下。

处理方法　将外露的线结拆除，如重睑消失，可在拆除外露的线结后 3 个月再行埋线或切开重睑术。

3. 皮下异物性结节　见于埋线重睑术后。皮下异物性结节的形成，是由于回针过浅，线结不能回缩到上睑皮下，而在上睑真皮区可见到线结及其周围的纤维包绕，闭眼时清晰可见。

处理方法　局麻下在线结处切开 2mm 的小切口，将线结及其周围的纤维包膜取出，但可能影响重睑效果，导致重睑变浅或消失。

4. 表皮样囊肿　见于埋线法重睑术后。多由于埋线时将上睑部分上皮带入皮下形成，或回针未从原针孔穿出，打结后将部分上皮拉入上睑皮下形成表皮样囊肿。

处理方法　在囊肿处切开上睑皮肤 2mm ，将囊肿取出，如它与埋线的线结相连，可将线结一并取出。

5. 重睑线变线或消失　常见于埋线法。原因如下：①埋线法中缝线脱落或结扎过松，未能挂住睑板，缝线结扎过紧将睑板前筋膜割断。②对于上睑臃肿者选择埋线在重睑线处未能将睑板与皮肤形成永久粘连。③ 切开法者睑板前组织去除过少或缝线不到位，未能在睑板与皮肤间形成粘连。

处理方法 ①埋线法：抽去原有缝线，然后每针缝合要求挂住睑板前筋膜，松紧适当。②切开法：首次埋线失败并上睑臃肿，有内眦赘皮者或首次切开法失败者，切开皮肤适量去除睑板前组织，缝合时挂住睑板前结缔组织。

6. 双侧重睑不对称　原因：①设计画线不精确，患者紧张或术者轻提眼睑用力不一，使双侧宽度不一致。②切口偏离设计线，在睑板上固定高度不一致，埋线时术中进针方向不一致。③上睑皮肤松弛者，两侧松弛程度不同或两侧皮肤去除量不同致重睑双侧宽窄不一。

处理方法 选理想一侧为参照，①对于埋线者将窄侧再埋线改成与宽侧一致。如宽侧过宽可行切开法将两侧调整一致；②首次切开法过宽者，沿原切口线切开用轮匝肌瓣填充原重睑线凹陷，利用皮肤的弹性或切除下方部分皮肤重新形成新的重睑线。过窄者可充分剥离切口下方皮肤，使切口下方皮肤能够向上伸展，也可切除一条上方皮肤，缝合时扣住睑板的高度应比切口线高，高多少需根据两眼的对称性而定。

7. 重睑过宽　原因：重睑宽度＞8mm，或宽度与脸形，眼型不协调，设计过宽或设计画线时上睑皮肤过于松弛，缝线时挂住睑板位置过高。

处理方法：重新设计重睑线，松解粘连，填充原重睑线凹陷，若皮肤弹力允许可将原切口瘢痕一起切除，按新设计线缝合。

8. 重睑过窄　原因：重睑线宽度＜5mm，出现隐双。设计过窄，缝合位置过低，或上睑皮肤松弛均可导致重睑线过窄。

处理方法：①埋线者可抽去缝线，重新设计缝合。②切开者：睑板位置提高或切除上方部分皮肤。

9. 皮肤多层皱褶　原因：切口线以上皮下组织去除过多，皮肤与深层组织形成多处粘连。

处理方法：按原切口切开，分离粘连，将眼轮匝肌下移与重睑线处皮肤及睑板缝合在一起，中间一针尤为重要。

10. 上睑下垂　原因：①术前上睑下垂未被发现或未作矫正。②术中分离和切除造成误伤或切断提上睑肌。③血肿感染造成粘连瘢痕形成或瘢痕体质者。

11. 重睑线弧度不自然　原因：与手术设计有关，没按上睑皱襞自然弧度缝合，皮肤去除量不均匀等，最常见内宽外窄型（俗称三角眼）。

处理方法：重新设计重睑线形态，使之成为内窄外宽型或平行型，填平原凹陷处，去除多余皮肤。缝合时注意双侧上睑皱襞的高度和弧度。

12. 上睑瘢痕　原因：①瘢痕体质者。②术中操作粗暴，切口不整齐，组织损伤较重，术后感染加重瘢痕形成。

处理方法：①瘢痕体质者不可再行手术，局部抗瘢痕治疗。②切除明显瘢痕重新按无创缝合。

第十一节　上睑松弛矫正术

一、适应证与禁忌证

（一）适应证：身体健康、精神正常、无心理障碍的上睑皮肤松弛者。

（二）禁忌证：同重睑术。

二、手术方法

依据患者对重睑宽窄的要求，结合患者的脸型及眼睑自身条件，设计新的重睑线，一般距上睑缘上方 5～8mm。

测定皮肤松弛量：①用无齿镊夹持重睑线上方松弛皮肤，以睫毛微翘为度，划出第二条标志线。②或用无齿镊抵住设计重睑线，嘱患者睁眼平视，形成满意重睑，在重睑上缘皮肤处标记，在标记点下方 1mm 处划出第二条标志线。

依设计好的重睑线切开皮肤皮下组织，剥离切口下唇形成皮瓣，去除睑板前眼轮匝肌及部分眶隔脂肪，充分止血，然后去除切口上方的松弛之皮肤肌肉组织，嘱患者睁眼，观察新的重睑线形态及弧度满意后，按照重睑术形成方法，缝合切口上下唇皮肤及睑板前结缔组织。术后涂抗生素眼膏，纱布遮盖伤口一天（图 9－44）。

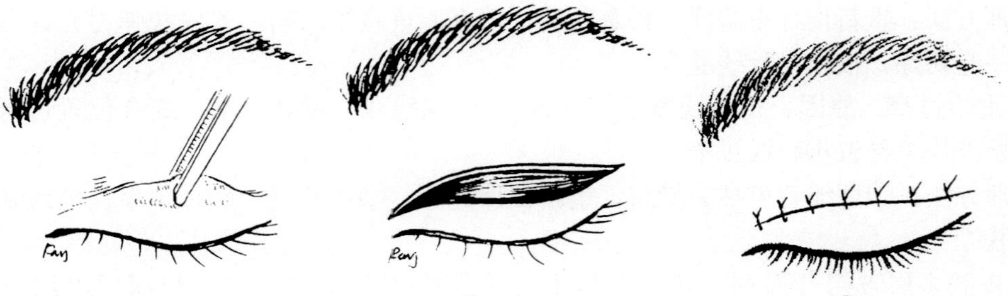

图 9－44　上睑整形术，松弛皮肤的测量及去除皮肤方法

A. 用镊子夹持松弛皮肤，确定去除皮肤的量　B. 设计并切开形成上下两条切口线　C. 按切开法形成重睑

手术要点：依重睑线切开皮肤时，刀锋需与切口线垂直，否则切口容易偏出。剥离切口下唇时注意勿损伤真皮下血管网，否则切口下唇肿胀，恢复较慢。老年人眶隔脂肪部分萎缩，不一定要去除，如需去除应适度，避免造成上睑凹陷，并因此可能形成多重睑。缝合切口上唇皮肤时应注意下方眼轮匝肌有无回缩，如有回缩缝合时应将眼轮匝肌一并缝住，否则术后形成的重睑线可能高于切口线。外眦部切口线应顺畅并微微上挑，否则易形成内宽外窄的“三角眼”。

三、手术并发症及其处理

并发症基本同重睑术。

第十二节　内眦赘皮

内眦赘皮是发生在内眦部的纵向弧形的皮肤皱褶。又称蒙古皱襞，皱褶将内眦角及泪阜部分或全部遮掩，使两内眦间距离加宽，有碍眼外形美观。

一、内眦赘皮的分类

（一）先天性内眦赘皮

先天性内眦赘皮一般为双侧性、对称性，而且有遗传性。部分先天性内眦赘皮患者伴有上睑下垂、小睑裂等畸形。

（二）后天性内眦赘皮

后天性内眦赘皮多由外伤、烧伤及眦部手术后瘢痕挛缩牵拉而形成，多为单侧，个别为双侧，常伴有邻近组织损伤。

二、内眦赘皮分型

（一）眉型赘皮

起自眉弓部，向下延伸至泪囊皮肤。

（二）睑型赘皮

起自上睑，经过内眦到下睑，与鼻颊皱襞融合一起。

（三）睑板型赘皮

起自上睑皱襞，至内眦部消失。

（四）倒向型赘皮

起自下睑，经过内眦向上延伸到上睑。倒向型内眦赘皮常合并上睑下垂、小睑裂，它不会随鼻梁发育而消失，所以在矫治上睑下垂前，必须先矫治倒向型内眦赘皮。

三、内眦赘皮形成原因

（一）水平方向皮肤过剩说

认为鼻梁与内眦之间，水平方向皮肤发育过盛，皮肤过多，过多的皮肤形成皱襞，遮盖泪阜，形成内眦赘皮，所以临床上采用一些切除水平方向皮肤的方法便可矫正内眦赘皮。

（二）垂直方向皮肤紧张说

认为内眦赘皮的发生是由于内眦部垂直向皮肤不足，张力过大，牵拉内眦皮肤产生皱襞所致。临床上加大内眦部皮肤垂直方向长度，缓解垂直方向的张力便可矫正内眦赘皮。

（三）内眦部眼轮匝肌异常说

1. 认为内眦赘皮形成原因是内眦部皮下眼轮匝肌及纤维组织过多，致使皮肤张力过大，所以要矫正内眦赘皮，必须切除内眦部皮下多余的眼轮匝肌和纤维组织，缓解皮肤张力，矫正内眦赘皮。

2. 认为内眦部眼睑皮肤的形态分布是由眼轮匝肌肌纤维的走向所决定，内眦赘皮是上下睑眼轮匝肌于内眦韧带起始处错位、错构所致，且伴有皮下组织增厚。故主张在行内眦赘皮矫治时，除解决“多余”皮肤问题外，还应考虑处理其皮下组织及错位、错构的眼轮匝肌。

四、手术适应证、手术要点及注意事项

内眦赘皮矫治手术方法很多，可以根据赘皮类型和轻重程度来选择。1 至 3 型都可用 Speath 或 Stallard 等皮瓣易位法，倒向型赘皮可采用”L”形皮肤切除法和 Mustarde 法进行矫正。

（一）Stallad“Z”成形术

1. 手术适应证　适用于轻度内眦赘皮，但缺点是“Z”改形后有斜形瘢痕通过内眦部，由于瘢痕挛缩，可能产生新的由手术引起的内眦赘皮。

2. 手术步骤　用亚甲蓝沿赘皮长轴画线，在此线上端作一走向上睑缘并与之垂直的短线，在内眦下 4mm 处画一斜向内上方的直线。三根线等长，形成两个对偶三角形皮瓣，皮下剥离松解，两个三角瓣互相转换位置，用 6－0 丝线缝合（图 9－45）。

（二）Fox“Z”成形术

1. 手术适应证　适用于轻度内眦赘皮

2. 手术步骤　将内眦赘皮提起，在赘皮下方作一“V”形切口，形成一皮瓣，剥离皮瓣将它拉向鼻侧，使内眦赘皮消失。沿此皮瓣上缘切开下面皮肤，形成第二个皮瓣，将第二个皮瓣剥离后，两个皮瓣互相换位，用 6－0 无创伤线缝合（图 9－46）。

（三）双“Z”成形术

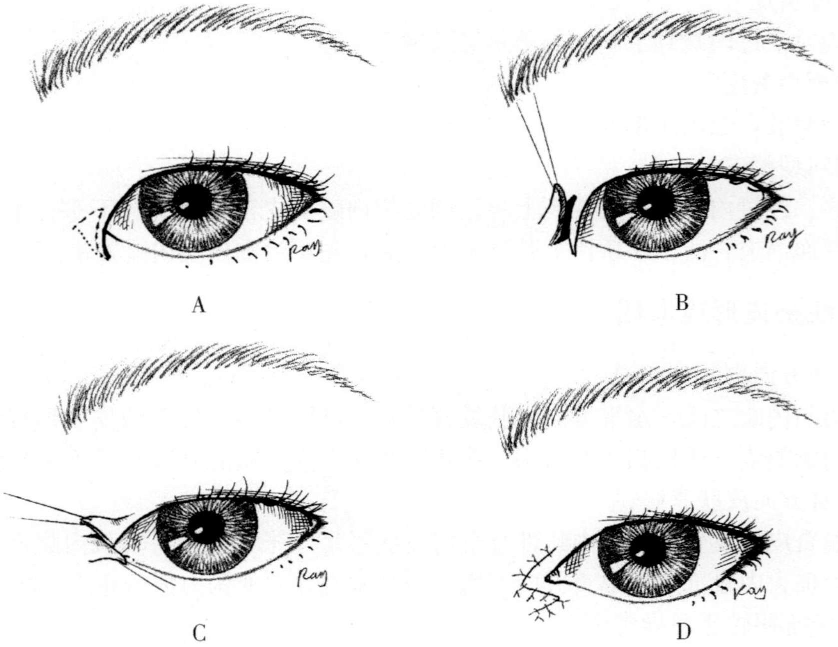

图 9-45 Stallad“Z”成形术

A. 以赘皮为轴，设计 Z 形皮瓣 B. 切开，形成对偶三角瓣 C. 两皮瓣交叉 D. 缝合创口

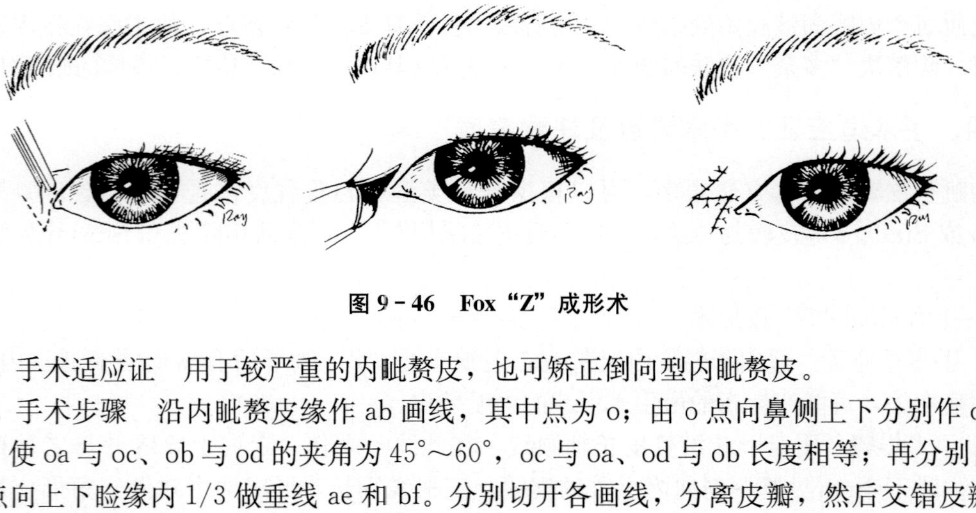

图 9-46 Fox“Z”成形术

1. 手术适应证 用于较严重的内眦赘皮，也可矫正倒向型内眦赘皮。

2. 手术步骤 沿内眦赘皮缘作 ab 画线，其中点为 o；由 o 点向鼻侧上下分别作 oc、od 画线，使 oa 与 oc、ob 与 od 的夹角为 45°～60°，oc 与 oa、od 与 ob 长度相等；再分别自 a 点和 b 点向上下睑缘内 1/3 做垂线 ae 和 bf。分别切开各画线，分离皮瓣，然后交错皮瓣，缝合切口。伤口涂油膏，术后 5 天拆线（图 9-47）。

3. 手术要点 此方法适用于各种类型的内眦赘皮，相当于做了两个“Z”形皮瓣，皮瓣要做到大小适度，不要太小，充分分离各皮瓣，彻底解除张力。

（四）“L”形皮肤切除术

1. 手术适应证 适用于轻度倒向型内眦赘皮

2. 手术步骤 从内眦赘皮的上端，做一斜向下睑并距下睑睫毛下 2mm，平行延伸至下睑中央或内中 1/3 交界处的皮肤切口。根据赘皮情况画出要切除赘皮的外线，沿此线切开皮

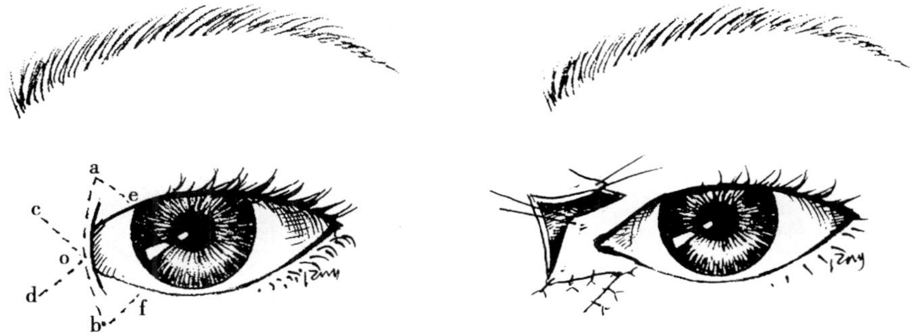

图 9 - 47　双“Z”成形术

肤，切除两线中间的赘皮皮肤。术前、术中要反复测试切除皮肤的量，去皮要适中，防止效果不佳或是泪小点外翻。切除皮肤后，四周皮下组织稍加分离。用 6 - 0 或 6 - 0 尼龙线间断缝合皮肤切口，后用局部敷料轻度加压包扎。术后 5 天拆线（图 9 - 48）。

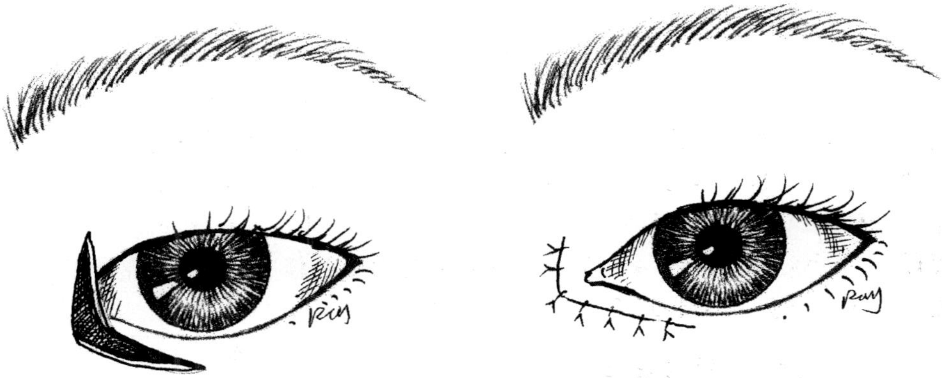

图 9 - 48　“L”形皮肤切除术

3. 手术要点　此手术强调去除“L”形区域的肌组织，这样才能根本解除内眦部皮肤纵向紧张状态。倒向型内眦赘皮是赘皮中较重的一种，但“L”形术式只适合此型中较轻的，术后瘢痕不明显。

（五）V - Y 成形术

1. 手术适应证　适用于较严重的内眦赘皮及伴有内眦间距增宽的病例。

2. 手术步骤　在内眦部作横“Y”形切口，“Y”柱位于内眦角水平中线，其鼻侧端是矫正后的内眦角，稍向内侧。“Y”形两臂基本与内眦赘皮上下两缘一致。将赘皮向鼻侧牵引缝合，缝合后创面呈横“V”形（图 9 - 49）。

3. 手术要点　此手术关键点为切开赘皮皮肤后，去除部分内眦不异位的眼轮匝肌，找到内眦韧带，对其进行折叠缩短或将内眦点向鼻侧筋膜悬吊固定，这样才能从根本上解除内眦赘皮，获得新的内眦点。

（六）Mustarde 内眦赘皮矫正术　又称五瓣法内眦赘皮矫正术

1. 手术适应证　对于有明显内眦间距增宽、严重的内眦赘皮和上睑下垂及小睑裂综合征

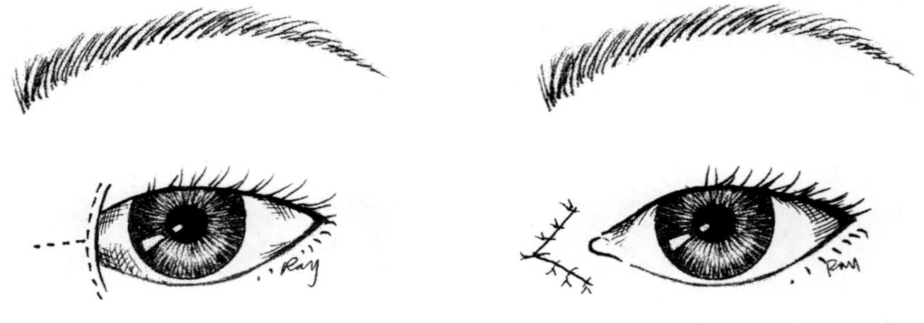

图 9-49　V-Y 成形术

者，此法效果较为明显。它不仅能矫正内眦赘皮，而且可以矫正内眦间距的增宽，并且手术后内眦无垂直瘢痕，不会产生新的瘢痕型内眦赘皮。其缺点是手术后内眦部瘢痕较明显，但大多数于 1 年后趋向不明显。

2. 手术步骤　手术前用亚甲蓝在内眦同一平面上的鼻侧定出正常内眦角的部位 P 点，注意两侧定点要对称。正常人的内眦位于原位注视时瞳孔中央与鼻梁中线连线的中点，此点可作为新内眦定点的参考。将皮肤拉向鼻侧，使赘皮消失（本法中不考虑赘皮的大小），在目前的内眦角定第二点 P1。连接着两个点 PP1，将此线平分，在中点上作两条斜切口，与平行线的内侧部分各成 60°角，其长度约等于 PP1 减去 2 毫米。再于切口末端各作同样长度的切口。

切开及分离此四块皮肤组织瓣，深达眼轮匝肌。暴露内眦韧带，在 P 点部位作钝性分离，去除部分软组织，露出该部骨膜，慎勿损伤内眦静脉。以 3-0 丝线将 P1 点的内眦韧带拉向 P 点而固定于该处骨膜上。最后将此四块组织瓣作适当修剪，互换位置予以缝合。术后无须包扎，5～6 天后拆线（图 9-50）。

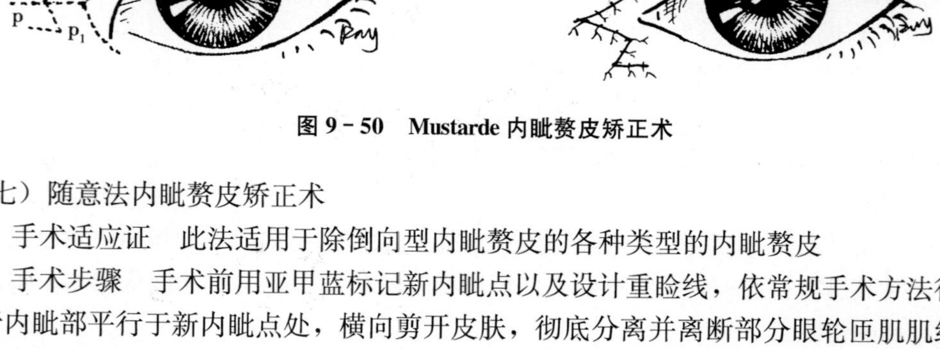

图 9-50　Mustarde 内眦赘皮矫正术

（七）随意法内眦赘皮矫正术

1. 手术适应证　此法适用于除倒向型内眦赘皮的各种类型的内眦赘皮

2. 手术步骤　手术前用亚甲蓝标记新内眦点以及设计重睑线，依常规手术方法行重睑手术，于内眦部平行于新内眦点处，横向剪开皮肤，彻底分离并离断部分眼轮匝肌肌纤维，剪除部分鼻侧皮下组织，用 6-0 尼龙线将内眦点与鼻侧筋膜拉拢固定。充分游离皮下组织，去除多余的内眦部皮肤以及内眦部下睑产生的“猫耳朵”。常规缝合伤口皮肤并形成重睑。

术后伤口涂抹油膏，5～6 天拆线。

3. 手术要点　内眦点的固定悬吊是手术成功与否的关键所在，但是，固定点不宜过分靠近鼻侧，不但内眦形态过分夸张，而且形成较大张力，导致严重术后瘢痕增生。

五、手术并发症及其处理

（一）内眦部切口瘢痕形成

瘢痕外露，影响美观。内眦角鼻侧及内眦角下部是瘢痕高发区域。术后形成的瘢痕对患者的精神压力较大。

并发症预防及处理：有瘢痕体质者禁止手术；手术时注意彻底松解深部瘢痕，深部应减张缝合；皮肤缝合应对位好（用细线无张力缝合）；术后涂消炎眼膏，防止感染。

非增生性瘢痕不需要处理。增生性瘢痕明显者在瘢痕内注射曲安奈德注射液，使瘢痕萎缩。亦可热敷或理疗。无瘢痕体质形成的增生性瘢痕经非手术治疗效果不佳者，可在术后半年手术切除瘢痕或不平整处，用 6－0 尼龙线缝合。

（二）内眦赘皮复发

尤其对于较严重的内眦赘皮，手术没有完全矫正内眦畸形；术后瘢痕回缩，内眦赘皮复发，直接影响术后效果。

并发症预防及处理：应合理选择术式，有其他畸形应一并修复；术后 6 个月选择合适的术式重新手术。

（三）溢泪

切开内眦角皮肤时由于解剖关系不清，切口过深或者切口过于靠近睑缘，损伤了泪小管；或由于术后瘢痕增生挛缩，使泪小点外翻移位，也可导致溢泪发生，但随着瘢痕的软化，溢泪现象会逐渐消失。

（四）睑缘粘连

多由于手术后严重瘢痕增生导致，影响重睑形态，使受术者感到上睑不适。

（五）皮瓣坏死

皮瓣分离太薄；手术操作粗暴，损伤过重，皮肤设计比例不当，缝合张力过大，皮肤缺血坏死；术后感染；术后处理不当，皮瓣固定不好，造成牵拉撕脱等。

并发症预防及处理：针对原因，皮瓣要保留一定的皮下组织，保证血供，避免缝合张力过大，术后包扎适度，防止感染。

术中若发现皮瓣颜色异常，应立即拆除缝线，适当加压包扎，有可能使其恢复正常。

若皮瓣尖端坏死，应适当剪除并考虑周围局部皮瓣修复。

第十三节　眼袋整形术

一、眼袋形成的病因学

（一）解剖因素

一般情况下，眼眶内脂肪组织与下睑支持组织处于相对平衡状态，但随着年龄的增长，下睑支持组织变得薄弱松弛，两者间的力量失衡，结果是下睑眶隔脂肪组织呈袋状向外膨出、眶下缘凸显，临床上称这种畸形为眼袋。同时，眼轮匝肌松弛、皮肤皱纹加深、增多等衰老征象也更趋明显，对容貌的影响很大。

（二）其他因素

年轻人眼袋与先天或遗传因素有关，先天的眶内脂肪过多，眼轮匝肌肥厚等。

二、临床表现

眼袋临床表现多样复杂，可以是一种单独表现，也可以是多种表现同时存在，甚至同一人两只眼袋均有不同表现。

（一）眶内脂肪突出眶下缘

（二）眶下区组织凹陷，泪槽畸形

（三）眶下组织松弛，皮肤皱褶

（四）眼轮匝肌肥厚

三、术前评估及准备

对于受术者进行系统完全的术前评估，选择适当术式，同时估计去除眶内脂肪、眼轮匝肌、和眼睑皮肤量，有利于减少术后并发症的发生。

（一）全身评估

了解全身情况，询问病史、药物过敏史、服药史，瘢痕体质，排除全身性的手术禁忌证。女性要避开怀孕期及月经期。

（二）眼的评估

检查双眼的对称性，尤比较下睑缘的对称性；下睑缘的位置是否在角膜下缘处；眼睑是否存在内翻、外翻；睑结膜、球结膜是否有炎症；眼球突出或凹陷等。眼科的常规检查包括有视力检查、眼肌的运动情况、中心视野、角膜反射等。排除干眼综合征、青光眼等眼科疾病。

（三）眶内脂肪的评估

取坐位、仰卧位检查。令受术者端坐平视，向上、下注视，闭眼轻按眼球，观察眶内脂肪团的膨隆或凹陷情况，包括程度、范围等。再令其仰卧，同样条件下观察其动态变化。下眶缘触诊也是必需的，了解其突出的位置。这些都有利于估计去脂量，以防眶区的凹陷畸形，必要时可用亚甲蓝标记。

（四）眼轮匝肌的评估

嘱受术者平静和微笑状态，比较下睑眼轮匝肌的收缩变化情况。若动态情况下，睑缘下肌肉的堤状隆起明显，可以去除部分眼轮匝肌。

（五）下睑支持组织的评估

主要评估下睑支持组织的弹性的方法，这是避免术后并发症下睑外翻的重要术前步骤。

1. 下睑捏持试验

用拇指和示指轻轻将下睑中部皮肤拉起并向外牵引，使下眼睑、球分离，睑缘能够离开眼球 5～6mm 即为松弛，大于 10mm 以上提示下睑支持组织过度松弛。

2. 下睑回复试验

用拇指和示指牵拉下睑缘至眶下缘处松开，下睑缘不能迅速回复原位，或需眨眼后方能回复原位即为松弛。

对于下睑组织松弛，在松弛矫正收紧时，还需尽可能减少去除组织量，保证支持组织的丰满；同时需要用多种方法来加强支持组织向内的张力，减少下睑外翻和下睑退缩等术后并发症的发生。

（六）皮肤组织的评估

1. 下睑皮肤捏持试验

在睑球不分离的状态下，用拇指和食指轻轻捏持下睑皮肤向外牵引，若能迅速回复，表明皮肤的弹性较好，而当皮肤自然回复到原位的时间越长，则皮肤松弛，缺乏弹性的状况越严重。术中去除皮肤量定要保守。

2. 张、闭口试验

令受术者端坐下作张口、闭口动作，并在张口时，嘱其双眼上视，观察下睑皮肤的张力变化及皮肤处于最大张力状态下，下睑皮肤的张力状态和下睑缘的位置。用来估计术中去除多余的皮肤量，防止术后下睑外翻并发症的发生。

（七）术前其他准备

完善术前血常规；出、凝血时间；传染性疾病的检查，排除手术禁忌证。

四、手术适应证、手术步骤及要点

由于眼袋的临床表现形式多样且有差异，因此，不同的眼袋表现形式，应采用不同的手术方法，以便更有针对性地矫正移位变形组织。现根据手术入路的不同，主要有以下两种主要术式。

（一）经睑结膜入路

分眶隔前入路和眶隔后入路。通常选择前者，切口选择在睑结膜面下睑板下缘3～4mm处。此术式较易操作，易显露、切除眶内脂肪，且不破坏眼轮匝肌的完整性，创伤小，术后组织水肿轻，恢复快，因此，临床上对于年轻人多选择此术式。

1. 适应证

(1) 适应于先天性眶内脂肪膨出不伴有下睑皮肤和肌肉松弛及肥厚的年轻人。

(2) 眶内脂肪膨出伴有轻度皮肤松弛，皮肤弹性好，但受术者主观要求面部不遗留切口瘢痕者。

2. 手术步骤

(1) 0.5%～1%丁卡因液滴眼，行结膜表面麻醉；

(2) 1%～2%利多卡因1.5～2ml（含1∶2000000肾上腺素）睑结膜切口及术区作局部浸润麻醉；

(3) 睑缘缝合牵引线，皮肤面垫护板，嘱受术者上视，翻转下睑，暴露睑结膜；

(4) 于下睑板下缘下2～3mm处横行切开结膜，切口长度5～8mm，经结膜、下睑缩肌，达肌下，拉钩牵拉创缘，自眶隔浅面向眶下缘方向钝性分离，充分暴露眶隔膜，可见膨隆脂肪团；

(5) 剪开眶隔膜暴露眶内脂肪，分离其包膜，轻压眼球，根据膨出情况，剪除疝出眶内脂肪球，断面烧灼、电凝或结扎止血；

(6) 剩余眶内脂肪还纳入眶内；

(7) 6-0到7-0尼龙线连续缝合结膜创缘，不打结，创口涂抗生素眼膏（图9-51），术后 3－4d 抽除缝线。

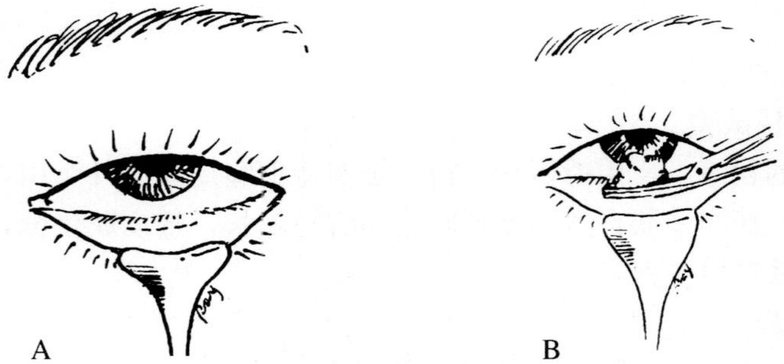

图 9－51 睑结膜入路眼袋去除术

A. 牵拉暴露下睑结膜面，下睑板下缘下 2～3mm 结膜处切口 B. 剪除疝出眶内脂肪，结扎止血

3. 手术要点

（1）切口选在相对于眶内脂肪突出部位的水平向一致的睑结膜处，此为到达突出脂肪团的最短距离，较易寻找到眶隔和突出眶内脂肪。

（2）去除眶内脂肪的量，以轻压眼球，残余脂肪团与眶下缘平齐为度，不必掏切，以防过度去除眶内脂肪造成眶下区的凹陷。

（3）脂肪断端需有效止血，尤注意内侧脂肪团的粗大血管的止血，一旦出血点回缩，进入眶内，便不易寻找，而眶内血肿尤以球后血肿较为严重，甚至导致失明。

（4）创缘选择连续缝合，不打结，线头置于眼外，避免线头摩擦结膜、角膜，造成角膜损伤。

（5）术中注意保护角膜，湿薄棉片覆盖角膜，维持角膜湿润环境，以防角膜损伤。

（二）经皮肤入路皮瓣法

临床上，眼袋整形的受术者的年龄范围也越来越广，因此，经皮肤入路的术式也应用的最为广泛。

1. 适应证

（1）单纯性下睑皮肤松弛，愿意接受外切口者。

（2）单纯性眼轮匝肌肥厚、愿意接受外路切口的年轻人。

（3）适用于眶内脂肪膨隆或凹陷伴有皮肤松弛、下睑支持组织松弛者。

2. 手术步骤

（1）受术者仰卧位，下颏放平，双眼上视，距下睑缘睫毛下 2～3mm 处（双眼下视时下睑缘下方生理性皮纹沟内）亚甲蓝标记切口线，内侧多不超过下泪小点，向外直达外眦角内侧，然后弧形转向外眦角外下方，方向顺着上睑缘向下的延长线，长度根据皮肤松弛度而定，多控制在 10mm 之内；

（2）1%～2%利多卡因 2～2.5ml（含 1∶2000000 肾上腺素）切口及眶下区作局部浸润麻醉；

（3）顺设计切口切开皮肤，沿眼轮匝肌表面向下分离，达眶下缘下 5mm，形成刀形皮瓣，创面认真止血；

（4）向下翻转皮瓣，充分暴露眼轮匝肌表面，与眶下缘稍上方水平，顺肌纹理方向，水平钝性分离眼轮匝肌，暴露下睑眶隔膜，沿眶隔膜表面向周围作潜行分离，向下达眶下缘下2～3mm，消除肌肉、结缔组织等对眶隔膜的牵拉力；

（5）对于眶内脂肪膨隆者：横行剪开眶隔膜，可见眶内脂肪自行疝出，轻牵脂肪球，剪开、剥离脂肪包膜，用纹式钳夹住疝出脂肪的根部，剪除游离端脂肪，电凝或结扎止血，轻压眼球，切除内、中、外疝出脂肪团，将眶内脂肪还纳入眶内，缝合眶隔膜；

对于眶区凹陷者：横行剪开眶隔膜，可见眶内脂肪自行疝出，轻牵脂肪球，剪开、剥离脂肪包膜，使脂肪组织能自如地牵出眶隔膜外一定距离，视凹陷程度而定，将一定量的脂肪平铺缝合固定于眶下缘外下骨膜处，张力适度；

（6）若存在眼轮匝肌肥厚，按肥厚的部位分别去除部分睑部、眶部肌肉，6－0 到 7－0 尼龙线或丝线间断缝合；

（7）复位翻转皮瓣，令受术者双眼向额部上视，在张口、闭口状态下，用镊子夹持游离皮瓣的外侧角边缘，轻轻向外上方牵拉，使游离的皮瓣与下睑缘及外眦附加切口重叠，分别标记出两个状态下时切口以上的多余皮肤量，形成两条标记线，简称 1、2 线，选择 1、2 线的平均线，并与术前皮肤切除量的评估进行比较，皮肤弹性越差，越靠近张口状态下 1 线，亚甲蓝明确标记之，去除多余皮肤，术区电凝止血；

（8）6－0 到 7－0 尼龙线或丝线创缘间断缝合，创口涂抗生素眼膏；

（9）术区纱布外敷，加压包扎（图 9－52）。

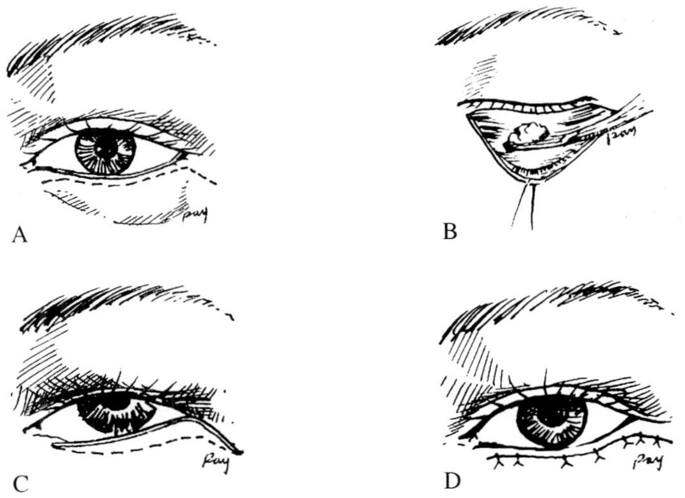

图 9－52　皮肤入路皮瓣法眼袋去除术

A. 皮肤切口设计　B. 去除眶内脂肪　C. 去除松弛皮肤　D. 缝合

3. 手术要点

（1）切口选择在紧靠下睑缘下的自然皮纹沟内，愈合后较隐蔽。

（2）术中分离皮瓣时，保持在同一层次上，可以用 15 号圆刀片或眼科小弯剪作锐性分离，及时充分止血，以减轻术后的瘀斑及水肿。

（3）分离眼轮匝肌时，选择顺肌纹理方向，水平钝性分离眼轮匝肌，这样可不离断肌纤维，减少出血，并保证肌肉的完整性，去除的肌肉断端处均需缝合复位。

（4）此术式的难点和重点是去除松弛皮肤量的多少。选择张、闭口状态下切除松弛皮肤量，并与术前评估量进行比较，是为保证眼袋去除后下睑缘的位置处于动态的平衡，即保证双眼平视及上视时均不发生下睑外翻或退缩的并发症，避免受术者术后惊讶、哈欠时出现惊恐下睑外翻面容。

（5）双侧眶内脂肪做术前、术后去除量的对比，以利术后外观对称。

（6）细致修整切除外眦多余皮肤量，避免形成猫耳畸形。

（三）经皮肤入路肌皮瓣法

1. 适应证

（1）适用于眶内脂肪膨隆或凹陷伴有皮肤松弛、下睑支持组织松弛者。

（2）尤适用于下睑支持组织的整体松弛者和眼轮匝肌肥厚者。

2. 手术步骤

（1）切口设计及局部麻醉均同皮瓣法；

（2）沿设计切口切开皮肤、稍向下分离，自皮肤切口下方2～3mm处切开眼轮匝肌全层及外侧肌束，达肌下。创缘缝合牵引线向下翻转肌皮瓣，自睑板、眶隔膜表面向下锐性分离，达眶下缘下5.0mm处，形成刀形肌皮瓣，创面认真止血；

（3）对于眶内脂肪膨隆者和眶区凹陷者，术式同皮瓣法；

（4）复位翻转皮瓣，确定去除多余肌皮瓣量方法同皮瓣法；

（5）肌下眶肌筋膜韧带断端、眼轮匝肌外眦断端用3-0丝线收紧固定于眶外缘骨膜上，加强下睑支持组织张力；

（6）5、7-0尼龙线或丝线作逐层间断缝合，创口涂抗生素眼膏；

（7）术区纱布外敷，加压包扎（图9-53）。

3. 手术要点

（1）术中分离肌皮瓣时，在同一层次作锐性分离，此层为无血管区，因此，手术视野清晰，较易分离，同时出血量极少，若出血量增多，可能系层次不对。

（2）此术式的重点是眼轮匝肌及肌下眶肌筋膜组织的提升收紧，3-0丝线将肌肉断端和肌后筋膜组织断端缝合固定于眶骨外侧缘骨膜处，收紧松弛的下睑支持组织，加强表面张力。

五、手术并发症及其处理

眼袋整形术后并发症中以下睑外翻最为常见，也较难处理。为了最大限度地降低眼袋术后并发症，术者就必须充分地了解导致这些并发症发生的危险因素，在术前评估及术中仔细避免危险因素的发生。

（一）出血、血肿

可以发生在不同层次：皮下、眼轮匝肌下、眶隔内、结膜下等。宜及早发现、及早处理。同时观察出血量和出血部位是必需的。

1. 原因

（1）球结膜下血肿多由于手术时间长、手术粗暴引起。

（2）皮下出血、血肿多见于皮肤入路的皮瓣法。

（3）肌下出血多见于肌皮瓣法及单纯眼轮匝肌的修整者。

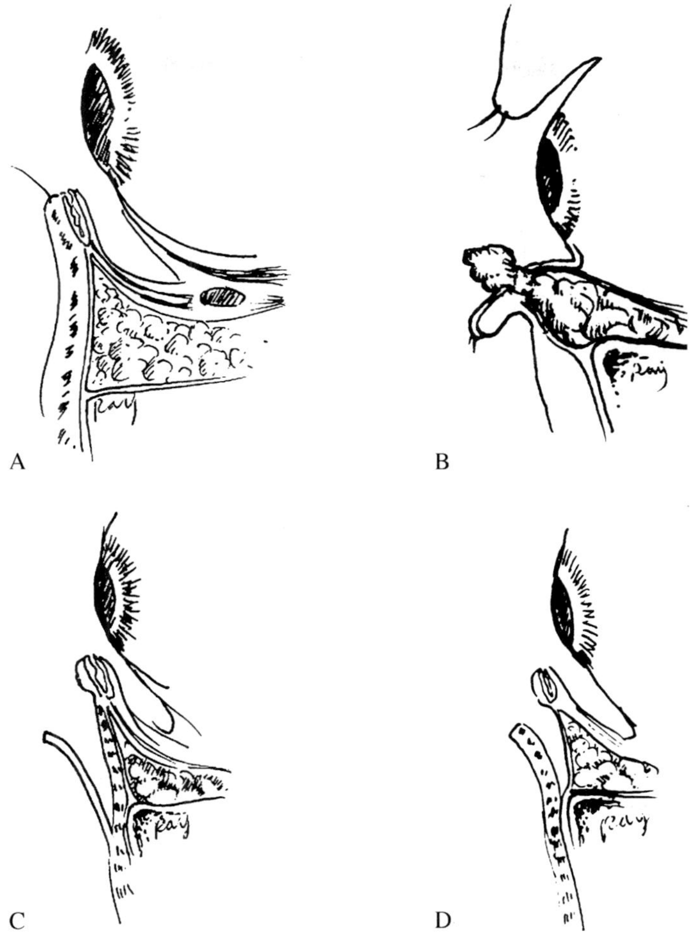

图 9－53　不同手术入路侧面观比较

A. 正常下睑侧面观　B. 睑结膜入路侧面观　C. 皮肤入路皮瓣法侧面观　D. 皮肤入路肌皮瓣法侧面观

2. 处理

(1) 及时冰敷、48 小时后热敷、水蛭素涂抹等保守治疗，1 周内可自行吸收。

(2) 当血肿导致眼睑明显肿胀，疼痛难忍，且有症状迅速加重的情况，提示有进行性出血，必须及时重新打开术区，清理血肿，直视下止血，减少术区硬结、组织纤维化增生等并发症发生。

(3) 若术后几天发现的较大血肿，最好等术后 5～7 天待血块液化后，用大号针头或尖刀片刮除，然后再加压包扎，同时口服止血药物。

(二) 球后血肿、失明

这是眼袋手术最为严重的并发症，应加大防范意识，杜绝发生。

1. 原因

(1) 全身凝血障碍。

(2) 去眶内脂肪尤内侧眶内脂肪时止血不充分。

2. 处理

当术后受术者出现眼球进行性胀痛、局部肿胀淤血严重、下睑穹隆结膜下淤血抬举时，极大可能眶隔内出血，必须及时打开眶隔，清除血凝块，仔细止血，并请眼科会诊，避免血液继续渗入球后，压迫视神经导致失明。

（三）切口感染、裂开

1. 原因

（1）血肿。

（2）糖尿病等全身因素。

（3）切口的张力过大。

（4）拆线过早。

2. 处理　面部感染极少发生。

（1）全身、局部使用抗生素。

（2）消除血肿。

（3）修整创缘，重新缝合。

（4）待3～6个月后重新修整。

（四）切口瘢痕明显

1. 原因

（1）下睑缘切口设计过低过长；外眦附加线过长，超过10mm。

（2）手术粗糙，缝线太粗。

（3）切口张力过大。

（4）切口感染、裂开。

（5）创缘的错位缝合。

（6）瘢痕体质。

2. 处理

（1）3～6个月后创缘重新修整，对位缝合。

（2）瘢痕体质者，可不考虑处理。

（五）内、外侧切口猫耳畸形

1. 原因

受术者下睑支持组织过于松弛，切口向内、外眦角延伸不够，内、外眦皮肤肌肉缝合修整处理不当。

2. 处理　待3～6个月后皮肤修整。

（六）内、外眦角牵拉

1. 原因

（1）内、外眦部切口设计错误，内侧过于向内眦角延伸，外眦切口离外眦角水平线太近，甚至达到或超过水平线。

（2）外眦附加切口过于向外下延长，在愈合过程中，由于瘢痕的纵向挛缩，牵拉外眦角向下，变圆钝。

2. 处理　待3～6个月后，利用各种修复方法作皮肤的重新移位修整。

（七）睫毛脱落，排列不齐

1. 原因

（1）切口设计过于靠近下睑睫毛，切断部分睫毛囊。

（2）手术粗暴，损伤毛囊。
（3）缝合时，打结过紧，毛囊血供障碍而损伤毛囊。
2. 处理
（1）有些受到手术创伤的毛囊早期脱落，经过 3～12 个月的修复，可以重新长出。
（2）有些排列不齐的睫毛造成倒睫，可以通过拔除或电灼去除内翻睫毛。
（八）下睑凹陷
较为常见的并发症，尤其对于用睑结膜入路去除眶内脂肪的年轻人。
1. 原因
（1）过多去除眶内脂肪，甚至包括部分球后脂肪。
（2）没有合理选择术式：对于临床表现为下睑区凹陷者仍采用去除眶内脂肪的方法，使凹陷症状加重。
（3）手术粗暴，组织损伤严重，皮下组织与深度组织粘连。
2. 处理
待 3～6 个月后，根据情况选择采用切开分离、游离脂肪注射移植、真皮脂肪瓣游离移植等方法修复。
（九）下睑退缩
近年来渐被术者重视。多见于经皮肤切口入路，尤发生于皮肤松弛的受术者。表现为下睑缘垂直方向向下移位，没有外翻，角膜下缘眼球露白增加，有畏光、流泪等刺激症状，整个眼态呈圆而悲伤状，重者伴眼睑闭合不全。
1. 原因
（1）眶隔收紧过度，牵拉下睑板下移。
（2）下睑支持组织包括皮肤、肌肉、眶内脂肪等过度去除，下睑支持力减弱，下睑缘下移。
（3）手术粗暴，深层组织粘连，牵拉下睑。
2. 处理
（1）眶隔收紧过度者，及时打开眶隔膜，去除缝线，解除张力。
（2）严重者，可 3～6 个月后行深层组织分解，眼轮匝肌、肌下眶肌筋膜外眦固定于外眦眶骨膜处减张。
（十）下睑外翻、睑球分离
最为严重而多发的并发症，处理也较棘手，应提起足够重视，避免发生。此并发症尤易发生于下睑支持组织松弛且弹性较差者，表现为下睑和眼球脱离密切接触，泪小点与眼球不能贴附，睑结膜外翻。
1. 原因
（1）术后早期，局部肿胀明显，下睑轻度可复性的外翻。
（2）过度去除下睑皮肤肌肉组织。
2. 处理
（1）早期轻度的可复性外翻可自行恢复。
（2）局部热敷、理疗、按摩等手段处理干预。
（3）对于不可逆性的下睑外翻，待 3～6 个月后视局部情况采取适当手术矫正。
（4）术式有：局部瘢痕组织松解术；下眼睑紧缩术；筋膜悬吊术；局部皮瓣转移修复

术；游离植皮术等。

（十一）两侧矫正不对称

多发生于双侧眼袋术前就不对称者。

1. 原因

（1）术前评估没有考虑双侧眼袋不对称，术中去除相同组织。

（2）双侧设计不对称。

（3）去除脂肪组织、下睑支持组织不对称。

2. 处理　对于矫正不足侧，可参照对侧二次矫正；对于矫正过度侧，参照对侧行并发症的矫正。

（十二）溢泪

1. 原因

（1）并发睑外翻的泪小点失去正常附着而溢泪。

（2）手术误伤泪小点、泪小管。

（3）睑部眼轮匝肌水平切除过量；肌肉断端未缝合等导致眼轮匝肌的张力减弱，睑部眼轮匝肌的泵泪作用减弱或消失，导致泪囊功能不全而溢泪。

2. 处理

（1）处理下睑外翻。

（2）泪小点、泪小管的损伤，较难处理，请眼科会诊。

（3）眶部眼轮匝肌上移加强睑部肌肉张力；缝合断端肌肉，恢复睑部眼轮匝肌的张力。

（十三）角膜损伤

多发生于经结膜入路术式。表现为畏光、流泪、疼痛等刺激症状。

1. 原因

（1）丁卡因浓度高或次数多，导致角膜上皮脱落。

（2）术中操作不慎误伤角膜。

（3）手术时间过长，角膜保护措施不当，角膜外露时间长，干燥导致角膜损伤。

2. 处理　出现角膜刺激症状，及时眼科会诊，滴用抗生素，涂抹眼膏。

（十四）复视、斜视

较少见。下直肌、下斜肌均在眼球下方，有共同腱，其扩展部与下睑板、眶隔膜、结膜等均有密切联系，并与眶内脂肪相邻。

1. 原因

（1）早期组织水肿，眼位偏移，造成复视。

（2）术中操作粗暴，尤分离去除内侧眶内脂肪时易损伤眼肌。深部组织的损伤瘢痕粘连牵拉，引起眼位改变，导致斜视、复视。

2. 处理

（1）早期不急处理，待水肿消失有的可自行恢复。

（2）3～6个月后不恢复者，请眼科会诊治疗。

（郑永生　孙强　马涛　翁瑞　戴利　张君毅　韩新鸣　许莲姬）

第10章

耳部整形

第一节　先天性小耳畸形

一、概述

先天性小耳畸形表现为重度耳廓发育不全，常伴有外耳道闭锁、中耳畸形和颌面部畸形，而内耳发育多为正常，通过骨传导有一定听力。其发生率因种族不同而有区别，国外文献上报道的发生率在 1∶2 000～1∶20 000 之间，一般认为 1∶7 000 左右，男性多于女性，男女比例约为 2∶1。右侧畸形较多见，双侧者占 10%左右。

小耳畸形按耳廓发育情况可分为三型：耳垂型，耳廓结构多数无法辨认，残耳不规则，呈花生状、舟状和腊肠状等，外耳道常闭锁；甲腔型，耳廓明显小而畸形，有小耳甲腔，没有耳道、耳道口，轮廓较小，耳道内面常为盲端；Ⅱ度、Ⅲ度残耳仅为小的皮赘或呈小丘状，或仅有异位的耳垂。耳廓完全没有发育，局部没有任何痕迹的称为无耳症，比较少见。

胚胎期耳廓发生于第一鳃弓和第二鳃弓。如果在耳廓发生发展的过程中出现障碍，即会导致小耳、招风耳、杯状耳、隐耳等先天性畸形。

二、诊断要点

1. 为先天发生的耳畸形。
2. 耳廓明显比正常小，没有完整的结构，甚至没有外耳道。

三、适应证和禁忌证

正常耳廓系由细薄的皮肤软组织包裹弹力软骨支架所组成，具有弹性的薄壳结构，并由耳轮、对耳轮、耳屏、对耳屏、耳垂、耳甲、三角窝、舟状窝等构成，凸凹回旋，形态复杂，因此耳廓再造是一个困难、复杂的手术。目前仅能做到使耳廓的形状与健侧对比，在大小、部位、轴向、与颅侧的交角等方面，大致对称，并具有明显的耳轮和较深的耳甲，还不能使其各细微结构和软骨的弹性完全与正常耳匹配。因此，对于要求行耳廓再造，并能理解手术的困难，对结果又抱现实态度的受术者皆可进行耳廓再造手术，否则要慎重。年老体弱者宜佩带假耳，不宜施耳再造术。伴有严重颌面部畸形的患者，宜先行颌面部的整形术，否则无法确定再造耳的合适位置。小耳畸形并伴外耳道闭锁的患者，中耳锤和砧骨常融合和发育不全，也常伴镫骨畸形和明显的气导听力障碍。内耳虽也有轻微畸形，但骨导听力一般不受影响。对双侧小耳畸形并伴外耳道闭锁的患者，应首先考虑进行外耳道和中耳手术以改善听力；对于单侧小耳畸形并伴外耳道闭锁者，可先行耳廓再造术，以后再根据需要决定是否进行中耳手术。如技术条件许可，也可将耳廓再造术和中耳手术合在一次手术中完成。小耳畸形实际上对患者的心理负担是常人很难想象的，当然，这种缺陷自然也是父母的心理负担，儿童上学后会引起同伴们嘲笑，将深深影响儿童正常的心理发展，因此从心理上考虑，手术时间越早越好，至少应在学龄前。在生理上，5～10 岁间的儿童，耳廓的长度仅比成人小数毫米，主要为软骨部分小，耳垂部分则和成人差不多。因此，此时期行耳廓再造，成年时双耳不会明显不对称，手术时将再造耳做得稍大一些能使这种差别更为缩小。从肋软骨发育上考虑，一般认为 6 岁左右儿童的肋软骨已能雕刻成耳支架。

四、治疗方法

耳廓再造的手术方法很多，最常用且手术效果比较好的有经典的 Tanzer 四期法和耳后乳突区皮肤扩张法，皮肤扩张法能有效地解决再造耳廓时耳后乳突区皮肤量不足的问题，适应的范围更广一些。耳廓支架材料可选择的有人工材料和自体肋软骨。人工材料有聚乙烯（Medpor）和硅橡胶等，近年来更多采用 Medpor 耳支架，虽然其组织相容性能好，但毕竟是异物，术后支架外露等并发症甚多。目前，整形医生多应用自体软骨形成耳支架，目前认为是最可靠和可取的方法。一般 6～7 岁儿童的肋软骨已能雕刻形成足够大小的耳支架，儿童耳后乳突皮肤柔软、弹性好，很容易扩张，扩张过程中儿童一般也能配合，且儿童的软骨致密弹性好，容易做耳支架，手术效果好，再造耳还会再长大。

五、并发症及其处理

参见本章第二节“外耳再造术”相关内容。

六、要点讨论

1. 与耳廓再造有关的外耳道成形　先天性小耳畸形患者绝大多数外耳道闭锁，父母带着孩子就诊时最关心的往往是听力，认为孩子患侧耳朵是全聋的，或者认为只要在皮肤上开一个洞就能完全恢复听力。对此，医生要从耳部的胚胎发育来解释听力问题，纠正他们的错误概念。

在胚胎发育上，中耳与外耳主要来自第一、二鳃弓组织。5 周的胚胎时，耳廓在这两个鳃弓上以 6 个小丘的形成出现，而内耳则出现于 3 周的胚胎，来源于外胚层组织。由于组织来源不同，小耳畸形患者主要是外耳与中耳的发育畸形，内耳往往并不累及，所以听力的气传导部分障碍明显，而骨传导往往是正常的。

一般来说，单侧小耳畸形的患侧大约有 40%的听力，再加上健侧听力正常，除在判断方向上稍差外，对语言发音及平时生活并无多大影响，因此对这类患者是否进行外耳道成形增进听力手术，历来有所争议，其主要反对理由是手术并发症多、提高听力的程度甚微且往往不持久。近年来随着技术的进展，耳科医师多倾向于手术。耳科医师和整形医师在手术的先后上也存在着分歧，再造耳缺乏弹性，会影响耳科医师手术操作，但外耳道手术后常使乳突区皮肤产生瘢痕，影响整形医师充分利用该处皮肤进行耳廓再造，这种矛盾至今仍无法解决。

中耳手术需要有适当的乳突气房发育，以使有足够的间隙形成外耳道。当乳突气房发育不良时，外耳道的形成则极困难，因为其前面的颞颌关节不能被改变，上面鼓室很低，后面乙状窦位置前移，下面有面神经。正常情况下，在乳突中形成外耳道进入中耳腔的通路几乎不存在，因此气房不发育者，不宜行耳道成形术；另一方面，对于气房发育良好者，虽可行外耳道成形增进听力，但笔者认为重建鼓膜应用的自体筋膜并不是组织移植，而仅是一种帮助愈合的生物性敷料，术后易发生感染流液等复杂情况。外耳道是在去除部分乳突骨质和气房的基础上形成的，鼓室成形术后患者即有形成瘘的倾向。术后初期移植的皮片在骨面生长良好，耳道表面也逐渐变平光滑，但以后随着皮片的收缩，中耳腔或剩余乳突气房的黏膜会长入耳道内，黏膜暴露在空气中会引起慢性持久的分泌，刺激周围组织引起慢性炎症，每逢患者感冒就会产生脓性液，一旦出现这种情况，处理相当困难。

正常生理情况下，乳突气房内的液体通过咽鼓管向外排放，手术的干扰改变了这一正常流向，瘘的形成使其反向流至耳道内，因此这样的手术从某种意义上来说是非生理的，把干耳变成了湿耳。预防该并发症的方法是：外耳道应尽量做得宽大，接近乳突根治术时所形成的腔，术中注意保持中耳腔黏膜完整，以维持乳突一咽鼓管排液系统不受影响，耳道壁尽量用皮瓣覆盖等。但完全做到这些困难较大，过于宽大的耳道不但外形丑陋，而且影响耳廓再造。因此虽然恢复听力对患者有一定的吸引力，但对单侧小耳畸形、健侧听力正常的患者，要权衡术后可能发生的感染流液、再造耳道内要经常清除皮屑的麻烦，以及对某些体育运动如游泳的限制等。是否值得同时进行目前提高听力不甚理想的中耳手术，应慎重考虑。

总之，对于双侧小耳畸形、外耳道闭锁的患者，可以首先考虑进行外耳道成形增进听力的手术。但对于单侧小耳畸形的患者，笔者的经验是进行部分外耳道成形，深度在 1cm 左右，不进入中耳腔，尽量用局部皮瓣向内翻入覆盖之。手术基本上没有改变乳突一咽鼓管流向，故术后无感染流液等并发症，这样患者虽未增进听力，但因耳屏后方有了“耳道”这一结构，心理上能得到一定的满足，也可使再造耳的外形更加完好。

2. 耳廓再造与患侧面颌部畸形的矫正　先天性小耳患者常伴有面部发育不对称畸形，患侧面部短小，患者多数要求先行耳再造，甚至一些面部畸形很严重的患者，也往往因要求耳再造而来住院。轻度面部不对称者，再造耳廓后视觉上的差异不明显，一般无需行颌面部整形。重度者，除小耳外，下颌骨（主要是下颌支）发育上的畸形也较显著，患侧下颌支常短小，偏向内侧，严重者甚至缺如。下颌体弯向短小的下颌支，颏部偏居患侧，颜面正中矢状线和下颌正中矢状线不相一致。下颌骨的这种畸形并非表现在同一平面，而是三维空间上的变化。因下颌健侧与患侧生长的不均衡，所致面部的不对称随患儿的发育日趋严重，一般认为直至成年后方告停止。下颌骨畸形的三维空间改变再加时间因素而更为复杂。上颌骨除固有的发育不良的可能性外，其正常向下生长也会由于下颌骨的发育不良而受到阻碍。上、下颌骨及其牙槽突的发育不良，可导致牙颌面向患侧倾斜和健侧开颌。

对于这些患者，一般要根据其年龄、颌畸形程度等进行口腔正畸疗法或外科手术治疗，恢复正常的功能和外形。以往常用的骨移植等方法，手术复杂，效果不太理想。Mc－Carthy 等自 1989 年起应用骨延长器进行下颌骨的逐渐延长术，认为此法在颅颌面整形中免除了植骨、颌间固定等步骤。此法时间虽长，但与应用皮肤扩张法再造耳廓同时进行，则并不增长时间。至于上颌骨和局部软组织的发育不良，在儿童时期行下颌骨延长后，正常长度的下颌运动理应能促进上颌及周围软组织的发育，颌间关系也会逐渐得到自然矫正。因此，手术虽仅延长下颌骨，却获得了三维空间变化的效益。下颌骨骨延长器有口外骨延长器及口内骨延长器两种，口内骨延长器更加理想，但并发症较前者多。

下颌骨延长术一般仅适用于 12 岁以前的儿童，而耳廓再造则要在 6 岁以上，因此，耳廓再造的同时进行下颌骨延长术的手术年龄为 6～12 岁。具体手术操作步骤如下：

耳廓再造应用皮肤扩张法，用 50ml 的肾形扩张器。下颌骨延长采用不锈钢小型口外骨延长器。

手术分两期进行：

第一期：置放骨延长器，并埋入扩张器。小耳畸形伴有重度下颌发育不良者，其耳垂位置较健侧明显低下，手术时先将耳垂向上移位，然后经此切口（或稍向下延长）向下暴露下颌骨，如此操作，不会因延长下颌骨而增加切口瘢痕。注意需将腮腺向上推移和慎勿损伤面神经分支。在骨膜上平面暴露下颌骨，于下颌角上方，用电或气锯行下颌骨骨皮质层切开术，有时口腔侧骨皮质层锯开较困难，可用骨凿辅助。在手术操作全过程中，须尽量减少周围骨膜与软组织的损伤。按拉力方向插入 4 根克氏针，克氏针自下颌缘上方皮肤另作 4 个 1mm 大小切口穿出，以放置固定延长器。留置引流片，分层缝合切口。在耳后发际线内另作 4cm 长切口，向乳突区皮下剥离腔穴，埋入 50ml 肾形皮肤扩张器。术后 1 周拆线，其后第 3 天即开始注水扩张，3 周左右完成，并转动延长器的螺旋，使下颌骨每天延长 1mm 左右，连续 18 天。

第二期：2 个月后去除延长器、克氏针及皮肤扩张器，切取自体肋软骨行耳廓再造术。为防止复发，去除延长器后尚需在口内放置橡皮块数月，以维持后部开颌。

第二节　外耳再造术

一、概述

各种先天性重度耳廓发育不全及外伤所致的后天性耳廓缺损、畸形，在临床上均需再造耳廓。20 世纪 50 年代以后，Tanzer 用自体肋软骨移植分期耳廓再造，开创了现代耳廓再造的先河，而且这种方法不断得到改进。近年来发展起来的应用皮肤扩张法耳廓再造，则在一定程度上不受发际线低的限制。

外耳再造的关键是耳廓支架和皮肤覆盖，虽然高密度聚乙烯耳支架材料已应用于临床，但采用自体肋软骨耳廓支架仍然是首选的方法。Bren 等将耳甲不垫高的软骨支架直接埋入耳后乳突区皮下，后期手术将软骨支架掀起来后再垫高耳甲。皮肤扩张由于提供了丰富的皮肤覆盖以及耳后筋膜瓣的应用，能够一次再造竖立起来的耳廓，但皮肤扩张需要长达 3 个月左右的时间，同时要面临皮肤扩张带来的并发症。两种方法的选择完全依赖患者的局部条件以及手术医生对任何一种方法的熟练程度。

二、应用解剖要点

耳廓的应用解剖：正常耳部位于头颅两侧，其上端与眉上的水平线齐平，下端位于经过鼻底的水平线上，两侧对称。耳廓与头颅侧面的夹角（耳颅角）约 30°，一般认为，耳廓的长轴（耳轮上 1/3 处最高点与耳垂最低点的连线）与鼻梁平行，但测量研究发现它们并不平行，两者交角约为 15°。耳廓分前外侧面和后内侧面，两侧面皮肤中间夹以薄而具有弹性的软骨为支架。前外侧面皮肤很薄，皮下组织少，与软骨膜紧密粘连；后内侧面的皮肤稍厚，与软骨间少量疏松的皮下组织相隔，因此较为松动。耳廓软骨由黄色弹性纤维软骨板组成，其表面不平，形状与耳廓外形相似，仅耳垂处无软骨。耳轮为耳廓卷曲的游离缘，其上方有稍突起的小结节为耳轮结节，也称达尔文结节。耳轮向前终止于耳轮脚，耳轮脚几乎呈水平方向位于外耳道口上方。耳轮前方有一与其大致平行的隆起，称对耳轮。对耳轮逐渐向上、向前分成两叉，分别为对耳轮上脚和下脚，两脚之间的凹陷称为三角窝。耳舟为耳轮与对耳轮之间的一长沟。对耳轮前方较大的凹陷部称为耳甲，耳甲被耳轮脚分为上下两部分，上部分称耳甲艇，下部分称耳甲腔。耳甲腔前面为外耳道口，其前外方有一小三角形突起称耳屏。在对耳轮的前下端，与耳屏相对处有一隆起对称的对耳屏，耳屏与对耳屏间的凹陷称耳屏间切迹。耳甲与耳舟互成直角，从耳后观察，耳甲与颅侧壁亦成直角。乳突至耳轮缘的距离约 1.8 cm。耳垂在耳廓的最下端，无软骨组织，仅由皮肤及皮下脂肪组织构成。耳廓长约 6.5 cm，宽（从耳屏至耳轮结节的距离）约 3.5 cm，耳廓过宽一般不影响其外形，无需矫正。耳甲平均深度为 1.2 cm，在耳廓的不同水平上对耳轮的突出度亦不同，没有所谓的正常形式。

耳廓血液供应十分丰富，来自颈外动脉的颞浅动脉、耳后动脉和枕动脉。颞浅动脉分出 3～4 个耳前支，供给耳廓前面、耳垂和外耳道一部分血液。耳后动脉沿耳廓根部上行，发出数个耳后分支分布于耳廓后内侧面。另发出数条分支，分别穿过耳轮、三角窝、耳甲艇等处的软骨至耳廓前外侧面。枕动脉也常发出分支分布于耳廓后内侧面。耳廓的静脉由耳廓周缘向耳廓根部汇集。耳廓前外侧面的静脉较细小，位于动脉浅面，在三角窝等处形成静脉网，最后汇集成数条耳前静脉，注入颞浅静脉。耳廓后内侧面的静脉，汇成 3～5 条耳后支，注入耳后静脉。

耳廓神经分布非常丰富，有些区域受双重神经支配。来自颈丛的耳大神经为耳廓的主要感觉神经。从胸锁乳突肌后缘中点穿入皮下浅层，沿颈侧部上行，于耳垂高度发出耳前支和耳后支。耳前支行走于耳廓前外侧面，分布于耳舟、耳轮中部、对耳轮、三角窝尖部、耳甲艇、耳轮脚的一部分和耳屏切迹下方的耳垂皮肤；耳后支则分布于耳廓后内侧面中部的皮肤。耳颞神经来自三叉神经的下颌支，它发出 3～4 个分支分布于耳廓前外侧面上部分皮肤。耳廓后内侧面上部分的皮肤则由枕小神经的分支分布。面神经的耳支和迷走神经的耳支亦分布于耳甲和三角窝等处。

淋巴回流：耳廓前面的淋巴汇入耳前淋巴结和腮腺淋巴结；耳后的汇入耳后淋巴结。

三、手术方法

1. 全耳廓四期再造法（Tanzer 法）

（1）术前设计：

1）平行四边形法确定再造耳廓位置：通常认为耳廓长轴与鼻梁平行，先画出鼻梁斜线，然后于患侧耳画出平行线，确定耳廓后仰角度。通常耳廓的最高点与眉平行、最低点与鼻底平行，同时根据健侧耳廓最高点、最低点，耳轮角到外眦角的距离来确定患侧耳的位置。如为严重的半面短小症，再造耳的定位一般定在头颅后点与外眦之间的中间点（图 10－1）。

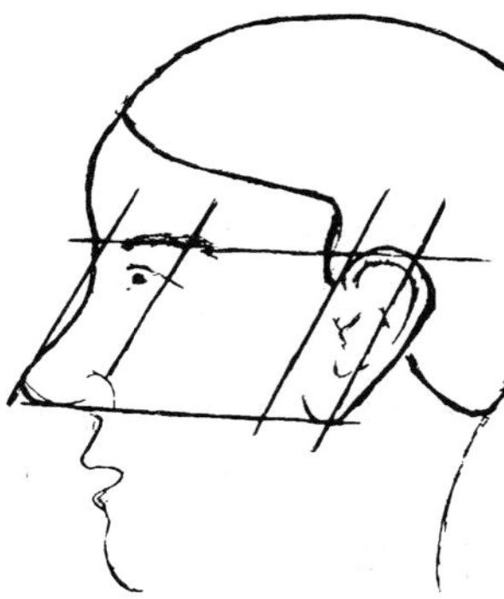

图 10－1 用平行四边形确定再造耳廓位置

2）术前按健侧耳廓依样剪一个胶片模型，连同耳垂一起。

（2）第一期：埋植软骨支架。

1）切取肋软骨：

①切口设计：在左侧肋弓上方，以第 7 肋软骨为中心设计弧形皮肤切口。

②按设计线切开皮肤，切断第 7 肋软骨浅层的肌肉，暴露第 6、7、8 肋软骨。

③切开软骨膜，并紧贴软骨剥离。根据软骨和正常耳的大小确定切取软骨的量，通常情况下完整切取第 7、8 肋软骨，在不够的情况下切取部分第 6 肋软骨，但最好不要切断第 6 肋软骨。取下的软骨盐水纱布包裹后备用。

④冲洗术野，仔细观察胸膜是否有穿孔。

⑤软骨骨膜、肌肉、皮下组织和皮肤分别缝合。

⑥胸带加压包扎 3 个月。切口术后 10 天拆线。

2）软骨支架的雕刻（图 10－2）：

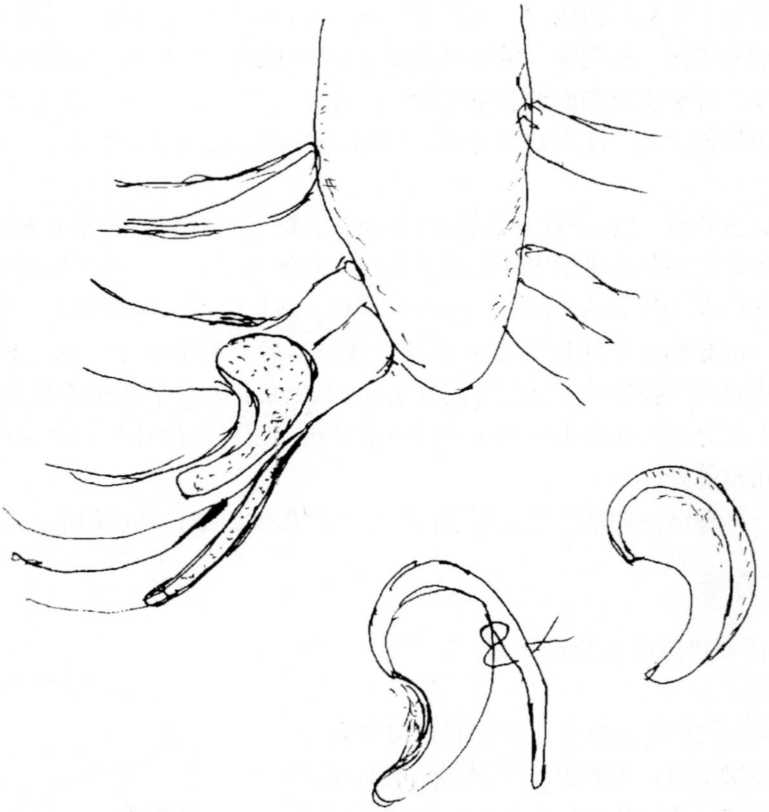

图 10－2　耳软骨支架的切取和雕刻

①按耳模大小从第 7 肋切下两块软骨，用钢丝扎在一起拼成软骨支架的主块，在主块上雕刻出对耳轮及上、下脚，舟状凹和三角凹。通常第 7 肋软骨比较长，留下的一段软骨埋入胸部切口皮下，留用。

②一般将第 8 肋拼接成耳轮和耳轮脚，拼接前对第 8 肋的厚度和宽度进行修剪，软骨的

外侧突面削薄更便于弯曲成合适的方向，通常用钢丝固定。

3）耳后皮下腔穴分离和软骨支架置入（图 10－3）。

①依靠模片和手术前的设计，画出耳廓的位置。

②耳后皮下注入肿胀液。

③在残耳前方做一个小切口，切除无用的残耳软骨，超出设计的范围紧贴真皮下血管网深面锐性分离，形成足够大的皮下腔隙。

④置入软骨支架，其高度、位置、向后倾斜的角度与健侧耳对称。

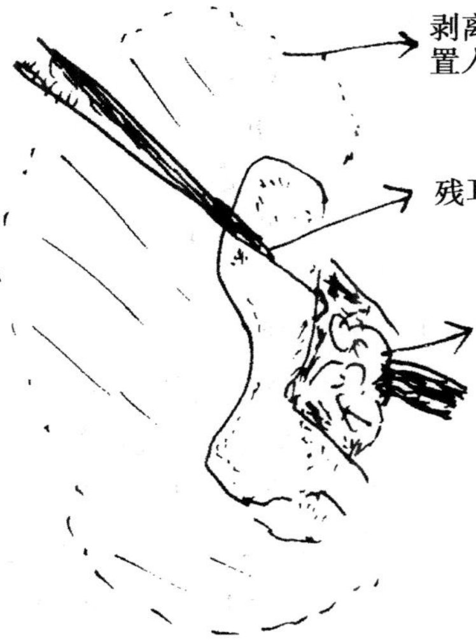

图 10－3　植入耳软骨支架的入路

⑤将两根细硅胶引流管放在软骨支架的上方和后方，持续负压吸引，使皮肤和耳甲紧密贴合。

⑥皮肤切口直接缝合，适度加压包扎。

⑦保持负压闭式引流通畅，术后 5 天拔除。

（3）第二期：耳垂转位（于第二期手术后 2 个月施行）。

①在耳垂的周围做切口使其成为一个蒂在下方的皮瓣，耳垂中间部分分开。

②在软骨支架下端做皮肤切口，暴露下端软骨并插入耳垂中间。

（4）第三期：耳廓外展（于第三期手术后 3 个月施行）。

①于距软骨支架外缘 0.5～1cm 处切开乳突区皮肤、皮下组织，在深筋膜深面连同植入的软骨支架一起掀起，与头颅侧壁约成 45°夹角，形成再造耳廓。勿暴露软骨。

②耳廓后面及乳突区遗留创面做适当的缩小缝合。

③用中厚皮片或全厚皮片移植修复耳廓及乳突区创面。

④植皮区用缝线包压法固定、包扎。术后 10 天拆除缝线，并用模具支撑 3 个月。

（5）第四期：耳屏及耳甲腔形成（于第二期手术后 2 个月施行）。

①在耳廓前方耳甲处做一个蒂在前方的弧形切口，于乳突骨膜平面分离成皮瓣，将皮瓣做数针褥式缝合，暂不打结。

②耳甲创面覆以一块中厚皮片，一端缝接在皮瓣游离缘。

③拉拢褥式缝线，垫上几十层油纱布卷后打结，形成突起的耳屏耳甲区所植皮片。

④移植皮片用缝线包压法固定。

2. 乳突区皮肤扩张耳廓再造术只要耳后乳突区皮肤完好无损，基本上都可以采用这一方法再造耳廓，手术分三期完成。

(1) 一期扩张耳后乳突区皮肤：

1) 手术设计：发际内 0.5cm 亚甲蓝标记平行于发际线的切口，长 4cm。标记皮下分离的范围，前方达残耳，下方到耳垂平面，上方到发际内 1cm。标记皮肤扩张器注射壶置于手术切口的下端，发际线内。

2) 皮肤扩张器选择：根据耳后乳突区皮肤大小可选择 50ml 或 80ml 皮肤扩张器。

3) 肿胀麻醉：配 0.5%利多卡因肾上腺素肿胀液 40ml，局部肿胀麻醉。

4) 皮下腔隙分离：沿设计线切开头皮达毛囊根部，乳突区真皮下血管网深层小心锐性分离，形成皮下腔隙，彻底止血，植入事先选择好的皮肤扩张器。

5) 负压引流：皮下腔隙内置负压引流管经皮肤切口引出。

6) 切口闭合：切口做皮下、皮肤两层缝合。

7) 包扎：局部棉垫覆盖，纱布绷带包扎，压力适当。

8) 术后处理：预防性应用抗生素。严密观察负压引流的通畅情况、引流量、皮下腔隙内积血的情况，一般情况下置入闭式负压引流管于术后第 3 天拔除。术后 7～10 天拆线。

9) 扩张器注水：拆线后数天开始经注射壶注入无菌生理盐水，首次可注射 5～10ml，以后视皮肤的柔软度、血运等情况每隔 2～3 天注射 1 次。一般 1 个月左右即可完成注水扩张。扩张完成后最好原位维持 1～2 个月，此时扩张的皮肤上应有清晰的血管可见，然后准备行第二期耳廓再造术。

(2) 二期取出扩张器并切取自体肋软骨行耳廓再造术：根据对侧耳的大小和形状用 X 线片剪出耳模。手术分两组人员同时进行，一组人员切取肋软骨和皮肤；另一组人员取出扩张器形成扩张皮瓣，掀起耳后筋膜瓣，雕刻肋软骨耳支架行耳廓再造术。对成年人或其家人要求用材料的少年、儿童，也可用生物相容性较好的高分子材料耳支架，目前常用的是高密度多孔聚乙烯（Medpor）人工耳支架。

1) 切取肋软骨和皮肤：

①切口设计：在左侧肋弓上方，以第 7 肋软骨为中心设计梭形皮肤切口，切取范围一般在 4cm×6cm 左右。

②按设计线切取皮肤，并修剪成中厚皮片。

③切断第 7 肋软骨浅层的肌肉，暴露第 6、7、8 肋软骨。

④切开软骨膜，并紧贴软骨剥离。根据软骨和正常耳的大小确定切取软骨的量，通常情况下完整切取第 7、8 肋软骨，在不够的情况下切取部分第 6 肋软骨，但最好不要切断第 6 肋软骨。取下的软骨盐水纱布包裹后备用。

⑤冲洗术野，仔细观察胸膜是否有穿孔。

⑥软骨骨膜、肌肉、皮下组织和皮肤分别缝合。

⑦胸带加压包扎 3 个月。切口术后 10 天拆线。

2) 取出扩张器形成扩张皮瓣：

①切口设计。

②按设计线切开皮肤，取出皮肤扩张器，形成蒂在前方的扩张皮瓣。

③小心剥去扩张后的纤维包膜。

3）耳后皮下组织筋膜瓣形成：

①切开头皮 3cm，紧贴毛囊根部锐性分离，不要损伤毛囊，后方分到近枕骨上方到发际线内 3cm。

②耳后筋膜瓣蒂在前方，下端在耳垂上 1cm 切开耳后筋膜，后上方分别在远端紧贴头皮切开，仔细止血。

③紧贴颅骨骨膜锐性分离掀起耳后筋膜瓣。

4）耳软骨支架的制备及固定：

①通常从第 7 肋，按耳模大小，切下两块软骨，用钢丝扎在一起后雕刻出对耳轮及上、下脚，舟状凹和三角凹。

②一般将第 7 肋修剪后拼接成耳轮和耳轮脚。

③在对耳轮及下脚下面垫上软骨形成耳甲后壁。

④根据对侧耳的高度、位置、向后倾斜的角度，分别在耳轮角和耳甲后壁下端与乳突区骨膜固定。

5）耳软骨支架的皮肤包裹：

①用耳后筋膜瓣包裹支架的后方和耳轮。

②耳垂和部分扩张皮肤包裹支架下方和耳垂后方。

③将负压引流管盘在对耳轮上经耳垂下方引出。

④耳软骨支架前方及包裹耳轮的筋膜瓣上由扩张皮瓣覆盖。

⑤支架后方筋膜瓣上和耳后乳突区中厚皮片移植，打包包扎。

6）术后处理：

①预防性应用抗生素。

②严密观察负压引流的通畅情况、引流量，一般情况下闭式负压引流管于术后第 5 天拔除。

③注意观察包扎的敷料是否干燥、有否松动，术后 7～10 天拆线。

四、并发症及其处理

1. 皮肤扩张期常见的并发症及处理

（1）血肿：扩张器埋置手术止血不彻底常常容易发生血肿，因此皮下腔隙内反复仔细的止血是非常重要的，一旦发生血肿，如果皮下腔隙内积血量少，乳突区皮肤张力不大，暂时可以不处理。如果积血量多，甚至皮肤张力过大，就需要及时清除血肿，有活动性出血的要再次止血，否则会影响皮肤的血供，严重的导致皮肤切口裂开，皮肤坏死。

（2）感染：手术时的局部污染、扩张期间的频繁穿刺污染，或继发于身体其他部位的感染等，均能引发感染。最初表现为扩张的皮肤充血明显、皮温升高、腔内积液增多、局部疼痛等。处理方法是：从其下部、离扩张囊 1cm 处作小切口，向腔内插入细导管保持负压引流，辅以抗生素治疗，常可继续扩张。如感染得不到控制，则须取出扩张器，待半年后再重新置入。

（3）扩张器外露：耳后乳突区皮肤较薄，扩张过程中成角的扩张囊易突破皮肤以致扩张囊外露。故手术剥离的腔隙应比扩张器稍大，放置时尽量使扩张器折叠处位于底面。

如在扩张过程中发现扩张囊成角处有突破皮肤的趋向时，应回抽后重新注水以改变成角的位置，免于局部的持续压迫。一旦发生，如破损在周边部位，则抽水减压，将破孔与基底部缝合，愈合后可继续扩张。如发生在中央部位，即使缝合也不可能愈合，须取出扩张器，按一次法再造耳廓，或过3个月至半年后再重新放置扩张器进行扩张。

（4）血供障碍：易发生于注水后期，此时期皮肤已变薄，对再增加的压力变化适应性较低，注水量过大时极易引起血供障碍，尤其在成年患者更易发生。其临床表现为：注水后皮肤变白，数小时后周围部转红，但中间部仍苍白，次日该处出现水泡。因此在后期注水过程中，如出现较大范围的皮肤苍白现象，应立即回抽减压。一旦局部皮肤已出现水泡，则即使回抽也无效，最终该处皮肤坏死，需取出扩张器，改行一次法行耳廓再造，或待半年后重新放置扩张器进行扩张。

（5）切口裂开：扩张至后期，由于体积显著增大，致使已愈合的切口拉力增大裂开，此时扩张囊周围已有纤维包膜形成，因此虽然裂开，部分囊外露，但一般不会感染。因扩张已接近完成，扩张的乳突区皮肤已基本上覆盖耳廓的前外侧面及耳轮前缘，故可取出扩张器行耳廓再造术，除耳后皮片移植稍多些外，对手术最终效果影响不大。

2. 切取肋软骨行耳廓再造术中及术后的并发症

（1）胸膜损伤：切取肋软骨时偶会撕破胸膜，应用圆针缝合胸膜，必要时进行胸腔引流。

（2）感染：再造耳的感染是非常严重的并发症。手术的无菌操作非常重要，手术完成即刻用稀释碘伏局部冲洗对降低感染发生会有帮助，术前也要注意检查有无隐蔽的耳前瘘管。一旦发生，每天局部抗生素盐水反复冲洗1～2次，再用抗生素盐水纱布湿敷，如果效果不好就要去除软骨支架，另埋于身体其他部位，尽量保留耳软骨支架。

（3）软骨支架裸露：一般是皮瓣坏死或皮片部分坏死所致，常发生在耳轮缘处。其主要原因为乳突区皮瓣和皮下组织筋膜瓣远端血运欠佳，皮瓣张力过大，术后包扎压迫过紧等。米粒状裸露软骨可自愈，但此处会遗留耳轮缘凹陷。稍大的裸露软骨必须用颞浅动脉岛状筋膜瓣转移覆盖，然后在筋膜瓣表面植皮修复。

（4）缝线外露：发生在耳轮缘，移去即可。如固定支架的钢丝外露，一般亦可移去而不影响支架的稳定性。

（5）再造耳变形：肋软骨吸收、坏死可致再造耳变形，但很少发生。一般随时间的延长而轮廓更清楚，耳甲壁软骨块也能够预防由于皮片收缩引起的耳颅沟变浅。血运良好、无并发症的再造耳的自体肋软骨的吸收率轻微，一般不会影响其外形。

五、常见问题讨论

1. Tanzer四期法和耳后皮肤扩张法耳廓再造的比较　各种先天性重度耳廓发育不全及外伤所致的后天性耳廓缺损、畸形，只要耳后皮肤完整均可采用经典的Tanzer四期法和耳后皮肤扩张法再造耳廓。经典的Tanzer四期法对患者耳后皮肤的要求相对较高，由于低的发际线缩小了耳后无发区皮肤的面积，或者耳后皮肤过紧，最终都会对Tanzer四期法耳廓再造的手术效果带来影响，而发际线的高低、皮肤的松紧则对皮肤扩张法耳廓再造的影响比较小。经典的Tanzer四期法的耳廓软骨支架是分两次垫高，而皮肤扩张法一次制成有耳甲的软骨支架，因此对软骨支架的稳定性要求高，否则支架容易坍塌。

2. 影响耳廓再造手术效果的因素　手术者的经验、手术方式的选择会对手术效果带来影响。除此以外，患者耳后皮肤的大小、弹性和厚薄，软骨的厚薄、质地和弹性都会影响手术效果。青春期之后乳突区皮肤往往会变厚、皮肤变紧、弹性降低，软骨变得厚而舒松，成年之后软骨变脆弹性降低，这些因素均会影响再造耳的外形。另外，容易发生瘢痕增生的个体再造耳的细微结构很难显现。

第三节　招风耳畸形

一、概述

招风耳又称隆突耳畸形，是一种较常见的先天性耳廓畸形，一般认为是由胚胎期耳轮形成不全或耳甲软骨过度发育所致。这两部分畸形可能单独存在，也可能同时发生。招风耳以双侧性较多见，但两侧畸形程度常有差异，通常在其父母兄妹中亦能发现同样的畸形。

二、诊断要点

正常耳廓的耳甲与耳舟成 90°，招风耳患者的耳甲与耳舟间的角度大于 90°，通常在 150°以上。对耳轮上脚扁平较严重者，其耳甲与耳舟间的角度完全消失（成 180°），对耳轮及其上下脚亦完全消失，整个耳廓与头颅面成 90°，极其严重的，其耳轮缘亦不卷曲，且很薄，形如贝壳，整个耳廓无卷曲回旋部分，形成茶碟样结构。因此亦常将这种极严重形式的招风耳称为贝壳耳。

三、适应证和禁忌证

1. 适应证　招风耳可以导致对患者心理的负面影响。医生必须了解某些患者或家长不切实际的期望值，告诉手术能做到的和不能做到的，以及手术和麻醉的风险，因为手术以后，患者、患者家属和患者的朋友对手术效果的评价会比任何医师的术前评价更细致，甚至近乎挑剔。6～7 岁健康儿童，耳廓发育已达到成人耳廓大小，可手术矫正，重建对耳轮上、下脚，耳舟及三角窝等。

2. 禁忌证　有的患者事实上耳廓接近正常，而他自己主观夸大畸形的严重性，对这类患者要特别注意。要充分听取患者和家属的要求。要取得患者的手术效果，重点在于对畸形做仔细的评估，并采取个体化的手术方法。慢性疾病如慢性中耳炎、头皮感染、痤疮，必须在术前先治愈。一个轻微的外科感染会引起软骨感染，危及再造耳成功。

四、治疗方法

1. 耳甲—耳舟缝合法　适合招风耳是由于对耳轮缺失或不显。

（1）手术标记：首先在耳廓前用亚甲蓝标出对耳轮，对耳轮上、下脚及上、下脚结合部和三角窝。亚甲蓝针穿透全层，标出耳软骨的对耳轮位置，然后在耳廓背侧标出皮肤切口位置。

（2）切口和分离：按画线切开皮肤，切口两侧皮下紧贴耳软骨分离，暴露耳软骨达针刺亚甲蓝着色点。

(3) 缝合：是用这种方法矫正的关键技术。缝合前判断软骨的厚薄和软硬程度，如果耳软骨薄而柔软的，可采用耳甲一耳舟直接缝合的方法矫正畸形；如果耳软骨厚而硬，则在缝合前先对耳廓背面亚甲蓝标记范围内的软骨作多个 3mm 长的切口，切开软骨厚度的 2/3，注意不切透软骨，使软骨变得柔软，再采用耳甲耳舟直接的方法矫正畸形。分别在耳舟与耳甲之间缝合 3 针，每针一端稳定地缝在耳舟软骨上，另一端在耳甲软骨上，水平褥式缝合，缝合完后再打结，打结的力度以形成与对侧基本对称的对耳轮为标准。缝合皮肤，敷料包扎，压力适中。

(4) 为了避免软骨弹开，对耳轮突度变浅，患耳加压包扎 2 周。

2. 耳甲—乳突缝合　适合矫正过深的耳甲，使突出的耳甲降低、变平，减小耳甲边缘和乳突之间的距离。

(1) 耳甲后方皮肤切口，暴露耳甲后壁软骨。

(2) 将耳后乳突皮肤和皮下组织从耳后肌、胸锁乳突肌起点和乳突筋膜上面掀起，确认耳后血管的分支和耳大神经，将富裕的软组织切除。

(3) 将耳甲后壁与乳突筋膜靠在一起，确定缝线在耳甲软骨和耳后筋膜上固定的位置，一般缝合 4～5 针，缝合固定要牢靠。打结后耳甲后移，突起的侧壁被压平，耳甲腔变得平且宽。如果耳甲软骨厚而硬，则有必要梭形切除一条软骨，以降低耳甲高度。

(4) 切除多余的皮肤，用细丝线缝合切口。

(5) 术后加压包扎 2 周。

五、并发症及其处理

1. 血肿　术中应彻底止血，避免活动性出血，预防血肿形成。

2. 感染　严格无菌操作，酌情使用抗生素 3～5 天，防止感染。

3. 矫正不足或矫正过度　术中去除软骨应适度，固定耳软骨时应避免矫正过度。

4. 双侧明显不对称术　中两侧应对称性处理，去除软骨或固定软骨时注意两侧对比，避免双侧不对称。

5. 复发　术后应保持良好外固定两周，避免复发。如有复发，可考虑择期再次手术处理。

六、要点讨论

招风耳矫正术术中彻底止血，避免活动性出血，预防血肿形成；用湿纱布或凡士林纱条填塞耳廓凹陷部分，耳后置小纱布块以维持所需外形轮廓及位置，用棉垫及绷带轻加压包扎，以维持所需外形轮廓及位置，预防血肿形成；伤口不放置引流条；术后可应用抗生素 3 天，10 天左右去除敷料拆线；良好外固定 2 周。

第四节　杯状耳畸形

一、概述

杯状耳又名垂耳，是一种介于招风耳和小耳畸形综合征之间的先天性畸形，约占各种先天性耳畸形的 10%。双侧性较多见，但左右不一定对称，有一定的遗传性，表现为耳廓卷曲、前倾、变小和位置低。杯状耳畸形对容貌影响较大，还会影响戴眼镜，因此一般皆应手术整形。耳廓下垂遮盖住外耳道口者，宜及早手术以免影响听力。一般 6 岁后即可手术，双侧可在一次手术中完成。伴有严重颌面部畸形者，应从整体考虑，制订全面治疗方案。

二、诊断要点

杯状耳有 4 个主要特征：①耳廓卷曲：轻者只是耳轮的自身折叠，重者则整个耳廓上部下垂，盖住耳道口。②耳廓前倾：亦即招风耳，但与单纯的招风耳畸形有所不同，耳舟、三角窝多变窄而并不消失。③耳廓变小，主要是耳廓长度变短。耳廓上部分位置前移，使耳轮脚位于耳屏垂线的前面。严重者整个软骨支架和皮肤均减少，因此局部整形不能使其恢复正常大小。④耳廓位置低，严重者更明显，且常常伴有颌面部畸形。

三、适应证和禁忌证

1. 适应证

(1) 6～7 岁健康儿童杯状耳需手术矫正者。

(2) 轻度杯状耳，耳廓上部轻度下降者。

(3) 轻度杯状耳，耳廓上部软骨卷曲、折叠者。

(4) 中度杯状耳，耳廓上部软骨卷曲不严重者。

(5) 一侧为轻度杯状耳，另一侧为正常耳，两者大小有较明显差异者。

(6) 重度杯状耳畸形，耳廓上半部分已完全失去正常形态者。

2. 禁忌证

(1) 严重心、肾、脑等病变不能耐受手术者。

(2) 年龄小于 5 岁者。

四、治疗方法

要彻底矫正杯状耳畸形，应修复耳廓所有部分的解剖缺损。根据杯状耳主要特征，首先应矫正卷曲或下垂的耳廓上部分，矫正后即可见到耳廓上部分软组织量不足，耳舟、三角窝狭小；还可见到整个耳轮长度不足，此时如需要可将其延长，否则整形后的耳廓会明显比正常者小，最后再形成对耳轮和矫正耳甲畸形。

1. 耳轮脚 V－Y 推进法适用于轻度先天性垂耳，即耳廓上部轻度下降者。

(1) 于耳轮前脚部设计 V 形切口。

(2) 按设计线切开皮肤、皮下组织并分离、暴露、伸直、卷曲的耳轮软骨，将松动的耳轮脚部分向上滑行推进。

(3) 将 V 形切口做 Y 形缝合，以矫正轻度的杯状耳（垂耳）。

2. 软骨放射状切开复位法适用于较严重的杯状耳畸形。

(1) 在耳廓后面做近耳根部的平行于耳轮的皮肤切口。

(2) 切开皮肤、皮下组织，沿耳部软骨表面向耳轮缘进行分离，将卷曲于耳轮处的皮肤做套状脱离，暴露卷曲的耳轮软骨。

(3) 将卷曲的耳轮软骨做放射状切开，使之呈立起的花瓣状。

(4) 于耳甲处切取弧形软骨条一片，缝合固定于耳轮花瓣状软骨上，并使卷曲花瓣伸直，呈耳轮形态。

(5) 复位脱套的耳轮皮瓣，缝合皮肤切口，耳舟处用凡士林纱布卷做褥式缝合固定。

3. 耳轮“旗”状软骨瓣复位法（Tanzer 法杯状耳整形术）

(1) 于患者耳廓后面距耳轮缘至少 1cm 处做一条与耳轮上缘平行的切口线。

(2) 切开耳轮后面皮肤、皮下组织，并沿切口做皮下组织层潜行分离，使卷曲于耳轮处的皮肤脱套。

(3) 暴露和分离卷曲变形的耳轮软骨，设计两个软骨瓣，一蒂在内侧，一蒂在外侧。

(4) 分别将两软骨瓣抬起，交叉固定缝合，形成耳舟及耳轮，切口缘重叠 4～5 mm。

(5) 复位脱套的耳前皮肤，缝合耳后切口，耳舟处用“铆钉”法缝合固定。

4. 耳甲耳舟缝合法（见第三节招风耳）

5. 对侧复合耳廓组织游离移植法

(1) 于杯状耳上部垂直于耳轮缘方向切开，矫正耳轮脚软骨折叠部，使其充分复位。

(2) 据双侧外耳大小差异程度，从对侧正常耳的耳轮上部楔形切取一块耳廓复合组织，其长度宽度均不应超过 1.0 cm，过大有坏死的可能。

(3) 将取下的耳廓复合组织植入杯状耳切开后形成的缺损部位，缝合固定。

(4) 术后加压包扎，10 天拆线。

6. 外耳部分再造法

(1) 一期手术：于耳后置入 50ml 的肾形皮肤扩张器，术后注水扩张耳后皮肤。

(2) 二期手术：于右侧胸部切取肋软骨，雕刻成耳支架，植于患耳上部，缝合固定，外以扩张皮瓣覆盖。

五、并发症及其处理

1. 血肿　术中应彻底止血，避免活动性出血，预防血肿形成。

2. 感染　严格无菌操作，酌情使用抗生素 3～5 天，防止感染。

3. 双侧不对称　术中两侧应对称性处理，固定软骨时注意两侧对比，避免双侧不对称。

4. 皮瓣坏死　设计皮瓣及皮瓣转位时，要注意皮瓣血运情况，避免皮瓣坏死。如皮瓣坏死多需再次手术处理。

5. 复发　术后应保持良好外固定 3～4 周，避免复发。

六、要点讨论

传统上根据畸形程度将杯状耳分为轻、中、重三型。实际操作时要根据不同的杯状耳畸形，选择相对应的手术方法。杯状耳矫正术术中彻底止血，避免活动性出血，预防血肿形成；用湿纱布或凡士林纱条填塞耳廓凹陷部分，耳后置小纱布块以维持所需外形轮廓及位置，用棉垫及绷带轻加压包扎，以维持所需外形轮廓及位置，预防血肿形成；伤口不放置引流条；术后可应用抗生素 3 天，10 天左右去除敷料拆线；良好外固定 3～4 周。

第五节　隐耳畸形

一、概述

隐耳又称埋没耳、袋状耳，为耳廓的一种先天性发育畸形。轻度隐耳畸形者，仅耳廓上部皮肤短缺，耳软骨的发育基本上不受影响；重度畸形者，除皮肤严重短缺外，耳廓上部的软骨也明显发育不良，表现为耳轮部向前卷曲，舟状窝变形，对耳轮亦常屈曲变形等。

畸形男性居多，男女之比为 2∶1。隐耳除对容貌产生一定的影响外，由于耳廓上部埋入皮下，无颅耳沟，因此患者无法戴眼镜，淋浴时水亦容易流入耳道内，给患者生活带来诸多不便，应及早治疗。

二、诊断要点

隐耳主要表现为耳廓上半部埋入颞部头皮的皮下，颅耳沟消失，用手指提起埋入部分，可出现正常的耳廓外形，放松时又缩回原位。根据临床表现不难诊断。

三、适应证和禁忌证

1. 适应证

（1）对于 1 岁以内的婴儿，可试行非手术疗法。即按患儿耳廓上部的形状制作特殊的矫正装置，然后将其固定于耳廓上部，使其保持持续牵拉状态，使该处紧张的皮肤逐渐松弛，显露出耳廓外形。

（2）对于 1 岁以后的患者则宜手术治疗。成年患者要求矫正者一般皆可手术。

（3）耳廓上部耳廓软组织埋藏在头皮内，颅耳沟消失者，宜早期矫正。

2. 禁忌证

（1）伴有全身疾患不能耐受手术者。

（2）患部皮肤感染者。

（3）对手术效果期望过高或伴有精神疾患者。

四、治疗方法

隐耳主要表现为耳廓上部皮肤量不足，因此手术原则主要是将此处皮肤切开，使埋入皮下的耳廓软骨充分显露出来，由此产生的创面应用游离皮片移植或局部皮瓣转移等方法覆盖。重度隐耳患者的耳软骨亦常发育不良，或合并有其他畸形，所以也应进行适当矫正。采用手术疗法者，有如下方法可酌情采用：

1. 推进三角皮瓣法：

（1）于隐耳区绘出正常耳廓轮廓线，并于耳侧后方设计三角形皮瓣。

（2）沿设计线切开皮肤、皮下组织，充分分离松解耳廓后上方粘连，使隐耳脱离颅侧壁，同时掀起耳后三角形皮瓣并前移，形成明显的颅耳沟。

（3）将形成的三角形皮瓣向上方推进，缝合修复颅耳沟的创面，形成颅耳沟。

2. 连续 V—Y 推进皮瓣法

（1）设计以隐耳区耳轮为蒂的 3 个等腰三角形皮瓣，即 3 个连续 V—Y 推进皮瓣。

（2）切开皮肤，分离形成皮瓣，并松解隐耳耳廓后方粘连，使之脱离颅侧壁。

（3）向后折转三角形皮瓣，覆盖分离出来的隐耳耳廓上部创面，颅侧壁按 V—Y 推进法，缝合头皮，成形颅耳沟，矫正隐耳。

3. 皮片、皮瓣旋转移植法

（1）植皮法：在耳廓上部沿耳软骨边缘切开，将软骨翻开直至耳甲软骨根部，使耳廓上部完全松解形成颅耳沟创面，然后在耳廓上后面及颅侧壁的创面上应用游离全厚或中厚皮片移植覆盖。

（2）皮瓣旋转移植法：适用于轻、中度的隐耳畸形且上发际线较高的患者。①设计一个以耳廓上部为基底的三角形皮瓣，皮瓣尖端伸入发际线内。②掀起此三角形皮瓣，可用剪刀将皮瓣尖端的毛发部分的毛囊剪除。③剥离并翻开耳廓的粘连面，形成颅耳沟及其创面。④然后将三角形皮瓣向下后方推进，转移覆盖于耳廓形成的创面上。⑤供瓣区的创面在两侧潜行分离后直接拉拢缝合。

（3）推进皮瓣加植皮法；对于重度耳畸形或耳上发际线低的患者，仅用局部皮瓣转移时不能覆盖全部创面，可应用此法。在乳突区设计蒂在下方的三角形推进皮瓣。沿设计线切开，在掀起此三角形尖端的同时，剥离翻开耳廓的粘连面，使耳廓复位。三角形皮瓣完全掀起后向上方推进，转移覆盖在所形成的耳后沟创面上。耳廓后上的创面和乳突部近发际处的创面用全厚皮片游离移植覆盖。

五、并发症及其处理

参见本章第四节《杯状耳畸形》相应内容。

六、要点讨论

隐耳畸形矫正术中应彻底止血，预防血肿形成。严格无菌操作，预防感染。同时注意双侧外耳形态，力求双侧对称。术后可酌情应用抗生素 3～5 天，用局部皮瓣转移法者术后 1 周拆线，用皮瓣加植皮法者术后 10 天拆线。

第六节　外伤性外耳缺损修复术

一、概述

外伤性外耳缺损常见耳轮的缺损、耳廓大部分和部分缺损。菜花耳是耳廓闭合性损伤后，常导致耳软骨缺血坏死所致。

二、手术方法

耳廓损伤与撕脱伤后如早期处理不当或未作处理，会遗留耳廓各部位的缺损，须行整形手术修复。外伤性部分耳缺损依据缺损部位可分为：①耳轮缺损；②耳上 1/3 缺损；③耳中 1/3 缺损；④耳垂缺损。特定的修复方法适合特定位置的损伤，常需依据损伤部位选择相应的修复方法。

1. 耳轮缺损较小的耳轮缺损可切开缺损边缘，适当增加附加切口后直接拉拢缝合；较大的耳轮缺损，可应用 Antia-Buch 双向推进耳轮的方法来拉拢缝合缺损。此法成功的关键是，充分游离整个耳轮及耳轮沟的耳轮复合组织瓣。切口要切透软骨，但不要破坏耳后面的皮肤，耳廓后内侧面的皮肤要在软骨膜面潜行分离，使其缝合后无张力（图 10 - 4）。

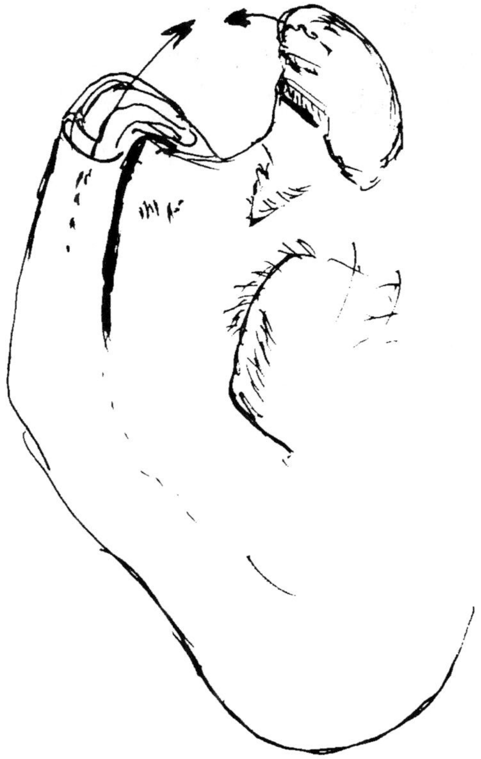

图 10 - 4　双向推进耳轮法

2. 耳廓上 1/3 缺损耳廓上部小块缺损，可应用对侧耳廓复合组织块游离移植来修复，游离移植的复合耳廓组织，其长、宽度一般不能超过 1.5cm。耳廓上部稍大的缺损，如果患者原来的耳甲腔发育良好，则可以应用 Davis 耳甲皮肤软骨复合组织瓣转移来修复。

3. 耳廓中 1/3 缺损耳中部 1/3 为耳廓缺损最常见的部位，修复方法较多，一般均需软骨（取自健侧耳或肋软骨）作支架。

（1）耳后乳突区皮瓣法：适合于耳后乳突区无瘢痕的患者，在耳后乳突区设计一个推进皮瓣，根据蒂的位置又可分为：1）蒂在前的耳后乳突区皮瓣法：以缺损缘部为蒂，根据缺损的大小在耳后及乳突区设计皮瓣。将皮瓣由后向前掀起推向缺损缘部，折叠包裹支架，乳突区创面用游离皮片移植覆盖。其支架可取自体软骨，也可采用组织代用品。此法修复耳廓中部缺损虽简单省时，但皮瓣血供不能完全保证，缺损缘蒂部还要行二期修复切除瘢痕。2）蒂在后的耳后乳突区皮瓣法：在耳后乳突区设计一蒂在发际区的皮瓣，由前向后掀起皮瓣，向前方推进后覆盖软骨支架，并与缺损周缘的皮肤缝合。术后 3～4 周行皮瓣断蒂术，连同移植的软骨一同掀起折叠后缝合。乳突区的皮瓣供区行全厚皮片游离移植。

（2）Converse 隧道法：适用于耳廓中部较大的缺损、乳突区皮肤完好无瘢痕者，需结合对侧耳软骨或肋软骨支架的移植。在耳廓缺损缘的上、下方作切口，在乳突区皮下潜行剥离形成皮下隧道。将乳突区上方切口的上缘与缺损区上方切口的后缘、乳突区下方切口的下缘与缺损区下方切口的后缘互相缝合。将软骨支架埋植于乳突区的皮下间隙内，并将其上、下端分别与耳廓软骨的断端缝合固定，最后缝合切口。

第二期手术于术后 2～3 个月进行，沿耳轮边缘作切口，自移植的软骨深面剥离，将耳廓连同软骨掀起，形成合适的颅耳角后，耳后、乳突区创面行中厚或全厚皮片游离移植。

4. 耳垂缺损一般耳垂缺损多因先天或创伤的结果。修复方法较多，可利用耳后乳突区皮瓣的方法修复。

（章庆国）

第11章

鼻整形再造术及其并发症的防治

鼻部的外形是面部中央隆起呈三角形锥状器官。其外形的完整对面貌的端正占有极其重要的地位。鼻的生理功能虽然主要是为了呼吸，但是对于一个人的外貌及其相应的人格影响也是巨大的。因此，在美容上所起的关键作用，并不亚于其作为呼吸器官的功能。正确的诊断设计，良好的鼻修复重建技术有助于患者取得满意的效果，更好地面对人生，走向生活。

一、鼻再造的历史发展

在古代鼻子一直是人们的尊严和尊重的重要象征。造成鼻部缺损常常是因为对俘虏、偷盗、通奸等犯罪活动的惩罚。因而鼻缺损患者其渴望鼻再造的程度难以用言语表达。鼻重建的历史可以追溯到古埃及第四王朝时期（公元前 2575 年至 2467 年）的为鼻缺损死者安装义鼻，因为在当时“只有那些没有身体缺陷者才会进入冥国”。实际的鼻再造手术最早记载于约公元前 6 世纪古印度婆罗门教的圣书 Sushruta Samhita 中。之中记述了应用面颊部或前额皮瓣再造鼻缺损的全部过程。这一技术实行到今天几乎没有很大的变化。仍被许多现代整形外科医师所应用。被称为印度皮瓣。并于大约公元 1230－1269 年被翻译成阿拉伯语而传播到阿拉伯和波斯，并从那里前往埃及。之后大约在 15 世纪左右意大利西西里的 Branca 家族掌握了印度式额部皮瓣鼻再造技术，但是不久他们就发现其遗留丑陋的额部供区缺陷难以为患者所接受。继之，发明了上臂内侧皮瓣鼻再造技术。这一技术进一步由 Gaspare Tagliacozzi 完善，并于 1597 年发表在其所写的《De Curtorum Chirurgia per Insitionem》专著中（图11－1）。被誉为意大利皮瓣。之后，沉寂数世纪后，于 1794 年，大英帝国驻印度的军医发现了当地人应用额部皮瓣为被割鼻的患者行使鼻再造的全过程，并登载在英国《绅士杂志》上（图 11－2）。随之，广为世人所知，并为许多整形外科医师研究和改良。随着 20 世纪 60、70 年代显微外科游离皮瓣的兴起，使远位皮瓣转移过程从传统的多期过程缩短到一期完成，大大地推进了鼻再造技术的进程。随后，20 世纪 70、80 年代兴起的组织扩张技术又使印度式额部皮瓣鼻再造技术焕发出青春活力，将额部供区缺损的丑陋缺陷可以直接拉拢闭合之。然而，该术式额中部供区仍留有难以掩盖的创口缝合瘢痕，在有色人群中常常仍很明显。为此，近十几年来，范氏另辟蹊径，以颞侧为蒂，自前额发际设计形成额部岛状皮瓣并可一期转移鼻再造。其额部供区伤口可以横行闭合于前额发际线内，其痕迹隐蔽，难以察觉。常常可以达到外观无痕的程度。成为鼻再造又一良好的技术，造福人类。

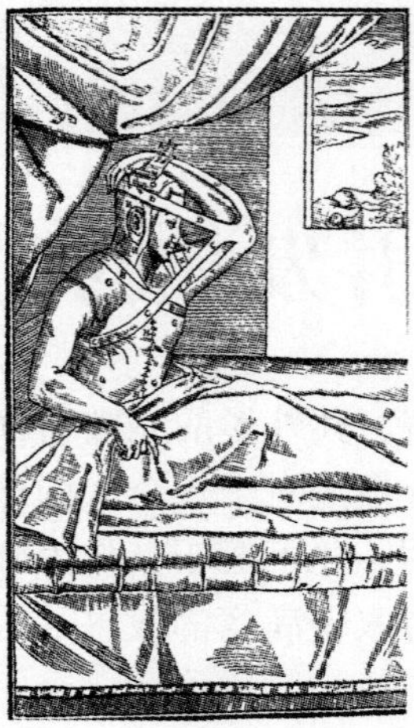

图 11-1　意大利式皮瓣

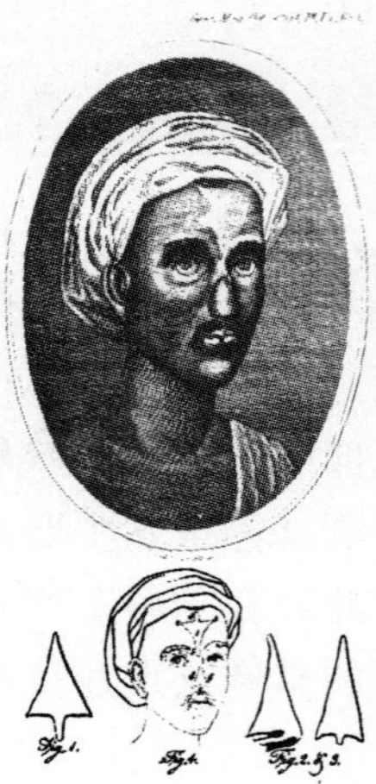

图 11-2　印度式皮瓣

二、临床应用解剖

外鼻是面中部的突起结构，是呼吸道的起始。外鼻在整体上可以理解成是一个复合组织结构，由骨、软骨构筑支架，表面覆盖着皮肤、皮下软组织的三棱锥体结构。鼻重建整形手术涉及其皮肤外被、结构支架及内衬的改变。如何在塑造理想的鼻外形的同时尽量避免对鼻的正常生理功能造成影响是成功的鼻整形再造的关键。因此，完美的鼻整形再造手术要求整形外科医师对鼻解剖形态有极其深刻的了解，并遵守不破坏鼻正常生理功能的基本原则。

1. 皮肤

外鼻皮肤的质地和厚度在不同的年龄、性别和种族之间有着很大的差异。成人的皮肤较幼儿明显肥厚；男性较女性增厚明显；高加索人种的皮肤较黄种人及黑种人薄，其软骨支架发育良好，因而外鼻形状较挺拔，立体感强。即便是外鼻内及其美容亚单位之间其差异也十分明显。一般而言，骨性部分的鼻根背部的皮肤最薄，且活动度较大；而在鼻的软骨上部区域的皮肤则明显增厚，并因与深面的肌肉筋膜组织有较多粘连而活动度减小；鼻软骨下部区域的皮肤则最厚，与深部组织紧密连接而不易移动，并有丰富的汗腺及大皮脂腺，可大量分泌汗液及皮脂，容易窝藏细菌，当皮脂腺堵塞时容易出现疖肿。

2. 皮下软组织

一般认为外鼻的皮下组织可分为四层：①浅层脂肪筋膜组织；②肌肉、腱膜层；③深层脂肪筋膜层；④骨膜、软骨膜层。浅层脂肪筋膜组织为面部皮下脂肪层的延续，除了脂肪组织外，还含有大量连接皮肤真皮层和肌肉、腱膜层的纤维组织。浅层脂肪筋膜层在鼻背和鼻尖部最厚。肌肉、腱膜层包括了外鼻的肌肉组织及其相互连接融合的腱膜组织，这层组织参与了面部 SMAS 筋膜系统的构成。深层脂肪筋膜层为肌肉、腱膜层与骨膜、软骨膜之间的组织，含有脂肪组织及疏松结缔组织，这一层组织的薄厚不均，填充了上下两侧组织之间的间隙，其表面走行有外鼻的主要血管及神经组织。由于此层组织内连接较为疏松，缺乏垂直方向上的连接固定，较为容易进行分离操作而不损伤外鼻的神经血管，因而多数的外科操作均在此层结构内进行。骨膜、软骨膜层是面部骨膜的延续，此层组织较为致密，将外鼻的骨性支架及软骨支架包裹连接，起到维持外鼻支架稳定的重要作用。在各软骨之间及软骨与骨性结构之间存在大量纤维韧带，这些韧带结构起到了既固定支架又使支架具有相当的弹性的作用。

3. 肌肉组织

外鼻的肌肉是面部表情肌的一部分，相对而言走行和分布较为复杂，根据其活动方向及功能意义大致可以分为三组：提鼻肌群、降鼻肌群和压鼻肌群。

提鼻肌群：降眉肌、提上唇鼻翼肌、鼻提翼肌。

降鼻肌群：翼部鼻肌、鼻中隔降肌。

压鼻肌群：鼻横肌、鼻压肌。

应该注意的是，尽管外鼻肌肉根据其起止点和肌肉纤维的方向被分成不同的组别，但各组肌肉相互交错融合，借腱膜系统相互连接，在组织结构上难以割裂，实际上是一个完整的功能单位。这些肌肉共同组成围绕着鼻尖的鼻肌肉单位，起着表达情感和扩大或缩小鼻孔以适应呼吸生理需求的作用。

4. 外鼻支架结构

外鼻支架包括骨与软骨。骨性支架包绕形成鼻的梨状孔结构，梨状孔的上缘为鼻骨、上颌骨前突、筛骨垂直板，下缘则为上颌骨牙槽突围绕而成。左右两块鼻骨在中线处相互融着并与筛骨垂直板相接。鼻骨的上端与额骨的鼻突相连，外侧与上颌骨的前突相连。鼻骨的根部骨质较厚，而鼻骨的下缘骨质菲薄。两侧上颌骨的牙槽突在中线处融合成前鼻棘。此棘如航船的龙骨前脚一般向前突起，鼻中隔软骨的前端即附着于此。

鼻软骨支架包括鼻中隔软骨、鼻侧软骨、鼻大翼软骨和数量不等的分布于鼻大翼软骨外侧缘的鼻小翼软骨。鼻中隔软骨为一不太规则的梯形薄片状软骨，其上端接合于筛骨垂直板，后方接于犁状骨，下方附着于鼻前棘。其表面的黏膜与软骨膜黏合紧密，难以分离，而软骨膜由于有黏膜附着而容易由软骨表面完整剥离。鼻侧软骨一般认为是两片三角形的软骨板，其中线端与鼻中隔软骨相接。但解剖发现，多数鼻侧软骨与鼻中隔软骨及对侧鼻侧软骨通常在中线处相互愈合，难以分离，两侧的鼻侧软骨共同构成一块上端窄而下端较宽的盾牌样软骨板，构成鼻背的基础。鼻大翼软骨为一边缘向内扭曲，内、外侧脚相望的钩形软骨。双侧鼻大翼软骨在鼻尖部汇合构成鼻尖的软骨支撑。汇合处可以见到横行的纤维韧带如铰链般连接双侧大翼软骨体。与高加索人种不同的是，多数东方人的鼻大翼软骨形态较为纤细柔软，向前的隆起不足，内侧脚的支撑不足，形成东方人常见的鼻尖低平圆钝，鼻孔呈扁圆形的外观（图 11－3）。鼻小翼软骨通常有 2～3 块，相互间有纤维韧带相连，构成鼻大翼软骨外侧脚的力学延伸，同时是鼻肌的附着点，对外鼻的生理功能和表情肌的运动有着一定的作用。

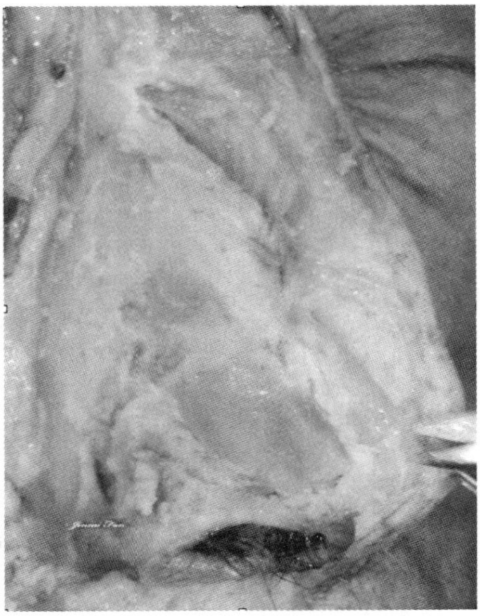

图 11－3

如果将外鼻的软骨支架作为一个整体结构观察就会发现，这是一个可以起着良好支撑又可以缓冲外鼻在各个方向上所受外力，保持外鼻形态相对稳定的平衡支撑结构。但所受外力过大，鼻中隔软骨发生折断或扭曲时，由于软骨附着的肌肉的力量平衡被打破，外鼻将发生一定的形变，并在肌肉力量的作用下重新形成新的平衡结构。理解了这点就不难了解外鼻形态的多变和外鼻整形手术的微妙所在。

5. 鼻腔

鼻腔是呼吸道的起始部分，担负着调节呼吸流量、过滤、温暖并湿润空气的功能。从解剖上看，鼻腔部分主要为鼻前庭、鼻阈和黏膜鼻腔。鼻阈即为鼻前庭与黏膜鼻腔的分界线，由鼻侧软骨的下缘组成，此处鼻前庭的皮肤与黏膜逐渐过渡移行。像其他皮肤与黏膜交界移行部位一样，此处也是鼻上皮来源肿瘤好发的部位。鼻前庭为鼻孔内面较开阔的部分，内覆皮肤，含有鼻毛、汗腺和皮脂腺。鼻腔被鼻中隔分成两个腔，外侧壁则为软骨、或骨性结构。鼻腔内壁均覆盖有黏膜组织，其与软骨膜及骨膜组织粘连紧密，较为坚韧，容易剥离。黏膜内含有大量血管组织，并分布有大量黏液腺，在具有受到物理或化学物质刺激时充血膨胀及分泌黏液的功能。

6. 外鼻的血液供应

外鼻的动脉血供为多源模式，总体而言其血液供应极其丰富。鼻部动脉在外鼻皮下形成广泛的血管网，由鼻尖网、鼻背网、鼻翼网和鼻根网组成。其中鼻尖网和鼻翼网最稠密，其次是鼻根网，以鼻背网最为稀疏（图 11-4）。血管网多位于皮肤与肌层之间，所以手术时沿肌层以下分离可减少出血。来自面动脉分支的上唇动脉的分支自鼻小柱基部向前走行，穿过双侧鼻大翼软骨之间的空隙与来自双侧内眦动脉的鼻背动脉吻合，形成外鼻动脉血供的中线。面动脉的终支—鼻唇沟动脉在鼻翼侧方向鼻根走行，与内眦动脉的分支吻合，形成外鼻血供的侧线。中线与侧线间存在数量众多的横行细小分支，而在鼻大翼软骨的上缘，即其与鼻侧软骨连接的位置存在较为恒定而粗大的横行动脉吻合支。尽管不同个体间的外鼻动脉分布有所区别，但大体上符合这种纵向多线主干，横行分支吻合的模式。值得注意的是尽管鼻尖软组织下方即有来自上唇动脉的分支走行，但该分支走行于鼻大翼软骨下方，鼻尖部的血管分布均为各血管分支的终末支，且口径细小，鼻尖尖端为一相对缺乏血管区，容易出现局部相对缺血状态。进行外鼻的整形手术时应注意保护鼻尖的血液供应，避免鼻尖的缺乏血管区承受的张力过大，引起缺血性坏死。另外需要指出的是上唇动脉的分支在走行过程中于鼻中隔软骨膜及鼻黏膜的动脉分支存在吻合，可以利用此点转移鼻中隔黏膜及软骨组织进行外鼻的修复再造。

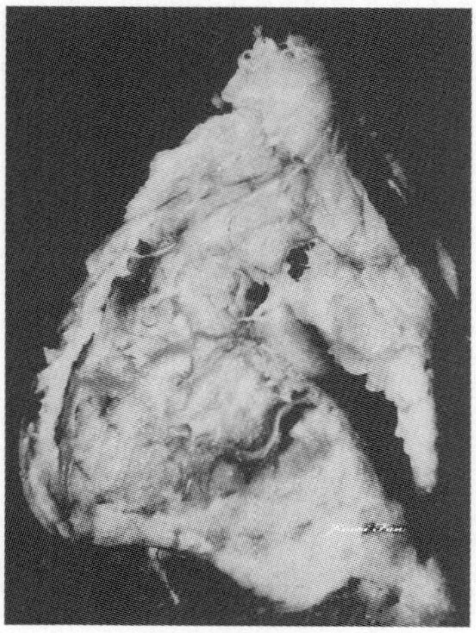

图 11-4

外鼻的静脉的分布走行方式与动脉大致相同，但其口径通常较动脉粗大，且组织层次略浅。其静脉向上可经内眦静脉至眼静脉回流入海绵窦；向外可经面深静脉入翼静脉丛仍回海绵窦；向下可经面静脉回流入颈内和颈外静脉。临床上将鼻根至两口角的连线所围成的三角称“危险三角”，该区静脉无瓣膜，当外鼻发生疖肿时，如果挤压，感染可经过面静脉、眼静脉至海绵窦引起颅内感染。

7. 外鼻的神经支配

由于在临床实践中，局部麻醉广泛应用于鼻整形手术，故对鼻的神经支配有所了解是必需的。外鼻的神经主要由支配鼻肌运动的面神经分支和支配感觉的三叉神经（眼神经和上颌神经）分支组成。

面神经分支：鼻肌的运动主要由面神经的颊支支配，面神经进入腮腺后，发出上、下两个颊支，分别经腮腺管的上、下方水平前行，支配所有鼻肌。

三叉神经分支：①滑车上神经：为眼神经分出的额神经在眶内的分支，穿眶隔和眼轮匝肌，分布于鼻根部皮肤、额中线两侧和上睑内 1/3 的皮肤。②滑车下神经：为眼神经的鼻睫神经终支之一，沿上斜肌和内直肌之间前行，经滑车下方出眶，分布于鼻根部皮肤和内眦部皮肤。③筛前神经：由鼻睫神经分出后，向上穿眶颅管入颅前窝，沿鸡冠两侧在筛板与硬脑膜之间前行，伴筛前动脉入鼻腔，除分布于鼻腔上部黏膜外，鼻外支穿鼻骨与鼻软骨之间达鼻背，经鼻肌横部下方下降，分布于鼻背下部、鼻尖和鼻翼的皮肤。其鼻外支在鼻整性手术中常被切断，引起术后早期鼻尖的感觉麻木，但约 3 个月左右可以恢复。④眶下神经：为上颌神经主干的直接延续，经眶下裂入眶后易名为眶下神经，伴眶下动脉，经眶下沟、眶下管出眶下孔，分布于睑裂和口裂之间的皮肤；其鼻外支行向内侧，布于鼻外侧皮肤；鼻内支行向下内，经鼻翼外侧达下缘，再向内勾绕鼻翼外下缘，分布于鼻前庭皮肤。

三、外鼻的美学亚单位

在鼻部再造的过程中，为了避免出现“补丁样”的外观，我们必须考虑术前设计出新修复的皮肤和正常区域的皮肤创口缝合处的适合位置。早在 20 世纪 50 年代，Gonzalez - Ulloa 等学者在全颜面烧伤患者皮肤移植过程之中，倡导沿着邻近局部解剖体表结构分区进行。这样，当移植皮片收缩过后，比整张皮片移植，其各个体表的解剖结构更加醒目。体现在鼻部则以鼻背和双侧鼻翼为一单位，而鼻头和鼻柱作为另一单位。之后，Burget 等根据光影下鼻部表面形成的浅的谷嵴轮廓并结合其下的解剖结构，将外鼻部的形态划分成许多局部解剖亚单位（topographic subunits）：鼻尖区、鼻背区、成对的鼻侧壁区、成对的鼻翼区、成对的软三角和鼻小柱区。鼻部的这些形状往往取决于其下的硬组织或/和软组织的轮廓。局限于这些区域的缺损在修复过程中应当与之相适合。尤其是外鼻的下部分。认为如当缺损大小超过这种亚单位的 50%时，可以考虑将缺损的范围扩大至亚单位的全部。这样可使再造的鼻子外形更逼真。同时，切口设计在相邻两个亚单位的接合处，那么术后缝合瘢痕也将能很好地得到隐蔽。其后，Yotsuyanagi 等人在此基础上研究了东方人外鼻解剖，明确了鼻的美学亚单位（aesthetic subunits）这一名称。并指出东方人鼻解剖的美学亚单位与西方人是不完全相同的。他们认为东方人没有西方人所谓的软三角区（soft triangle），并增加了眉间区（the glabella）这一独立的亚单位。

四、外鼻的形态美学特征

1. 正面观

中国有句俗语，说面部比例“三庭五眼”为美。这里的“三庭”指的是面部自上至下分为三个等分，“五眼”指的是面宽为其眼裂长度的五倍，而鼻的长度应刚好为一个“三庭”的长度，宽度为一个“五眼”的长度。鼻的位置应该恰好在这个“三庭五眼”的正中央。

“三庭”与“五眼”的关系应为10∶7。这点与西方文艺复兴时期的名家达·芬奇的意见相同。沿着眶内侧缘向鼻尖与鼻翼的交点做一条线，这条曲线向中线偏曲，两侧的曲线大致上是以中线为轴对称的。在歪鼻的情况下，这两条曲线会有明显的扭曲，从而帮助我们判断歪鼻的程度及原因。

2. 侧面观

外鼻的侧面观犹如一道山脊，为了更好地描述需要设立坐标帮忙理解。以外耳道开口向眶下缘做连线，过这条线的水平面即为 Frankfort 水平面。过鼻根点的垂线形成一个平面，此平面与 Frankfort 平面刚好垂直。鼻的长度与外耳长度一样，鼻背的倾角与外耳的倾角也一样。鼻尖到鼻翼缘的距离为外鼻突起的高度，在西方人，这个高度为外鼻长度的2/3。鼻根至鼻尖的连线和鼻根至眉心的连线形成一夹角，此夹角称为鼻额角，为130°～134°，男性的鼻额角通常较小，而女性的夹角通常较大，此角度的变化可以产生男性化或女性化的外貌改变。鼻唇角是鼻小柱与上唇的夹角，男性通常为90°，而女性则略大，95°～100°。严重的鞍鼻畸形并伴有短鼻畸形的患者，此角可明显增大，呈现出鼻尖过度向头侧旋转。此角的位置也十分重要，一般此角的顶点位于唇平面的前面，使鼻基底部及上唇现得丰满，而在唇裂的患者，特别是伴有齿槽脊裂的患者，此角的位置明显向后退缩。

鼻根与鼻尖的连线可用来评价鼻背的形态。通常鼻背的曲线略低于鼻根与鼻尖的连线，过高则为驼峰鼻，过于凹陷则为鞍鼻。此连线对于鼻背曲线的评估及手术设计至关重要。

3. 底面观

即从鼻基底向鼻根部望去的角度观察鼻外形。此时看到的外鼻为一等腰三角形，两侧鼻孔间为鼻小柱。鼻基底可以分为三份，上面的1/3为鼻尖，下2/3为鼻孔。有意思的是东方人的大翼软骨发育通常较差，由大翼软骨支撑的鼻尖最高点和鼻孔的内上缘均较为偏离中线，隆起较低。因而鼻孔高度较低，鼻孔呈扁的卵圆形，鼻尖和鼻孔的位置均向下，保持了1∶2的比例关系。但鼻基底三角形的两个底角角度通常小于60°，显得鼻外观不够挺拔。两侧的鼻翼为两层皮肤间相隔一层脂肪组织构成，与西方人不同的是，东方人的这层组织较厚，因而鼻翼的外侧壁更像拱桥的双拱，而不像斜立着的墙壁。

五、鼻再造的手术适应证及其手术设计原则

鼻缺损可由于先天性原因或后天性原因致成。先天性鼻部分或全缺损属于少见或罕见畸形。后天性鼻缺损则较为常见，多因外伤、烧伤、冻伤、感染，或肿瘤切除后所致。近些年来动物咬伤或人咬伤造成的鼻缺损也较常见。缺损较轻者往往仅影响容貌，严重者还因寒风吹袭，直入咽喉，易于染患呼吸道感染，并因鼻腔共鸣不良影响其语音。鼻部缺损的修复重建对一个整形外科医师来说是极其富有挑战性。其目的主要是达到外部形态的完整和功能的恢复。因此，行鼻缺损修复术时，应同时考虑到外形的完美和功能的完善，并与面部其他器官的匹配。其主要手术过程包括衬里、外被皮肤和支架三个主要组成部分的修复。手术的成功往往取决于：

1. 术前对病人的病情有一个正确的评估。
2. 术前合理周密的设计。
3. 熟悉解剖及具备处理解剖变异的能力。
4. 熟练掌握各种手术操作技巧的能力。

对一个病人病情的评估应细致，准确地分析缺损的大小和层次。包括：鼻部的皮肤软组织结构特点及其在不同区域内的改变；骨-软骨支架结构的大小、形状和强度；鼻腔黏膜的范围和对内鼻道呼吸的影响；鼻部肌肉系统及其运动对鼻外形的影响和鼻部血管、神经的分布情况等等。最后根据鼻部缺损的大小和深度、周围面部皮肤组织的情况，及其手术者对手术的掌握程度制订出较合理的手术方案。

一般来讲，手术的设计应遵循先简后难，风险小、效果确切可行的优选原则。此外，还应考虑供区的组织在质量和数量应与缺失部分的组织最接近地匹配。一般皮瓣移植明显优于游离皮肤移植，因为它们通常提供了皮肤更优良的色泽和质地，能抵抗挛缩，并能够提供良好的血液供应覆盖其下的支架。游离植皮的供区，应首选较隐蔽，质地色泽较接近面部的耳后皮肤。此外，手术设计应考虑鼻部美容亚单位的概念。这个原则可使缝合的瘢痕不那么显眼，也避免了在同一亚单位中的两种皮肤类型的变化明显的转变。根据缺损的大小和深度，手术方案的制订应从注意以下几个方面：

1. 仅有皮肤层缺损：可以首先考虑游离皮肤组织移植，遵循缺多少补多少的原则，如果涉及的鼻部亚单位超过 1/2，尤其是鼻下部区域，则应将该缺损扩大至整个亚单位修复之。如果缺损较小，也可以设计一些局部鼻内或周边面部的局部皮瓣修复之。如果缺损较大，也可以选择近位或远位皮瓣修复之。

2. 鼻缺损涉及皮肤层及其下的支架层：一般应首先考虑皮瓣修复的原则。当缺损面积较小，宽度不超过 1 厘米时，尤其是鼻下部的组织缺损，也可以采用带软骨的耳廓复合组织移植技术。在皮瓣设计时，如果缺损面积较小，尤其是像东方人皮肤较厚者，常常无须做支架的修复即可取得满意效果。其皮瓣常常设计在鼻部区域内或鼻部邻近的局部皮瓣。当缺损面积较大时，皮瓣常常需要选择近位皮瓣，远位皮瓣，游离皮瓣或组织扩张技术。同时需要移植支架组织或组织代用品。

3. 全层鼻缺损：除应遵循上述原则外，还涉及鼻衬里的修复。鼻下部较小区域的缺损，尤其是鼻翼缘，鼻小柱的全层缺损，应首先考虑耳廓全层复合组织移植修复之。鼻下部较大的缺损，往往需要以下部缺损缘为蒂的翻转皮瓣用作衬里。也可以考虑游离皮肤移植，或将表面鼻修复的皮瓣扩大成折叠皮瓣等方法修复之。当鼻缺损涉及全鼻或次全鼻的范围时，鼻衬里的修复将会变得非常困难。除游离皮肤移植外，常常需要设计一个单独的皮瓣修复之。

六、各种常用手术方法及其并发症的防治

（一）病灶切除线性减张缝合术

当鼻内的病灶范围较小，或形状成长梭形的小伤口通常可以行简单的病灶切除线性缝合修复之。病灶切除后于皮下向两侧剥离，减张分层缝合（图 11－5）。1～2 周后拆线。注意事项：切口应按皮纹或鼻的亚单位交界处行使。皮下剥离范围应较广泛，一般应超过病灶的宽度，以减小猫耳朵的形成。如果病灶预计切除张力较大，则应实施分次切除之。

（二）皮肤游离移植术

仅有鼻部皮肤缺损者可以考虑行全层皮肤移植或含真皮下血管网的全厚皮肤移植。全层皮肤移植比断层皮肤移植通常保留一个更自然的色泽外观，也往往能维持大部分的供区结构特征（例如，可见毛孔），成活后，皮片挛缩轻。虽然皮肤移植的越厚其皮肤成活越差，但是，临床会取得更好的效果。此外，供区越接近受区，植皮后外观的效果也越好。中小面积

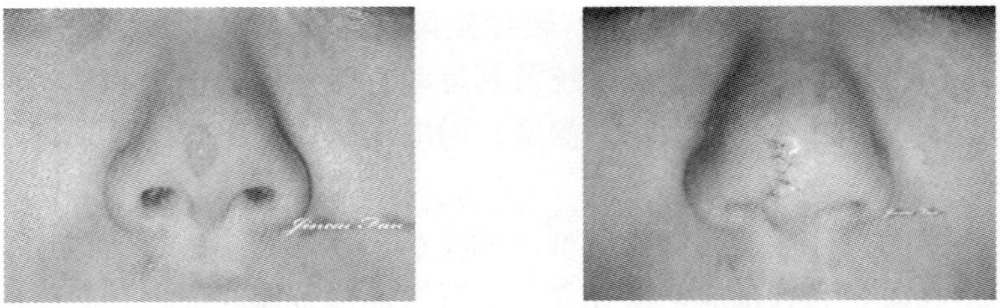

A　　　　　　　　　　B

图 11－5　病灶切除缝合术

A. 术前　B. 术后即刻

的鼻部皮肤缺损首选供区较隐蔽的耳后。手术操作要点：病灶切除后，留取布样，再按其大小于耳后切取全厚皮片或含真皮下血管网的全厚皮片。随后再将皮片移植于缺损区，间断缝合后，打包压力包扎固定之。术后 10～14 天拆线（图 11－6）。供区伤口往往可直接拉拢减张缝合之。注意事项：手术过程应注意严格的无创操作技术。皮肤切取应厚度均匀。离体后皮片移植应快速。受区创面应止血彻底并保持血液供应处于良好状态。术后压力包扎应适当，固定切实持久。

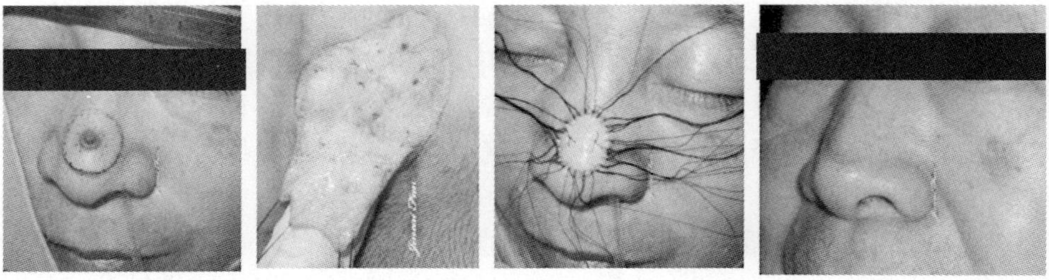

A　　　　　B　　　　　C　　　　　D

图 11－6　鼻背基底细胞癌病灶切除，带真皮下血管网的全厚皮肤移植修复术

A. 术前设计　B. 切取耳后带真皮下血管网全厚皮肤　C. 皮肤移植　D. 术后 7 个月

（三）耳廓复合组织移植术

鼻部小面积的全层缺损其宽度一般在 0.5～1cm 者，尤其是鼻翼缘部的病灶，可以行耳廓复合组织移植，这是由于其色泽、质地、弧度、层次、韧度等与鼻翼组织极为近似。其方法同全厚皮肤移植术。但是，面积较大者往往成活较难。为此，手术时应尽可能扩大血管受床的接触面积。

手术操作要点：①鼻翼缺损区的瘢痕组织应完全切除，创造良好的血管床，将创缘鼻翼组织剖开，以备移植片中的软骨插入。②按鼻翼部缺损的实际大小及弧度留取布样，并置于耳轮适当部位（一般在耳廓脚处），然后切取之。供区耳轮适当修整后即可缝合关闭之。③将获取的耳廓复合组织，置于鼻翼部缺损处，依次缝合鼻内、外侧面创缘，打包适当加压包扎固定之。注意事项：手术过程应注意严格的无创操作，尽力减少对移植物的损伤。止血应彻底并保持受区血液供应处于良好状态。尽量扩大移植受床接触面积。术后移植物应严格制动并适当延长时间。

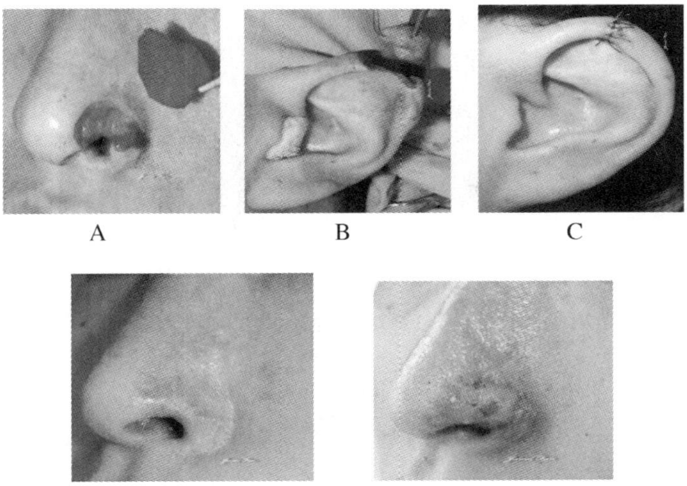

A　B　C

D　E

图 11-7　鼻翼缺损，耳廓复合组织移植术

A. 缺损创面　B. 切取耳廓复合组织　C. 耳廓修整缝合　D. 术前　E. 术后 2 周

（四）鼻内局部皮瓣

较小面积的鼻部缺损可以考虑行使鼻内局部皮瓣转移修复之。皮瓣的设计主要取决于受区的要求和供区的条件。设计方式应遵循逆转计划法。此外，还应注意以下原则：①由于鼻部一般呈曲面体且鼻下部组织致密，应对组织大小做出充分的估计。②尽可能地减少辅助切口，或将辅助切口置于相对隐蔽的鼻部亚单位位置和尽可能与皮纹方向一致。③尽可能顺血液供应方向设计皮瓣。④皮瓣的设计同样应该遵循常规皮瓣设计的一切原则。但是，鼻部血液供应丰富，因此皮瓣的长宽比例可以略为增大。⑤鼻下部的皮肤质地韧厚，皮瓣不宜设计角度过大。

1. V-Y 成形术和 Z 成形术：如果鼻某局部因瘢痕挛缩造成轻度组织移位（如鼻翼），可以考虑行使该 V-Y 成形手术。手术操作：于鼻翼上方近鼻翼缘做倒“V”形切口，切开皮肤、皮下组织，在皮下组织层分离形成三角形皮瓣，将三角形皮瓣向鼻翼缘推移，至与对侧相应部位一致或稍过时，再以倒“Y”形缝合之（图 11-8）。

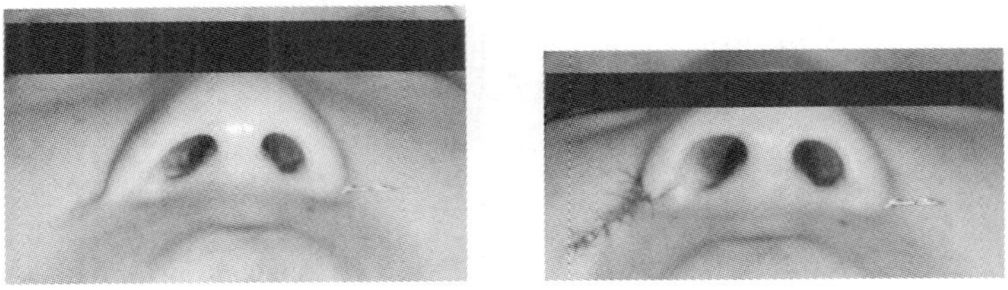

A　B

图 11-8　鼻翼移位畸形矫正 V-Y 成形术

A. 术前　B. 术后即刻

如果鼻某局部仅形成索条状瘢痕挛缩造成组织移位，而两侧具有可利用的组织时，可考虑 Z 成形术。手术操作：在条索区做切口，切口两端分别向两侧正常皮肤内做一略长的辅助切口使与之成约 60°角而成“Z”字形。于皮下组织层分离并掀起两侧的三角形皮瓣，易位交换后，缝合之即可（图 11－9）。注意事项：三角瓣的角度勿过小，以免出现血运障碍。Z 成形术中两个三角瓣也可以根据需要而形成不同的角度。

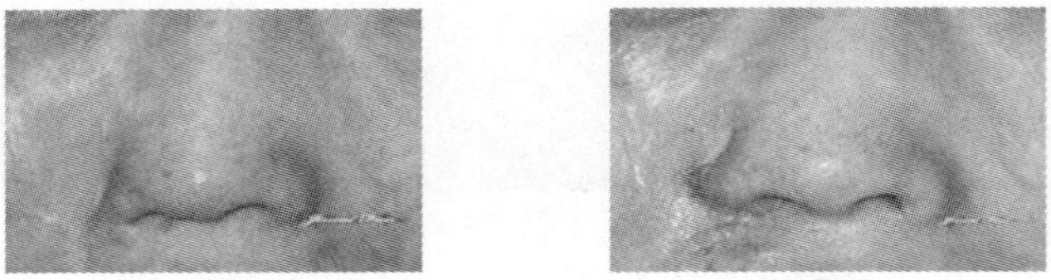

A　　　　B

图 11－9　鼻翼移位畸形矫正 Z 成形术

A. 术前　B. 术后 2 周

2. 旗状皮瓣：这是一个蒂在侧部，越过鼻背的三角形皮瓣，向下旋转 90°，用于以修复鼻背下部缺损（图 11－10）。

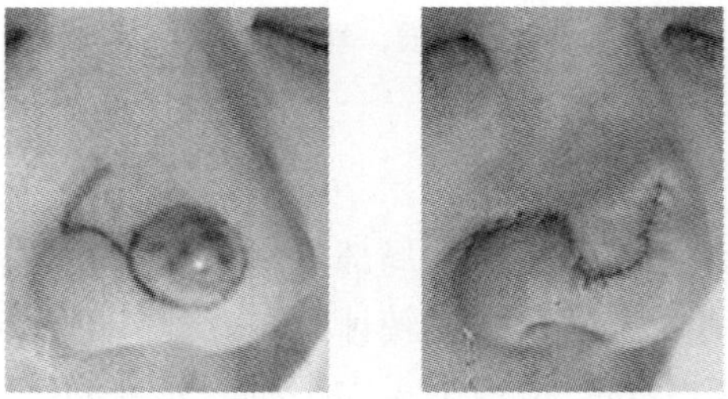

A　　　　B

图 11－10　鼻下部病灶去除旗形皮瓣转移术

A. 术前　B. 术后即刻

3. 双叶皮瓣：对于鼻下部的小缺损，为防止鼻孔变形，可以设计双叶皮瓣。较大的皮瓣向下旋转修复缺损，其后的供区缺损再由较小的皮瓣修复之（图 11－11）。

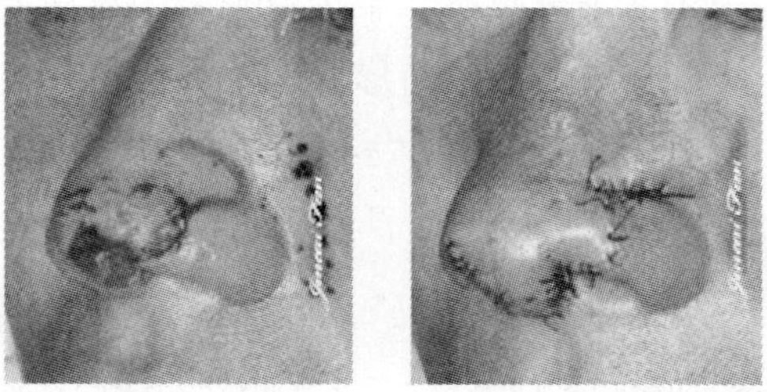

A　　　　B

图 11－11　鼻尖缺损双叶皮瓣转移术

A. 术前　B. 术后即刻

鼻背皮瓣：它是一个以鼻一侧为蒂至鼻根的全鼻背皮瓣，以旋转推进的方式转移至鼻下部的缺损。其优点是皮瓣转移后，其切口线恰恰位于鼻的美容亚单位的连接处（图 11－12）。

（五）鼻唇沟皮瓣

鼻唇沟皮瓣适应于修复鼻下部较大部分的缺损或全层鼻缺损修复中的衬里部分或形成折叠式皮瓣修复鼻翼的洞穿性缺损。尤其对老年人面部皮肤松弛者更为适应。其血液供应基础

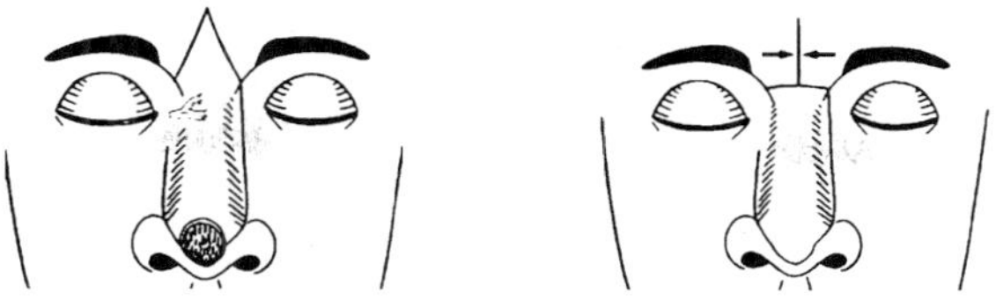

A　　　　B

图 11－12　鼻尖缺损鼻背皮瓣转移术

A. 皮瓣设计　B. 皮瓣转移

主要是面动脉与来自颅内的内眦动脉的交通分支。以形成上部血管蒂的鼻唇沟皮瓣最为常用。在此基础上，也可以形成血管蒂在上的岛状皮瓣或皮下组织蒂岛状皮瓣。其供区可以直接拉拢闭合于鼻翼沟或鼻唇沟处的折痕中。但是，鼻唇沟皮瓣也凸显出如下弊端：同侧鼻唇、鼻翼沟的必然减弱，造成面部的对称性丧失；有时为了避免面颊部形成猫耳朵，而使供区的切口线加长，从而遗留较长的切口瘢痕；皮瓣有时较臃肿。手术要点：皮瓣设计时可以超出常规皮瓣的长宽比例。皮瓣掀起后，需要向面颊部做广泛的剥离。蒂部应充分游离无张力。供区拉拢闭合时，伤口边缘应做深层固定以充分减除伤口缝合时的张力（图 11－13）。术中止血应彻底。当鼻唇沟皮瓣用作翻转皮瓣形成鼻衬里时，勿使蒂部受压，以免影响皮瓣血液供应。当鼻唇沟皮瓣用作折叠皮瓣修复鼻翼全层缺损时，皮瓣切取勿过厚。如果怀疑会产生血液供应障碍，则应做延迟手术。可将其缝回原处，2 周后再行转移。术后鼻腔内放置适当大小的软鼻管以维持鼻孔的外形。皮瓣蒂部如出现“猫耳朵”畸形，可待二期进行修整手术。当形成皮下组织蒂的岛状皮瓣时，蒂部设计应朝向面颊部的眶下血管处，皮瓣掀起后，在供区和受区之间打一皮下隧道，将皮瓣从其中穿过至受区缝合之。手术中皮瓣的蒂部应稍宽大以免影响皮瓣的成活。皮下隧道应避免过紧而造成血液供应障碍。

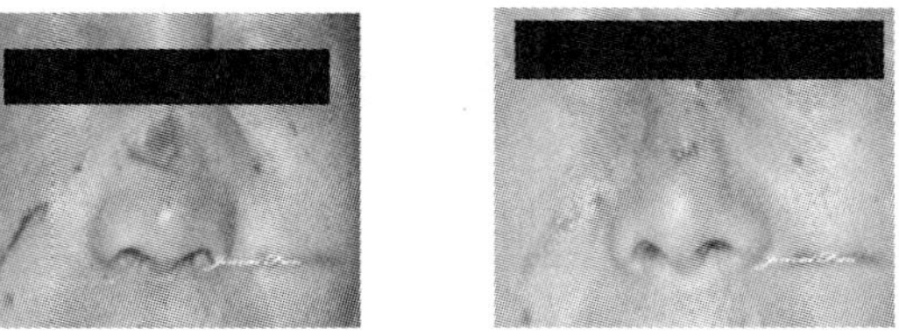

A　　　　B

图 11－13　鼻尖缺损双叶皮瓣转移术

A. 术前　B. 术后即刻

（六）反流轴型耳郭复合组织岛状瓣

当鼻翼全层或大部分缺损，不能采用局部或邻近组织修复时，可以考虑反流轴型耳郭复合组织岛状瓣修复之。

手术操作要点：①鼻翼缺损区的瘢痕组织应完全切除，创造良好的血管床。②按鼻翼部缺损的实际大小及弧度，在耳轮适当部位，一般选择在耳部稍平坦，并且弧度、厚度与缺损区相适应的区域，同时应在距颞浅血管不太远处设计切口。若有需要，可同时携带部分耳前、耳后皮肤。③常规操作取下耳郭复合组织岛状瓣。④在耳颞供区蒂部和鼻部缺损区之间打一隧道，从中引出耳郭复合组织瓣并置于鼻翼缺损处，依次缝合鼻内、外侧面创缘即可。⑤供区耳轮适当修整后即可缝合之。

注意事项：①手术全程应注意严格无创操作，尽力减少对移植物及血管蒂的损伤。②尽量保留颞浅血管顶支和耳后血管之间的血管交通网络，以免皮瓣出现缺血、坏死等并发症。③皮下隧道应宽大，防止皮瓣受到挤压。④手术中止血应彻底，以免术后血肿发生。

（七）额部皮瓣

额部皮瓣鼻再造技术也被称为印度式皮瓣，用于修复鼻缺损已有 2600 多年历史。这一技术主要是基于双侧滑车上动脉供血，在额中部形成的皮瓣，即传统的旁正中额部皮瓣。当然也可以根据额部供区的形态大小和鼻部缺损的需求，灵活设计该皮瓣（图 11－14）。虽然该皮瓣可以取得良好的鼻再造外形效果，但由于切取皮瓣后额中部留有较大面积明显的缺损痕迹，往往令许多患者难以接受。极大地限制了这种方法的应用。近几十年来，随着皮肤组织扩张器在临床上的广泛应用，组织扩张后形成的额部皮瓣在其获取后的额部供区，可以通过“新生”的额部皮肤组织直接闭合之。从而使得术后仅遗留下额中部纵形条状缝合的细小瘢痕，外观明显改善。然而，对于有色人种，这一瘢痕常常仍然突显，困扰患者。为此，近期新设计的范式额部扩张皮瓣，另辟蹊径，以颞侧血液供应为基础而于前额发际区形成额部皮瓣，其额部供区伤口可以横行闭合于前额发际线内，隐蔽，难以察觉。待发型成一定长度时，常常可以取得无痕的外观。尤其适合东方人等有色人群。将鼻再造技术又向前推进了一步。

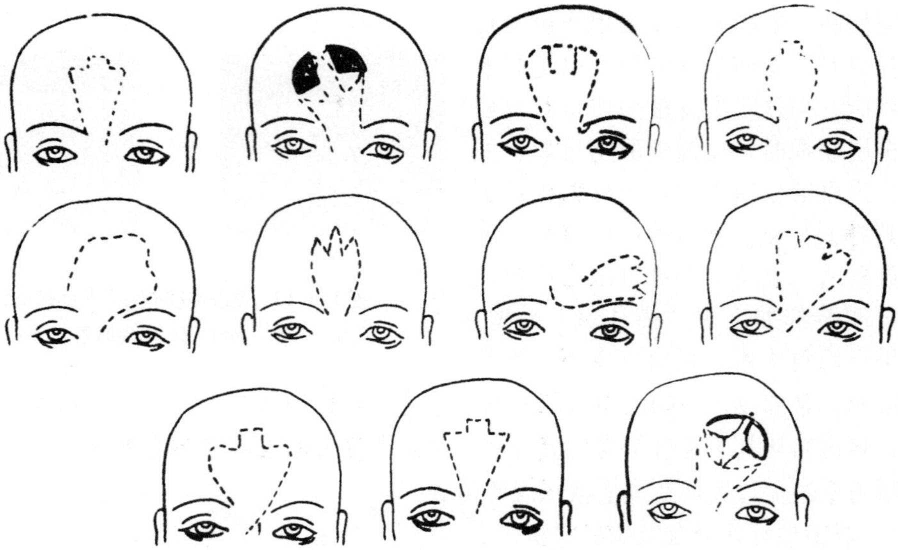

图 11－14　额部皮瓣设计

1. 额部的应用解剖

额部软组织由浅到深分为皮肤、皮下组织、额肌、额肌下疏松结缔组织及骨膜等五层。额肌起于帽状腱膜，向前下方行走，止于眉部皮肤并与眼轮匝肌纤维相互交错，部分肌纤维止于鼻根部皮肤。此肌两侧共同作用时，上提眉部并使额部产生横纹。额肌下结缔组织层较疏松，临床上额部皮瓣即从此层深面掀起。额部的血管较多，主要分为纵向和横向两种。前者主要是成对的滑车上动脉和眶上动脉，而后者主要是成对颞浅动脉的额支。它们之间的相互吻合丰富。滑车上动脉的分支、眶上动脉的浅支及颞浅动脉额支的分支（额眶支），在前额部相互吻合成网即前额动脉吻合网。来自颈内动脉系的眼动脉，其终末支有眶上动脉和额动脉。额动脉经滑车上孔或切迹出眶即为滑车上动脉。滑车上动脉出眶后随即穿过额肌进入其浅层。出眶后滑车上动脉主干有三种走向形式进入额部。其一出眶后滑车上动脉先分出1～2 支细小分支向外上走行与眶上动脉分支吻合或直接参与构成前额动脉吻合网。主干则向内下，走行于眼轮匝肌眶部浅面，随即分为上下两支。上行支即滑车上动脉主干，向上行走，分支供应额部。其走行的体表投影为：在眶上缘水平正中线各旁开 1.32±0.09cm 至距眶上缘正中线上 5.7±0.77cm 处的等腰三角形的两斜边即为滑车上动脉走行的体表投影。其下行支即鼻背动脉，向下行走与面动脉的终末支内眦动脉吻合，沿途发出分支供应鼻背。眼动脉的另一终末支即眶上动脉。眶上动脉从眶上孔或切迹出眶后分为深、浅两支：眶上动脉浅支主要参与构成额部软组织内血管吻合网，眶上动脉深支紧贴骨膜向后上外方走行。颞浅动脉额支在耳屏上方平均 3.48±2.01cm 处自颞浅动脉总干发出后向前走行经颞部到达额部。以额支走行方向可将其分为水平部及上升部两段。水平部斜向前上行。绝大多数水平部走行于额肌浅面，少部分被埋在额肌纤维里。水平部行至眶外上角后上方，转向上而成上升部走向颅顶。在额部额支向前下和后上发出额眶支和额顶支两组分支：额眶支走行向前下方，其终末支直接与滑车上动脉吻合，向内下也有一粗大分支直接与眶上动脉浅支吻合，余众多稍细小分支则参与构成前额动脉吻合网，额眶支分布范围主要为前额皮肤、额肌、眼轮匝肌；额支另外的终末支为额顶支，向后上发出 4～5 支，较为粗大，主要分布于额顶部的头皮。

额部静脉基本上都与同名动脉相伴，回流到相应属支，但动静脉之间并非紧密相邻，有一定间距，最远处两者相距 1cm 左右，与其他部位一样，静脉稍粗于动脉。滑车上静脉位于同名动脉内侧，出现率并不恒定，有时两侧同时出现，有时只一侧有滑车上静脉或者一侧粗大而另一侧细小，有时只有一根位于额部中央的额正中静脉，近鼻根出向左右各发出属支进入滑车上孔或切迹和经鼻背静脉汇入面静脉。

2. 旁正中额部皮瓣

旁正中额部皮瓣又称为印度皮瓣，由于皮瓣与鼻部邻近，色泽相仿，质地适中，易于塑形，为全鼻或次全鼻缺损修复的首选方法。它是以一侧的滑车上血管为蒂而形成的皮瓣，向下旋转 180°至鼻部完成其鼻再造的过程（图 11－15）。当其切取宽度为 2.5～3cm 的皮瓣，额部创面可直接拉拢缝合，而这样的宽度可以修复单个的鼻头、鼻背、鼻侧、鼻翼缺损，甚至半鼻缺损。但前额发际低窄者，切取此宽度的皮瓣后，缝合将会有困难，勉强关闭伤口，术后会出现明显的瘢痕。用于全鼻或次全鼻再造时，额中部需要皮肤移植才能完成。植皮后不仅会呈现出凹陷畸形，而且皮肤的色泽、质地差异较大，呈现“补丁样”外观。由于存在这样的代价，故以往额部皮瓣常常仅用于鼻再造的修复。

该手术操作要点：首先应用超声多普勒血流仪测出一侧滑车上动脉的血管行程。先将残存的鼻部组织或瘢痕组织向内下翻转形成鼻孔及鼻背衬里，创面尽量扩大至鼻的美学亚单位。切取肋软骨或肋骨或髂骨，雕刻成鼻部支架并固定于鼻部。以鼻部实际创面大小，预计再造鼻的所需大小留取布样。按逆转计划法在额部皮肤上设计旁正中额部皮瓣。一般长宽约为 10～12cm×6～7cm。继之，切开皮肤，掀起皮瓣并向下旋转 180°至鼻部，并塑形覆盖在鼻部创面上缝合之。额部供瓣区则切取全厚皮片或断层皮片游离移植关闭之。术后 10～14 天开始行断蒂前血管训练。至 3～4 周后再行二期断蒂修整术。

注意事项：①设计皮瓣时应按相应血管走向进行，其蒂部应尽量留有足够的长度和宽度，以确保蒂部滑车上血管的完整和旋转时蒂部不受过多的挤压。②额部植皮区止血应彻底，皮片固定应良好。③皮瓣断蒂时，不应操之过急，一定要在血管训练可靠后进行，断蒂后应保留足够长度的鼻根部完整。

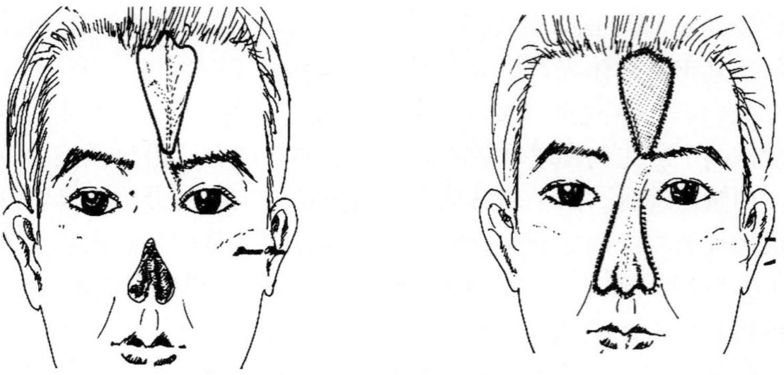

A　　　　B

图 11－15　旁正中额部皮瓣转移术

A. 皮瓣设计　B. 皮瓣转移

3. 旁正中额部扩张皮瓣

由于传统旁正中额部皮瓣切取后，额中部遗留较大的继发缺损区域，常规技术修复后呈现出“补丁样”丑陋外观。往往患者难以接受。为此，目前常借助于组织扩张技术，使额部皮瓣切取后，额部皮瓣供区可以非常容易地直接拉拢缝合之（图 11－16）。

该手术操作要点：①额部扩张器置入术：首先在近发际的头皮内做一 3～5cm 大小的切口深达帽状腱膜下疏松结缔组织，在此层向额中部及两侧分离出适当大小囊腔，然后放入相应大小的组织扩张器，其注入壶置于切口的另侧头皮下。切口分层严密缝合之。②待伤口愈合后，以间隔 5～7 天/次的速度，适量生理盐水进行系列注入扩张至所需容量。③额部皮瓣形成转移：首先应用超声多普勒血流仪测出一侧滑车上动脉的血管行程。利用残存的鼻部组织或瘢痕组织形成反转皮瓣，向内下翻转形成鼻孔及鼻背衬里。然后构建鼻支架固定之。按上述方式以逆转计划法在扩张的额部皮肤上设计旁正中额部皮瓣。考虑到扩张皮瓣本身回缩，实际切取的皮瓣要比布样稍大。一般长宽约为 12～14cm×7～8cm。继之，切开皮肤，取出其组织扩张器。掀起皮瓣向下旋转 180°至鼻部，并塑形覆盖在鼻部创面上缝合之。额部供瓣区稍做修整直接拉拢减张分层缝合关闭之。术后 10～14 天开始行断蒂前血管训练。至 3～4 周后再行二期断蒂修整术。

注意事项：①额部扩张器置于层次应准确，如有出血应止血彻底并放置引流。②扩张期应密切观察，不易扩张过快。③设计皮瓣时应按相应血管走向进行，其蒂部应尽量留有足够的长度和宽度，以确保蒂部滑车上血管的完整和旋转时蒂部不受过多的挤压。④皮瓣断蒂时，不应操之过急，一定要在血管训练可靠后进行，断蒂后应保留足够长度的鼻根部完整。

4. 无痕额部扩张皮瓣

传统的额部皮瓣设计，往往是以眉间的滑车上血液供应为基础。术后额中部遗留严重的缺陷，使之临床应用受到很大的限制。虽然，借助于组织扩张技术后使之遗留的外观明显改善，但是，其额中部供区仍遗留难以消除的纵形条索状、可见的瘢痕，尤其是在有色人群中常常仍相当明显。为此，范氏另辟蹊径，以颞侧颞浅血管的血液供应为基础，自前额发际开始设计形成额部皮瓣，其额部供区伤口可以横行闭合于前额发际线内，并可形成岛状皮瓣一

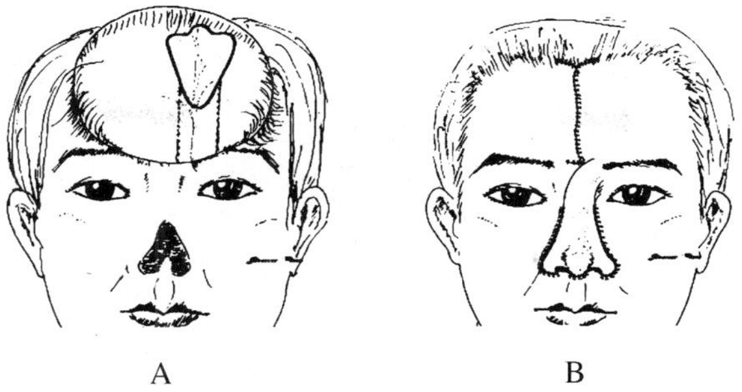

图 11－16　旁正中额部扩张皮瓣转移术

A. 皮瓣设计　B. 皮瓣转移

期转移到鼻部而无需传统的二期断蒂手术。额部供区痕迹待头发长出后，可以达到无痕的外观，切口非常隐蔽，难以察觉。

手术操作要点：①额部扩张器置入术：首先在近发际的头皮内做一 3～5cm 大小的切口深达帽状腱膜下疏松结缔组织，在此层向额中部及两侧分离出适当大小囊腔，然后放入相应大小的组织扩张器，其注入壶置于切口的另侧头皮下。切口分层严密缝合之。②待伤口愈合后，以间隔 5～7 天/次的速度，适量生理盐水进行系列注入扩张至所需容量。③额部皮瓣形成转移：受区准备：利用残存的鼻部组织或瘢痕组织形成反转皮瓣，向内下翻转形成鼻孔及鼻背衬里并构建鼻支架。额部供区准备：首先应用超声多普勒血流仪测出一侧颞浅动脉及其额支的血管行程。按实际受区创面大小留取预计再造鼻部的形状大小的布样。按逆转计划法自前额部发际线开始设计皮瓣。用亚甲蓝标画出要保留的额区形态和宽度（一般自眶上缘 5～6cm，以病人原有额区宽度作为参照）。其蒂部位于其颞部。按照颞浅动脉额支的血管走行，颞区头皮作 T 形切口。首先切开沿血管走向的颞区皮肤、皮下组织达颞浅筋膜浅面。并向两侧做前潜行分离至其主干血管全部安全包含其内。横过蒂部远端皮肤的切口仅切至颞浅筋膜表面组织层，勿伤及其下面的颞浅血管及其筋膜。额部皮瓣的切取自远端开始。沿设计的切口线切开远端扩张器表面全层组织，取出扩张器并向颞侧延伸前行至蒂部。然后，按照皮瓣颞浅筋膜蒂部剥离的宽度，于颞浅筋膜下向该颞浅血管根部剥离并掀起该皮瓣。继之，于皮瓣蒂部与病变区域间形成一皮下隧道，皮瓣通过其中转移到鼻部缺损区域，颞部切口直接缝合之。额部供区创面略作修正，直接拉拢缝合于前额发际线内（图 11－17）。

注意事项：①额部扩张器置于层次应准确，如有出血应止血彻底并放置引流。②扩张期应密切观察，不易扩张过快。③设计皮瓣时应按相应血管走向进行，其筋膜蒂部应尽留有足够长度和宽度，以确保蒂部岛状转移时满足皮下行程所需和颞浅血管及其额支完整。④皮下隧道应足够宽广，以免其皮瓣蒂部受挤压。⑤隧道中的蒂部通行应顺畅，确保无扭曲，折叠等情况发生。⑥皮瓣止血应彻底。皮瓣下、隧道中应放置引流以避免血肿。

（八）管状皮瓣

管形皮瓣也叫皮管，可看作远位皮瓣的一种特殊形式。在皮瓣转移过程中将皮瓣卷成管状。因没有创面暴露，易于护理，患者生活也方便一些，被视为安全可靠的方法。当额部无条件切取皮瓣修复鼻缺损或患者拒绝接受额部皮瓣法时，可以考虑行远位皮管修复之。其中上臂内侧皮瓣即意大利皮瓣以其色泽、质地、厚度等与鼻部较为近似而最为常用（图 11－18）。但是，对于年龄过小不能配合，或年龄过大关节僵硬，不能耐受上肢固定其体位者，

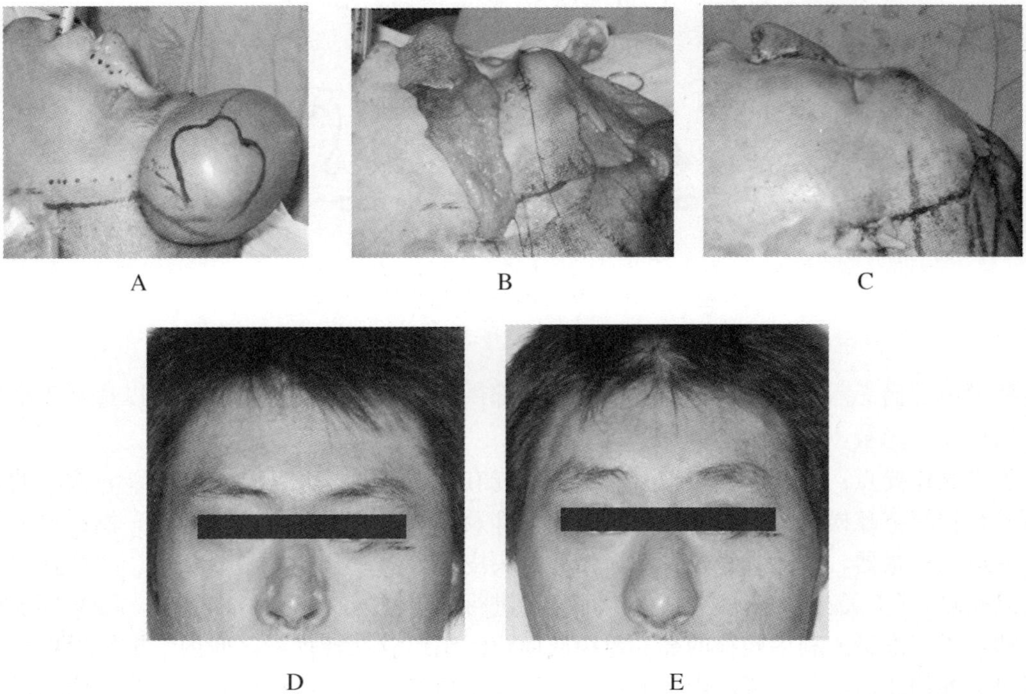

图 11－17　次全鼻缺损，无痕额部扩张皮瓣岛状一期转移术

A. 术前皮瓣设计　B. 术中岛状皮瓣形成　C. 术中岛状皮瓣转移完成，额部供区直接闭合于发际线内

D. 术前像　E. 术后 8 个月

往往难以接受之。手术操作要点：首先在上臂内侧设计一个适当大小的蒂在上下方的长方形双蒂皮瓣，长宽比例一般不超过 2.5∶1，切开两侧皮肤达上臂深筋膜表面，并在此平面上相对剥离至对侧。然后皮面在外，创面在内卷曲使之两创缘对合，间断缝合皮肤全层即形成皮管。供区创面如果两侧有足够充分的组织，则在同一平面再分别向两侧潜行剥离后，将两侧拉拢减张分层缝合之。如果供区创面较大，则应切取中厚皮片或全厚皮片移植修复之。术后 10～14 天拆线后开始做上端蒂部训练至蒂部完全阻断血流 30 分钟以上皮管血液供应无变化（一般术后 3～4 周）。然后行使二期皮管断蒂转移手术：将鼻下端残存皮肤组织及瘢痕组织向下翻转塑造成鼻翼、鼻小柱衬里，必要时取耳甲腔软骨再造鼻翼软骨。按受区形态大小将皮管离断，展平并塑形后转移至鼻部创面并缝合之。手术结束后，将上肢与头部以石膏绷带固定之。术后常规皮管训练至术后 3～4 周安全后，行三期皮管断蒂及鼻部修整手术即可。

注意事项：①上臂皮管设计时，应充分考虑受区缺损的大小，否则转移、修复鼻部缺损时将出现困难。②制备过程中，应止血彻底，防止皮管内发生血肿。③皮管形成后要防止受压，皮管内疑有血肿时应及时处理。术后勤观察，如发现皮管血运不良，给扩张血管药物等处理。如无好转，可先将皮管拆开，缝回原处，相当于一次延迟，待 2 周后还可以再形成皮管。④断蒂不宜过早。⑤皮管转移时应注意避免蒂部扭转、成角、受压等情况，以免影响远端血运。⑥皮管转移时的上肢与头部的固定要确实可靠，以防皮管撕脱和血运障碍。

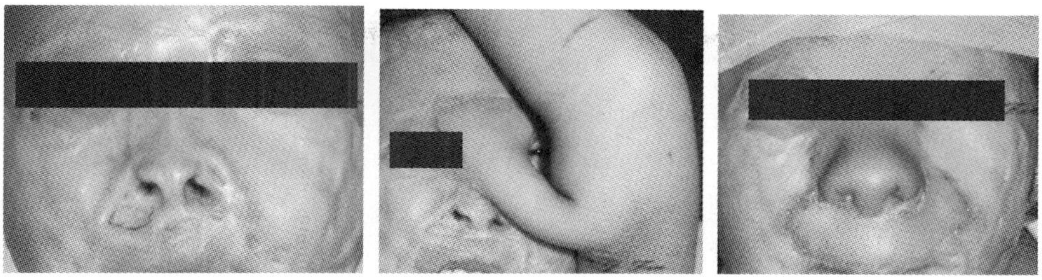

A　　B　　C

图 11－18　全鼻缺损，上臂皮管转移术

A. 术前像　B. 皮管转移过程中，蒂部训练断蒂前　C. 全部过程术后三周

（九）吻合血管的游离皮瓣

游离皮瓣法全鼻再造术，是整形外科中较常用的修复方法。适应于额部、上臂无供皮条件或患者不愿意利用这两处传统方式修复鼻缺损者。由于前臂桡侧皮肤较薄，质地细软血管较粗、恒定，因此前臂桡侧游离皮瓣（誉为中国式皮瓣）常常成为全鼻再造的首选皮瓣（图 11－19）。

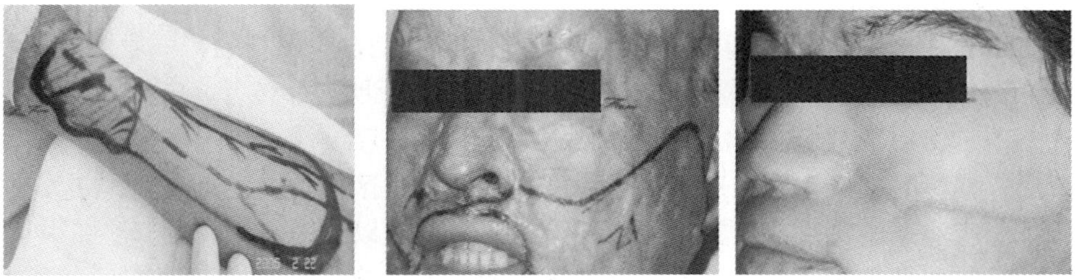

A　　B　　C

图 11－19　全鼻缺损，前臂桡侧游离皮瓣转移术

A. 术前设计　B. 术前像　C. 术后 2 年

实施该手术应具备下列条件：①病人全身情况良好，能耐受较长时间的手术；②手术者有相应的解剖知识、显微外科技能和经验；③受区及其附近有可供吻接的正常血管。④具备显微外科的基本设施。

术前准备：①全身常规检查：全身状况及血液常规检查、肝、肾功能的生化检查。②局部检查：了解损伤或畸形的病因、范围、深度，并注意瘢痕切除及松解后创面大小、形状的变化，选择最合适的皮瓣（包括色泽、质地等）。③受区及供区如有急性感染时，应予以有效控制，如为急症新鲜创伤受区，应彻底清创。④供、受区吻接血管检查：了解供、受区吻接血管解剖，用多普勒血流仪测出血管位置，并用亚甲蓝标记出。

手术操作要点：①将残存鼻部皮肤向内翻转作为鼻衬里，并于同侧下颌缘处分离出一侧面动、静脉作为受区血管，同时向鼻部缺损区皮下剥离，之间形成一皮下隧道。②按鼻部创面大小裁取布样，将此布样稍放大，在前臂内侧供区处设计出拟取皮瓣形状。③按设计切取皮瓣及相连的桡动、静脉。供区切取断层皮片移植修复之。④将取下的带血供的游离皮瓣植于鼻部创面上，并将其血管蒂部穿过皮下隧道至血管吻合区。并与受区的动、静脉进行端一端吻合。吻合的顺序可以是先动脉，后静脉；也可依是先静脉，后动脉。血管吻合完毕后，观察 20～30 分钟后，皮瓣血液循环良好，皮瓣适当塑形并与鼻部创缘缝合并放置引流条（管）。

术后处理：

（1）术后常规处理：合理应用扩血管和抗凝血药物等措施并疏通微循环。应用广谱抗生素预防感染；

（2）全身情况的观察和处理：注意观察生命指标、血容量及水电解质平衡等；由于使用扩血管及抗凝药物，注意出血倾向；必要时给予止痛药。

（3）局部的观察及处理：①室温：25～28℃最为适宜；②随时注意体位，防止皮瓣蒂部受压、扭曲及有张力，尽量使皮瓣远端处于抬高位以促进静脉回流；③密切观察皮瓣的血液循环，及时防治血管危象：术后皮瓣正常色泽较健处稍红，如色泽青紫，常提示静脉回流障碍，苍白则表示动脉供血不足。正常皮瓣皮温较健处皮温高1～2℃，维持在31℃以上，一般情况下，低于27℃，常提示动脉供血障碍，27～31℃，常提示静脉回流障碍。皮温突然降低3℃以上或持续低于健处3℃以上，均为手术探查的指征。④还可观测毛细血管充盈试验及应用多普勒血流仪测量血流情况。

血管危象的防治：因吻接血管发生血流障碍，危及皮瓣成活，称为血管危象。由于血管本身的因素如血管痉挛、血栓形成、血管扭转或张力而发生的血管危象，一般发生在术后24小时内，因血管外因素如血肿、水肿、体位突变、感染等造成的血管危象，则无一定规律。血管危象的判断一般不困难，而血管危象处理方法的选择，有时是相当困难的，一般情况下，经过体位调整、保暖措施、抗痉挛和抗凝药物的应用半小时后，无明显好转者，应及时手术探查。

注意事项：①切取皮瓣和血管吻合时按游离皮瓣程序要求，操作注意遵守无创技术。②皮瓣塑形、修薄时应以不影响皮瓣血运为度。③前臂供区所留血管断端之结扎、处理应切实、可靠。④应注意避免蒂部扭转、成角、受压等情况，以免影响远端血运。⑤皮瓣下应注意防止血肿发生并常规放置引流。术后勤观察，如发现皮管血运不良，给扩张血管药物等处理。如无好转，应及时手术探查对应处理之。

（十）鼻再造衬里的修复

当鼻部衬里缺损较小时，其修复往往较容易。当遇到鼻部衬里缺损较大时，有时修复较困难。如果勉强修复，往往造成鼻通气道狭窄而呼吸困难，或因张力过大而引起皮瓣缺血坏死等并发症。因此，鼻衬里的修复也应得到足够的重视。

目前常用的鼻衬里修复有如下方法：

1. 鼻部翻转皮瓣：是以其缺损瘢痕缘为蒂将外面形成的皮瓣向内翻转而成。

2. 向内折叠的鼻外皮瓣：将修复鼻表面的皮瓣远端进一步延伸适当长度，转移到鼻部后，向内折叠而修复之。

3. 皮瓣下皮肤游离移植：首先在设计的皮瓣下游离植皮，待成活后，与皮瓣一体转移至缺损区完成之。

4. 鼻中隔合叶状黏膜瓣：以鼻中隔鼻背缘为蒂，去除患侧黏膜而形成软骨黏膜瓣，如同开门样转移至鼻侧缺损区。也可以仅于健侧形成黏软骨膜瓣穿过对侧黏膜软骨后转移至缺损区。

5. 衬里局部黏膜推进瓣：将残存的鼻腔侧黏膜形成黏膜瓣单蒂或双蒂推进至缺损区域。

6. 鼻唇沟皮瓣：自鼻唇沟处单独形成皮瓣，以翻转或岛状的方式转移修复之。

（范金财　甘承　田佳）

第12章

面神经麻痹的修复

第一节　面瘫治疗的历史回顾

面神经麻痹又称面瘫，是由于先天或后天感染、外伤、面部肿瘤手术误伤等原因所引起的面部随意运动丧失、表情丧失、额纹消失，无皱眉及扬眉功能，眼裂扩大，下睑外翻，伴结膜炎、溢泪、鼻唇沟消失、口角下垂，不能吹口哨和鼓腮，患侧颊部与牙龈间常积存食物不易清除，汗液减少或无汗。一个世纪以来，国内外专家学者在治疗面瘫方面开展了难以计数的研究，目的是要达到静态时有正常的外观；动态自主运动对称，能控制眼、口、鼻部的括约肌；非自主运动对称，表达强烈情绪时能控制平衡；经修复后无重要功能缺失。至今为止，各类研究表明面神经麻痹不可能通过任何单一的修复方法获得治愈，是一较难治之疾患。

最早施行面瘫手术的是Drobnike，为一例耳源性面瘫患者做了副—面神经吻合术，产生了继发性肩带畸形后遗症。之后至今一百多年中又发展出许多静态矫正和动态矫正面瘫的方法。

1913年Stein最早运用筋膜悬吊的方法治疗面瘫，1926年Blair设计了阔筋膜套管针切取阔筋膜，推广了该项技术，方法是把阔筋膜条一端固定颞筋膜，另一端固定于口角肌和内眦韧带以矫正口角与眼睑畸形。Owens（1947）把筋膜条埋入咬肌，以期咬肌的收缩引起筋膜反射牵拉的产生，从而带动面部运动。Mclaughlin（1953）则将筋膜条一端固定于下颌骨喙状突，另端固定于口角，通过颞肌收缩带动口角。Freeman（1977）应用真皮组织矫正口眼畸形，并指出真皮较阔筋膜更有张力，但纤维化早，术后皮下感染率较高。另外，还有许多学者应用组织代用品植入，如：丝线、钢丝、钽、硅胶、聚乙烯、涤纶放于适当部位悬吊，因远期效果不佳，易产生局部反应。如：吸收、排斥等，现仅少量材料（聚四氟乙烯）继续应用。

而获得面部动静态的对称与和谐更是众多学者不懈争取的目标。由Bulance（1898），Hardy，Mayou（1957）及Perret（1967）尝试过膈—面神经吻合，但术后静止时出现不自主的面部抽搐，当深呼吸、咳嗽及大声说话时，面部出现明显不对称，同时伴有半膈麻痹。自1903年首例报告完成舌下—面神经吻合术后，Conley和Baker1979年报告137例应用该法获静态下良好肌张力及一定运动，但随之而来的是半侧颜面萎缩伴自主怪相的出现。Scaramella（1970）最早应用跨面神经移植法治疗面瘫。他移植一段腓肠神经把健侧颊支同患侧面神经干远端吻合治疗面神经麻痹，遵循神经跨面移植法，使健侧神经冲动通过移植的腓肠神经传导到患侧的相关神经末梢支配肌肉运动，以使面部对称性及自主运动达到一定程度的恢复。

以上方法都是希望恢复患侧面部表情肌的功能，这些方法多适用于早期面瘫，面神经远端以及面部表情肌还可继续使用。然而有些面瘫患侧的面神经及面部表情肌已无法再使用，许多学者也想出了许多办法。1908 年，Lexer 和 Eden 首先应用，将咬肌和颞肌分出肌瓣，分别转移到上、下睑及上、下唇来矫正面神经麻痹眼睑及口角畸形，Brunner（1974）以口内途径转移肌条避免了面部瘢痕。尤其是颞肌瓣转移治疗睑裂闭合不全取得良好效果。

游离肌肉移植是晚期面瘫治疗中的一个有价值的方法（Thompson，1971），他首先以踇、趾短伸肌游离移植来提高眼、口的对称性，成功治愈了 8 例面神经麻痹病人及一例腭咽闭合不全者。1974 年 Haklius 将其在临床上推广。此法不用行血管吻合，肌肉及神经再生可靠，手术简单，病程短，供区损伤小，患者易接受，是恢复面瘫动态外观的有效方法。适于晚期面瘫，面肌已萎缩，面神经难以恢复者。自 20 世纪 70 年代神经吻合术发展以来，80 年代又结合了肌肉显微外科移植，为治疗面瘫提供新方法。1976 年 Harri 首次报道成功应用股薄肌移植于面部抬高口角，第一例运用颞肌运动神经转移。Alain-Gang-BoBo（1980）进一步改良了该技术，主张二期手术，一期先将移植神经与健侧面神经吻合，待神经轴索到达远心端时，即 Tinel 征阳性时，再植入患侧肌肉，认为这样可以防止瘢痕阻碍神经再生，在二期手术时与移植肌吻合。20 世纪 80 年代至今则推广至胸小肌、前锯肌、股直肌、背阔肌、腹直肌及踇、趾短伸肌的应用。目前 Harri 等仍推崇以股薄肌阶段肌瓣游离移植治疗面神经麻痹。血管吻合游离移植肌肉结合面神经搭桥治疗面瘫的优点是通过健侧面神经来支配患侧面部表情，缺点是：至少有两次长时间的大手术；两个区域均留有瘢痕；面部运动两年后方可恢复，前额及口周有运动失调、混乱运动；眼睑不可完全闭合等。因为该术式亦存在着神经吻合处瘢痕阻碍生长问题，且当神经长入期间，肌肉萎缩而不能起替代作用。近年来江华应用吻合神经的踇展肌游离移植，王炜应用超长蒂节段肌瓣游离移植，国外学者应用带神经血管股薄肌 I 期治疗晚期面瘫避免了以上缺点，但仍存在移植肌肉的神经纤维成分比例与面神经成分不一的问题，仅 20％～30％的神经冲动到达移植肌，支配肌肉的力量有限。

然而，面瘫患者表情肌修复的效果仍然不尽如人意，是临床医生感到十分棘手的难题。

第二节　病因学分类

一、根据面神经麻痹的解剖部位分类

（一）颅内（中枢性）：包括颅内先天性异常和发育不全、血管异常、中枢神经系统变性疾病、颅内肿瘤、脑外伤。

损害部位在面神经核以上，至大脑皮层之间的一侧皮质脑干束纤维，也称核上性面瘫。面神经核上部的细胞接受两侧皮质脑干束的纤维，共同支配睑裂以下的表情肌，包括额肌和上部眼轮匝肌的运动；因此，颅内病变导致的面瘫临床特点是病变对侧睑裂以下的面部表亲肌瘫痪，常伴有与面瘫同侧的肢体瘫痪或功能障碍，无味觉和唾液分泌障碍。

（二）颞内（周围性）：细菌及病毒感染、外伤（枪伤）、颞骨骨折、胆脂瘤、侵犯至中耳、乳突和面神经的肿瘤、医源性。

根据面部表情肌瘫痪的程度和范围、味觉、听觉和泪液检查的结果，来明确面神经损害的部位，从而作出相应的损害定位诊断。

1. 面神经茎乳孔以外受损表现为：患侧面瘫。

2. 鼓束和镫骨肌神经节之间受损表现为：患侧面瘫＋味觉丧失＋涎腺分泌障碍。

3. 镫骨肌与膝状神经节之间受损表现为：患侧面瘫＋味觉丧失＋涎腺分泌障碍＋听觉改变。

4. 膝状神经节受损表现为：患侧面瘫＋味觉丧失＋涎腺、泪腺分泌障碍＋听觉改变。

5. 脑桥与膝状神经节之间受损表现为：患侧面瘫＋味觉、分泌功能障碍＋可能有耳鸣、眩晕。

6. 核性损害表现为：患侧面瘫＋轻度感觉与分泌障碍＋影响展神经或累及皮质延髓索。

（三）颅外（周围性）：神经的原发性肿瘤、腮腺的恶性肿瘤、下颌骨升支、翼状区及皮肤的恶性肿瘤、外伤（撕裂伤和枪伤）、医源性。

二、根据面瘫的病程分类

（一）早期面瘫：是指面神经损害的早期阶段，面部表情肌无明显萎缩，面神经经过治疗可能有不同程度的恢复。Bell 面瘫早期应用神经营养药物、激素、神经减压、针灸等治疗，可获得明显疗效；外伤性面瘫早期可以进行神经松解术、神经吻合术、神经移植术、跨面神经移植术和吻合血管的跨面神经移植术等治疗，以恢复对面部表情肌的再支配。

（二）晚期面瘫：是指各种原因引起得面瘫，包括病程超过 2 年，面部表情肌功能无明显恢复的病例，以及外伤性面瘫曾做过神经吻合手术、神经移植术、跨面神经移植术，术后 1 年面神经无明显恢复的病例。

三、先天性面瘫及后天性面瘫

（一）先天性面瘫：在儿童组患者中最常见，又可分为仅累及面神经及肌肉，或是先天性综合征的一部分。先天性面瘫可分为三类：全脸面瘫，累及面神经的所有部分；第二种最常见的类型是仅累及面神经的下颌缘支；第三种累及面神经的颊支，其结果是口角及下唇降低。三种形式的面瘫又可因损害的完全与不完全而表现各异。

先天性面瘫在活婴中的发病率为 2%。在大部分患者中，宫内压力过高是最主要的病因，因面神经表浅而且容易受压。然而，下颌缘支型面瘫与症状性面瘫有不同的病因。

先天性面瘫也可能是症状性的，也就是说该病同时合并其他畸形。最常见的系统综合征是半侧颜面短小症。脸部的所有组织都可能不同程度的累计，包括面神经肌肉。最常见的双侧先天性面瘫是 Mobius 综合征。先天性面瘫随着重力与老年化影响而表现更重。

（二）后天性面瘫：后天性面瘫约一半由于颅内肿瘤，另一半是由于颞骨内及颅外的损伤。其表现可以是单侧的，也可以是双侧的。颅内或颅外的肿瘤，Bell 面瘫以及外伤是成人组患者最常见的病因。Bell 面瘫患者绝大部分可以康复，但至少 10%患者会遗留不同程度的畸形。

四、根据面瘫发生的部位和程度分类

面瘫可以根据发生部位分为单侧性面瘫与双侧性面瘫，还可根据面神经损伤程度分为完全性面瘫与不完全性面瘫。

第三节　患者的评估

面神经麻痹患者表现各异，面神经瘫痪本身并不是一个诊断。系统的病史与体检可明确面神经麻痹是完全性的或部分性的，如果是不完全性的，得明确受累的肌肉及面瘫的程度。是否有功能的恢复？是否继续好转或已达到一个平台？病史采集必须包括眼部的任何症状，如干燥、溢泪、闭合不全、户外时不适以及使用眼药水的情况。

必须了解患者的目的与期望值。对于一些患者，获得对称的外观比再造微笑更重要。相对于年轻患者，老年患者更关注眉毛下垂、眼睑外翻以及颊部的下垂。

面神经损伤程度可进行临床评价。根据面部表情肌瘫痪的程度和范围、味觉、听力及泪液检查的结果来明确面神经损伤的部位。

面部的检查从眉毛开始。必须了解眉毛在静态与动态的位置。并注意患者向上看时视野有无缩小。

眼睛必须进行彻底的评估。详细记录每只眼睛的视力。测量患侧睑裂高度并与对侧作比较。兔眼的程度决定了角膜外露干燥的风险大小。测量下睑的位置以及下睑的张力。将下睑轻拉远离眼球并放开，下睑会迅速贴回眼球。但在下睑张力较差的患者身上，这种情况不会出现。另外，角膜溃疡也必须除外。

口腔与周围组织的检查包括人中的移位、鼻唇沟的存在与否以及口角下降与偏离的程度，上唇下垂的程度。红唇活动时，记录双侧口角的运动；同时须记录当患者微笑时上切牙与下排牙齿的显露程度。需注意患者的发音，口腔内检查明确颊侧牙齿与颊黏膜有无病变。

详细记录患者有无共济运动。一般来说，面部的两组肌肉不会同时收缩运动，但由于面神经轴突的错向生长，就可发生共济现象。最常见的共济现象是微笑时闭眼，口唇活动时皱眉以及闭眼时口唇运动。

其他颅神经也需要进行评估，尤其是三叉神经。颅神经的累及可能加重面瘫的程度。并评价这些神经在作为供体神经的可能性。

效果评价标准

一般有以下两种：

1. 采用 Douglas HHarrison 在临床上评价面神经麻痹治疗效果的指标如下：

＋　　　动态、静态外观改善，但不明显

＋＋　　有明显的动态运动，但不能完全暴露两侧牙齿

＋＋＋　对称暴露牙齿及表达感情

2. Stennert 评分即面神经麻痹程度国际通用标准。他认为面瘫程度越重，分数越高（表 12－1）

表 12－1　Stennert 面神经麻痹程度评价表

	部位	缺　陷	是	否
静态	眼 嘴	1. 双侧睑裂区别＞3mm 2. 下睑外翻 3. 鼻唇沟消失 4. 患侧口角低于健侧＞3mm		
		静态分＝1～4“是”的回答		
动态	前额 嘴	5. 患侧眉运动小于健侧 50％ 6. 睡眠状态眼睑不可闭合 7. 清醒状态眼睑不可闭合 8. 龇牙时犬牙不外露 9. 龇牙时上切牙不外露 10. 噘嘴时患侧口角至人中距离比健侧小 50％		
		动态分＝5～10“对”的回答		

第四节　整形外科治疗

中枢性面瘫应针对病因，周围性麻痹应根据病程的早晚采取相应的措施。周围性麻痹的早期治疗，目的在于设法恢复神经功能，方法包括针灸、减压术、神经吻合术、神经移植术、神经交叉吻合术和面神经搭桥术。

整形外科手术治疗的面瘫多为晚期面瘫，其面神经与面部表情肌已无法恢复。决定施行对患者最合适的再造方案并不是很容易，重要的在于了解那部分面瘫是患者最关注的，并分别治疗。患者的年龄、面瘫的长短、表情肌及软组织的状况、潜在供区神经及肌肉的状况都将影响治疗方案的选择。医生必须认真考虑患者的需求并能平衡自己的能力与患者的愿望。根据面神经分支所支配的解剖区域，治疗内容可分为眉毛、上睑、下睑、上唇和颊部以及下唇。其中上唇和颊部畸形矫正是面瘫矫正的重点内容，所有术式的选择与演变均以此为中心，而且国内外学者提供的矫治办法也很多。

一、眉毛

为了矫正眉毛位置下垂，可行眉毛上提。至少有三种方法可以使眉毛上提：直接切除眉毛上组织、冠状切口眉毛上提、内镜辅助下眉毛上提。

单侧额肌瘫痪可导致两侧眉毛在高度上差异达 12mm。直接眉上提是最有效的矫正如此大差异的方法。直接眉毛上提包括切除条状的皮肤与肌肉，该切口在眉毛上缘并平行于该眉毛。如果把切口置于眉毛的第一排线上，那么瘢痕不明显。额肌缩短缝合使效果可靠，随时间变化松弛也不明显。然而，如果患者正常侧前额活动明显、表情丰富，那么过度矫正是必要的。眶上神经应分离出来并加以保护，因其紧贴于肌肉深面。

眉毛上提也可通过发际或发际内冠状切口，使用或不使用筋膜移植把眉毛悬吊至颞筋膜或额骨上。该手术虽然切口隐蔽，该手术创伤较大，并有可能悬吊不足。

内镜辅助下眉毛上提效果不完全，而且随着时间再次出现下垂。故该法的长期效果需要进一步改进，尤其在两侧相差很大时。

对侧额肌条状切除或面神经额支的选择性切断偶尔也用于控制额纹的不对称。以神经刺激仪找出患侧拮抗肌及神经后予以部分或全部切断，从而平衡面部运动，但因切除的量及准确性问题常有健侧并发症存在。

二、上睑

（一）兔眼的处理有几种方法。这些方法都通过克服提上睑肌的收缩。眼睑内植入金属假体较为流行，因其技术简单并可逆。

取上睑缘切口，植入金片体的重量有 0.6g、0.8g、1.0g、1.2g、1.6g。金属假体置于睑板上部分，横行固定。如果放置位置合适，假体应隐藏于上睑皱襞内。选择原则是在站立时患者可达到闭眼效果，只要患者有足够的 Bell 现象，上下睑并不需要完全闭紧。

短期使用，可选择另外一些可植入物，如磁石。

（二）颞肌瓣转移术：该法优点在于使用自体组织，避免了使用其他异物。在肌肉转移治疗面瘫中应用广泛，尤其是治疗兔眼。设计耳前切口延伸到头皮，颞肌从喙突止点切断转向面中 1/3 处，颞肌远端携带几厘米的筋膜。将肌肉部分或全部掀起，转移至上下眼睑、鼻唇沟、下唇和口角，做 4～5 个切口用于固定肌肉。矫正程度必须是矫枉过正，肌肉缝合到鼻唇沟前部时，必须与上唇的口轮匝肌交错缝合。由于颞肌全部转移后遗留颞区凹陷，故目前笔者推崇颞肌部分转移矫正眼部畸形为宜。

三、下睑

通过与内外眦韧带的贴附，使下睑向眼球靠紧，收缩时能使下睑上提 2～3mm。通常，下睑缘位于角膜下缘。眼轮匝肌瘫痪，下睑肌肉张力消失，重力使下睑伸展并松弛，导致角膜外露。随着时间的推移，下睑与泪小点远离眼球，导致下睑外翻。因此，治疗的目的在于悬吊下睑以及恢复泪小点与眼球的贴附。

显著的下睑外翻以及巩膜外露常伴随眼睛干燥以及美观障碍。这就需要下睑的全长固定。最好的办法就是使用筋膜条置于下睑灰线以下 1.5mm 到 2mm，并固定于两侧。肌腱相比筋膜条更能提供长久的效果。把宽约 1.5mm 的肌腱固定于颧额缝上的眶壁处，通过睑板前的皮下隧道到达内眦韧带并固定于内眦韧带上。关键在于放置于合适位置上，位置过低会加重外翻。在老年组患者中，太表浅或太高的放置可能导致内翻。使用克氏针能简化肌腱在皮下的放置。该方法能对下睑提供良好的支持。不损害下睑形态、不会引起旁人的注意而且效果持久。如果悬吊物太松，在侧壁上调整其松紧度。

轻度的下睑病变包括下睑松弛以及轻微的巩膜外露，可通过内外眦整形来治疗。

水平向眼睑短缩可用来处理过多的以及伸展的下睑组织。该法包括楔形切除睑板与结膜组织，也包括重新悬吊外眦。

软骨移植也用于支持睑板。通过改善下睑中部的薄弱处，并固定于眶缘，以减少下睑的向下运动。然而，效果不令人满意，因软骨容易从垂直位旋转成水平位。

睑缘粘连术　在面瘫以后，严重的眼睑闭合不全可能导致角膜混浊甚至失明。为了预防并发症，矫正眼睑闭合不全，可采用睑缘粘连术，改善眼睑闭合不全的缺陷。

四、下唇

面神经下颌缘支麻痹导致的下唇畸形可能是全脸面瘫的一部分，或是因先天缺损，或是继发于创伤或医源性损伤。在交谈与微笑时下唇的不对称是患者最关心的，另外，由于患侧下唇不能下降，无法表达愤怒与悲伤的情绪。

有多种方法矫正面神经下颌缘支麻痹，包括健侧与患侧的手术。患侧下唇全层楔形切除，包括黏膜、皮肤与肌肉。降下唇肌切除也是一个不错的选择。

通过选择性切除正常侧降下唇肌可以获得在静态与动态的下唇对称。在门诊手术室局麻状态下就可进行该手术。进行该手术之前，可在局部注射长效局麻药或肉毒素。患者可根据该情况来决定是否施行该手术。虽然微笑时正常侧的形态发生了改变，但可以获得与对侧对称的外观。术前通过患者龇牙与噘嘴来标记降下唇肌。该肌肉呈条索状，从下唇侧面斜向下外至下巴。通过口腔内齿龈沟切口可以显露该肌肉。部分肌肉隐藏与口轮匝肌内，向上牵拉口轮匝肌可以显露斜向走形的降下唇肌肌纤维，宽约 1cm。同时必须保护下颌缘支至颏肌的分支。一旦降下唇肌肌纤维已显露，就可切除该肌肉的肌腹。仅仅切断肌肉不能获得长久的效果，除非切除肌肉。

五、上唇和颊部

大部分面瘫患者再造的目的在于获得静态与动态的对称。口腔肌肉的瘫痪会导致重要的功能问题，包括流涎与口齿不清。上唇及颊部组织松弛会导致咀嚼困难、食物堆积。然而，手术的重点在于重建微笑。该部位的诊治是整形外科治疗的重点，有很多方法。

患者与术者必须明确目标。对于那些仅仅要求对称的患者，筋膜条或软组织的静力性悬吊就能解决问题。对于那些愿意付出努力获得静态与动态效果的患者，局部颞肌与咬肌转移能获得较好的效果。游离的肌肉移植可通过其他颅神经的支配获得较好的效果。然而，目前唯一可用的技术能获得随意与不随意运动以及静态对称是利用面神经。

（一）筋膜悬吊的固定手术（图 12－1）

适应证：感染、外伤或其他原因引起的面瘫，采用神经移植或神经转移手术失败者或年龄在 50 岁以上不适合神经肌肉移植者。此法一般是借阔筋膜悬吊或人工代用品悬吊，如丝线、可吸收线、聚四氟乙烯等。

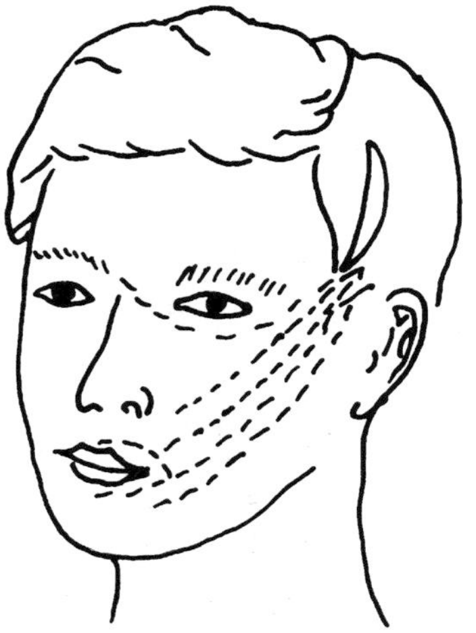
图 12－1　筋膜悬吊法

手术方法：手术时先在大腿外侧位于膝关节上 5cm 处作长约 3cm 横行切口，暴露阔筋膜，应用筋膜抽取器切取长宽约 20cm×2.5cm 的筋膜片一条，并分成每条 20cm×0.5 cm 用盐水纱布包裹备用，然后在患侧颞部发际上缘 2～

3cm 处作 5～6cm 斜切口，如患侧皮肤松弛下垂，可分离松弛的皮肤区域，切口延至屏前方及耳垂后方，在颞筋膜上将切口下缘的皮瓣在下方作钝性剥离。以筋膜针穿经颞深筋膜表面从颞部切口进入，经隧道穿出鼻根部、鼻翼、鼻唇沟中点、口角、下唇颏下中点穿出，以埋没导引针缝合固定筋膜于皮下及口轮匝肌；筋膜另一端从颞部拉出，以可吸收线呈 8 字形缝合固定于颧骨或颧弓上。悬吊时需矫枉过正 1～2cm，以防筋膜拉长及重力性下垂松弛。最后缝合鼻根、鼻翼、鼻唇沟中点、口角及颏下中点的切口。

（二）局部肌瓣转移术

适用于晚期面瘫肌肉萎缩患者，为治疗提供新的肌肉与瘫肌的神经化，如颞肌、咬肌、胸锁乳突肌、颈阔肌与额肌等。特别是颞肌对眼部畸形的矫正效果满意。该法的优点：消灭了不带血供的游离组织（筋膜）易坏死、缺损萎缩滑动及延展性差的缺点；可直接将肌肉插入要矫正的部位，使晚期面瘫萎缩的面部得以丰满；若面肌尚有功能，可将颞肌与之交叉，提高了颞肌神经长入面肌的机会。

胸锁乳突肌转移的缺点是术后表情不自然，任何头部运动都将带动口角运动，且转移后易造成臃肿，目前已极少采用。颈阔肌转移至口角，肌肉的方向不利于口角形态的恢复，肌肉薄，细小，神经动脉支配细小，易受损，且缺少完成面部运动的力量，不如颞肌转移有优势。

1. 咬肌瓣转移术（图 12－2）：适合于面下部运动的恢复。将咬肌前半部旋转，将其三束肌束缝合于下唇、口角、上唇的真皮。矫正程度应矫枉过正，肌束应与瘫痪肌肉交叉。

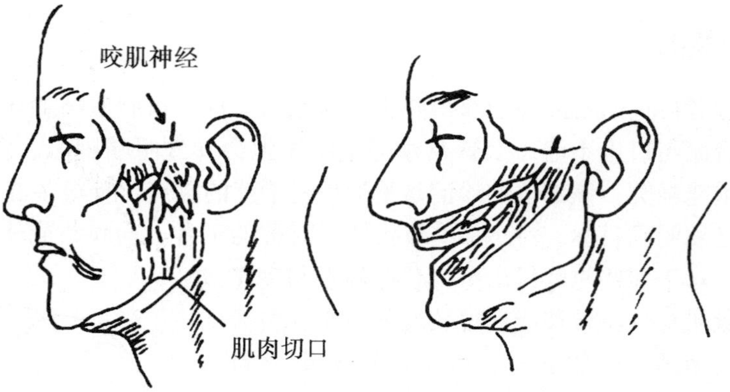

图 12－2 咬肌瓣转移术

2. 颞肌瓣转移术（图 12－3）：该法在肌肉转移治疗面瘫中应用最为广泛。设计耳前切口延伸到头皮，在颞肌上 1/2 处分离出宽约 2cm 肌瓣，向头皮中线分离并携带骨膜及筋膜，因肌肉的血管神经支配从颞肌的下部供应，肌肉有良好功能。将分离的肌瓣向内侧倒转分成两部分。分别插入上、下眼轮匝肌或额肌与下眼轮匝肌，注意保护血管神经蒂部。前者以一细长瓣插入上眼轮匝肌或额肌区，后者以一宽厚矩形瓣插入下眼轮匝肌；二者远端固定于鼻骨。颞区缺损可用硅胶块填充。

（三）去神经小肌肉游离移植术（图 12－4）

1. 适应证　适于晚期面瘫、面肌有萎缩、保守治疗无效的患者。原因是早期面瘫的面肌

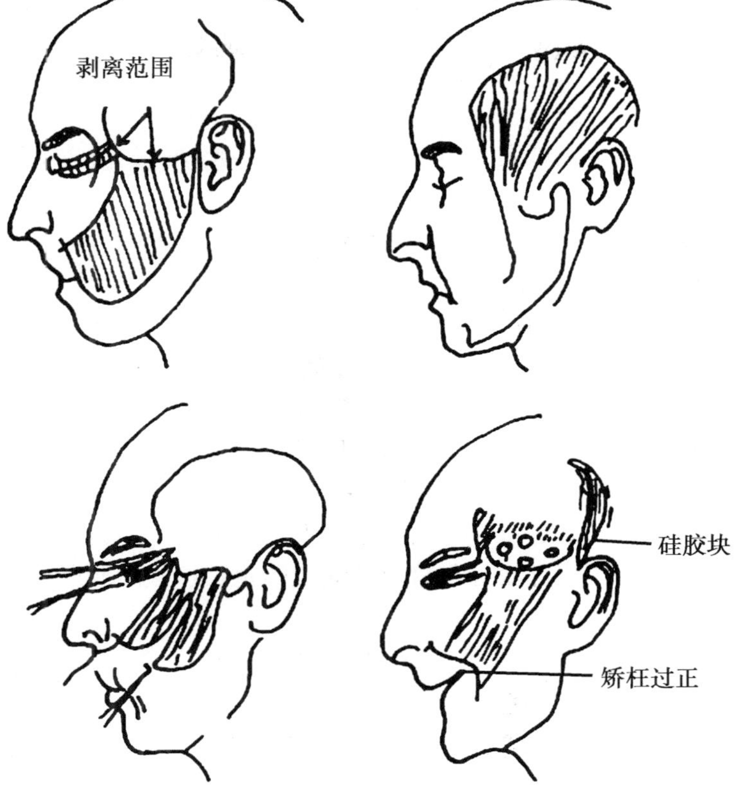

图 12－3　颞肌瓣转移术

尚存部分功能，与移植肌易产生混乱运动，故严格选择适应证对修复效果影响很大。

2. 手术要点

（1）踇、趾短伸肌去神经术

（2）2 周后行踇趾短伸肌游离移植，面瘫口角畸形矫正术

（3）颞肌瓣转移修复眼睑闭合不全、睑外翻矫正术

（4）面部皮肤及 SMAS 筋膜提紧术

（5）面瘫矫正支持带外固定

3. 保证术式成功的因素

Thompson 认为去神经移植成活的条件：①移植肌是完整的，包括肌纤维全长；②移植前 2～3 周切断运动神经；③肌肉重量＜3～4g；④肌肉要移植在有正常神经供应的肌肉上，且去除肌肉外膜，以利密切接触的神经轴索长入。

4. 手术方法

Ⅰ期手术：踇、趾短伸肌去神经术：

取足背斜切口，暴露踇、趾短伸肌，在该肌内侧及腹侧寻找腓深神经分支，用神经刺激仪确定运动神经后切断。此时可见肌肉由红变暗，刺激近心端病人诉疼痛，而足背无收缩，证明已彻底去神经。去神经勿忽视内侧支的存在即Ⅰ、Ⅲ型神经支配。

Ⅱ期手术：

（1）足部供区手术：跗、趾短伸肌游离移植术在去神经后两周进行：

①在原去神经切口处切开，并在1、2、3、4趾蹼处做横切口。

②在跗骨窦前壁、跟骨前外侧暴露肌肉起点及肌腹。

③暴露跗、趾短伸肌在长腱止点深层外侧的短腱止点，确认非跗、趾长肌腱后离断。

④以肌腱剥离子从短腱下做隧道，引出肌腱并向近心端翻转，游离达跗骨窦前壁处离断。注意保证肌腹纵轴完整性及全长。

⑤去除肌膜，将肌肉肌腱两端缝合牵引线待用。缝合足部切口，加压抬高术肢，12天拆线。

（2）咬肌区手术：

①在SMAS筋膜深面，钝性分离通过穿经咬肌肌腹的隧道至鼻唇沟区，隧道取于咬肌自颧弓下缘耳屏点至咬肌前缘在下颌骨附着点处连线的前方或后方，避免伤及主干。

②在咬肌肌腹的隧道处将移植肌固定数针，以利两者紧密接触，同时将肌腹端固定在耳前颧弓骨膜上，展开移植肌肌腹于咬肌肌腹隧道中。

③移植物另一端以肌腱剥离子牵引跗、趾短伸肌肌腱至鼻翼基底、鼻唇沟中点，口角、颏窝，穿出皮肤，在原张力下以埋没导引缝合针缝扎固定，位置高低以达口角外形矫枉过正，鼻唇沟成形于微笑表情为度。

④于肌腱悬吊点之间隙设计5个减张点，前排3个，后排2个，以埋没导引缝合器缝合固定这五点真皮，并向外上悬吊于颧弓骨膜上。

⑤将耳前SMAS筋膜上提重叠缝合松弛部分覆盖移植物；皮肤上提，切除多余者，分层缝合。

5. 本术式的优点

（1）本术式是小肌肉的移植，受区不臃肿，无继发畸形，供区为辅助肌，无继发畸形及功能障碍。

（2）手术切口隐蔽，在鼻唇沟及口角处无切口，无瘢痕形成；利用埋没导引针形成鼻唇沟亦是皮下自然粘连，而不是皮肤瘢痕的遗留。悬吊点的设计是根据健侧定位，对称性良好；矫枉过正于微笑位。

（3）在肌肉隧道的形成处固定数针，防止移植物滑动，不致影响神经再生及肌肉存活，同时带动面部表情运动。

（4）上、下睑以颞肌瓣矫正，固定于鼻骨上，较以前固定于骨膜及内眦韧带着更牢固可靠。

（5）在移植物悬吊、SMAS筋膜重叠缝合、皮肤提紧三重作用下，面部外观可达到稳定的近期近态及远期动态效果。

综上所述，跗、趾短伸肌去神经游离移植，辅以颞肌瓣转移综合治疗晚期面瘫，有较好的疗效。

（四）显微外科技术

1. 胸小肌游离移植（图12－5）

（1）适应证　早期无法用面神经吻合或神经移植修复的病例；无颅内占位性病变的晚期面瘫。举重及游泳运动员不适合该术式。

（2）应用解剖　胸小肌位于胸大肌深面，三角形扁肌，长12～14cm，扇形肌束起自第

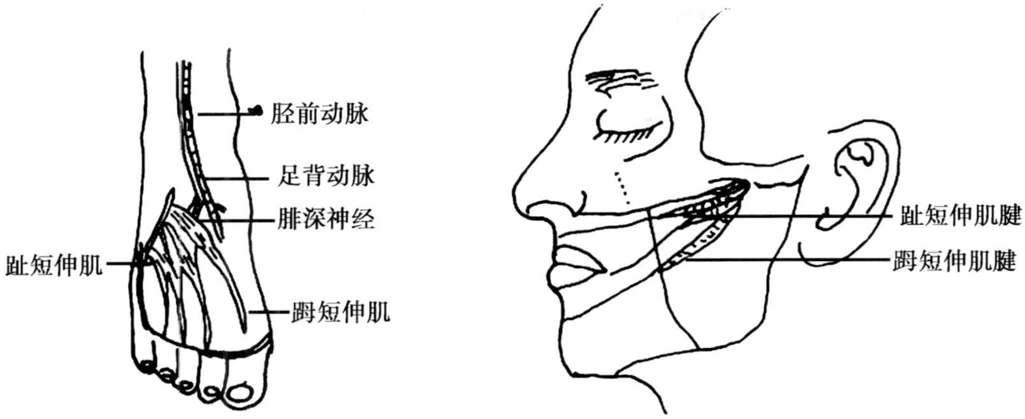

图 12－4　足背踇短伸肌及趾短伸肌解剖

3、4、5 肋骨的前面，于近肋骨、肋软骨结合处向外上方汇成一扁平肌腱止于肩胛骨喙突。

血液供应：胸小肌的血供变异较大，动脉分别可能来自胸肩峰动脉、胸外侧动脉、或腋动脉；或三种动脉同时存在，常从肌肉的内侧边缘穿出分支供应肌肉，也可自三角肌肌间沟到达胸小肌。其静脉回流有 2～3 支，有时与动脉伴行，有时直接注入腋静脉。

神经支配：由胸前神经支配，神经纤维来自 C5、C6、C7、C8 及 T1，分两束即胸前神经内侧支、外侧支进入胸小肌，其中内侧支为主要支。

（3）手术要点

手术分两期进行，第一期作跨面神经移植术；经 8～12 个月后，第二期手术作吻合血管神经的胸小肌移植。

第一期：跨面神经移植术：选择腓肠神经 25～28cm 一段作跨面神经移植，以神经刺激仪确认颊支中央支后切断并与腓肠神经一端吻合；经上唇皮下隧道将另一端牵引置于患侧颊部皮下为二期手术备用。手术 8～12 个月后检查 Tinel 征阳性，说明健侧面神经纤维已长入移植神经内。此时带血管神经的肌肉移植时机已成熟。

第二期：带血管神经的胸小肌移植：①胸小肌的切取：取腋窝前皱襞后方的切口，暴露胸大肌的下缘，游离胸外侧血管进入胸大肌下缘部分，并追寻其到胸小肌内表面的入路，即胸小肌的滋养血管。暴露胸小肌的内侧缘及下缘，游离内侧起点后向外侧掀起，显露胸小肌内表面的血管蒂和胸前神经进入肌肉的内侧支及外侧支，游离较长的血管神经蒂，在喙突处切断肌肉的止点，完全游离肌肉，在受区准备好以后再切断血管蒂进行移植。②受区准备：取除皱切口入路，在 SMAS 筋膜层解剖跨面神经移植的腓肠神经远心端，于下颌缘处解剖面动、静脉，游离待用。③游离肌肉血管神经吻合术：将断蒂的肌瓣移植到面部，内侧端固定于口角及鼻唇沟，外侧端固定于颧弓及颞肌筋膜。保持肌肉原有的张力，并将口角上提过矫 1～2cm。吻合胸前神经与跨面移植的腓肠神经的断端，吻合胸外侧动静脉与面动静脉。④止血，分层缝合，置引流，加压包扎。

该术式的优缺点：胸小肌有合适的重量、充分的长度，表面平坦，易植入面部。但其神经血管蒂复杂而易变，在神经移植中运动神经支配和再神经化不可靠；另外，由于位于上胸部与受区较近，使两组手术进行较困难。

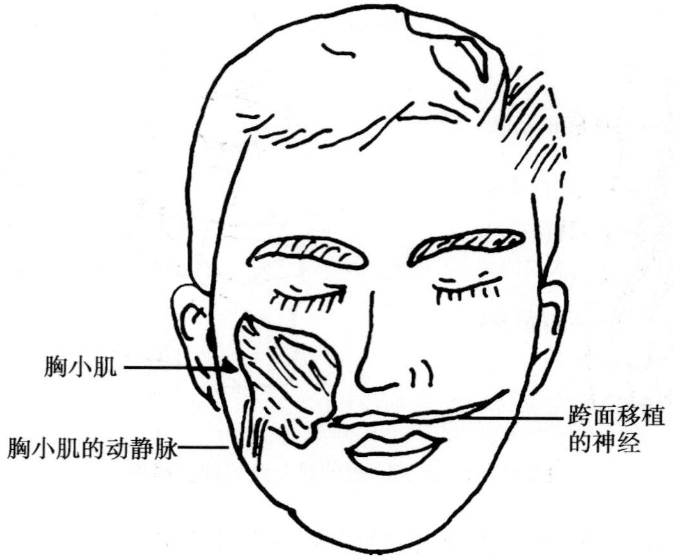

图 12－5　胸小肌游离移植

2. 背阔肌游离移植一期治疗晚期面瘫（图 12－6）

（1）适应证　早期面瘫面神经无法通过神经吻接修复者；或面神经损伤后神经吻合术、神经移植术、神经松解治疗无效者；跨面神经移植 1 年以上患侧面部表情肌无功能恢复者。晚期面瘫病程在 2 年以上，面肌已萎缩者。颅脑手术造成面神经中枢损伤者。

（2）应用解剖　背阔肌血供来自胸背动脉的阶段供血，由腋动脉分出肩胛下动脉，在下方 2～3cm 处分出旋肩胛动脉，向下移行为胸背动脉，在肩胛骨下角平面上方分为内、外侧支；内侧支多分出 2～3 支段动脉，外侧支多分出 3～4 支；其直径约 0.5～0.9cm，长约 6～7cm。由于跨面神经游离移植所需血管蒂长约 15cm 左右，故解剖血管蒂应包括肩胛下动脉、胸背动脉或内外侧分支及段动脉。神经支配来自于胸长神经，与胸背动静脉伴行。

（3）手术要点

①供区：解剖背阔肌节段肌瓣：于健侧腋中线相当于背阔肌前缘的后方 2～3cm 处作 25cm 长的切口，切开皮肤皮下组织，暴露背阔肌前缘，向后掀起，在其腹侧肌膜下，自上而下暴露肩胛下动脉。结扎切断旋肩胛动脉、胸背动脉的内侧支，沿胸背动脉外侧支继续向下分离。选择第 2、3 段动脉作为肌瓣的滋养血管为多。在背阔肌的前外下端，切取较薄并有较粗段动脉滋养的肌肉，约 8cm×6cm×0.4cm，同时保证血管神经蒂长约 15cm，以利跨面神经游离移植。

②受区：健侧面动静脉及神经的解剖：取耳前除皱切口，切开皮肤、皮下组织，在腮腺筋膜表面掀起皮瓣，于其前缘 0.5cm 中点向颊部深层水平钝性分离出乳白色的腮腺导管。平行于腮腺导管上下方，找到面神经颊支，一般有 2～3 支。切断颊支二级以下的分支，作为受区的吻合神经。切断的神经分支还可起到减少健侧肌肉收缩力的作用，有利于术后两侧肌力的平衡。在下颌下缘触诊面动脉的搏动，于深层钝性分离面动、静脉，游离 2cm 备用。患侧受区颜面切口同健侧，掀起面颊部皮瓣，范围上达颞浅筋膜，下至下颌缘，前方达口角及鼻唇沟。在上唇作隧道至健侧，大小能容血管神经蒂通过。

③背阔肌游离移植：受区准备工作完成后，将背阔肌节段肌瓣的血管神经蒂断蒂，患者平卧。先将游离的阶段肌瓣移植到患侧面部，并按原张力将起点一端固定于上唇、鼻唇沟、口角及下唇，止点一端固定于颧弓骨膜上。将肌瓣的神经血管蒂经皮下隧道引至健侧，应用显微外科技术依次与健侧的静脉、动脉、神经相吻合。

④ 关闭切口：关闭健侧创面，再提紧患侧皮肤，切除多余皮肤，置引流，加压包扎。

（4）本术式的优缺点　优点：①把以往的两期手术改为一期完成，减少了手术次数，缩短了疗程。②阶段肌肉移植根据其血管神经分布特点，可扩大应用范围，并灵活切取。③带血管神经蒂的肌瓣移植较单纯的跨面神经移植更能诱导健侧面神经末梢向患侧长入。④断层肌肉瓣移植较全层肌肉瓣移植更易完成肌肉-肌肉神经化。缺点：①完全的眼睑闭合、前额运动、口部括约肌和唇功能几乎不能恢复。②无法摆脱联带运动和不自主的表情。

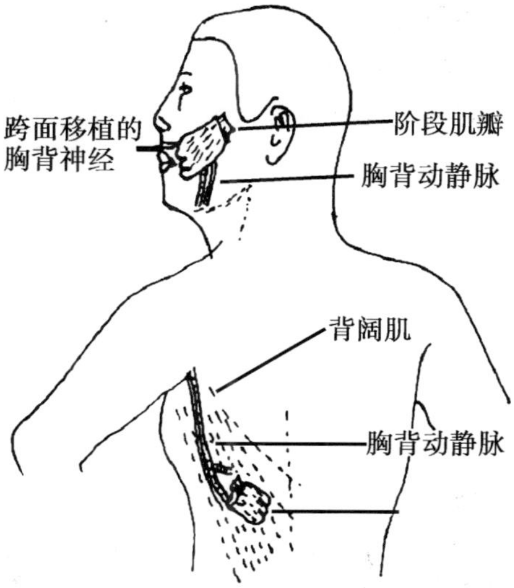

图 12-6　超长血管神经蒂背阔肌肌瓣移植

3. 股薄肌游离移植一期治疗晚期面瘫（图 12-7）

（1）适应证　同背阔肌游离移植。

（2）应用解剖　肌肉走行：股薄肌为一条扁长带状肌，位于大腿内侧皮下，长收肌内侧，位置表浅。上缘以扁平宽腱起自耻骨下支前面的闭孔前缘，向下逐渐变窄，经股骨内侧髁后方以腱索在缝匠肌止点的后方止于胫骨粗隆内侧面。

血液供应：股深动脉的分支，自股深动脉斜向内下经内收长、短肌间走行，于股薄肌中上 1/3 处（相当于耻骨结节下方约 8cm 处）由肌深面入肌。血管入肌后在肌内纵行向下走行，沿途发出 3～5 支肌皮动脉穿过筋膜滋养浅层皮下组织和皮肤。动脉起始处外径约 2.3mm，肌外血管蒂长约 6cm。两条静脉与动脉伴行入肌。

神经支配：闭孔神经前支，经长收肌深面至股薄肌上 1/3 处入肌，支配肌肉运动功能及皮肤感觉。

（3）手术要点

①供区：股薄肌的切取：标示耻骨结节及膝关节内侧点，后者相当于半腱肌肌腱处，此

两点的连线相当于股薄肌的内侧缘线。切开内侧缘线皮肤及皮下组织、深筋膜找到内收肌长头与股薄肌间隙，在肌间隙内、股薄肌中 1/3 处解剖分离进入该肌的主要血管蒂及支配神经。然后沿股薄肌深面由近端向远端钝性分离，结扎切断远侧进入肌肉的细小血管分支。在受区准备完毕后离断血管神经蒂供吻合血管神经并携带股薄肌前 1/3 部分游离移植约 7cm 长。

②受区：解剖健侧面动静脉及面神经颊支。分离患侧皮下范围上至颧弓上缘，下至上唇，切除臃肿的脂肪筋膜使肌肉的受植面平整。

③肌肉的放置：股薄肌被劈开成小的束片状，大小根据面部外侧量而定。肌肉放置区不要超过颧弓上方以防术后臃肿。

④肌肉的反向放置：近心端缝合于口轮匝肌或鼻唇沟，远心端缝合于颧弓骨膜及向上外方的颞浅筋膜上。

⑤依次将肌瓣的血管神经束与面静脉、动脉及面神经颊支吻合。

（4）该术式的优缺点：股薄肌有恒定而又足够长的神经血管蒂、体积适当、有充分的长度。该肌可被纵向分开、横向切断、灵活掌握尺寸。切取肌肉及受区的准备可允许两组人员同时进行。

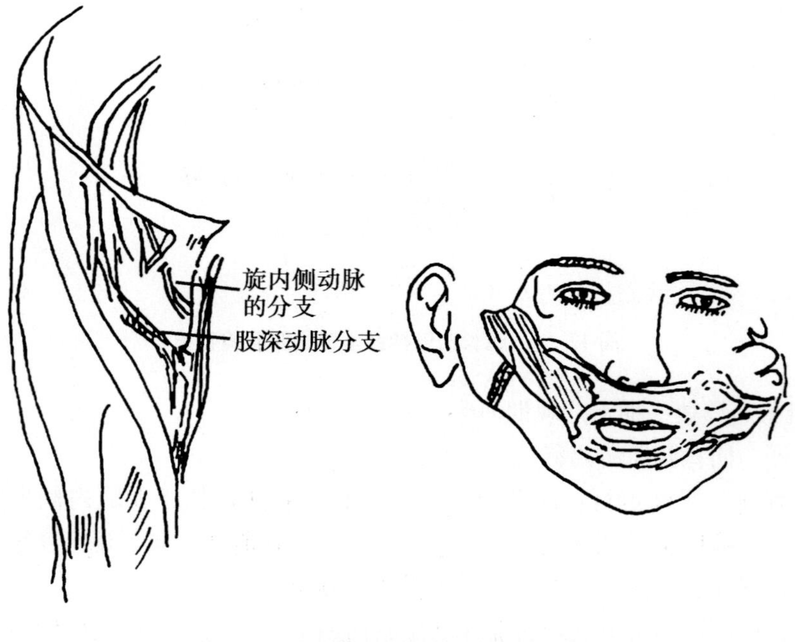

图 12－7　股薄肌解剖及一期游离移植

4. 股直肌游离移植一期治疗晚期面瘫（图 12－8）

（1）适应证　同背阔肌游离移植。

（2）应用解剖　股直肌是双羽状肌，属于股四头肌的一部分，位于股前部正中，以翦性直头与反折头分别起于髂前下棘和髋臼上缘。两头合并向下移行为肌质，然后缩成窄而厚的肌腱与股内、外侧肌及股中间肌融合成总腱，附着于髌骨上缘和侧缘，向下延续为髌韧带至于胫骨粗隆。股直肌的主要滋养血管为旋股外侧动脉降支的股直肌支，血管沿股直肌内侧缘下降，于髂前上棘下方约 16cm 处入肌，肌外长度约 4cm，外径 2.5mm，伴行静脉一条，外径为 3.4mm。供养股直肌的血管尚有来自股动脉、股深动脉、旋股外侧动脉升支和横支等 4 组血管的分支，多在肌肉深面入肌。支配股直肌的神经为股神经的股直肌支，与血管伴行入肌。

（3）手术要点

①供区组：取大腿前切口，近端为腹股沟韧带中点，远端至大腿中 1/3。暴露股直肌内缘，游离旋股外侧动脉，追踪旋股外侧动脉降支和股神经后束进入股直肌内缘的分支。确定肌肉的血管类型，将旋股外侧动脉降支发出的其他分支结扎切断，以获得足够长度的血管蒂。向近端游离神经支，直至股神经后束，并做神经支干分离达腹股沟韧带深面，尽可能取得较长的神经蒂。沿股直肌表面双羽状肌纤维中线切开肌肉，将肌肉内肌腱完全保留在中1/3的肌瓣内，分离肌瓣时注意保护肌肉上端的次要血管神经束。肌瓣游离后，保留血管蒂，待供区准备完成再断蒂进行肌瓣移植。

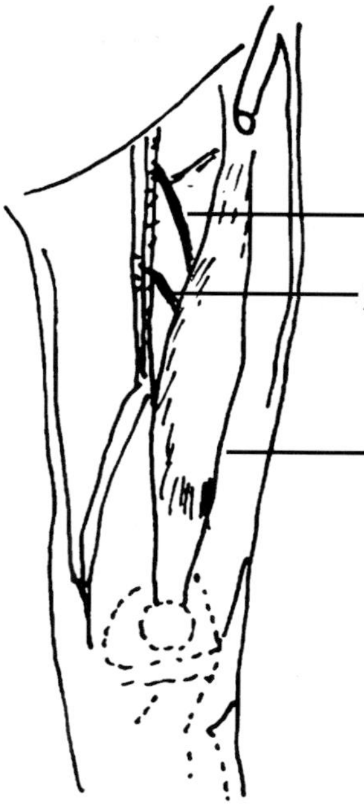

图 12－8　股直肌解剖

②受区组：取面部耳前除皱切口，掀起面部皮肤，显露颧弓和颞浅筋膜，以及口角和鼻唇沟，显露健侧面神经颊支。在上唇制作隧道使两侧相通，以容跨面神经蒂通过。

③肌瓣移植：受区准备完毕后切断肌瓣的血管蒂，将肌瓣远端肌纤维部分与患侧口周肌肉缝合。肌肉内腱性部分固定于口角及下唇。向上提紧肌瓣达正常肌张力后。近端肌瓣肌纤维部分与颞浅筋膜缝合，腱性部分固定于颧弓以维持正常的肌张力，并使下垂的口角上提达正常水平或略高于健侧 1 cm。然后依次与面动、静脉及健侧面神经颊支吻合。最后，将患侧松弛皮肤提紧，按面部除皱方法缝合皮肤

（4）该术式的优缺点：股直肌有恒定而又足够长的神经血管蒂、有充分的长度。切取肌肉及受区的准备可允许两组人员同时进行。但该肌体积较大，比较臃肿。

六、并发症及防治

（一）眉毛

在矫正眉毛不对称的过程中，最主要出现的问题是患侧矫正不足。因患侧面神经瘫痪，额肌没有功能，额部皮肤及眉毛随着年龄增大仍会出现松弛，尤其是健侧表情肌活动丰富的患者。若选择健侧神经或肌肉的选择性切除，因面神经额支在终末端神经是网状的，由于神经的生长会再次出现双侧的不对称。若健侧神经或肌肉损伤过重，健侧也会出现额肌瘫痪的症状。

（二）上睑

上睑假体植入可能出现的问题包括假体外露、包膜过厚形成可见的肿块以及眼球的机械性刺激。解决方法为把假体植入到睑板上半部分，并横贯睑板，同时不能影响 Müller 肌的

功能。由于金块产生的上睑闭合是缓慢的，所以患者需要指导闭眼。患者需要有意识地松弛提上睑肌1～2秒后才能使上眼睑下降。

应用颞肌瓣转移治疗兔眼时，因颞肌神经支配与对侧眼轮匝肌不同，故两侧闭眼不能同步，经训练稍有改善。其次是矫正不足，因在颞肌瓣神经血管蒂位于肌肉的下部，一般为延长肌瓣的长度，需携带至头顶中线处的骨膜及筋膜，导致供血不足，另外，手术操作对肌瓣的损伤，都会引起肌肉、骨膜及筋膜的吸收。还有可能导致兔眼矫正不足的是颞肌筋膜条过长、与上下眼睑眼轮匝肌黏附不紧密以及筋膜条与眼睑缘太远。

（三）下睑

下睑的张力主要靠眼轮匝肌及睑板和内外眦韧带维持，其中眼轮匝肌较重要。故用筋膜条或肌肉筋膜瓣替代眼轮匝肌的功能是较好的办法。手术的关键在于放置于合适位置上，位置过低会加重外翻。太表浅或太高的放置可能导致内翻。然而长期效果不可靠。使用颞肌筋膜瓣矫正下睑外翻能获长久效果，其可能出现的问题已如前所述。

（四）下唇

下唇的畸形如果采用健侧下颌缘支的切断也存在着准确性难以预测。另外，可能由于面神经的网络样生长而使该方法无效。楔形切除下唇的皮肤、肌肉与黏膜则存在着创伤较大，下唇可能遗留明显的瘢痕等问题。降下唇肌选择口内切口时较隐蔽，但手术中需准确找到降下唇肌肌纤维，切除而不切断更能获得更好的效果。

（五）上唇和颊部

1. 表情恢复不全

因为表情肌的神经支配远较骨骼肌丰富，各部位表情肌纤维方向都不同，其表情运动是丰富多彩的，所以单靠一、两块供肌是无法代替所有的表情肌的。而且神经再生可能发生迷路和错位，使面部协调对称的动作受到影响。

2. 尚无理想的供肌

尽管目前使用的供肌有多种，但都或多或少地存在欠缺，没有完全达到理想供肌的要求。寻找合适的供肌也是面瘫治疗的方向。

3. 移植肌的萎缩

主要原因是手术时缺血，创伤及吻合神经血管不足以支配和供养移植的肌肉等，所以有人主张采用较大的供肌，但又易造成术后的臃肿。

4. 两种术式的选择

一期或分二期带血管神经的肌肉游离移植，这两种术式究竟哪种更为合理，效果更好，临床应如何选择，尚有争议。有学者认为，一期手术血管神经蒂长，神经生长速度慢于肌瓣终板的萎缩，等神经长到终板，肌瓣已萎缩，但临床的结果并非如此，一期治疗的效果也较为满意。可能有以下原因：①由于超长的神经蒂伴有血管供养，使移植易于成活，加速了神经愈合过程。②一期法再生神经轴突只需通过一个神经缝合，减少了瘢痕效应对动力源神经的质和量的不利影响。③节段性断层肌瓣的移植是一种带有器官的神经移植，此类移植能产生一类诱导神经定向生长并营养和促进神经再生的活性物质。

（黄渭清　王春虎　方柏荣　方薛泉）

第13章

进行性半侧颜面萎缩

进行性半侧颜面萎缩是一种病程缓慢，以单侧皮肤、皮下组织及骨结构萎缩为特征命名的疾病。首先由 Parry 于 1825 年报道，其后 Romberg 在 1846 年又详细描述了此病的典型特征，故又称 Parry-Romberg 综合征或 Romberg 病。1871 年 Enlenburg 首次提出了进行性颜面萎缩症（ progressive face hemiatrophy，PFHA）这一名称。

一、病因

迄今为止，PFHA 发病机制不明，病因假说较多，包括交感神经学说、神经营养学说、感染学说、损伤学说、三叉神经学说、免疫学说、遗传学说等，目前尚无定论。

1. 三叉神经学说

本病曾被认为是三叉神经病变的一种特殊类型，Mondel 报道此病在尸体解剖中发现，在三叉神经分布区内的组织萎缩与三叉神经炎有关。有些病侧咀嚼肌肌电图出现部分失神经性损害．提示与三叉神经运动支可能有病变。但是，本病常超出三叉神经支配范围，故单用三叉神经病变难以解释。

2. 交感神经学说

有学者认为此病是由中枢和外周交感神经病变所致，萎缩系由于营养神经纤维部分伴随周围感觉神经行走，部分伴随血管分布，在交感神经功能紊乱时，可导致血管运动和营养功能障碍。颈上交感神经节的节后纤维有联络支与三叉神经支联系，因而局部外伤、感染亦可通过刺激三叉神经、面神经及颈交感神经而起病因作用，使少数病例萎缩发展到颈、胸和上肢。目前多数学者赞成自主神经功能障碍，特别是颈交感神经功能障碍所导致的神经营养障碍与本病有关，而交感神经的损害部位可能在颈部交感神经干或交感神经的中枢部。

3. 神经病理学变化

有学者对 PFHA 神经病理学方面进行了大量的研究。对 PFHA 患者行电子计算机断层扫描（CT）、核磁共振断层扫描（MRI）及脑血管造影等特殊手段检测，发现其颅内血管系统异常，如大脑内血管发育异常、血管畸形、血管管径变化、血管舒缩功能障碍等；可伴有同侧或弥漫性大脑萎缩、脑皮质发育不良，如皮质增厚、脑回变浅或消失和灰-白质界面模糊；胼胝体弥漫性梗死、皮质下白质信号改变、软脑膜无机盐沉淀致密度改变；患者同侧大脑功能障碍，常伴有不同程度的头痛发作、偏头痛甚至偏瘫。因此，有些学者提出 PFHA 为严重复杂性偏头痛的后期并发症，这一概念与病理学上萎缩理论一致，即交感神经功能失衡可致萎缩。在一些有严重偏头痛的患者 CT 扫描显示有小血栓形成，可能由于血管长期痉挛导致的小血栓影响中枢交感神经的功能，导致 PFHA 发生。

4. 遗传学说

本病家族性发病者罕见．临床偶见个别病例其直系亲属有同样病史，亦有发现患者往往有家族性的合并症，并有其他神经系统的疾患，如共济失调、视网膜色素变性等。

二、临床表现

PFHA 多在 20 岁以前发病。男女性别之间无明显差异，左右侧发病率相近，发病的高峰期和活动期常在初次出现症状时 2.5～10 年内，一般持续 2～3 年后处于相对静止状态。病损涉及半侧颜面组织，如皮肤、皮下组织、软骨及骨骼，造成部分或全部萎缩，其中以皮下组织和结缔组织较为显著。患者主要有软组织、骨骼、神经系统及眼部受累及，有些病例同时还合并其他自身免疫系统疾病，如白癜风、甲状腺疾病、系统性硬化症，有些病例发病早期可出现三叉神经痛，亦可并发癫痫、硬皮病、硬斑病、脊髓灰质炎、颅内动脉瘤等疾病。

1. 软组织改变

早期常有面部感觉异常、肌肉痉挛、偏侧颅骨肥大等非特异性表现。萎缩常从头面部中线某一点开始扩展，多从口角、鼻侧、眶下或颊部开始，发生在三叉神经第一支分布区域较多，使面颊凹陷、鼻翼短小、红唇薄弱。皮肤干燥、软薄、紧张，表现为“类军刀伤样瘢痕”，重者皮肤紧贴于肌肉和骨骼，肌肉也变薄，但仍保持功能。也有患者出现同侧舌、唾液腺、汗腺萎缩引起涎腺分泌减少，口干、汗液减少和轻度的头面部毛发减少、变白，皮肤色素沉着。少数累及同侧躯体及四肢。

2. 骨骼改变

骨骼病变与发病年龄有关：5 岁前发病者，可累及眼眶、颧骨前部；发病年龄晚于 5 岁时，骨骼改变多发生于面部下 1/3，以上颌骨和下颌骨的发育不良最为常见，面部中线向受累侧移位，下颌支短于正常侧，表现为垂直度不佳、下颌角发育延迟，牙齿出牙时间推迟，牙发育不全、牙根吸收、牙弯曲裂痕；15 岁以后发病者，损伤范围一般只限于软组织。软骨破坏以鼻翼软骨最为多见。

3. 神经系统和眼部改变

中枢及外周神经系统均可累及，出现如：局灶性癫痫发作、三叉神经痛，同侧偏头痛、面部麻痹和感觉迟钝。眼部常见的并发症是眼球内陷，其次是眶组织、眼睑和眉毛的萎缩，其他还有角膜炎，葡萄膜炎，视神经炎，视神经萎缩，虹膜异色症和视黄醛色素改变等。患侧瞳孔调节受损，无对光反射，开大功能不良。

三、诊断与鉴别诊断

根据病史和临床体征不难诊断。病损涉及患侧皮肤、皮下组织、肌、软骨及骨骼，造成部分或全部萎缩；X 线片检查可见面部半侧骨骼如眼眶、上颌骨、下颌骨等骨质萎缩、变小、畸形，但骨结构一般无明显改变；CT、MRI 检查见颅内脑组织萎缩、变性，颌骨萎缩变小；涎腺造影见腺泡萎缩；病理学检查可见软组织呈萎缩性改变。

本病应与继发局限性硬皮病，第一、二鳃弓综合征，进行性脂肪营养不良等疾病相鉴别：

1. 局限性硬皮病为点状、斑状或带状的硬斑性病变，单发于面部者少，但在晚期可遗留萎缩现象，患处下方的骨骼亦可塌陷，其部位好发于额顶部延至内眦及鼻侧，常在头面部中线部位，较少见有下颌及舌的畸形，鉴别诊断最可靠的是病理学检查：镜下见皮肤附件及皮下组织萎缩，胶原纤维增厚与硬化，血管闭塞。

2. 第一、二鳃弓综合征是先天性的单侧或双侧颜面组织发育不全，常伴有面裂和耳廓畸形的典型症状。

3. 进行性脂肪营养不良为全身性疾病无软组织及皮肤黏膜的萎缩。

四、治疗原则

PFHA 病因尚不明确，故目前治疗以最大程度恢复和重塑受累侧面部的形态，力求使之与正常侧对称。手术的时机应选择在疾病的静止期，最好在萎缩停止后 18～24 个月进行。骨骼畸形不明显而主要为软组织萎缩凹陷者，可采用组织移植的手段予以充填修复；对同时伴有颅面骨骼发育不良的患者，在软组织覆盖较好的前提下，应首先重建面部的骨骼支架，在此基础上，再进一步完成软组织的修复。PFHA 面部重建手术方法包括自体脂肪颗粒移植、复合组织瓣移植、面部骨骼重建、人工组织代用品充填等，重度 PFHA 患者应根据患者实际情况，采取多种方法综合应用的方式方能取得较好的治疗效果。由于吸收、重力作用等因素的存在，所有改建后的结构都可因时间的推移而减效，需要再次手术。下文从皮肤外科临床实际应用的角度对各种手术方法有所侧重地加以介绍。

五、手术方法

Guerrerosantos 等将面部萎缩轻重程度分为四型，以确定手术方法：

Ⅰ型萎缩，萎缩程度很轻，仅有面部软组织变薄，发生在该病的进展期，常在 10～20 岁，不易发现。

Ⅱ型萎缩，组织萎缩的程度比Ⅰ型明显，不影响骨和软骨，易于发现。

Ⅲ型萎缩者软组织、骨、软骨比Ⅱ型更薄。

Ⅳ型萎缩，有严重的组织畸形，软组织、骨和软骨极度萎缩，皮肤紧贴面骨，除了外观畸形，患者还有严重的功能改变，尤其是口鼻。

Ⅰ型和Ⅱ型单独进行自体微小脂肪颗粒注射就能获得长期的满意效果，建议把脂肪颗粒分别注入肌肉层。Ⅲ型需综合疗法，包括真皮--脂肪移植，微小脂肪颗粒注射，骨和软骨移植等。Ⅳ型治疗方法同Ⅲ型，只是皮瓣和移植物的厚度更厚。注入脂肪颗粒的剂量根据分型而异，Ⅰ型为 25 ml，Ⅱ型为 95 ml，Ⅲ型为 40 ml，Ⅳ型为 60 ml 左右。

1. 自体脂肪颗粒移植修复

优点：手术费用较低，操作简单，可重复，便于皮肤外科开展。移植后质地好，无排斥，并发症较少，供区损伤小，对轻、中度病例具有很好的疗效。

缺点：存在一定程度的吸收，需多次注射。对重度及复杂性病例效果欠佳，但可辅助联合其他修复方法治疗。

手术方法：术前应与患者充分交流，确认充填范围、厚度以及脂肪供区部位，并估计所需脂肪量，常选择中、下腹或大腿后外侧等脂肪丰富的部位为移植供区。脂肪的提取、置备、再提纯这些步骤操作的精细化和规范化对于疗效的长期维持十分重要。注射时采用多层次、多隧道、多点的注射方法，使脂肪均匀分布在充填区域，每一注射点脂肪颗粒注射不宜过多。在颞部，分颞浅筋膜浅层、颞浅筋膜深层两个层次注射；在额部、眉弓部，分皮下、额肌下两个层次注射；在颊部，则分皮下浅层、皮下深层和 SMAS 筋膜下几个层次注射，注射方向与面神经走形方向平行，每次脂肪移植注射要超量 20%～25%。3 个月后在充填区体积稳定后如凹

突也将逐渐消失，而舌前份形态和大小变化不会影响舌的功能。因此，可用舌前份形成舌瓣修复唇萎缩。

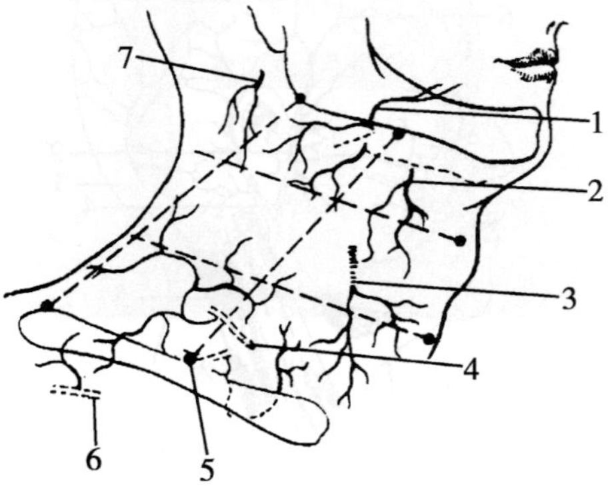

图 13-2　颈阔肌肌皮瓣动脉血供

1-面动脉；2-颏下动脉；3-甲状腺上动脉；4-颈横动脉；5-肩胛上动脉；6-胸肩峰动脉；7-颈外动脉颈阔肌支

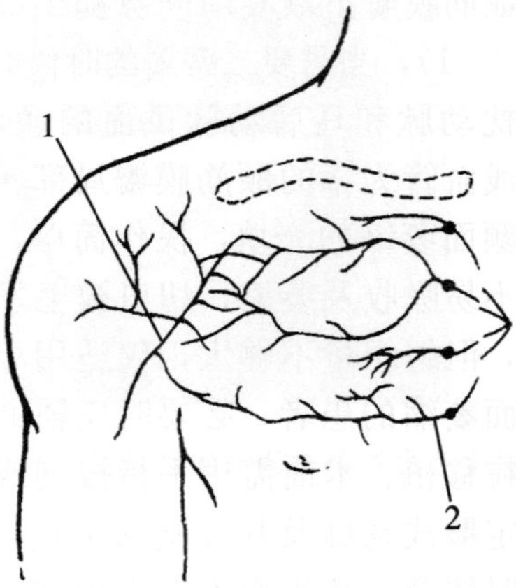

图 13-3　胸三角皮瓣血供

1-肩峰动脉皮支；2-胸廓内动脉穿支

(6) 背阔肌肌瓣移植术（图 13-4）　以胸背血管为蒂形成背阔肌肌瓣转移充填面颊部凹陷，其优点是组织瓣血运丰富，组织量大，但机体的创伤较大，仅适用于严重半侧颜面萎缩病人的治疗。术中在腋顶部取切口，自腋前锁骨区至颈部皮下做钝性分离，形成皮下隧道腔隙，腔隙的大小需能宽松的容纳肌蒂通过。否则，易导致肌瓣的坏死。

(7) 胸锁乳突肌肌瓣移植术（图 13-5）　以枕动脉分支为蒂形成的肌瓣或真皮肌瓣转移至面颊部充填凹陷。术中剥离肌瓣时避免损伤副神经主干和颈丛，剥离平面不宜超过二腹肌后腹下缘（约乳突尖下 2cm 处）以防损伤枕动脉的胸锁乳突肌肌支。为防止肌瓣形成后，因肌肉收缩影响充填效果，可将副神经进入胸锁乳突肌的分支切断。

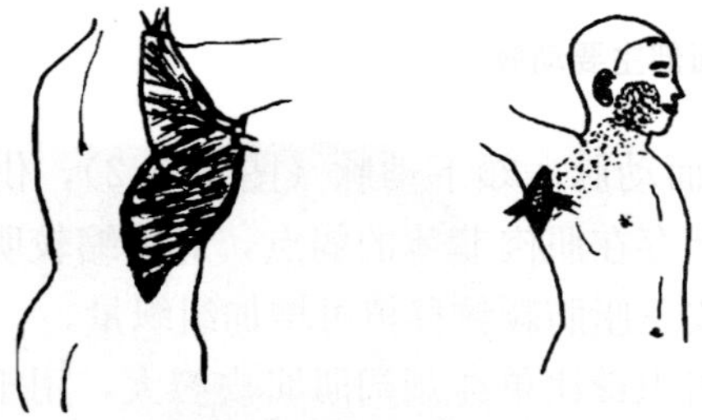

图 13-4　背阔肌肌瓣移植术

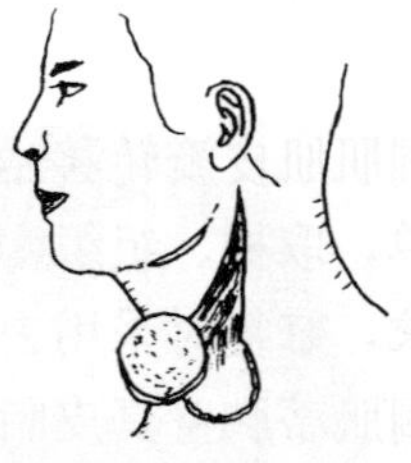

图 13-5　胸锁乳突肌肌瓣移植术

4. 游离组织瓣　根据是否需吻合血管分为两类：

(1) 不吻合血管的游离真皮脂肪移植（图 13-6）：常取腹股沟区、后背部或臀部的真皮-脂肪组织。位置隐蔽、操作简便，但由于无固定血管供应，移植大小、范围有较大的局限性，其远期有一定程度的吸收。手术中应注意保证：①可靠的固定，保证移植物与周围组织的接触和血管的再生；②适当矫枉过正，以弥补远期的吸收；③受区无感染；④防止血肿。

由于游离真皮脂肪移植手术一次不可移植组织太大，否则可能出现坏死液化感染等并发症，故常需分期分次移植手术。游离移植的真皮脂肪组织后期收缩吸收有时高达50%。如果移植的真皮脂肪组织中间发生了液化坏死，应及时发现，穿刺吸除并适当加压包扎，防止继发感染。

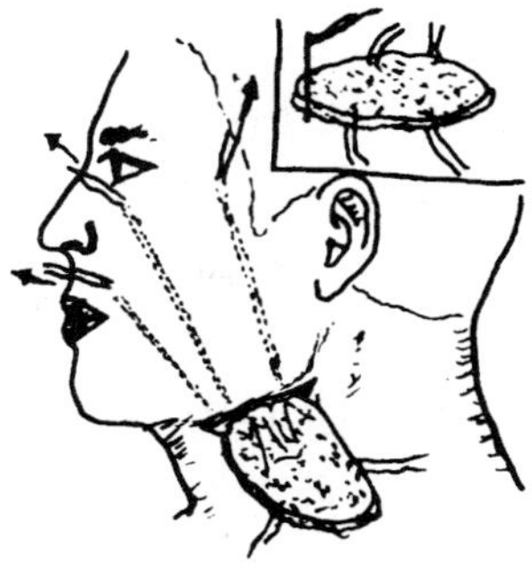

图 13－6　不吻合血管的游离真皮脂肪移植

（2）吻合血管的游离组织瓣移植：有腹股沟真皮-脂肪瓣、背阔肌瓣、股前外侧脂肪筋膜瓣、前锯肌瓣、大网膜瓣、前臂皮瓣、髂腹股沟复合组织瓣、肩胛区皮瓣和肩胛旁皮瓣等。受区血管多采用面动脉和面前静脉（或颈外静脉）或颞浅动、静脉。吻合血管的游离组织瓣不仅为组织瓣提供可靠的血液供应，而且还改善了患侧血运，使患侧由于缺血而色素沉着的皮肤逐渐转为红润，既修复形态，也一定程度改变肤色。

①腹股沟真皮-脂肪瓣以腹股沟和下腹部部位较佳，血供主要由旋髂浅动、静脉供给（图 13－7），但血管解剖变异较多。优点在于供区隐蔽，不影响美观及功能，取材相对方便，根据颜面凹陷畸形的程度切取真皮脂肪或带有肌复合组织瓣进行修复，组织瓣血运较丰富，抗感染力强，易塑形。真皮脂肪瓣的吸收有一定自限性，大部分吸收的形态改变发生在术后10个月内。

②背阔肌瓣是较理想的组织瓣，由胸背动脉供血（图 13－8），血管解剖恒定，口径较大，蒂长，供区隐蔽，该瓣面积大，可根据萎缩区的大小取材，远心端部分肌较薄，可折叠，供大片组织缺损修复，如能行胸背神经与面神经分支吻合，远期效果更加理想。

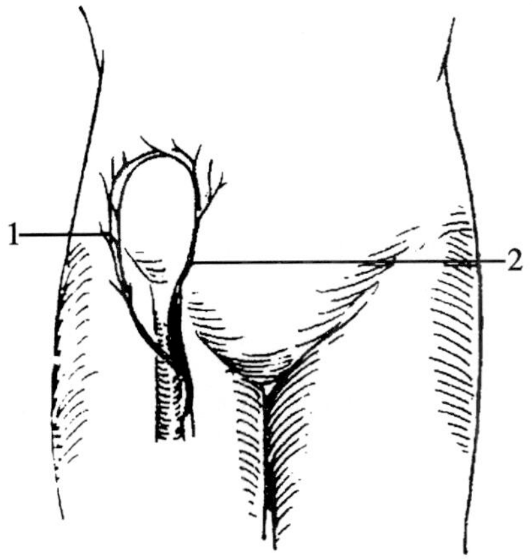

图 13－7　下腹壁血供示意图

1-旋髂浅动脉；2-腹壁浅动脉

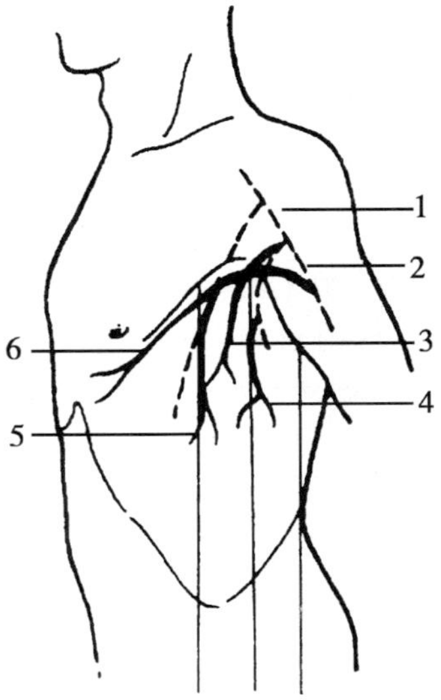

图 13－8　侧胸部皮肤组织血供示意图

在胸大肌外侧缘和背阔肌前缘各作一垂线，侧胸部主要皮动脉均经其间进入皮下。1-腋动脉；2-肱动脉；3-肩胛下皮动脉；4-胸背动脉皮动脉支；5-胸外侧动脉；6-肱胸皮动脉。

③股前外侧脂肪筋膜瓣血供主要由旋股外侧动脉降支的皮肤穿支供给（图 13－9），解剖

容易，血管恒定，口径粗，蒂长，不携带肌肉，对膝髋关节功能影响甚微，切取宽度在 8～9cm，供区能直接缝合，可提供较充足的组织量、存活率高、供区隐蔽、不牺牲重要血管。

④游离大网膜（图 13－10）移植优点在于大网膜供取瓣的组织量大，约 800cm²，供区和受区血管管径相似，血管蒂较长，抗感染力强，可塑性好，成活率高，术后外形自然，手术可在开腹直视下或腹腔镜下操作，大网膜植入受区后，根据需要折叠矫正形态，要将其牢靠缝合固定，防止术后松脱下垂，影响手术效果，网膜组织随患者体重增减而变化，肥胖者网膜体积多有明显增加，影响远期效果；前臂皮瓣供区在手臂，对美观有较大影响，且组织量有时不足。因此均宜做二线选择。

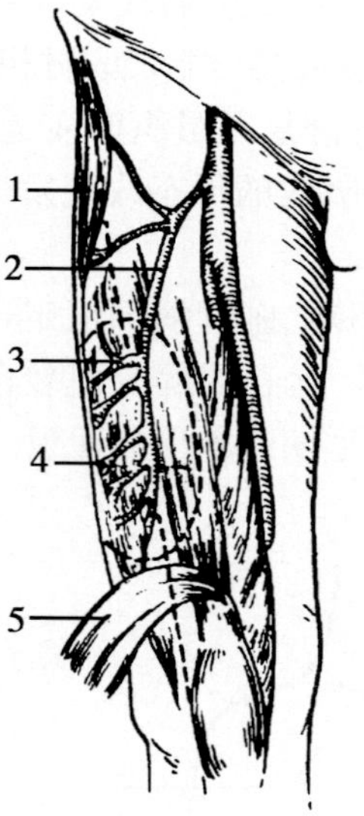

图 13－9　股前外侧（旋股外侧动脉降支）皮瓣血供示意图

1－阔筋膜张肌；2－旋股外侧动脉降支；3－动脉分支；4－皮瓣区；5－股直肌（切断翻起）

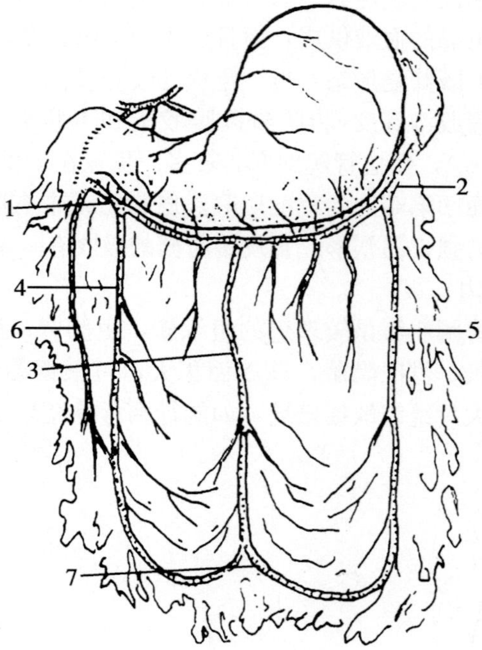

图 13－10　大网膜血管解剖

1－胃网膜右动脉；2－胃网膜左动脉；3－网膜中动脉；4－网膜右动脉；5－网膜左动脉；6－网膜副动脉；7－网膜动脉弓

⑤髂腹股沟复合组织瓣由旋髂浅动脉供血，可同时修复软组织和骨的萎缩。以髂前上棘为中心，在其周围划出所需切取的皮瓣范围。在腹股沟韧带下，沿股动脉内侧纵行切开 6～7cm。仔细游离旋髂浅静脉，在股动脉前外侧找出旋髂浅动脉。最后根据所需髂骨块大小切取髂骨，供区创面直接缝合。

5. 面部骨骼重建

严重半侧颜面萎缩患者除骨组织发育不良外，往往伴有严重的软组织萎缩，局部骨组织及软组织的血供差，此类患者应先解决软组织覆盖问题，二期再考虑骨组织的重建，良好的软组织覆盖是骨骼重建成功的前提条件。应选择带蒂或吻合血管的游离组织移植，改善局部血供增加局部软组织体积，以保证移植骨的成活。

（1）轻度一侧颧骨、下颌骨发育不良而咬合关系基本正常者，可采用健侧颧骨截骨降低、下颌骨外板去除术，必要时患侧颧骨及下颌骨植骨，以达到矫正两侧颜面不对称畸形的效果。颏部偏斜者，需同时行颏部截骨整形术。

（2）严重骨性发育不良伴咬合关系不正常者需辅以骨、软骨移植及颌面外科对面部骨骼重建，此不详述。

6. 人工组织代用品充填　主要有固体硅胶、多孔高密度聚乙烯（Medpor）、羟基磷灰石（HA）充填等。

固态硅胶作为填充材料无远期吸收之虑，雕刻塑形容易，术后外形满意，即使有排异亦易取出。术前预先制备适合的埋置体，置入软组织后作适当的周定，防止移动。

Medpor 质地较硬，多用于颧骨、下颌骨植入充填术。

HA 与人体骨与牙釉质内天然的 HA 的组成成分和晶体微观结构类似，从而使其具有极好的生物相容性，可与骨组织发生化学性结合，并可微弱促进骨生成，可随意塑形，硬度大，不易吸收，应用后无排异，不老化，不致敏。单纯用人工组织代用品充填会因表面软组织量不足而显生硬和缺乏弹性，联合应用其他组织移植方法术后效果更佳。

7. 心理治疗　由于面部萎缩使得患者呈现特殊的衰老面容，给他们带来很大的心理压力和日常生活不便，因此对于 PFHA 患者，除了面部重塑手术，还要进行心理治疗。

8. 手术治疗的并发症　PFHA 患者治疗过程复杂漫长，手术涉及多种组织，多种方法，病人本身存在有许多潜在的功能和体质的异常，所以治疗中要防治各种手术并发症和麻醉的并发症。

（1）血肿：PFHA 患者可以合并存在潜在的凝血功能不全，表现为手术中创面持续渗血，术中容易出现止血不彻底的情况。因此，术中要彻底止血，包扎前在低位放置引流条，24～48 小时后拔除。术后妥善的打包固定。如果考虑凝血障碍因素，术前应采取相应措施，如：给予钙剂、维生素 k、巴曲酶或补充机体缺乏的凝血因子、输新鲜血浆等。

（2）感染：感染将直接导致手术的失败。必须严格无菌操作，缝合不留死腔，放置引流条引流残余积液，围术期适当应用抗生素预防感染都是必要的措施。术后定期更换敷料，及早发现感染征象，早发现，早处理。

（3）脂肪液化：主要发生在进行自体游离脂肪颗粒注射充填时，注射过多的游离脂肪颗粒，导致脂肪颗粒液化坏死。因此术中必须严格无菌操作，防止感染。将抽吸的脂肪液沉淀，去除液体部分。应分次注射脂肪颗粒，每次注射量不可过多，一般认为不宜超过 50ml。

（4）组织瓣和肌瓣坏死：组织瓣的坏死对于患者来说是致命的损失。主要原因是面颊部的腔隙分离不够充分，肌瓣经过的隧道腔过小，对组织瓣血管蒂部压迫，导致组织瓣的缺血坏死。术中腔隙和隧道的分离必须足够充分，包扎压迫不宜过紧，术后密切观察移植组织瓣的血运情况，防止造成重大损失。

（5）生物材料的移位：术中必须妥善固定硅胶材料，防止假体的移位。

（6）生物材料的排斥：硅胶假体具有良好的理化稳定性和生理惰性，组织相容性好，排斥发生率极低，临床上发生排斥主要原因为假体受区局部发生血肿、感染所致，或假体在雕刻时与受区匹配不佳、出现过尖的棱角。术前依受区形态模型定制假体，术中仔细雕刻，防止出现过尖的棱角，假体妥善固定，缝合不留死腔。术后密切观察病情和局部的引流情况，发现血肿及时处理，防止继发感染。

(7) 周围神经的损伤：主要是面神经和眶下神经的损伤。术中熟悉面部解剖，仔细操作，分离面不宜过大过深。若术中发现神经损伤，应立即神经端端吻合；术后加强神经营养支持治疗及相应的功能康复治疗，尽可能恢复其功能。

(8) 麻醉术中和术后的不良情况：PFHA 患者由于颌面部的异常，术中和术后容易出现呼吸道不通畅。因此，全麻术中和术后要加强呼吸功能的维护，特别是术后恢复期要防止出现舌后缀堵塞呼吸道情况的发生，要有专人护理到病人完全清醒；术后禁用止痛泵或持续静脉应用镇静剂，以免出现深睡眠，呼吸道堵塞缺氧情况出现。

（黄渭清　王春虎　方柏荣　方薛泉）

第14章

颊部洞穿性损伤

第一节　颊部重建的概述

面颊部因肿瘤、外伤或感染造成的面颊部软组织全层缺损，使口腔与外界相通，称颊部洞穿性缺损。颊部洞穿性缺损多因外伤、炎症或肿瘤切除后所致，常导致口内外交通，牙列裸露和流涎，不仅有损人体外貌，并妨碍口腔的咀嚼、吞咽及语言等重要功能。因此缺损的修复既应力求恢复功能，又需尽可能使外形得到最大程度的改善。面颊部洞穿性缺损由于存在包括皮肤、肌层及黏膜等全层组织缺损，给修复带来一定难度，修复时多涉及衬里及颜面皮肤组织的覆盖两大问题，除面颊功能及外形要求外，还应解决鼻、唇、口腔及相邻眼睑的修复再造。

颊部的重建有赖于邻近皮肤的松弛度，一些全层皮肤缺损能够直接拉拢缝合，注意缝合后遗留痕迹需尽量与皮肤纹理走向一致。在某些情况下，我们应用“Z”或“W”改形来松解那些与肌肉收缩方向不一致的瘢痕。如果直接缝合不可行，局部皮瓣转移为重建的方法，如肿瘤切除和创伤在颊部和面部遗留的或大或小的缺损。其优点是伤口的早期关闭，但可能会影响其美观。对于肿瘤，确定病损生长的方式对手术十分重要，肿瘤可广泛浸润邻近组织，但其造成外形改变的范围与浸润范围不完全一致。

除了局部皮瓣，软组织扩张器也可以用来增加皮肤软组织的体积以使重建成为可能，其优点是颜色、纹理和性质与局部组织近似。扩张的组织可以用来关闭主要组织缺损，关闭供区缺损或者用来做全厚皮瓣移植。头颈部重建过程中使用软组织扩张器，常有并发症发生，这使这种装置的使用仍然存在争议。但在一些特殊的大面积的复杂缺损，扩张器的使用无疑是利大于弊的。

术前对皮瓣精确的设计十分重要。设计颊部重建，就必须关注缺损的深度。如果全层缺损累及眼轮匝肌和上颌窦，那么衬里皮瓣在设计时就显得十分重要。国外有作者提出使用颈阔肌皮瓣做颊部衬里。另外胸大肌肌皮瓣也是较好的选择，它能够覆盖的范围可到达眼眶边缘。

在有某些病例中，皮下组织的量少，缺损边缘为瘢痕挛缩的组织，常需要用皮下带皮瓣，脂肪移植，或游离脂肪注射等进行缺损矫正。具有丰富血运的皮瓣即使在疾病的进展期也能保持其体积的恒定。

第二节　诊断和治疗原则

一、诊断

诊断并不困难。但不同病因所造成的组织缺失量有所不同。外伤或感染所遗留的瘢痕挛缩畸形，其畸形程度并不等于实际缺损的范围，瘢痕切除后，一般常较术前估计的缺损范围要大。

二、治疗原则

（一）修复时应充分注意保持正常的张口度和面颊部的丰满度，即修复体要有足够的组织量。既不可过于臃肿，也不可出现凹陷畸形，才能使修复后的功能和形态满意。缺损修复是功能恢复的物质基础，即缺损一旦恢复，相应的说话、咀嚼、进食等功能也随之得以恢复。

（二）取材部位应遵守“就近取材”的原则，并注意受区所需要的组织量、肤色和质地等因素。

（三）整复方法应根据每个患者的具体情况而定。应选操作简单、时间较短、对组织创伤较小的方法，尚应考虑被移植组织的厚度，以及修复后能否满意地恢复颊部的功能和外形。在进行修复时应注意不同病因所造成的组织缺失量有所小同，如外伤或感染所遗留的瘢痕挛缩畸形，其畸形程度并不等于实际缺损的范围，瘢痕切除后，一般常较术前估计的缺损范围要大，如：颊癌根治时为使手术能获得满意安全的切除边界，术后造成的缺损的范围也往往较大。

（四）修复体必须具有衬里层和覆盖层。

1. 衬里组织的选择　如果面颊部洞穿性缺损范围较小，可以用口腔黏膜或舌组织瓣转移修复；若缺损边缘有近似正常皮肤或无明显增生的瘢痕组织，可选用缺损边缘组织翻转作为衬里，但分离时要注意层次，保留有足够完整宽度的蒂，一般距缺损缘至少有 1.5～2cm，以免影响其血供；对缺损范围较大周围组织瓣不足以形成有效衬里时，宜另选供区。比如：胸锁乳突肌肌皮瓣较适合选作衬里使用。在设计皮瓣时，皮瓣面积应略大于缺损，移植时将皮瓣四周去除部分表皮，缝合时使缺损边缘与皮瓣缘密切接触，达到增加接触创面，有利于其血运重建，促进内层伤口愈合。另外，当局部缺乏可利用的组织时，亦可选用远位薄层皮瓣，如足背皮瓣、前臂内侧皮瓣等吻合移植作为衬里组织，具有抗感染力强、又不影响口腔有效的占位空间。

2. 皮肤缺损覆盖应视缺损部位、类型及范围选择修复方法。应尽可能利用局部皮瓣转移，此法具有血供好、取材方便、供区皮肤结构、厚度及色泽均与受区相似，术后外形较理想等诸多优点。如选用邻近部位唇颊瓣自身组织修复或面颈部旋转皮瓣转位修复，则面颈供区遗下新的瘢痕是其缺点，若缺损范围大，需要组织量多，可选用含轴型血管皮瓣（管），如上臂内侧皮瓣、肩胸三角皮瓣等薄皮瓣带蒂或吻合移植；亦可更多地选用肌皮岛状瓣，如胸大肌肌皮瓣及背阔肌皮瓣。胸大肌肌皮瓣是可供易得的皮瓣，手术操作同在一个平面，不需变换病人体位，但对女性病人有损胸部形态，瘢痕显露，往往病人不乐于接受，或以选用背阔肌肌皮瓣较好。有人采用下斜方肌肌皮岛状瓣转移修复面颊部缺损，具有血管蒂长可直接到达缺损区、皮瓣面积大，必要时可以自相叠合同时作为衬里及皮肤覆盖、供区隐蔽及外形较好等优点。若远位皮瓣大小受限或肌皮瓣自行叠合血循环差，可使用传统的皮瓣内层游离皮片移植作为衬里组织，亦是行之有效的简便方法。也有人以第二前肋间血管为蒂的肩胸皮瓣和上臂内侧皮瓣，一侧端 1 /3～2/3 削剪成真皮下血管网皮瓣，直接逆转覆盖面颊部缺损，蒂部制成管状，7～10 天断蒂，同样获得快好省的修复效果，也是值得提倡的修复方法。

总之，应根据临床需要选择合适简便易行修复方法。

三、上唇缺损修复

唇的外形和功能在面部美学上占有重要的地位。它与面部表情肌相连，具有重要的生理功能和表情功能，唇的缺损不但破坏了面容，且会造成生理功能障碍，给患者精神上带来创伤，生活上带来不便。上唇缺损多见于外伤或肿瘤术后，除了有组织缺损外可有广泛的瘢痕粘连和其他畸形。

唇组织的解剖特点是外背皮肤内衬黏膜，中间有口轮匝肌环绕。所以缺损的修复应从唇部外形和功能上的要求出发，修复后要达到外形丰满，肤色协调，又不妨碍正常的张闭口运动功能，应用邻近和对侧唇瓣组织转移修复法是目前较为理想的方法。

（一）原则：上唇的缺损，诊断一般不难，但治疗却很复杂，在修复时应遵循如下原则：

1. 修复的方法应根据缺损的具体情况作不同的选择；

2. 修复时，爱惜残存的组织，并尽量利用。上唇缺损与紧缩的处理，应首选邻近对侧组织，只有缺损范围较大者才考虑应用远位组织；

3. 合并有鼻缺损，与上颌骨小范围缺损时，可在唇组织修复前先行托牙赝复治疗，修复上颌骨缺损，然后再修复唇和鼻组织缺损，这样，除可恢复骨质缺损畸形和咀嚼功能外，对唇部软组织修复时正确估计缺失量和支撑唇组织也很有帮助。

（二）上唇缺损治疗的方法：

1. 上唇缺损在 1～1.5cm 以内或占全唇的 1/4 以下，可通过上唇组织瓣滑行推进直接修复。

2. 上唇缺损较大，达全唇的 1/3～1/2 时，可通过交叉唇瓣来修复。

3. 上唇缺损大于全唇的 1/2 时，可应用扇形皮瓣、鼻唇沟皮瓣或带血管蒂的额部皮瓣修复。

四、下唇缺损修复

（一）原因和治疗基本原则：下唇缺损的原因和处理原则，除了与上唇缺损基本相同外，还应注意如下三点：

1. 如选用上唇组织修复下唇缺损，要尽量避免破坏上唇人中和上唇结节，否则上唇解剖标志遭受破坏，影响上唇外观；

2. 合并有颏部软组织及下颌骨缺损时，如仅为牙槽部缺损则先安装托牙，后修复软组织；若合并下颌骨骨组织缺损，在修复次序上，应先修复软组织，然后修复骨组织，最后安装托牙；

3. 下唇大型组织缺损可采用邻近组织或对侧唇组织修复。

（二）修复的方法有：

1. 下唇组织瓣推进修复法：适用于下唇缺损的宽度在 1～2cm 之间者；

2. 上唇组织瓣交叉转移修复法：适用于下唇正中组织缺损达 1/2 以上，或大部缺损的修复；

3. 扇形皮瓣修复法：适用于下唇中央的重型缺损；

4. 带神经的口降肌肌皮瓣修复法：适用于下唇部分或全部缺损的修复；

5. 双侧颊组织瓣推进修复法：适用于下唇大型缺损或全下唇缺损，伴有颏部软组织不同程度缺损；

6. 双侧鼻唇沟与颊组织瓣修复法：适用于下唇癌全层矩形切除后造成的全下唇缺损；

7. 远位皮瓣和皮管修复方法：适用于修复全下唇缺损，伴有广泛颊部组织缺损，而又无法利用邻近唇颊组织修复者；

五、小范围颊部洞穿性缺损的修复

由于颊部软组织有一定的弹性和松弛度，对外伤或肿瘤切除后颊部小范围的新鲜创口，常可借皮下，黏膜下分离，将颊肌拉拢缝合，而皮肤和黏膜拉拢有困难者可通过邻位瓣方式修复；对陈旧性颊部小范围缺损则利用缺损区周围的组织连同皮肤翻转作口腔内的衬里，其大小应足够关闭口腔内的颊部缺损。再根据新形成的创面大小，形状，设计邻近组织瓣旋转移位关闭创面。手术后常规引流。

六、大范围颊部洞穿性损伤的修复方法

（一）局部皮瓣与邻近旋转皮瓣修复颊部洞穿性缺损

1. 适应证　本法适用于洞穿缺损范围不大者，且缺损周围组织良好，无明显瘢痕者。

2. 禁忌证　伤口时间短，局部伤口未愈合；或伤后时间虽长，但局部有明显感染，周围组织有明显硬结者。

3. 术前准备

（1）一般准备：常规术前检查。

（2）口腔准备：应注意口腔清洁，增加刷牙次数，如有牙齿不洁者做洁牙治疗；如有残根牙，牙龈感染或脓肿，应先予治疗；如有错位牙，应予拔除。

4. 麻醉与体位

一般多采用气管内插管全麻。缺损范围小的成年人，亦可采用局麻。手术体位取平卧位，头偏向健侧，患侧肩部垫高。

5. 方法

（1）形成衬里：根据缺损的大小，在缺损周围适当位置，做一与缺损形状相似的切口，形成以缺损边缘为蒂的组织瓣，将该瓣向内翻转后反针缝合，修除“猫耳”，形成衬里。

（2）局部皮瓣的设计：根据缺损的大小，形状及缺损区周围的情况，设计合适的局部皮瓣。

（3）局部皮瓣的形成和转移：按设计切开皮肤，皮下组织，将皮瓣掀起转移至缺损区创面，注意做好皮下定位减张缝合，放置引流条；供瓣区创缘两侧潜行剥离后直接拉拢缝合。如张力过大，可做附加切口或行全厚植皮术。

6. 术中注意要点：

（1）将缺损周围正常组织翻转形成衬里时，靠近洞缘处不能剥离得太薄，以免翻转后皮瓣坏死；如发现翻转的皮瓣血运很差，应将其切除，改用其他方法修复。

（2）翻转的皮瓣形成后，应将皮缘反针缝合，并缝入皮下组织，以求皮缘对合严密，防止唾液进入伤口，造成污染及感染。

（3）覆盖皮瓣应有足够的宽度，以免张力过大，出现愈合不良而形成管。

7. 术后处理

（1）术后应保持张口状态，使病人达到正常的张口度。

（2）术后宜进食或置鼻饲管 3～5 天，防止食物污染伤口。

（3）注意补足液体量，全身使用抗生素，预防感染。

（4）引流条于术后 24～48 小时拔除。

8. 主要并发症

（1）术后感染：因术野与口腔相通，故易感染。术前应注意口腔卫生，术中注意严密对合衬里皮瓣的皮缘，术后应用有效抗生素，并做口腔护理。

（2）术后血肿：术中彻底止血，放置引流条。

几种常见局部皮瓣或临近转移修复颊部缺损的手术方式

1. 前额瓣修复法（图 14－1）

外伤造成的较大范围的缺损整复，首先选用全额折叠的带蒂皮瓣。额瓣是颞浅筋膜与以走在该层的颞浅动、静脉分支为蒂，在额肌深层切取的全额皮瓣。切取皮瓣以后，在皮瓣的正中去除 1.0～1.5cm 宽的表皮，造成创面，即形成双叶瓣。然后从颧弓浅层的皮下隧道进入缺损区，近心端的一叶修复口腔内衬里，远心端修复面颊部。额部取皮区植全厚皮移植。

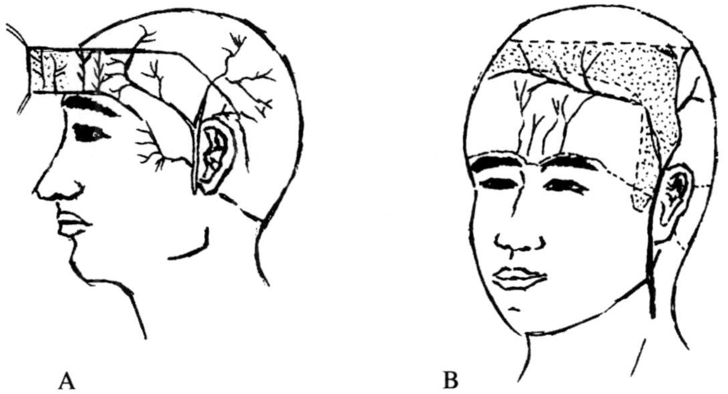

A　　B

图 14－1　前额瓣修复法

A. 额部皮瓣的血液供应　B. 双蒂额部皮瓣的范围，上方为带毛发部，下方为不带毛发部

2. 舌骨下肌皮瓣修复法（图 14－2）

（1）适应证

一侧颊部皮肤或黏膜的缺损可用同侧舌骨下肌皮瓣修复；一侧颊部全层缺损或颊腭同时缺损，可用同侧加宽并加长的舌骨下肌皮瓣修复。此肌皮瓣位于颈部舌骨下，肤色接近面部且无毛发生长，故为面部皮肤缺损修复的理想材料。对癌肿根治术引起的缺损尤为适用。

（2）皮瓣设计

①颈前一侧舌骨下肌皮瓣：设计在面颊部缺损的同侧颈前。上部横切口在舌骨体的上缘，下横切口在锁骨上缘，两切口平行或呈相反外突的弧形。内侧切口位于中线，外侧切口根据需要的宽度设计与内切口平行。一般设计一个长 8cm、宽 4.5cm 的肌皮瓣足可以修复一侧颊黏膜的缺损。

②颈胸前一侧舌骨下肌皮瓣：设计在缺损侧颈前及上胸部，是标准舌骨下肌皮瓣向胸前

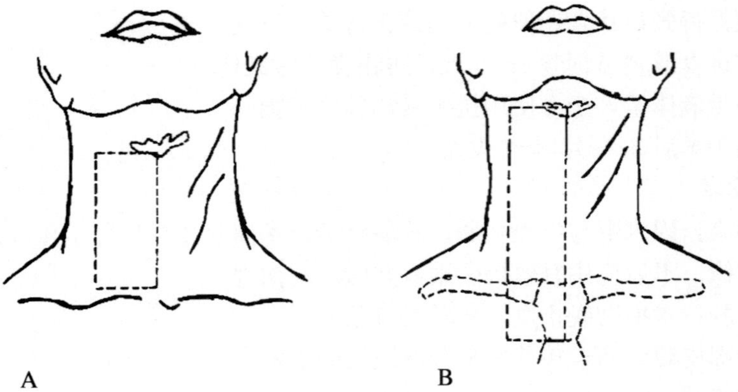

图 14-2　舌骨下肌皮瓣修复法

A. 颈前一侧的设计　B. 颈胸前一侧的设计

的延长，可达锁骨上缘以下 5cm，形成瓣长约 15cm。用此瓣可修复颊腭同时缺损或在皮瓣中段去除 1.5cm 横行比表皮，形成两个皮岛折叠用来修复缺损。

(3) 手术步骤

可选取皮岛切口或肌肉切口（外切口、内切口、下切口、下切口、上切口），游离肌皮瓣，制备血管神经蒂，修复缺损。

(4) 注意事项

①肌皮瓣的长度：舌骨下肌皮瓣是以甲状腺上动静脉为蒂的岛状瓣，鉴于血管长度所限，即使辅以松动措施，瓣蒂通常在 5cm 左右。此长度若用于颊部修复显然是不够，为此常用的弥补方法是将皮岛向下移位，将肌群上段作为蒂的延长部分，结果是限制了皮岛长度的应用。

②肌皮瓣的宽度：一侧颊黏膜的缺损一般用 4.5cm 的肌皮瓣可修复。若缺损宽度大于 4.5cm 时，可根据需要将同侧胸锁乳突肌胸骨头份肌肉及其浅部相应颈侧皮肤包含在肌皮瓣内。

③肌皮瓣的厚度：颊缺损不深，则舌骨下肌皮瓣可仅包括皮肤、皮下组织、颈阔肌、胸骨舌骨肌及肩胛舌骨肌上腹。此时制作及皮瓣时可在胸骨甲状肌与其浅肌膜之间分离，到达胸骨甲状肌止点时切断此点再显露甲状腺上极。若缺损太深，则可将胸锁乳突肌的胸骨头部分肌肉包括在内。修复时宜将胸锁乳突肌远端与颊缺损上部上颌结节处固定一二针，以减轻胸锁乳突肌下垂时的重量对肌皮瓣血管蒂的牵拉。

④在下颌骨保留的病例，特别是面部皮肤缺损的病例，肌皮瓣需跨越下颌骨下缘及外侧，则血管蒂需长些。设计时肌皮瓣的内侧缘可过中线 1～2cm 至对侧，或肌皮瓣远切端向下延伸至锁骨以下，后两种方法同时应用。

⑤在保留颈内静脉的病例中，需切断舌骨水平以下汇入颈内静脉的甲状腺上静脉，以增加肌皮瓣的游离度。注意应贴近颈内静脉断扎，以免损伤交通支；能从颈内静脉主干向内侧寻找，明确属支与交通支的位置与相互关系后再决定断扎更好。

3. 颈阔肌肌皮瓣修复法（图 14-3）

(1) 适应证：应用于修复口内颊黏膜缺损。对面颊洞穿性缺损，采用两块组织瓣瓦合修复时，作为口内衬里组织理想的供区。

（2）皮瓣设计：肌皮瓣的蒂部可设计在颌下区面动脉附近（约在下颌角前与颊孔之间）。蒂的宽度可视需要而定，但一切去后伤口能够拉拢缝合为度。肌皮瓣的长度可根据修复缺损部位设计成直线或S形。如需修复全颊黏膜或口咽侧与软腭部缺损，需增加蒂的长度，可采用动脉血管吻合法，即将面动脉与甲状腺上动脉吻合，利用其增大血流。皮瓣的长度可一直达锁骨上缘。

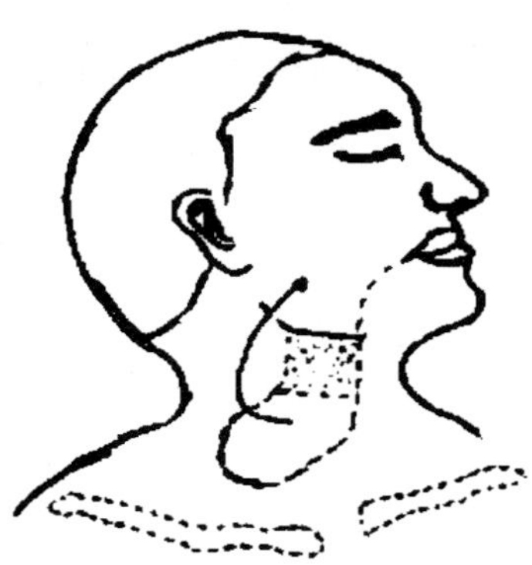

图 14－3　颈阔肌肌皮瓣带蒂转移至口内

（3）手术步骤：以修复颊黏膜癌术后缺损为例。全麻下自患侧口角，沿鼻唇沟至颌下缘切口，切口应与颈部和肌皮瓣的前缘相连，后缘切口与肌皮瓣的前缘平行。肌皮瓣的宽度为 5cm，长度为 12cm，逆行剥离，直至颌下。术中应注意甲状腺上动脉和面动脉免遭损伤。既而行颊癌根治术。然后将肌皮瓣呈 180°向口内翻转，修复颊部缺损，皮瓣蒂部表皮切除范围视需要而定。最后关闭面颊部伤口与颈部伤口。

（4）注意事项：①肌皮瓣蒂部以位于面动脉附近为妥。②肌皮瓣要依肌肉的纤维走行方向而设计。③如肌皮瓣需要的面积较大，如需增加其长度时，可将面动脉近下颌缘处切断，远端结扎，将面动脉的近心端与甲状腺上动脉吻合。④修复后肌皮瓣的颜色变化。位于口内者，从第三周开始，肌皮瓣的表层组织逐渐苍白，继而分离脱离，随之深层的再上皮化也同时完成。位于口外者，术后第 2 天皮瓣开始发暗，7～10 天可由暗紫色变为紫黑色，10 天后表层脱落，其下为较肤色红润的上皮组织。上述现象不需采用治疗措施，也不要认为皮瓣坏死。

4. 前臂皮瓣修复法（图 14－4）

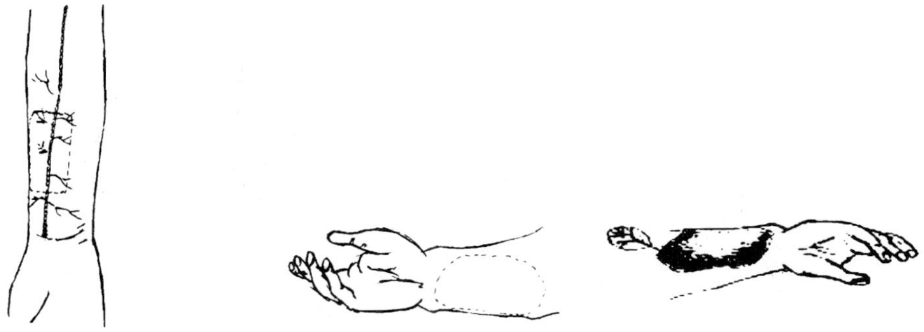

A　　B

图 14－4　前臂皮瓣修复法

A. 桡侧皮瓣设计示意图　B. 尺侧皮瓣切取示意图

由于前臂桡侧或尺侧皮瓣的厚度、质地、可供面积均适宜于颊部全层缺损的修复，故是颊部缺损修复的常用供区。目前应用方式用两种，一是单纯折叠修复面颊及部分上下唇和口角区缺损；二是去除皮瓣一部分表皮制成两个皮岛，亦称双叶皮瓣或双岛皮瓣。双岛皮瓣可以设计成双皮岛纵行的近、远中折叠和双皮岛皮瓣侧向折叠。

5. 胸大肌肌皮瓣修复法（图 14－5）

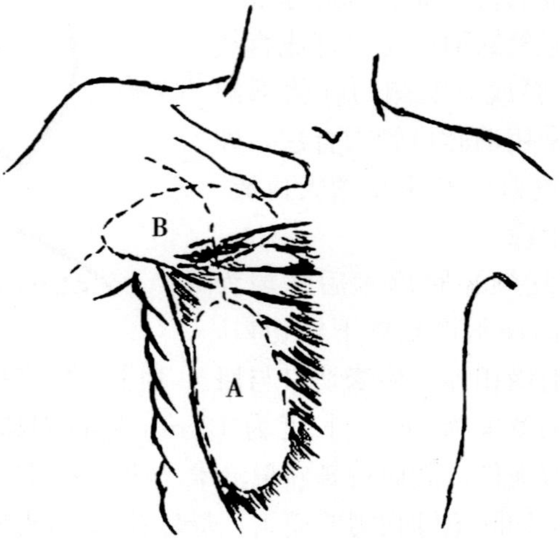

图 14－5　胸大肌肌皮瓣修复法

A. 胸大肌胸腹部皮瓣　B. 胸大肌锁骨部皮瓣

胸大肌肌皮瓣由于具有解剖位置恒定、血管蒂长、组织量大、供区可直接缝合，术中无须改变体位，还可根据需要携带肋骨等优点，是广泛应用的一种皮瓣。可以单独应用，或与其他皮瓣组合成瓦合瓣，也可折叠成双皮岛皮瓣。在临床病例应用中，为满足肿瘤切除后一期修复之需要，常用上下两个皮岛的胸大肌肌皮瓣，利用远侧端皮岛修复黏膜缺损，折叠后的近端皮岛修复面部皮肤缺损。本法虽有修复早期组织臃肿的缺点，但随失神经肌肉的萎缩，其外形将有极大改善，加之皮下有残留肌组织，其形态更加近似正常。

6. 胸锁乳突肌肌皮瓣移植术（图 14－6）

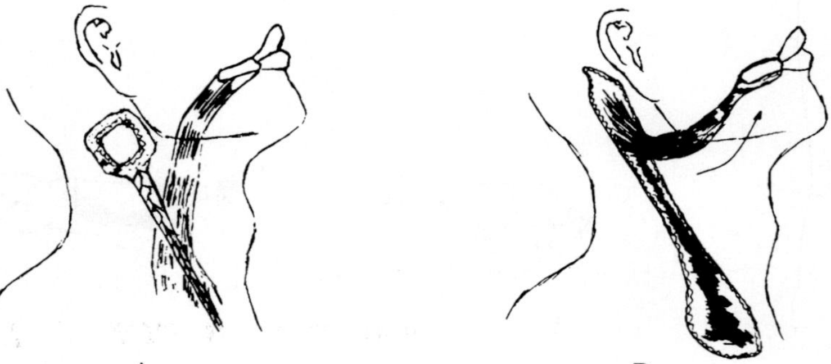

A　　B

图 14－6　胸锁乳突肌肌皮瓣移植术

A. 以肌下端为蒂　B. 以肌上端为蒂

该皮瓣为多源性，节段性血供，其中以枕动脉的胸锁乳突肌支、甲状腺上动脉的肌支为主，血供恒定，皮肤色泽质地与面部接近。该瓣具有血供丰富，易于转移至邻近缺损区，对供区无功能影响等特点。是修复颌面部软组织缺损的较理想供区。在修复颊部洞穿性缺损时，胸锁乳突肌肌皮瓣即可用作衬里和覆盖；可以带蒂转移，也可以游离移植。但胸锁乳突肌肌皮瓣切取后易造成“斜颈”畸形，是其不足。

（1）适应证：颊部洞穿性缺损而颈胸部皮肤正常者。

（2）禁忌证：病人全身情况或受区血管条件不良，不能耐受此类手术者。

（3）术前准备：同前所述。

（4）麻醉与体位：同前所述。

（5）手术步骤：

①皮瓣设计：乳突下 4cm 处为皮瓣血管蒂旋转中心，以此点至缺损的距离为旋转半径，根据要修复的缺损面积和形状设计皮瓣的大小。注意皮瓣的最下界不超过锁骨下 4cm，前后缘不超过胸锁乳突肌边缘 3cm 为宜。如需超过此范围，需先延迟手术。

②皮瓣形成：沿设计线切开皮肤、颈阔肌及颈浅筋膜，行筋膜下游离，显露胸锁乳突肌的前缘，向下分离至该肌的胸骨上附着点，并将其切断，然后从前向后、从下向上，将颈深筋膜浅层连同胸锁乳突肌的胸骨头一起掀开，钝性分离至血管蒂部。为防止皮瓣与肌肉间的移动，应将颈深筋膜浅层与肌皮瓣暂时缝合固定（边切开皮肤边行缝合），如受区较近，所需之蒂短时，可保留甲状腺上动脉到胸锁乳突肌的肌支，结扎切断该动脉至甲状腺的腺支；如受区较近，所需之蒂较长时，则可以枕动脉为血供，切断结扎甲状腺上动脉的肌支。

③皮瓣的折叠及转移：按设计将皮瓣分为远近两个岛状瓣，两瓣之间去除 2cm 宽的表皮，以近端皮瓣为衬里，远端皮瓣为覆盖，经皮下隧道，转移至受区。缝合妥当后放置引流条。供瓣区伤口经两侧潜行剥离或附加切口后多能拉拢缝合，如张力过大，需另取中厚皮片移植。

（6）术中注意要点：

①术中应尽可能保留甲状腺上动脉和保护枕动脉、耳后动脉及其伴行静脉；掀起皮瓣时，要确保皮瓣与肌肉的连接。

②经隧道转移皮瓣到受区时，注意避免蒂部扭曲和受压，蒂部应放置引流条；口腔的创面要缝合严密，以免口腔皮肤瘘或感染发生。

（7）术后处理

①密切观察皮瓣的颜色、温度、毛细血管反应等变化，必要时给予血管扩张、改善微循环药物；同时注意观察皮瓣蒂部是否有血肿形成及受压，以便及时发现，及时处理。

②按显微外科常规处理

③术后 24～48 小时拔除引流条

④全流饮食 5～7 天，必要时进食 3 天，头部避免剧烈运动

（8）主要并发症

与局部皮瓣移植术一样，可发生术后感染、血肿及口腔皮肤瘘管等并发症；此外还可发生皮瓣尖端或部分坏死。

（二）游离皮瓣移植术

1. 两块皮瓣呈瓦合形式修复　唇颊组织结构特点是外被皮肤，内衬黏膜，中有肌肉组织。因为肿瘤、外伤或感染造成的组织缺损，诊断并不困难。因为唇颊部有较大的活动性，一般较小的唇颊部缺损都可以局部组织瓣转移修复。但是对于较大面积的唇颊部组织缺损修复往往有一定难度。目前认为用两块皮瓣呈瓦合形式修复面颊洞穿性缺损是一种最佳的修复

方法，即根据缺损情况，采用一块游离皮瓣，再加一块带蒂皮瓣；或采用两块游离皮瓣等，以瓦合形式一次完成修复。该法简称为瓦合皮瓣修复法。

（1）一块游离皮瓣与邻近旋转皮瓣瓦合修复　适用于面颊洞穿性缺损较大，用一种皮瓣瓦合修复或修复后效果欠佳者。

（2）一块游离皮瓣与带蒂胸大肌皮瓣瓦合修复　适用于面颊部大型洞穿性缺损，伴有一侧下颌骨与口底缺损的病例。

（3）一块游离皮瓣与带蒂前额岛状皮瓣瓦合修复　适用于面颊部大型洞穿性缺损及伴有上颌骨缺损。

（4）两块游离皮瓣瓦合修复　适用于下颌鳞癌伴面颊下部大型洞穿性缺损的病例。

2. 一块皮瓣折叠修复　本法适用于面颊伴有唇颊或口角全层缺损，以及面颊部中、小型洞穿性缺损的修复。即把一块皮瓣折叠成双层修复。其修复术式有两种：一种是单纯折叠修复颊及部分上、下唇和口角区缺损；另一种是去除皮瓣一部分表皮制成两个皮岛，称双叶皮瓣或双岛皮瓣。

对面颊洞穿性缺损中内外皮肤缺损均较大者，可采用一块带蒂的胸大肌双皮岛皮瓣折叠修复。即在胸大肌肌皮瓣远端设计两个皮岛，并行折叠，近中皮岛修复皮肤，远中皮岛作为衬里组织修复黏膜。对同期行根治性颈清扫术时，胸大肌肌蒂可覆盖和保护颈部大血管，术后颈部外形也较丰满。

3. 游离皮瓣移植术的禁忌证　病人全身情况或受区血管条件不良，不能耐受此类手术者。

4. 手术步骤　分受区组和供区组，两组同时进行

（1）受区创面的准备：于患侧胸锁乳突肌中部做S形切口，显露颈外静脉，于咬肌前缘寻找面动脉，如面动脉不可用，则于胸锁乳突肌深面显露颈外动脉的分支甲状腺上动脉。切除洞穿性缺损周围的瘢痕，并向颈部切口做皮下隧道。

（2）皮瓣的设计及切取：由于前臂桡侧或尺侧皮瓣的厚度、质地、可供面积均适宜于颊部全层缺损的修复，故是颊部缺损修复的常用供区。根据缺损的大小设计皮瓣并将设计的前臂皮瓣一分为二，远端为衬里，近端为覆盖，二者间隔为2cm，间隔部分去表皮。按照常规切取前臂皮瓣，掀起皮瓣后再次检查所需血管蒂的长度，准备断蒂。供区创面另取中厚皮片移植。

（3）皮瓣移植：将皮瓣断蒂后移植面颊部缺损区，缝合术针固定，将血管蒂从皮下隧道穿行至颈部切口。桡动脉与面动脉或甲状腺上动脉吻合，头静脉与颈外静脉吻合，桡动脉伴行静脉与面总静脉或面前静脉吻合。观察皮瓣血运良好后，即分别缝合衬里层和覆盖层皮瓣。缺损修复区及吻合血管区分别放置引流条。

5. 术中注意要点

（1）应用游离皮瓣进行面颊洞穿件缺损修复时，必须熟练掌握血管吻合技术。尤其是采用两块游离皮瓣瓦合修复时，因一块皮瓣失败将会影响另一块皮瓣存活，因此选用方法时应慎重考虑。

（2）以折叠形式的双皮岛皮瓣修复面颊洞穿性缺损，从理论上讲任何一种轴型皮瓣均可适用，但有人认为前臂皮瓣因血供的解剖学特点．属于轴型皮瓣的第三种类型。即动脉干网状血管皮瓣，以双皮岛的形式修复面颊洞穿性缺损应为首选。双皮岛制备的形状可不受限

制，双皮岛间皮肤切除的范围应以皮瓣折叠后的厚度为准，但不能破坏或损伤皮下的毛细血管网，否则会影响皮瓣的质量，甚至会造成皮瓣坏死。

6. 术后处理

(1) 按显微外科常规处理。

(2) 术后 24～48 小时拔除引流条。

(3) 全流饮食 5～7 天，必要时进食 3 天，头部避免剧烈运动。

7. 游离皮瓣移植的并发症

(1) 皮瓣血管危象：其发生与小血管的吻合技术、血管蒂的扭曲、受压、牵张及张力等有关；术前应周密设计、术中细致操作、术后严密观察才能有效预防。

(2) 血肿：术中彻底止血，放置引流条。

(3) 感染：因术野与口腔相通，故易感染。术前应注意口腔卫生，术中注意严密对合衬里皮瓣的皮缘，术后应用有效抗生素，并做口腔护理。

(4) 口腔皮肤瘘管

皮瓣游离移植也有失败的风险。轴型皮瓣和扩张皮瓣的带蒂转移相对安全，并且邻近组织的皮肤色泽、纹理、质地等与原来的组织相似修复后的外观比较理想。因此，仍选择应用局部轴型皮瓣作衬里的瓦合皮瓣修复法治疗。

颊部缺损的修复方法很多，但从目前常用的方法来看，虽可以达到修复的目的，但远期随访的结果报道较少，疗效并不十分满意。如有的皮瓣太厚，过于臃肿；有的皮瓣太薄，丰满度差；有的创伤大，术中需改变体位，术后限制体位等。尚有不少问题需进行进一步探索和研究。

（黄渭清　王春虎　方柏荣　方薛泉）

当然，和单侧唇裂修复一样，双侧唇裂也有几种大同小异的手术方法。医者应结合患者情况，灵活变通应用。

双侧唇裂由于其前颌明显向前突出，缝合时的张力甚大，所以在手术前或手术时，常需要对前颌进行必要的处理，使其向后退，以减少缝合处的张力。前颌的处理方法一般有四种：指压法；犁骨截断法；犁骨部分截除法；弹性压迫法。应结合患者的具体情况选用适当的方法。

4. 唇裂继发畸形　唇裂继发畸形的治疗是针对唇裂修复后留下的局部畸形而进行修复的方法。它的手术要点及并发症已包括在唇裂修复的方法之中。本章不再增加篇幅赘述。

二、腭裂的修复方法

现在的腭裂手术方法甚多。它们可以分为修补裂隙、加长腭部和缩小咽腔三大类。

1. 修补裂隙　主要的方法是朗根贝克法（Langenbeck 法），及双侧松弛切口缝合术。其主要步骤是首先作腭裂裂缘切口，然后沿牙槽嵴内侧做一纵切口，切口起自尖牙的腭侧，向后至上颌结节，以后再自上颌结节弯向后外，到达腭舌弓的外侧。将黏骨膜切开，深达上颌骨的表面。将骨膜起子插入松弛切口内，将硬腭口侧的黏骨膜完全掀起，并将腭后孔周围的软组织仔细剥离。凿断翼勾，剪断腭腱膜。分鼻腔侧黏膜、肌肉层和口腔侧黏膜三层缝合裂缘，并在松弛切口内填塞碘仿纱布或凡士林纱布。朗氏法把松弛切口的位置放在腭大血管、神经的外侧，这样可以使松弛切口与裂缘切口所形成的双蒂黏骨膜瓣内包含有腭大神经、血管，借以保证黏骨膜瓣不会发生坏死并且有利于裂隙伤口的愈合。朗氏法可与其他手术结合进行。近年人们在朗氏法的基础上经过改良，衍生出许多新的手术方法。可以结合患者的具体情况灵活应用。

2. 加长腭部　腭部的长度是语言功能好坏的关键。增加腭部长度的手术主要是后推手术（Dorrance 法）。这一手术是在整个牙槽嵴的腭侧，作一马蹄形切口，将切口所包括的黏骨膜掀起，形成一个舌状黏骨膜瓣，并在其蒂部，将两侧的腭前血管、神经觅出，并在腭后孔外切断将黏骨膜瓣缝回原处。二期手术时再次将黏骨膜瓣掀起，将软腭的腭腱膜及其后面的鼻黏膜横行剪断，截断两侧的翼勾。将硬腭的黏骨膜瓣和软腭，整块向后推移，使软腭的鼻侧面自然的与咽后壁贴合，整个腭部的长度即被加长。

3. 缩小咽腔的手术　腭裂患者语言功能的障碍的原因之一是患者的鼻咽腔过大，不能形成腭咽闭合，因此应当设法缩小咽腔。其方法主要是在咽后壁制备不同形状的咽喉瓣，通过上提或者转移，使咽腔缩小。近年较为常用的缩小咽腔的手术是“上提手术”。这一手术是在咽后壁的上部先从鼻中隔的后端向后作一切口，然后在纵切口的末端做一横切口，使两切口合成 T 形。将 T 形切口所形成的两个三角瓣掀起。此时可按朗氏法或单侧单瓣手术在腭部做切口，形成黏骨膜瓣并视情况截骨。之后，可将咽后壁的两个三角瓣的尖端修整，在咽后壁形成一个三角形创面。再用两个贯穿褥式缝合，分别将两侧的口腔黏膜，腭腱膜和咽后壁瓣穿连在一起，这样腭部便被固定在上提的位置。最后将腭部的裂隙分层缝合。这一手术不但增加了软腭的长度，而且增加了腭部肌肉向上提升的活动度，这样在发音或说话时，尽管软腭的长度因先天发育而略显不足，但因软腭能够灵活地向上提起，并抬起很高，甚至于与咽上壁接触，所以患者的语言改正情况可以相当良好。

腭裂的主要问题是手术年龄问题。有些学者主张早期手术，有些则主张在较晚的时期施行手术。不过目前达成共识的是应该具体问题具体分析，根据患儿的健康状况，腭裂的畸形种类及严重情况，医疗机构的实力和医生的技术水平个性化综合考虑。

腭裂修复手术虽然是腭裂患儿最先接触的治疗，但它并不是腭裂患儿所需要的唯一治疗。通常经过手术治疗以后，大多数腭裂患儿都还需要口腔赝复治疗、牙裂矫形治疗和语言治疗。

第三节　唇腭裂手术的并发症

1. 出血　单侧唇裂手术一般失血量在 30～100ml。而腭裂手术最多出血量可达 300ml，出血部位可来自断裂的腭大动脉，但更常见是来自切牙孔的鼻腭动脉，黏骨膜瓣边缘亦可发生术后出血。腭裂手术在拔除填塞的碘仿纱布条时仍有可能出血甚至较大出血。如果伤口发生感染溃烂，也会造成局部出血。术后继发性出血均是由于创口有感染引起。可采用肾上腺素纱布压迫止血，或结扎止血。小儿对于失血耐受量差，手术时应当注意做好止血，使失血量减少到最低，必要时做好输血准备。失血过多可造成休克甚至死亡。

2. 水与电解质失衡：小儿新陈代谢旺盛，但不稳定且代偿功能差。小儿每日每公斤体重对水的需要量是成人的 5 倍以上。要预防脱水发生。

3. 感染　小儿中枢神经系统不稳定，手术容易引起发烧或其他应激反应。也容易造成手术感染。局部伤口糜烂容易造成瘢痕形成，从而使组织移位，造成新的畸形。腭裂手术后鼻侧创面未消除时，易引起创面感染，这也是术后发生瘘孔的主要原因。黏骨膜瓣血运有障碍时也会造成部分坏死而形成瘘孔。

4. 伤口裂开　由于张力过大，或者缝合层次及力度不够会造成复裂。手术中应充分游离唇瓣，减张缝合。

5. 唇裂继发畸形　由于唇裂比较严重，或是由于术中设计不周，定点不精确，缝合不准确，或发育过程中的自然变形，都会造成继发畸形，需要术后若干年序列治疗时二期修复。

6. 麻醉意外　麻醉时插管操作粗暴引起的喉头水肿、麻醉过深失去咳嗽反射、麻醉药物过敏和喉头痉挛均是较为严重的麻醉并发症，可导致患儿死亡。

7. 瘢痕形成　唇裂手术后瘢痕形成会造成明显的畸形，对于容貌影响较大。腭裂手术瘢痕形成会造成腭部短缩而影响语言功能。

8. 局部伤口疼痛　唇腭裂手术后由于口咽部疼痛干燥，无法吞咽及进食，局部伤口疼痛时可给予蒸气吸入以减少痛感。

9. 鼻腔暂时不通气　多发生于咽后壁，局部组织肿胀所致，待肿胀消退后症状自然消失。

10. 耳痛　腭裂手术后由于耳咽管口肿胀造成，一般于术后 3～4 天即可消失。

第四节　唇腭裂手术中注意事项

1. 术前应全面检查患儿全身及局部情况，有无并发畸形，体重及血色素状况，出凝血时间等。术前还应训练用勺喂奶以使其手术后维持足够的营养。

2. 设计：一定要十分精确。首先要找出唇部的正常的和移位的解剖标志点，以毫米为单位，用量尺及分规准确测量并用针刺亚甲蓝标出。这一过程最为重要，因为测量定点时“差之毫厘”，手术就有可能“谬之千里”。

3. 手术操作要严格遵循微创或无创伤原则。尽量减少无谓操作和返工动作，减少结扎或电凝，创缘尽量减少钳夹。

4. 手术尽量敏捷快速，减少创面暴露时间及麻醉时间。

5. 减张缝合是唇腭裂手术成功与否的关键之处，对于唇裂手术，应在术中将两侧的唇瓣进行广泛的分离，使其在无张力或张力较小的情况下对合，避免强行拉拢缝合。腭裂手术中如果两侧的黏骨膜瓣松弛后张力过大，可将一侧或两侧的黏骨膜瓣制备成单蒂，以便使其更加松动，易于无张力缝合。必要时应剪开腭腱膜，或在凿断翼勾的同时凿开腭骨水平板。

6. 手术中应当特别爱惜组织，再作最后修正之前，不要轻易剪除组织，以免导致最后组织量的不足，引起继发性的畸形。

7. 唇裂修复中，应在尽可能的情况下矫正鼻部的畸形。手术后影响效果的主要是鼻部的歪扭畸形。第一次手术不矫正鼻畸形，往往需要二期整形并且会造成二次手术极大的困难。

8. 腭裂手术中要保护腭大血管、神经，腭大血管及其分支的损伤是导致腭裂出血的主要原因。术中一定要注意严密止血。如果做咽后瓣转移，更要注意防范出血或广泛渗血。

9. 手术后在麻醉未清醒之前应由麻醉医生监护。以防止发生喉头水肿、喉痉挛等引发呼吸道阻塞的情况。

10. 肌肉层要缝合牢靠准确，手术后是否复裂关键是肌肉缝合是否适当，缝合过少或不牢靠，手术后复裂的概率会大大增加。唇裂手术中应将两侧相对应的肌肉复位对合并与牢固缝合。腭裂手术应将软腭肌肉尽可能密实缝合。

11. 由于术后伤口暴露，应采取措施避免患儿抓挠。定期清洁伤口，祛除血痂。给予特殊护理。腭裂手术拔除引流条后 4 小时内应禁食禁水并在医院观察 1～2 天，术后一个月内无渣或少渣饮食。

（黄金井）

第16章

乳房整形手术精要

第一节　乳房增大术（假体隆乳术）

一、适应证

乳房发育不良的小乳症，乳腺萎缩，轻度乳房松垂，乳房不对称，肿瘤切除及各种原因导致的乳房缺失后的乳房再造等。年龄在18周岁以上。

二、禁忌证

乳房有可疑恶性肿物、炎症等不适合手术的疾患及全身有其他影响手术的疾患，如糖尿病、免疫系统疾病（狼疮、硬皮病等）、严重心脑血管疾患，肝、肾疾患，血液系统疾患、炎症等。瘢痕体质。对置入的异物材料有过敏史。妊娠期及哺乳期。有精神疾患，严重心理障碍者。手术动机不明确者。年龄在18周岁以下。

三、术前检查及准备

1. 病史询问　既往乳房疾病史、手术史，全身疾病史，以及孕育史等。

2. 术前体检　①乳房及胸廓检查：排除乳房恶性肿物，记录良性肿物或增生情况以便对照，必要做B超等辅助检查。记录乳房形态、对称性、乳头乳晕位置及有无胸廓畸形等情况。②术前常规体检及辅助检查排除手术禁忌证。

3. 假体选择　根据胸廓形态及宽窄，乳房大小（直径、组织厚度）和形态、胸部皮肤松弛状态或弹性状况以及体型特点（身高等指标），并结合受术者要求来确定假体直径、高度、体积大小及形状。假体类型从内容物上分有硅凝胶类、生理盐水类及两者结合的双腔类，从外壳性状上分有光滑类和粗糙（或称毛面）类，从假体形状上分有圆形和泪滴形（有称自然形），从底盘直径与高度比例上有低高、中高、高断面之分，从假体体积上有大小之分。

4. 手术设计　一般站立设计。以乳头为圆心，以大于假体直径2～3cm为直径画出圆形剥离范围，两侧要对称。乳头位置不一致者一般以低者为准，使下极一致。乳头有下移者，下极位置可适当低于原下皱襞。

四、隆乳术的麻醉

可选择全麻，高位硬膜外麻醉。

五、手术方法

（一）腋窝切口隆乳术

切口于腋窝部，尽量选在皮肤明显皱褶处，长度2～4cm。切开皮肤、皮下组织，分离皮下组织至胸大肌外侧缘，切开该处深筋膜，进入肌下，钝性在胸大肌与胸小肌间按设计范围分离腔隙。仔细止血后，置入假体。置放假体的腔隙应足够大小以使假体平展放置并有适当活动度，腔隙周边应无纤维索条限制，使假体向各个方向推压时外形圆滑。泪滴形假体注意置放方向。置入假体后，变动手术床使受术者暂坐位，观察形态及对称性，并作相应调整。置放负压引流管，由切口引出。分层缝合切口。手术区加压包扎。

（二）乳房下皱襞切口隆乳术

切口于乳房下皱襞中部，长度依假体大小及类型在 2～4cm。切开皮肤、皮下组织至深筋膜表面。腺体下置放假体者，沿腺体和深筋膜间，在设计范围内钝性分离腔隙。胸大肌下置放假体者，需切开深筋膜，顺胸大肌肌纤维走行钝性分开肌肉，进入胸大肌下，在肌下钝性分离足够大腔隙（标准同腋窝切口）。仔细止血后，将假体置入。置入假体后，同上使受术者暂呈坐位，观察并调整。置放负压引流管于假体腔内，从切口或下皱襞另做切口引出。分层缝合切口。手术区加压包扎。

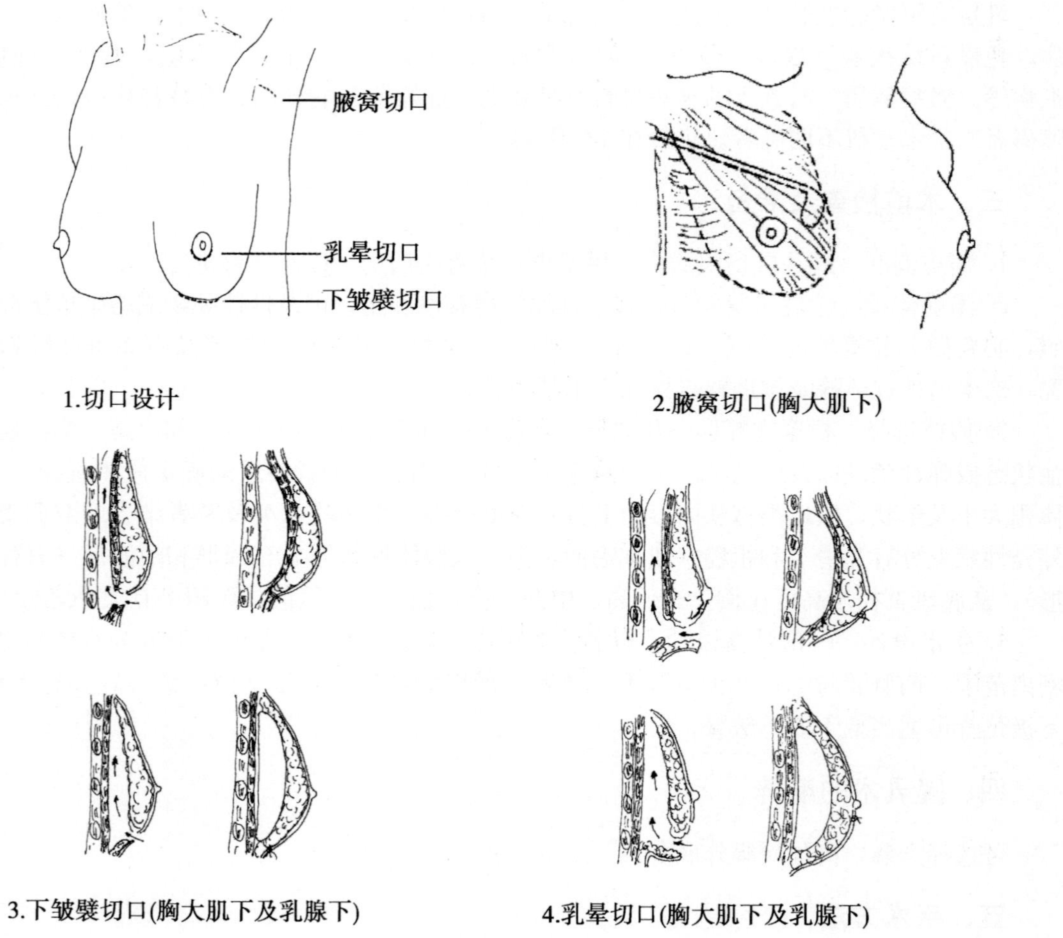

图 16－1　乳房增大术手术方法

（三）乳晕切口隆乳术

切口于乳晕下半边缘，长度 2～4cm。切开皮肤、皮下组织至腺体表面，沿腺体包膜向下分离至下极，然后向深方分至深筋膜。腺体下置放假体者在腺体与深筋膜间分离腔隙，而胸大肌下置放假体者在腺体后适当分离，切开深筋膜，顺胸大肌肌纤维走行方向钝性分开肌肉，在肌下分离足够大小的腔隙（标准同上）。仔细止血后，置入假体。同上半坐位观察对称性。置放负压引流管，由切口或下皱襞另做切口引出。分层缝合切口。手术区加压包扎。

六、术后处理

术后常规给予止血药及抗生素。引流量在 10ml 以下可拔除。注意检查包扎的完整性及假体位置是否移动并及时调整。术后 7 天拆线。术后 1～2 周内给予绷带加压固定。术后 7 天开始乳房按摩，需坚持至少 3～6 个月。术后 1 个月上肢可恢复正常活动。

七、隆乳术的并发症及防治

1. 一般的手术并发症

（1）感染

乳腺导管是与外界相通的，其内滞留的细菌不易清除，手术中损伤乳腺导管或腺体组织可增加污染机会，做乳晕切口风险稍大。预防包括术前检查排除感染因素，手术中严格无菌操作并注意假体的消毒，术中即可开始应用抗生素，术后常规应用抗生素。发生感染时可出现全身发热，局部肿胀、触痛、发红。切口及表浅的感染可通过局部换药及全身应用抗生素治疗。如果感染已侵及假体腔隙则需要取出假体，待炎症治愈后可重新置入假体。

（2）血肿

发生率约 1%。表现为局部明显疼痛、肿胀、发硬及压痛。B 超可提示血肿形成。应在麻醉下手术清除血肿，重新置入假体，引流并加压包扎。预防在于术前排除出血性疾患，手术避开月经期，术中避免操作过于粗暴，仔细检查有无活动出血并认真止血，术中及术后给予止血药，置放引流并加压包扎，避免上肢的过度活动。

2. 特有的手术并发症

（1）包膜挛缩引起的乳房硬化

包膜挛缩为假体周围形成的纤维组织膜收缩压迫假体所致的并发症。其原因目前尚未明确。使用各种类型假体，不同假体置放层次，都可能发生，但发现胸大肌下置放假体比腺体下及皮下置放假体发生率低。预防方法包括：在胸大肌下置放假体。选择质量好的假体，避免有内容物渗出、假体破裂。假体避免与纱布等有棉纤维物品接触，术者手套滑石粉必须冲洗干净，严格无菌操作避免感染。手术操作轻柔，避免暴力以减少术中出血，术中止血完全，引流并加压包扎防止术后出血及血肿形成。术后坚持 3～6 个月的乳房按摩。

包膜挛缩可能在术后近期或数年以后发生，可为单侧、双侧或不对称发生。表现为乳房触摸较硬、疼痛，外形改变，两侧不对称。严重者（Baker 分级为Ⅲ、Ⅳ级）需要手术治疗。包括：包膜切开松解术，包膜切除术，有主张同时更换体积更小的假体，但术后仍有可能复发。

（2）假体移位

由于胸大肌收缩活动，放置在其下的假体，可能出现移位。腋下切口使假体上移的可能性增加。术后包扎不恰当，过早上肢运动（包括高抬及搬重物）及乳房局部的不恰当推动可导致假体移位。预防在于术中剥离假体腔隙要充分对称，但不过大，假体平整放置，最好能使患者呈坐位观察位置。术后正确加压包扎，1～2 周内要注意观察调整位置，拆线后可穿特殊塑胸带 1～3 周，避免上肢过度活动。术后 1 月之内的移位可通过外部推压矫正然后包扎固定，时间过长或不能手法矫正者需要再次手术调整。

（3）乳头乳晕感觉变化

第四肋间神经的外侧支支配乳头乳晕区感觉，其穿出点约在第四肋间与腋前线交叉处。手术中神经的损伤，可造成乳头乳晕区不同程度的感觉减退甚至消失或感觉过度敏感。不全损伤者，经过数月可逐渐恢复。预防在于术中分离外侧时，不要过大，避免暴力操作。

（4）假体破裂或渗漏

由于假体质量缺陷，假体包膜磨损老化，假体折叠，手术中损伤及术后损伤（如日常生活中针刺、过大压力、暴力伤）等原因造成。盐水类易早期发现，硅胶类早期不易发现，漏出的硅胶常局限在包膜囊内，核磁共振可以发现。晚期硅胶渗漏至包膜外，甚至出现乳房硬化后才发现。B 超、乳房 X 线、核磁共振检查可诊断。嘱受术者平时应注意乳房软硬程度、形状的变化及有无突发、持续的单侧烧灼感，及时诊断是否破裂。发现渗漏或破裂需尽快取出假体，条件允许可即刻重置假体，否则延期进行。

（5）其他效果不满意的并发症

①假体皱褶　可见或可触及的假体皱褶可能出现在假体腔隙剥离不够大，包膜挛缩时，胸骨侧将胸大肌止点剥断也可在该处可见或摸到假体皱褶边缘。

②不对称　依靠假体矫正原有存在的不对称并不容易。手术剥离腔隙差异及放置偏差，术后假体移位，不对称性包膜挛缩可造成不对称。需要避免由于手术原因造成的不对称。

第二节　乳房肥大及乳房下垂的整形

乳房肥大的整形方法很多，按术后形成瘢痕形态可分为倒 T 形瘢痕，短瘢痕，及环乳晕瘢痕三类，各含许多种方法。以下选择最为典型的方法介绍。中、重度乳房下垂的整形与乳房肥大的方法已相似，仅是去除组织多少的差别。

一、适应证

由于乳房肥大或乳房下垂引起身体不适，如颈、肩、背疼痛，乳房下皱襞处反复发生湿疹糜烂，以及由于影响体形而产生心理障碍，影响日常生活者。具体方法适应证见下分述。

二、术前准备

乳房检查需排除肿瘤性包块，必要时行 B 超或乳腺 X 线检查。实验室检查除外手术禁忌疾患。手术遗留的瘢痕，手术方法可能影响哺乳需向患者交代。

三、麻醉

采用连续硬膜外麻醉或全身麻醉。

四、手术方法

（一）垂直双蒂法（Mckissock 法）

1. 适应证　各类乳房肥大症和巨乳症者以及乳房下垂

2. 手术设计　乳房中线（锁乳线）与上臂中点水平线交点定出新乳头位置，并以此为圆心，以 1.5～2.5cm 为半径画圆定出新乳晕范围。于圆的 5 点，7 点各画一条 4～5cm 长斜线，斜线下端分别折向乳房内、外侧方，与乳房下皱襞线相连。经乳晕内外侧边缘画垂直线分别连接新乳晕内外边缘及乳房下皱襞，形成具有上、下蒂的垂直双蒂瓣的两侧切口线，蒂的宽度一般在 6～8cm，下垂程度越大蒂应设计越宽。此线与上面画的折线间为乳房切除部分。

3. 手术方法

（1）去除垂直双蒂瓣切口线内的表层皮肤，相当于中厚皮片厚度。乳晕区皮肤完整保留。

（2）切除垂直双蒂瓣两侧设计范围内的乳房皮肤，皮下组织及腺体组织。

（3）将带乳头乳晕的垂直双蒂组织瓣与深筋膜分离，上蒂可略为修薄，以利卷曲，但应保持足够厚度（1～2cm），下蒂则应全层保留，以保障乳头、乳晕血液供应。

（4）将乳头乳晕上移至新乳头乳晕区。拉拢缝合切口，组织瓣上蒂即卷纳入皮下。

（5）内外两侧瓣向中线靠拢，相对切缘分层缝合。

（6）皮下置引流后，分层缝合下皱襞切口。

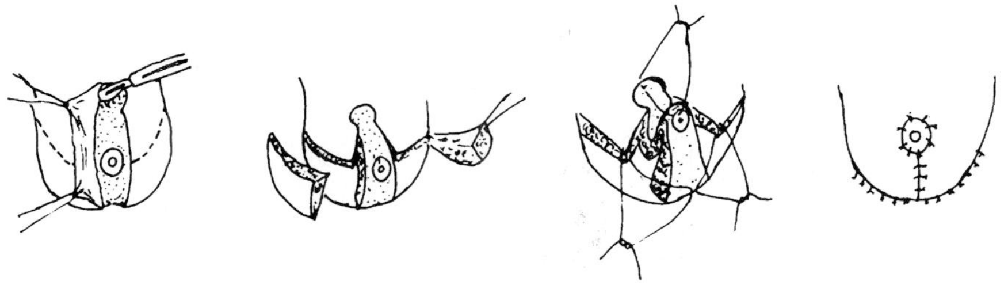

A　　B　　C　　D

图 16-2　垂直双蒂法乳房缩小（Mckissock 法）

4. 术后处理　常规给予止血药及抗生素。引流量在 10ml 以下可拔除。术后 10～12 天拆线。术后 1 个月内应戴乳罩将乳房托起。

（二）垂直（瘢痕）法乳房缩小术（Lejour 法）

垂直（瘢痕）法乳房缩小术是近 10 余年来除倒 T 法乳房缩小术外最流行的方法之一。在欧洲受到广泛推荐，北美也成为短瘢痕缩乳术的主要代表之一。它对以往手术方法（尤其是倒 T 法）的改进，在于缩小手术瘢痕（仅有垂直瘢痕和环乳晕瘢痕。）

1. 适应证　轻至中等度的乳房下垂和乳房肥大，很容易得到好的持久的效果。不适合重度肥大及下垂者。

2. 手术设计

患者坐位，（1）画出乳房中轴：距离胸骨中线外侧 10cm 处，通过乳头中点，画一垂线，上达乳房上方，向下超越乳房下皱襞中点到季肋缘。

（2）乳房上界的确定：将乳房上推，绘出乳房上皱襞的界限。

（3）乳房切除范围的预测：将乳房推向外侧，在乳房内侧画出与季肋部乳房中轴相连的垂直连线，再将乳房推向内侧，在乳房外侧绘出与季肋部乳房中轴相连的垂直连线。乳房内侧及外侧的垂直连线之间，是乳房多余皮肤切除的界限。

（4）将两垂直线在乳房下皱襞上方相交成一弧线。

（5）乳晕上方的切口设计线位于新乳头上方 2cm 处，从新乳头点出发，在乳房内、外侧各绘一弧线，相交于两垂直直线，相交点的位置，根据乳房大小而变化。

3. 手术方法

（1）采取乳房蘑菇形切口，以上真皮腺体为蒂。先做乳房上部、内侧及外侧的脂肪抽吸，然后切除乳房下中部的乳腺组织。

（2）乳腺组织悬吊缝合，缝合两侧及上部的乳腺组织再塑形。做较广泛的乳房下部皮肤及皮下组织分离，减小皮肤缝合张力。术后即刻效果显示乳房下方不平整，但术后远期外观效果良好、持久。瘢痕细小。

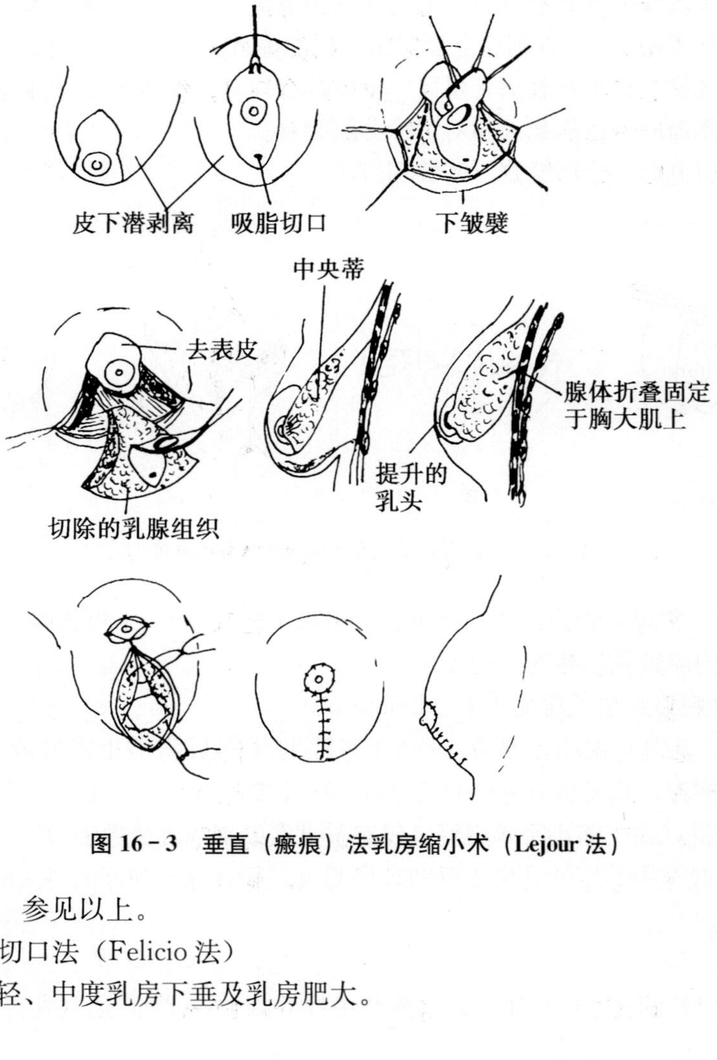

图 16-3　垂直（瘢痕）法乳房缩小术（Lejour 法）

4. 术后处理　参见以上。

（三）环乳晕切口法（Felicio 法）

1. 适应证　轻、中度乳房下垂及乳房肥大。

2. 手术设计　以乳头为中心设计双环形切口线，内环在乳晕边缘，直径 4cm，外环直径约 10cm，内外环之间距离根据去除量而定，大小增减为 5～10cm。

3. 手术方法：

（1）以一弹性绷带束紧乳房的基部，使皮肤绷紧，做内环及外环切口，深达真皮层，在两环间去除表皮。

（2）在两环中间环形切入，斜向外方向切开腺体达深筋膜，使中央保留的腺体呈上小下大的圆锥形，其基底要与深筋膜相连。

（3）切除外环外皮下的腺体，去除量视需要而定，一般多切除外、下、内侧，上侧要少切除。

（4）将保留的下垂的乳腺组织适当上提，缝合固定于深筋膜。

（5）外环真皮腺体内连续荷包缝合，使外环缩小到与内环相等，然后分层缝合内、外环间切口。

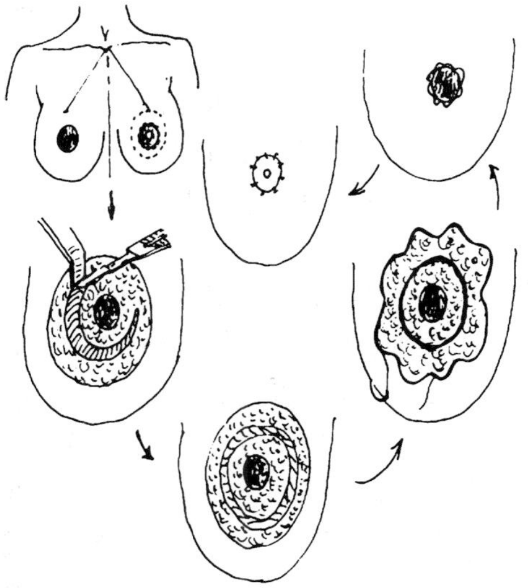

图 16－4　环乳晕切口法（Felicio 法）乳房缩小术

4. 术后处理　术后不作引流，外加压包扎。术后乳罩穿 3 个月。皮肤皱褶前 3～4 周明显，2～3 个月后消失。需术前交代。

5. 并发症及处理

（1）乳头乳晕坏死　未能保留乳头乳晕足够的血供，乳晕环周缝合张力过大，真皮乳腺蒂牵拉过紧，血肿形成，局部包扎过紧等都可能导致坏死。对局部解剖的熟悉，良好的设计，以及术中正确而细心的操作、细致止血，术后适当的加压包扎、引流是最好的预防。术后应注意观察乳头乳晕颜色的变化，判断其血运情况。判断是动脉供血不足还是静脉回流障碍给予相应处理。一旦出现坏死情况，待与成活分界清晰后，可予以去除而后缝合或植皮，二期行乳头乳晕再造。

（2）皮肤坏死　由于皮肤的广泛潜行分离影响了皮肤血供，手术操作粗暴、损伤过大，缝合张力过大，皮下血肿的压力，皮下脂肪和腺体组织坏死等都可造成局部或较大面积皮肤坏死。预防在于保留足够厚度的皮瓣组织，避免广泛的皮下分离，减少皮肤缝合张力，严密止血及引流避免血肿发生。一旦出现坏死，面积小者可采取保守治疗，待痂下愈合，面积较大者，待界限清晰后，可予以切除坏死组织后缝合或植皮。

（3）血肿　术中止血不完善，较大血管结扎线松脱，加压包扎欠缺等可导致发生血肿。出现乳房异常增大，皮肤张力增加，皮下出现明显淤青，患者疼痛明显应考虑血肿存在的可能。预防在于术前排除有出血性疾患及因素，术中仔细止血，放置引流，适当加压包扎，术后1～2天可给予止血药。发现明显的血肿应立即打开切口进行清除，并检查有无活动出血点，以免引起皮瓣和乳头乳晕坏死。

（4）脂肪坏死液化　局限性血肿影响脂肪组织的血供，创伤过大、过度使用电刀可导致脂肪坏死液化，进一步可影响伤口愈合，使伤口裂开，皮肤坏死，或招致感染。小范围的脂肪坏死液化可通过冲洗引流后重新缝合或换药使之自愈，大面积者则需要手术清除。

（5）瘢痕增生　切口缝合张力过大可导致瘢痕增生，下皱襞切口内外两端易出现瘢痕增生。应避免切除皮肤组织过多使缝合张力加大，进行浅筋膜层及真皮层的减张缝合，尽量缩短下皱襞的切口。出现瘢痕过度增生后，可先行保守治疗，如瘢痕注射等，待二期进行修复。

（6）不对称　不对称可能出现在乳头乳晕大小或指向上，也可能出现在乳房大小及形态上。预防在于设计的两侧一致性及手术操作中的比较。术中切除组织量应考虑到术前的差异，在乳头乳晕最终定位及乳房塑形时应使患者呈坐位进行两侧比较。明显不对称需要再次手术修复。

（7）继发下垂　由于保留组织过多，腺体组织悬吊不完善，可出现术后乳房下垂。预防在于切除增大的组织量要适当，保留腺体组织可与深筋膜缝合固定，术后利用乳罩托起乳房要有足够时间。下垂明显影响外观者，需要再次手术矫正。

（8）乳头乳晕逐渐扩大　环乳晕切口容易出现。明显者需要再手术修改。预防在于选择好适应证，尽量减小乳晕周围切口缝合张力。

（9）乳头乳晕低平，乳房凸出程度降低　多见于环乳晕切口手术，由于同心圆缝合引起的张力造成。预防在于选择好适应证，尽量减小乳晕周围切口缝合张力。

第三节　乳房再造

乳房再造是通过外形的重建，恢复女性体形及对称性，避免或弥补因乳房缺失造成的精神创伤，提高生活质量。乳房再造主要针对乳癌术后乳房缺失，也包括其他原因造成的乳房缺失以及先天性乳房未发育。乳房再造包括乳房部位皮肤缺失的修复，乳房半球形形态的塑造，乳头乳晕的重建，两侧不对称的修正，以及由于乳腺癌手术造成的腋窝前壁缺失、锁骨下空虚凹陷等畸形等的修复。以下介绍的方法主要以修复皮肤缺失、塑造外形为主。

一、手术时机和方法选择

（一）乳房再造分为即刻再造与延期再造。即刻再造为乳房切除后即刻实施，延期再造为乳房切除后一段时间后进行，如乳腺癌手术后在3～6个月后进行，一般在化疗完成后，而需放疗者宜在停止放疗后6～12个月后，待放疗后皮肤及皮下瘢痕软化后或“趋于软化”

后进行。

（二）再造方法有　自体组织乳房再造（分带蒂组织瓣移植，游离移植及两者的结合），人工假体乳房再造（直接假体置入及扩张后假体置入），以及两者的结合。选择哪种方法取决于病人的全身健康状况、体形、乳房切除位置、对侧乳房的大小形态和病人的需求等，并且要对保留的胸壁肌肉和皮肤的数量和质量以及乳房切除术的瘢痕的质量必须进行评估。

（三）乳腺癌手术后乳房再造的适应证及方法选择。

1. 乳腺癌改良根治术后即刻乳房再造

（1）适应证：Ⅰ期和Ⅱ期乳癌，一般状态良好。

（2）方法选择：宜选择创伤较小、手术时间较短、成功率较高的乳房再造术。常选用的方法有：组织扩张和乳房假体置入，横行腹直肌肌皮瓣（TRAM 瓣）移植，腹壁下动脉穿支皮瓣（DIEP 瓣），背阔肌肌皮瓣移植加乳房假体置入等。

2. 乳腺癌根治术后延期乳房再造

（1）适应证：在完成辅助治疗后，身体状况及局部组织状况已恢复，确认无复发时，一般在术后 1 年以后。

（2）方法选择：根据病人保留的胸壁肌肉和皮肤的数量和质量以及乳房切除术的瘢痕质量以及全身健康状况、体形、乳房切除位置、对侧乳房的大小形态和病人的需求进行选择。方法有：组织扩张和乳房假体置入，横行腹直肌肌皮瓣（TRAM 瓣）移植，腹壁下动脉穿支皮瓣（DIEP 瓣），背阔肌肌皮瓣移植加乳房假体置入，臀大肌肌皮瓣移植等。

二、手术方法

（一）单纯乳房假体置入乳房再造

单独在胸壁软组织下置入假体所行的再造，其优点：手术时间短较，操作简单，住院时间缩短，风险小，较自体组织再造恢复快，双侧再造易于对称，

1. 适应证　适合中小体积乳房患者，胸大肌完整，老年患者以及希望用假体行乳房重建的病人，希望用自体组织重建，但因肥胖、瘢痕、可利用的组织量不足以及其他健康问题不允许者，也可用假体进行重建。也适合双侧乳房再造。这种方法也适于其乳房有较多的瘢痕、皮下组织较薄、乳房下皱襞较紧的皮下乳房切除术的病人。

术前应估计假体覆盖软组织量及对侧的大小。乳房切除时保留皮肤的量过少及对侧乳房较大需先应用扩张器进行二期手术或即时再造时，应对覆盖假体的全部软组织进行检查，切除有明显坏死的皮肤，可选用背阔肌瓣移转覆盖，如果软组织明显受损，应放弃即时再造，选择延迟再造。

2. 禁忌证　准备在乳房重建术后接受放疗的病人，假体重建不应作为首选，应该建议其行自体组织重建。

3. 手术设计　术前在站立位标记与对侧对称的假体置入位置，标记出对侧和再造侧乳房下皱襞。在其下大约 2cm 做第二标记，此为剥离腔隙的下缘。

4. 手术方法　即刻再造可利用乳腺切除切口，延期再造可经原乳房切除术遗留瘢痕外侧部分做切口进入或经乳房下皱襞的新切口进入。剥离的腔隙一般在胸大肌、腹直肌筋膜和前锯肌的深面，也可以部分在肌肉下，而下方在胸大肌的起点以下的皮下层次剥离。腔隙必须足够大。外侧应正好限制在腋前皱襞之后。

选择假体应与对侧乳房基底的直径相同，高度相近，容积与对侧乳房测量体积相近。对侧乳房无下垂可选用圆形假体，有轻度下垂可选用泪滴形假体。可在术中先置入预测用的盐水假体或圆形扩张器，注入一定生理盐水后使上身呈坐位观察外形与对侧的对称性，然后置入假体。假体腔内置放引流。分层缝合切口，外加压包扎。

5. 术后处理　常规给予止血药及抗生素。引流量小于 10ml 可拔除。术后 7～10 天可拆线，然后可进行局部按摩，坚持 3～6 个月。

6. 并发症及其处理：

（1）包膜挛缩：假体埋置皮下发生率较高。假体应尽可能置于肌肉下，如果胸部无肌肉覆盖或不足以覆盖，应移转肌皮瓣或皮瓣来覆盖假体。

（2）伤口裂开：多由于皮肤张力过大。可先应用组织扩张器，或转移皮瓣。

（3）感染：可能导致假体被迫取出。注意无菌操作。手术前后应用抗生素。

（4）假体移位：引起不对称。由于假体腔隙剥离过大，术后包扎不当及不当按摩造成。及时观察发现，体外进行调整，否则需再手术。

（5）乳房下皱襞不明显：可通过术中乳房下皱襞成形。

（二）组织扩张及乳房假体置入乳房再造

1. 适应证　乳房切除后局部保留皮肤的量较少，与对侧乳房相差较大时，可先应用扩张器进行局部组织扩张，使达到足够的皮肤组织量，然后再置入乳房假体。扩张期间不影响肿瘤的化学治疗，化疗也不影响扩张过程，但二期手术应该延迟到免疫功能恢复至正常为止。如有可能辅助放疗可推迟至主动扩张完成为止。但经放射治疗后，胸部软组织瘢痕明显者，扩张效果较差。

2. 术前设计及扩张器的选择　扩张器埋置范围同置假体设计。选用与假体类似的半球形扩张器，其直径应与对侧基底直径相等或略大，标定容积与对侧乳房体积相似，可适当超大。一般对于东方人，置入 400～500ml 的组织扩张器已足够。

3. 手术方法　即刻再造可利用乳腺切除切口，延期再造可经原乳房切除术遗留瘢痕处做切口，剥离腔隙在胸大肌及前锯肌、腹外斜肌、腹直肌筋膜下，内侧达胸骨旁线外 1cm 处，外侧达腋前线及腋中线之间，上方超过第 3 肋间，下至第 6 肋，在乳房下皱襞下 1～2cm 处。置入扩张器，将前锯肌边缘与胸大肌边缘做缝合，使扩张器完全覆盖在肌肉下，扩张器注水壶埋置在同侧腋中线附近皮下组织中。如果前锯肌不完整可取背阔肌肌瓣移转覆盖。放置负压引流后分层缝合切口。在扩张器内注入生理盐水（一般为扩张器容量的 10%），使扩张器基底展平，但不使表面皮瓣和切口有张力。外加压包扎。

4. 术后处理　常规给予止血药及抗生素。引流量小于 10ml 可拔除引流管。术后 7～10 天后拆线。

5. 扩张器注水　一般在切口拆线后开始进行注水，一次量约 10%，每周 1～2 次，注水期间注意扩张皮肤的血供状况，皮肤张力及患者疼痛情况，防止皮肤血供不良，张力过大，出现皮肤坏死、创口裂开等并发症。注射至与对侧乳房基本对称的体积后，应再超过容量注射 10%～20%

6. 乳房假体的置入　一般 4～6 个月可完成组织扩张，然后可行扩张器取出，置入乳房假体。选用与对侧相称基底直径、体积及形态的乳房假体。根据对侧乳房形态，可对再造乳房的假体囊腔进行必要的修整，重建乳房下皱襞。具体：Ⅱ期手术沿原乳房切除术的部分切口切开并切除部分或全部遗留的瘢痕，切开皮下和肌肉，暴露扩张器包膜，切开纤维囊，取出扩张器。需要处可行纤维囊切开或切除，也可行纤维囊折叠或内翻缝合以上提或形成更明显的乳房下皱襞。放置负压引流。置入假体。取坐位，观察乳房的对称性并作必要的调整，结果满意时分层关闭切口。乳房上急需以弹力束带包扎，防止假体上移。

7. 并发症及处理

（1）扩张器暴露：伤口愈合欠佳、过早注水，扩张器压迫致表面皮肤坏死等可造成扩张器暴露。可重新缝合或取出扩张器待二次置入。预防在于注水要等待伤口完全愈合后，每次注水后，要观察表面皮肤血运情况，有血运障碍时应适当回抽盐水至血运正常为止。扩张器尽量埋置较深位置。

（2）扩张器渗漏：扩张器质量缺陷，术后埋置部位遭针刺，注射壶反复用较粗针头穿刺都可造成渗漏。扩张近完成时发现渗漏并不影响效果，否则需重新置放。术中放置时要仔细检查其密闭性。

（3）其他：参见假体置入再造。

（三）背阔肌肌皮瓣乳房再造

背阔肌肌皮瓣移转常需结合乳房假体进行乳房再造，这是一种非常可靠的方法，可以产生自然下垂的乳房，并且具有假体和纯自体组织两者的优点。恢复时间较 TRAM 瓣为短。

1. 适应证　乳腺癌改良根治术后即刻乳房再造，乳腺癌根治术后延期乳房再造及腋窝前皱襞缺失、锁骨下区空虚的修复。其他原因造成的乳房缺损或缺失的再造。适于不能使用 TRAM 瓣再造乳房者，也可作为 TRAM 瓣失败后的乳房再造或应用 TRAM 瓣再造后对侧乳房因各种原因切除后的再造。比较适用于小至中度大小的乳房再造。

2. 禁忌证　胸背动静脉在乳腺癌根治术中被结扎、在既往腋窝淋巴清扫或乳腺癌放射治疗后已被损毁，以及背阔肌因手术已被切断。

3. 背阔肌应用解剖　背阔肌是背部大块扁平三角形肌肉，起自下 6 个胸椎、腰椎、骶椎棘突及后髂嵴，部分起自最下 3～4 肋骨及肩胛骨下角。背阔肌由胸背动静脉所供养，胸背动静脉是腋动静脉的分支肩胛下动静脉的终末支。成人胸背动脉直径在 1.5mm 以上，静脉直径有 2.5mm。背阔肌由胸背神经所支配，与血管比邻走行。整个背阔肌均可作为肌皮瓣使用，肌皮瓣皮区的范围上自肩胛下角平面稍上，下至髂嵴，内侧至后正中线，外侧可超越背阔肌前缘至腋中线。背阔肌的肌皮血管在肌肉部分及其浅面吻合丰富，侧支循环良好，但在腱膜部分及其浅面吻合较差，侧支循环不佳，因此，以胸背血管为蒂的肌皮瓣转移或游离移植，覆盖在肌肉表面的皮肤均能成活良好，只是在腱膜浅面，尤其是靠近后正中线和下部的皮肤，血供较差，容易坏死。

4. 背阔肌肌皮瓣的设计　术前站立位，标出乳房下皱襞的位置，即刻再造根据皮肤切除位置、大小及形状，延期再造则根据对侧乳房大小确定皮肤缺失的范围，然后进行逆行设计肌皮瓣位置及大小，即设计与皮肤缺损形状相同的布样，以腋后部上方为旋转点，设计标出肌皮瓣皮岛的位置及旋转轴线，使之旋转后能够到达缺损处的最远端并充分覆盖。延期再造还可以将肌皮瓣皮岛设计在乳房下外象限，其下缘在乳房下皱襞，可使再造的乳房有明显的弧形及略下垂的外形，而不管原来乳房切除时切口的位置如何。皮瓣皮岛的宽度通常为 7～8cm。捏起皮瓣两边缘对合以检验取瓣后能否直接拉拢缝合，否则需准备取皮区进行供区植皮。皮瓣皮岛的长度通常可做到 20～30cm。取背阔肌面积根据需要可大于皮肤面积，一并标出。

5. 背阔肌肌皮瓣的切取　患者取斜卧 45°位，供区侧肩外展 90°前屈 30°～60°。皮瓣切取从皮岛开始，沿皮肤先切开前缘及下缘切口设计线，深至肌肉表面，分离至背阔肌前缘。自肌肉前缘向后在肌肉深面与胸壁之间进行钝、锐性分离，达到近后正中线下，一般达髂后上嵴上方约 5～7cm 处（根据不同需要来切取适当量的肌皮瓣或肌瓣供移植）。在背阔肌前缘后 3～5mm 处，可见胸背动静脉紧贴附于肌肉深面，注意保护，延期再造者应仔细检查血管的完整性，以确保胸背血管在前次手术中没有被结扎。接着切开皮岛其他缘，在肌肉表浅层向上、下分离，至与肌肉深层同样范围。切断肌肉内侧、下端的腱膜，由远端向近端将背阔肌连同皮肤一并掀起。背阔肌肌蒂向上分离达腋下 4～7mm 处。切断、结扎旋肩胛动脉，如果胸外侧动脉也起源于肩胛下动脉，也应予以结扎。此时背阔肌肌皮瓣已可移转。供区直接拉拢缝合，必要时进行皮瓣移转或植皮覆盖。供区皮下放置负压引流。

6. 乳房再造　患者改为仰卧位后进行。即刻乳房再造只需将胸部皮下向后分离与背部皮下相通，形成足够宽大的皮下隧道，即可将背阔肌肌皮瓣移转至胸部。

延期再造可先沿原乳房根治切口瘢痕切开，进行乳房皮下广泛分离形成腔隙，然后将背阔肌肌皮瓣移转至胸部。也可在下皱襞位置切开，将肌皮瓣的皮岛移转至乳房下外象限，重新形成有下垂感的外形及乳房下皱襞。有时需要切除原乳房切除时所留下的下方皮瓣而由转移瓣的皮肤覆盖。

保留有胸大肌者，可在移转前先在胸大肌、前锯肌下分离形成容纳假体的腔穴，否则假体即放置在移转的背阔肌下。假体大小根据对侧乳房大小来决定。可先置入一充注式盐水假体。将肌皮瓣移转覆盖并暂时固定于合适位置。注入一定量生理盐水后使呈坐位对比两侧大小，然后更换为相同容量的正式假体，以确保对称性。将背阔肌边缘与胸大肌缝合固定几针。根治术后锁骨下凹陷填充时背阔肌上部需缝合固定在锁骨骨膜上。留置负压引流。

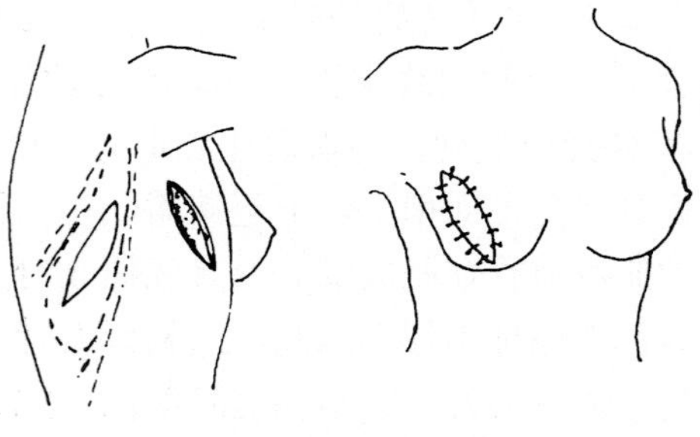

图 16－5　背阔肌肌皮瓣乳房再造

7. 术后处理　胸部及背部加压包扎，避免蒂部受压，防止假体向上外移位。引流管在每日引流量少于 20ml 时拔除。术后常规给予抗生素。术后 10～14 天拆线。

8. 并发症及处理

（1）皮瓣部分坏死：术中胸背动静脉血管受损伤，肌肉损伤，肌皮瓣蒂部过度扭转、受压等可造成皮瓣坏死。坏死面积较小者可通过换药使其愈合。面积较大且为全层坏死时需清除坏死组织，植皮或转移皮瓣修复。重点在于预防。

（2）血肿：术中止血不彻底，引流不通畅，可造成血肿，表现为局部肿胀明显，伴疼痛，可能出现皮下淤血、局部硬块甚至皮瓣血运障碍。需立即穿刺或切开引流。预防在于术中止血完善，引流通畅，加压包扎完整。术中术后可给予止血药。

（3）早期假体移位：由于假体腔隙过大，加压包扎有误，可使假体移位。术后注意检查，及时矫正。一般 2 周之内可通过外部推移后加压包扎纠正。若假体已固定不动，需要再手术。

（4）包膜挛缩：参见假体置入再造。

（四）腹直肌肌皮瓣乳房再造

横形腹直肌肌皮瓣（transverse rectus abdominis myocutaneous flap，简称 TRAM 皮瓣）是一可提供丰富组织量的皮瓣，既可再造出丰满的乳房，供区又可直接拉拢缝合而同时达到腹壁成形的效果，容易为患者所接受。即刻再造或延期再造一般可以完全利用自体组织进行，但对于腹壁较厚而再造乳房较小的患者可能需要进行二期修整才能使两侧对称，而腹壁较薄、再造乳房较大的患者则可能需要结合假体或需要缩小对侧的乳房。TRAM 瓣也可以腹壁下动静脉为蒂进行游离移植（适合上腹部手术切断了腹壁上动静脉的患者）。

当今许多的临床医师认为，选择双蒂 TRAM 皮瓣作乳房再造较为安全。采用单蒂时，可采用游离移植，或做好吻合血管的准备。

TRAM 瓣缺点是与前述其他方法相比手术较大，术后恢复时间长。

1. 适应证　要求完全以自体组织进行再造的患者。对于腹壁肥胖并且松弛，有腹壁整形要求的患者更为适用。胸壁曾行放射治疗的患者。

2. 禁忌证　季肋区、下腹部曾行横形腹部切口手术，腹部曾行旁正中切口或正中切口手术。V 形或倒 V 形切口也会影响腹直肌蒂，腹股沟区曾行剥离都将影响手术侧的腹壁下血管。已行的乳癌根治术中已将同侧胸廓内动脉结扎，因而不能进行同侧 TRAM 皮瓣移植。腹壁整形术后及腹壁吸脂术后也影响到穿支血管。此外，严重的心血管疾病、慢性肺疾病、未得到控制的高血压、病理性肥胖、胰岛素依赖性糖尿病、大量吸烟者等也是手术的禁忌。

3. 横形腹直肌肌皮瓣的应用解剖　TRAM 皮瓣的血供来自腹壁上动脉及腹壁下动脉的吻合支。腹壁上动脉是胸廓内动脉的延续，腹壁下动脉来自髂外动脉，腹壁上、下各有两条伴行静脉，动脉及静脉外径在 2mm 以上，在腹直肌深层两血管形成吻合。借助于腹壁上、下动脉吻合，以腹壁上动脉为蒂，可制成整个下腹部横形腹直肌肌皮瓣供移植，作乳房再造。腹壁上、下动脉在腹直肌深层走行，有多个肌皮穿支，肌皮穿支穿过腹直肌前鞘进入腹壁皮肤。其穿支明显集中于脐周，从脐上 3cm 到脐下 8cm 的区域内有较多的皮肤穿支。但临床上应用单蒂腹直肌肌皮瓣仍有由于吻合支不足以提供下腹部皮瓣的足够血供而导致皮瓣坏死的风险，有将单蒂横形腹直肌肌皮瓣分为Ⅰ～Ⅳ区，Ⅳ区皮瓣因供血不足而坏死的概率较大。

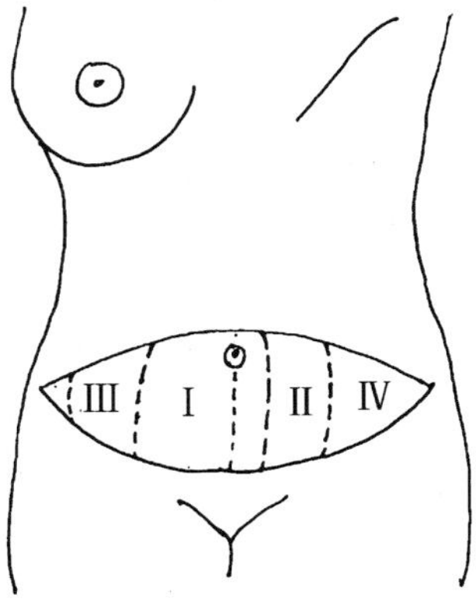

图 16－6　右单蒂 TRAM 瓣分区

4. 单蒂横形腹直肌肌皮瓣乳房再造

（1）术前准备　术前应停用阿司匹林类药物 1 周，并禁止吸烟 6 周。手术创伤较大，宜备输血。术前需采用彩色超声检测双侧胸廓内动脉及腹壁上动脉的血管管径和血流速率，对于有胸廓内动脉管径明显变小的患者应常规行皮瓣的延迟术。

（2）手术设计

①测量健侧乳房，估测出所需皮岛大小以及塑造乳房形态所需的组织量。

②TRAM 皮瓣的设计：一般皮瓣的上缘为脐上或平脐至髂前上棘的弧形连线，下缘为耻骨联合上的皮肤自然皱褶并弧形向外与上缘线相交，两线间的距离应满足皮瓣切取后能直接拉拢关闭，可利用下腹部对捏试验确定，有时需全麻后在腹壁完全松弛情况下才能确定。单蒂 TRAM 瓣移转，其中心应在同侧腹直肌上，而双蒂 TRAM 瓣移转，中心应在腹部中心。可以设计成同侧蒂，也可设计成对侧蒂。

③肌皮瓣移转部位：即刻再造，TRAM 皮瓣可安插在乳腺癌手术切口内。延期再造也可安插在原切口瘢痕内，而当切口瘢痕位于上胸部，则可在相当于乳房下皱襞或其上方 2～3cm 处，设计 TRAM 皮瓣移植受区的切口。

（3）手术方法

①切开下端，找到腹壁下动、静脉（在腹直肌外缘外），尽量靠近起始段结扎切断血管，保留肌瓣端的长度，以备可能的血管吻合。

②按设计线切开皮肤、皮下组织至腹直肌前鞘及腹外斜肌腱膜，将皮瓣两翼由外向内掀起，蒂侧掀至近腹直肌前鞘外缘，肌肉蒂的外排血管穿支处，对侧自前鞘上剥离越过中线达蒂部的内侧穿支。

③自外排血管穿支的外侧切开腹直肌前鞘，在腹直肌深面进行解剖分离，将脐下同侧腹直肌前鞘及部分对侧前鞘，连同一侧腹直肌一并掀起制成肌皮瓣。皮岛以上切开前鞘，在腹直肌深面与后鞘之间分离，仅将腹直肌分离出成蒂。肌肉蒂可用整个肌肉作蒂或仅用内侧或外侧或中间部分的肌肉。

④延期再造者切开胸部受区，形成合适的腔穴容纳肌皮瓣。

⑤将上腹壁皮肤、皮下组织广泛剥离到季肋处，形成上腹部足够宽的隧道与胸部切口相通。

⑥通过隧道将肌皮瓣移转至胸部，根据需要修整肌皮瓣的大小及形态，部分区域去上皮，作乳房形状塑形，可以使患者坐位进行调整。然后分层缝合。

⑦腹直肌前鞘缺损可利用蒂侧腹外斜肌腱膜与对侧前鞘的缝合，或可采用人工补片修补。做脐的再造。而后将上腹部皮瓣向下拉向耻骨上切口缘，分层缝合，完成腹壁成形，适当屈髋位以减少缝合张力。

⑧胸部皮瓣下及腹部皮瓣下置负压引流。外加压包扎。屈髋卧位，术后良好止痛、保温，注意观察皮瓣血运，术后 7 天可下床。24 小时引流量小于 20ml 可拔除。

5. 双蒂横形腹直肌肌皮瓣乳房再造。

采用双侧腹直肌及其下方的腹壁上动、静脉为蒂，手术成功率得到提高。手术方法同单蒂。劈开的双蒂 TRAM 皮瓣也可用于双侧乳房再造。

6. 并发症

（1）皮瓣坏死：皮瓣Ⅲ区、Ⅳ区可因血供不足易发生坏死，单蒂瓣尽量少带此区组织或采用双蒂瓣。蒂部过度扭转、受压、牵拉缝合张力大也可导致皮瓣坏死。部分坏死可通过换药愈合。广泛坏死需要清除坏死组织，植皮或以其他皮瓣移转修复。

（2）腹壁疝：肌皮瓣切取后，腹外斜肌腱膜与对侧腹直肌前鞘缝合张力大，裂开，术后

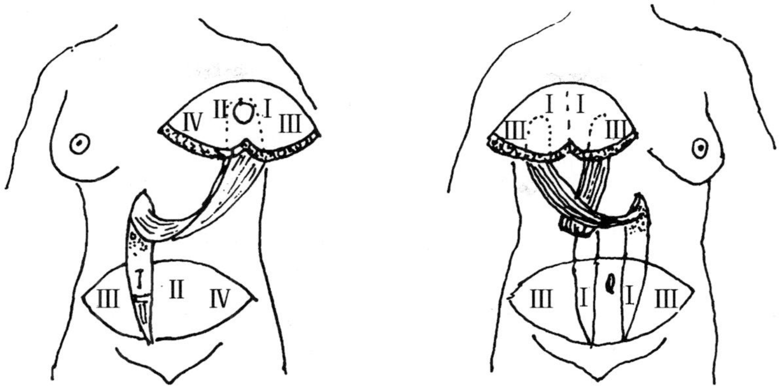

图 16－7　单蒂与双蒂 TRAM 瓣乳房再造

腹腔压力大，过早下床活动，双蒂瓣较单蒂瓣更容易发生。术中即可采用人工补片或脱细胞真皮补片进行修补。术后出现腹壁疝需要手术修补。

（3）变硬缩小：皮瓣血供不足导致皮瓣或脂肪部分坏死，以及皮瓣下血肿机化可影响乳房体积和外形。保障皮瓣血供，术中止血完善，引流可以避免。

（4）脂肪液化坏死：多见于肥胖病人，应及时引流，清除坏死组织。

（5）血肿：参见背阔肌肌皮瓣乳房再造。

（五）显微外科乳房再造

应用显微外科技术，将皮瓣或肌皮瓣血管蒂的动静脉血管与胸部受区相应血管吻合进行游离移植，从而完成自体组织乳房再造。背阔肌肌皮瓣、TRAM 瓣均可作为游离移植，以下介绍臀大肌肌皮瓣，腹壁下动脉穿支皮瓣（DIEP 皮瓣）的应用。

1. 臀大肌肌皮瓣乳房再造

（1）适应证　缺损组织量不多的乳房缺失患者。

（2）臀大肌肌皮瓣的应用解剖　臀大肌起于髂骨外面，骶尾部背面和骶结节韧带，肌纤维斜向外下止于股骨臀肌粗隆。臀大肌主要由臀上动脉和臀下动脉供血。臀上动脉经梨状孔上缘进入臀部后即分为深、浅两支，其浅支在梨状肌与臀中肌间隙突出后分成数支呈扇形分布至臀大肌上半部。臀下动脉经梨状肌下缘穿出后，肌支供应臀大肌下半部，皮支在臀大肌下缘浅出后供养肌后侧皮肤。臀大肌肌皮瓣是以臀上动脉浅支为血管蒂。

（3）手术设计　先用亚甲蓝或甲紫画出髂后上棘与股骨大转子尖端的连线，该连线为皮瓣设计轴心线，线中上 1/3 处为臀上动脉穿出梨状肌上缘处，并根据需要画出皮瓣大小范围。一般长约 24～25cm，宽约 8～10cm。

（4）手术方法　按皮瓣设计线作臀部外上方切口，在相当于髂后上棘与股骨大转子弧形连线上注意寻找臀大肌和臀中肌间隙。于该间隙掀起臀大肌，即能清楚见到 2～4 支臀上动脉浅支血管走行于肌肉深面。小心分离臀上动脉浅行至血管蒂部，注意尽量保留臀下神经束分出来的神经分支，不予切断，按切口设计线切下皮瓣，形成以臀上动脉浅支为血管蒂的肌皮瓣，暂不断蒂。于胸部受区作第五肋横切口，在第五肋胸关节处小心切除部分肋软骨，暴露在其下的胸廓内动、静脉。切断肌皮瓣血管蒂，供区可直接缝合。将臀大肌肌皮瓣移至受区，在显微镜下分别行臀上动、静脉浅支与胸廓内动、静脉吻合。血管吻合完成，皮瓣血运良好时将臀大肌与胸壁肌肉固定数针，缝合皮肤，皮瓣下及供区皮下放置引流。适当加压包扎。

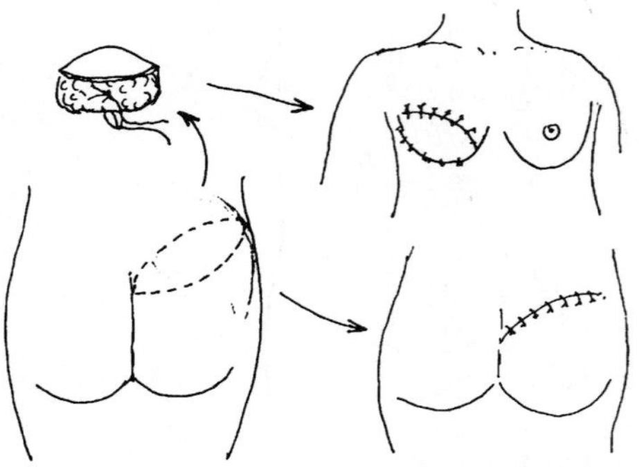

图 16－8　臀大肌肌皮瓣乳房再造

（5）术后处理　常规给予低分子右旋糖酐抗凝治疗 3～5 天。监测皮瓣血运。给予抗生素。24 小时引流量小于 20ml 可拔除。术后 12～14 天后拆线。

（6）并发症及处理

①皮瓣坏死：由于血管蒂扭曲、牵拉、受压、损伤，血管痉挛，血栓形成，皮瓣下血肿等造成皮瓣血运障碍引起皮瓣部分或全部坏死。预防在于术中血管吻合通畅，保持血管蒂松弛避免皮瓣塑形中的过度牵拉，止血完善。引流通畅。术后充分止痛、保温、制动。应用血管扩张药及促进微循环药。需要密切观察皮瓣的血运，包括颜色，血管反应，温度等。部分坏死可待界限明确后，换药使愈合或清除坏死组织以植皮或皮瓣修复。全部坏死需及时处理，去除皮下组织，将皮瓣去薄成皮片厚度覆盖创面。

②血肿：术中止血不彻底，引流不通畅造成，表现为局部肿胀明显，伴疼痛，可能出现皮下淤血、局部硬块甚至皮瓣血运障碍。需立即切开引流。预防在于术中止血完全，引流通畅，加压包扎完整。

2. 腹壁下动脉穿支皮瓣（DIEP 皮瓣，deep inferior epigastric perforator flap）乳房再造

利用腹壁下动脉穿支为营养血管的皮瓣，位置及设计与 TRAM 瓣相同，仅含有皮肤、皮下脂肪和血管蒂，不包含腹直肌及前鞘，属于游离 TRAM 瓣的改良。它仍具有 TRAM 瓣血运丰富，组织丰富的特点，而且因保留了完整的腹直肌及前鞘，术后腹壁疝的发生明显降低，是自体组织乳房再造的一重大进步。手术要求有较高的显微外科技术，手术时间较长。

（1）适应证　适合下腹部皮下脂肪组织丰富的患者。

（2）腹壁下动脉穿支的应用解剖　腹壁下动脉由髂外动脉发出后，经腹股沟韧带的内 2/5与外 3/5 交界处斜向内上方走行，由腹直肌外侧进入其后方，有两条静脉伴行。在腹直肌深层，动脉分为内、外两支，外侧支较明显，其肌皮穿支穿过腹直肌及前鞘进入皮下，供应皮下脂肪及皮肤。有解剖发现在脐下外侧腹壁 4cm 的范围内每侧平均有 4～5 个大的穿支，有 1～2 支直径大于 1mm。

（3）手术设计　同 TRAM 瓣。应用超声多普勒探测供区（腹壁下动脉及其下腹部主要穿支血管）、受区（胸背动脉或胸廓内动脉）血管并定位标记。

（4）手术方法　按设计线切开，在深筋膜浅面由外向内剥离掀起皮瓣，至腹直肌前鞘外缘后，仔细找到肌皮穿支，选择 1～2 支较粗大者保留，其余结扎。继续向内剥离至中线。然后沿保留的穿支纵向切开前鞘，小心沿穿支顺肌肉纤维方向分开腹直肌，追寻至腹壁下动脉主干，必要可追至髂外动脉。同法剥离对侧的皮瓣。保留足够长的腹壁下动脉蒂，将其离断，将血管蒂自腹直肌内抽出，将皮瓣游离。也可先找到腹壁下动脉主干，再追踪其肌皮穿支。为保护穿支血管，有时在血管周围保留少许肌袖。将皮瓣血管蒂的腹壁下动静脉与胸廓内动静脉或胸背动静脉进行吻合，成功后将皮瓣适当塑形，完成再造。腹壁成形及脐重建同前法。胸部及腹部置放引流。外适当加压包扎。

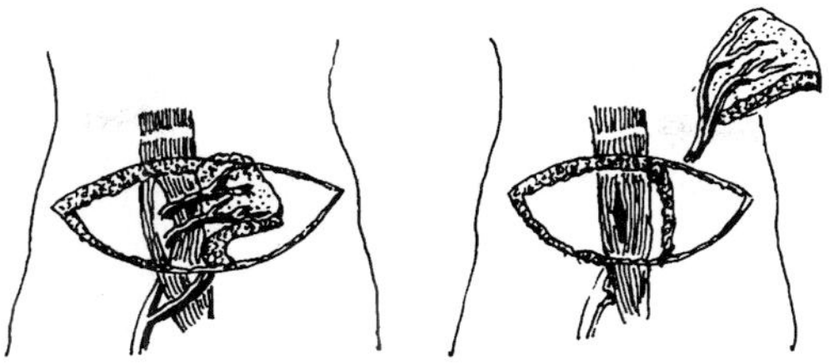

图 16－9　腹壁下动脉穿支皮瓣（DIEP 瓣）乳房再造

（5）术后处理　常规给予低分子右旋糖酐抗凝治疗 3～5 天，保温，监测皮瓣血运。屈髋卧位，术后良好止痛。术后 7 天可下床。24 小时引流量小于 20ml 可拔除。术后 12～14 天拆线。

（6）并发症及处理　参见臀大肌肌皮瓣乳房再造。

第四节　乳头乳晕整形

一、乳头乳晕再造

1. 适应证　对各种原因造成的乳头乳晕缺失，以及乳头乳晕过小。

2. 手术方法

（1）局部皮瓣进行再造。在乳房适当部位设计乳头及乳晕的位置，按局部皮瓣形成的长宽比例，掀起对偶皮瓣，相对缝合形成乳头。一般形成直径 1cm 高 1cm 的乳头即可。

（2）复合组织游离移植再造：可采用对侧部分乳头、耳垂、小阴唇组织瓣进行，移植后打包加压包扎，术后 2 周拆线。

（3）乳晕再造：采用游离植皮作再造，皮片取自腹股沟或阴部外侧。以乳头为圆心，直径 4cm 为半径画圆，乳头基底以外部分去表皮，然后在该创面植皮，打包加压包扎，术后 10～14 天拆线。

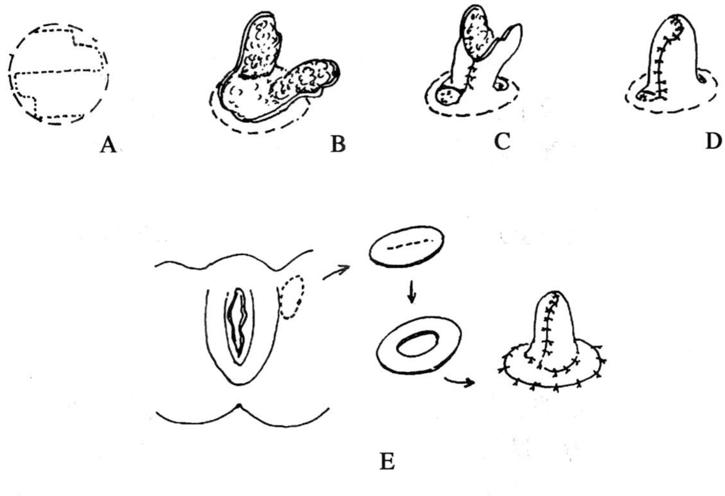

图 16－10　乳头乳晕再造：局部皮瓣法＋阴唇外组织再造乳晕

二、乳头凹陷

1. 适应证　保守治疗无效而影响外观者。由于凹陷使局部积垢经常导致局部皮肤炎症者。

2. 手术方法

(1) 用缝线牵引乳头，于乳头四周的乳晕内放射状切除四个对等的菱形皮肤及皮下组织。

(2) 经菱形创面，充分松解乳头下紧张的平滑肌纤维组织，松解过程中应避免损伤乳腺导管。

(3) 环绕乳头基部作荷包样皮下缝合，增加乳头支撑力，使之稳定向外凸出。逐一缝合菱形创面。以注射器针管制成短管，将乳头纳入之中间，牵引线固定于短管上，牵引乳头至少 2～3 周。

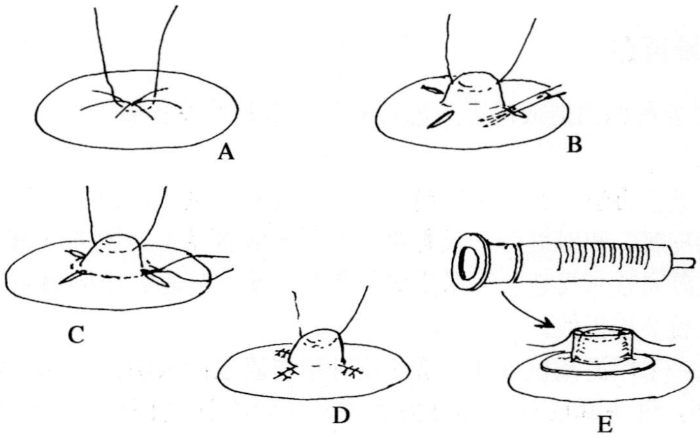

图 16－11　乳头凹陷整形

3. 并发症及处理

(1) 乳头乳晕坏死：由于手术分离破坏了乳头乳晕的血供，环绕荷包缝合过紧或牵引线拉力过大也可影响供血。术中及术后短期要密切观察乳头乳晕颜色，发现血供障碍要及时拆除荷包缝合线或牵引线，已经部分坏死可待其痂下愈合，全部坏死则需切除，缝合伤口，待二期再造。

(2) 凹陷复发：由于手术分离牵拉组织不彻底，荷包缝合不牢固可导致术后复发，需要再次手术。

三、乳头缩小

1. 适应证　各种原因造成的乳头肥大或过长影响外观均可进行缩小整形。

2. 手术方法　根据是否保留哺乳功能而采用不同方法。可切除乳头中央，或乳头一侧，或乳头顶部部分组织。术后一周以后拆线。

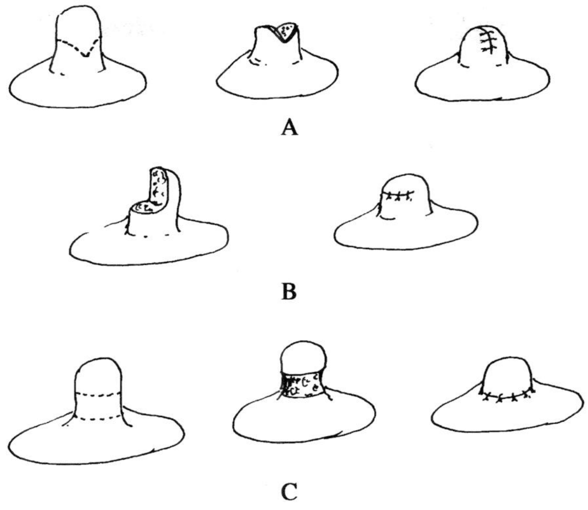

图 16－12　乳头缩小整形

第五节　男性乳房肥大矫正术

1. 适应证　对于病程在 2 年以上，肿块疼痛明显，药物治疗无效，或乳房肥大明显影响外观者，可采用手术治疗。

2. 手术方法

手术根据脂肪与腺体比例采用不同方法：腺体为主可采用单纯腺体切除术，脂肪为主可采用吸脂方法，两者均增大可采用吸脂加腺体切除方法。多余皮肤一般在术后 9～12 个月视情况而定是否切除，方法可采用环乳晕切口。

（1）单纯乳腺切除

乳晕下边缘弧形切口，切开皮肤皮下至腺体表面，将腺体与周围组织分离后切除腺体。乳头乳晕下需保留 1cm 厚组织，以保障乳头乳晕血供。置引流，缝合皮肤。外加压包扎。

术后 1～2 天拔除引流。术后 7～8 天拆线。穿紧身衣 1 个月，促进皮肤回缩。

（2）脂肪抽吸法

乳晕下边缘 2～3mm 小切口，在胸部皮下组织内注入膨胀液，然后用吸脂管接负压吸引机将乳房部位及周围胸部多余脂肪吸出。置引流，缝合切口。外加压包扎。

术后 1～2 天拔除引流。术后 7～8 天拆线。穿紧身衣 1 个月，促进皮肤回缩。

（3）吸脂加腺体切除

先做乳晕下边缘小切口，行乳房部位及周围胸部吸脂，方法同（2），然后延长切口，将腺体切除，同（1）。术后处理同上。

3. 并发症及处理

（1）乳头乳晕坏死：乳头乳晕下要保留一定厚度组织以保障血供，周围组织吸脂也应保留一定厚度。部分或非全层坏死可通过换药使愈合。全层坏死需要清除，暂时缝合或植皮，待二期再造。

（2）凹陷或不平整：去除组织不均匀，吸脂不均匀，以及腺体脂肪均增多仅进行腺体切除可造成局部凹陷或不平整。皮肤组织过多，术后未严格束身也可致不平整。一般在 3～6 个月后做修整。

（李比）

第17章

腹壁整形手术精要

第一节　腹壁重建

腹壁重建是针对先天性或后天性腹壁缺损进行的修复。先天性缺损如腹壁裂，脐膨出，腹壁疝等，后天性缺损多见于肿瘤切除，感染，创伤，烧伤，放射性损伤及巨大复发性切口疝。

腹壁修复的主要原则是保持各个组织层次的连续性，以强韧的组织结构维持对腹腔脏器的覆盖、支撑及保护，获得满意的外形并防止复发。

腹壁缺损分为腹膜缺损和腹膜外组织的缺损以及全层缺损。根据缺损的层次及范围大小选择手术方法。腹膜缺损一般可通过缺损周围腹膜的剥离松动后直接缝合，也可游离移植自体阔筋膜（外需覆盖肌肉或皮瓣），或应用人工合成材料补片（涤纶或聚四氟乙烯），在紧急情况下，如创伤或伴脓毒症、休克的内脏水肿时，可选择皮片移植直接覆盖于肠道，或将大网膜覆盖内脏后植皮，以后需要再进行修复。腹膜外组织的缺损依情况不同可采用局部组织修复（如筋膜松解，腹壁分离，组织扩张，局部皮瓣移转）或远位皮瓣、肌皮瓣修复，人工合成材料可修补肌腱膜缺损。

一、术前准备

体检及常规化验检查、胸片、心电图检查。应避免有呼吸道感染、咳嗽。腹壁恶性肿瘤应在术前接受相应治疗。需要回纳腹腔脏器者，应进行胃肠道减压，保持水、电解质平衡。

二、麻醉

全麻或连续硬膜外麻醉

三、手术方法

（一）自体阔筋膜游离移植修复

1. 适应证　腹膜缺损及全层腹壁缺损时替代腹膜层进行修复，腹壁肌肉及肌腱膜缺损时替代腱膜组织进行修复。

2. 禁忌证　局部有感染炎症的，或肠瘘未得到控制的，及无法在外层覆盖皮瓣或肌皮瓣的情况下。

3. 手术方法

（1）阔筋膜的切取：在大腿外侧沿长轴方向，做S形切口，切开皮肤、皮下组织至阔筋膜，将皮瓣向两侧分离，充分暴露阔筋膜，按需要切取阔筋膜。取筋膜处无需缝合。分层缝合皮下、皮肤，外加压包扎。

（2）缺损的修复：先对缺损区进行清创，并将需缝合的缺损边缘游离出来。腹膜缺损需将阔筋膜与腹膜残端外翻缝合修复，应将阔筋膜的光面朝向腹腔。肌腱膜缺损应将阔筋膜与边缘的肌腱膜稍重叠进行牢固缝合。然后以皮瓣或肌皮瓣覆盖其上。瓣下置放引流。外腹带加压包扎。

（二）大网膜转移及植皮修复腹壁巨大缺损

1. 适应证　前腹壁全部或大部的缺损；全身情况差，难以耐受复杂的修复手术。在紧急情况下，如创伤或伴脓毒症、休克的内脏水肿时，可用皮片直接移植覆盖于肠管表面。

2. 禁忌证　大网膜与腹腔脏器粘连，不能游离，也难以利用；大网膜已有毁损或缺如；腹腔有严重的感染，需要广泛的引流，腹腔暂时不能封闭。

3. 手术方法

（1）腹壁缺损边缘部清创，彻底切除坏死组织及血运不良组织。

（2）充分松解、游离大网膜，分开网膜与腹腔脏器的粘连。将大网膜拉出腹腔外后铺开，仔细检查大网膜的血运。

（3）将大网膜凑缩为比缺损略大面积，折叠部分以细丝线缝合固定。然后与缺损边缘缝合而封闭腹腔。

（4）在大网膜以外移植整张薄层皮片，皮片上戳洞引流，或邮票状植皮。全身及局部状况不宜立即植皮的，可先以凡士林油纱布覆盖，待大网膜上生长出肉芽后再植皮。

（5）腹带加压包扎

（6）术后处理：戴腹带保护，防止腹压增加，身体条件允许时再进行腹壁彻底修复。

（三）局部组织修复

适合面积不大的腹膜外组织缺损。

1. 肌肉腱膜组织缺损的修复

（1）腹壁分离术

适合腹部中线区缺损。即将缺损两侧各分离出一层腹壁肌肉，向中线推进从而关闭腹壁缺损。一般是将腹直肌连同与腹直肌鞘外缘附着的腹内斜肌、腹横肌一齐向内侧推进，在中线无张力缝合而关闭缺损，表面的腹外斜肌保留在原位。

（2）筋膜松解术

适合腹部中线区缺损。在缺损两侧分别矢状切开腹外斜肌和腹横肌向内推进，覆盖腹壁缺损，在中线无张力地拉拢缝合。

（3）腹直肌前鞘翻转修复术

适合修复腹直肌区或腹直肌的外缘 8～10cm 范围内的腱膜缺损。在缺损旁设计与缺损长宽相当的前鞘瓣，切开翻转，覆盖并缝合于缺损区。

（4）腹外斜肌腱膜翻转修复术

适合左、右侧腹部区的缺损，根据缺损大小，设计并翻转腹外斜肌腱膜覆盖缺损。

（5）人工合成补片修复

适合缺损较大，腹部腱膜难以修复时。采用大于缺损面积的涤纶或聚四氟乙烯补片，平展铺于缺损区，边缘重叠于缺损边缘牢固缝合。

2. 皮肤皮下组织缺损的修复

一般利用局部旋转皮瓣进行修复。也可利用远位皮瓣或肌皮瓣进行修复，还可形成联合组织瓣进行修复（见下）。

（四）带蒂肌瓣和肌皮瓣及游离皮瓣

适合缺损较大难以用局部皮瓣修复的情况。常用阔筋膜张肌肌皮瓣，逆行背阔肌肌皮瓣，股直肌肌皮瓣，还可形成联合组织瓣进行修复，如形成腹直肌前鞘、腹直肌、腹外斜肌及其腱膜、背阔肌的联合组织瓣，可修复巨大的缺损。

四、术后处理

1. 腹带加压包扎 2～4 周。需二期进行腹壁修复的，应持续应用腹带。

2. 一般需卧床数天，并视需要采取特殊体位，如阔筋膜张肌皮瓣修复术后需半卧位，下肢制动减少髋关节外展外旋。

3. 减少腹压增加的因素：禁食或流食 2～3 天，减少腹胀，便秘，咳嗽。进行脏器回纳的应置胃肠减压 2～3 天。

4. 给予抗生素。

5. 引流管一般在引流量每天少于 10ml 后拔除。

6. 术后 10～14 天拆线。

五、并发症及处理

1. 血肿

多由于术中止血不彻底造成。可造成移植组织不成活，感染而导致手术失败。预防在于术中仔细止血，置放引流，术后适当加压包扎。发现血肿需及时抽取或打开切口引流。

2. 感染

由于腹腔感染未控制，缺损区存在感染，清创不彻底造成，也可继发于血肿，组织坏死。术前抗感染治疗，手术清创彻底，术后给予抗生素，预防血肿是预防的关键。发生感染需要给予大剂量抗生素，较严重者需切开引流，或取出置入的人工补片，以后进行二期修复。

3. 移植物（筋膜，腱膜，皮瓣）不成活

由于感染，血运欠佳，血肿等造成。游离移植自体筋膜，应用人工材料需要表面覆盖血运好的皮瓣组织。翻转的筋膜或腱膜与缺损周围有一定的重叠接触。采用的皮瓣或肌皮瓣在移转过程中要遵循皮瓣移植的原则，避免蒂部受压，张力过大。清创彻底，防止血肿，预防感染。局限者可通过换药使其愈合，严重者需要清创，可能需要再修复。

4. 伤口不愈合裂开

由于修补缝合张力过大，移植修补组织不成活，清创不彻底缺损边缘遗留有血运欠佳组织，感染等原因造成。依据不同原因进行处理。可通过清创、换药促其自愈或通过植皮或局部皮瓣修复。

5. 腹壁疝复发

由于修补组织不成活，伤口裂开，感染，术后腹压过大等造成。需要二期再进行修复。

6. 内脏膨出

由于各种原因导致缺损修复失败后发生，尤其是巨大的腹壁缺损。需要再进行修复。预防在于修复方法选择好适应证，预防以上并发症的出现。

7. 人工补片暴露

由于表面覆盖组织不成活，伤口裂开可造成补片的暴露。发生感染也可使之最终暴露。预防在于补片需经严格无菌消毒，置放要平展，勿使翘起或折叠有棱角，易压迫组织坏死。表面覆盖组织成活力要有保障，关闭切口时最好分层并错层缝合。暴露范围小，无明显感染，可经清创后重新覆盖缝合。否则需要取出，选择其他方法，或二期再进行修复。

第二节　腹壁成形术

一、手术适应证

适于腹部脂肪堆积伴有明显皮肤及肌肉筋膜组织松弛的肥胖者，以及体重急剧下降后、多次妊娠后和其他原因导致的腹壁皮肤肌肉筋膜组织松垂及腹直肌分离。

二、手术禁忌证

1. 未生育或有待妊娠的女性。
2. 有心、肺、肝、肾等重要脏器功能减退或严重疾患，糖尿病。
3. 有心理障碍及对手术效果不能正确认识，如要求过高、期望过高者。
4. 腹部皮肤有感染病灶及腹壁存在较多瘢痕，或者有瘢痕体质者。
5. 近期有腹部脂肪抽吸手术史。

三、术前检查

仰卧位并屈髋，用手在头尾及左右方向上捏持腹部皮肤，估计皮肤的松弛程度及可去除的皮肤量。仰卧位抬头及肩部，使腹直肌呈收缩状态，检查腹直肌肌鞘有无分离情况及其肌肉张力。

四、术前设计

直立位，标记出腹壁外形线，正中线和切口线。切口一般采用低位“W”形，在阴毛上边缘画一弧线，至阴毛两侧边缘后，沿腹股沟向上外侧延伸，到两侧髂前上棘，即为预计切除的下方切口线，注意两侧的对称性。脐周围标出直径约 2cm 的圆形切口线。

五、手术麻醉方法

采用全麻或连续硬膜外麻醉

六、手术方法

先在术区皮下注入一定量膨胀液（与吸脂同），可减少出血。

沿脐孔标记线切开至深筋膜，将脐分离出，在脐茎周围保留适当厚度的脂肪组织，以保证脐部血供。

沿设计的下切口线切开皮肤、皮下组织达深筋膜层，在深筋膜浅面向上剥离掀起皮瓣达脐水平，深筋膜表面需要保留薄层筋膜组织，以减少出血和保证术后渗出液的吸收。注意结扎腹壁浅动脉，旋髂浅动脉及穿支血管，止血要严密。由中线切开腹部皮瓣直达脐孔，纵分为二，以利显露。继续向上分离，中线达剑突，两侧至肋缘，外端至腋前线。将有分离的腹直肌鞘行横褥式缝合，使其靠拢达到适当张力。同法将肋缘于脐之间及脐与耻骨联合之间的肌肉筋膜折叠缝合收紧，有利于腰部曲线的形成。

调整手术台，使受术者背部抬高，屈髋屈膝，使躯干和大腿的角度约为 100°～110°的体位。将腹部皮瓣向下牵拉，在中线处把脐孔上缘皮瓣中点处与耻骨联合上皮肤相对缝合一针固定。两侧对称性的拉紧皮肤，标出去除皮瓣多余部分的上缘后进行切除。腹部皮瓣的脂肪层往往比耻骨上腹股沟切缘的脂肪层厚，因此切除腹部皮瓣时，皮下脂肪应切成斜面，使和下缘厚度相适合，达到缝合后的平整。

以巾钳夹住切口上下缘暂时固定，在正中线定位标记新脐的位置。在标记处做长 2cm 的垂直十字切口，切透皮瓣，将脐茎拉出，在 3、6、9、12 点位置缝合固定，缝合线深部应挂上深筋膜。适当去除腹部皮瓣皮肤及脐孔周围的脂肪，使与脐圆周相称，分层缝合切缘。

腹部皮瓣下左右各置负压引流管一根，自切口左右两端引出。也可在耻骨上穿孔置放单根负压引流管。分三层缝合腹部切口。

术毕，腹部外敷盖棉垫，以弹力腹带适当加压包扎。

七、术后处理

1. 半卧位并屈髋屈膝 5 天，以减少缝合切口的张力。可在床上做适当膝关节的屈伸运动，以促进下肢静脉回流，预防深静脉血栓形成。术后 6 天可下床活动，但应尽量屈髋，避免后伸运动。术后 6 周可开始恢复体育活动。

2. 引流量小于 10ml 可拔除。

3. 应用抗生素，止血药物。

4. 术后流食 1～2 天，避免术后腹压增高因素。

5. 术后 2 周拆线。

6. 戴弹力腹带至少一个月。

八、并发症及其防治

1. 血肿和血清肿

多在术后 2 天内发生，表现为局部明显疼痛、肿胀。应立即清除，否则可能影响皮瓣血运。可进行穿刺抽除，然后弹力腹带加压包扎。严重者需打开切口进行探查止血及引流。预防在于术中止血彻底，术后引流保持通畅等。

2. 皮瓣局部坏死

为皮瓣血供障碍造成，多发生在腹部皮瓣的远端，表现为皮瓣远端的暗紫、瘀斑，毛细血管反应消失等，逐渐坏死呈黑色。手术操作粗暴损伤皮瓣血供，术后切口缝合张力过大，血肿未及时清除等均能导致。早期发现应拆除局部部分缝线以减小张力，静脉给予促进微循环药物，如低分子右旋糖酐。出现小面积坏死可通过清创换药使之愈合。大面积坏死则需清创植皮修复。预防在于手术中剥离层次清晰，操作细致，仔细止血，去除组织量恰当，避免去除过多造成缝合张力过大。术后引流通畅，减少牵拉切口张力，并随时注意观察皮瓣血运。

3. 创口裂开

可由于缝合张力过大，血肿，脂肪液化，术后过早伸直躯体及感染等造成。根据裂开的原因进行处理，可能的话尽量立即缝合，否则经过清创换药处理后，二期封闭伤口。预防在于减少使伤口裂开的因素，不过早拆线。

4. 感染

局部出现皮肤发红发热、肿胀并疼痛明显。可继发于血肿，或无菌技术操作不严格，及术前存在的感染病灶。应立即静脉给予广谱抗生素，如果出现化脓应打开切口进行引流。预防在于术前检查排除可能的感染灶，术中严格无菌操作，因手术创面大应尽量减少暴露时间，术后引流充分避免血肿积液，给予抗生素。

5. 瘢痕增生

切口张力大，伤口感染等可造成切口瘢痕宽大及增生，可伴有疼痛或痒感。可对症治疗或采用抑制瘢痕治疗，如瘢痕注射曲炎舒松。应避免切除组织过多使切口缝合张力过大。

6. 腹壁不对称

可由于皮瓣的剥离、提紧、切除及深筋膜的提紧左右两侧不相等，皮下脂肪切除两侧不一致造成。明显者可在术后 6 个月以后进行修复。预防在于术中仔细操作，并注意观察、比较。

7. 脐坏死

由于脐茎周围组织保留太少而影响血供造成。坏死即应切除相应组织，缝合伤口。二期进行脐再造。主要在于预防。

8. 脐位错位

可由于标记失误，术中操作不当造成脐过高、过低或偏位。局部不能矫正的话需要重新掀起皮瓣进行矫正。预防在于术中仔细观察，及时发现矫正。

9. 脂肪栓塞：

术后出现呼吸费力、困难，经过改变体位，减轻包扎，吸氧仍不能缓解应当考虑肺栓塞的可能，严重者可造成 ARDS 而危及生命，应立即进行抢救。脑栓塞，静脉栓塞可出现相应症状，需要及时的处理。主要在于预防，术中应完好结扎较大的血管，缝合前进行冲洗，尽量减少破碎脂肪的残留。术后引流充分。及时观察到患者症状，采取相应措施。

（李比）

第18章

脂肪抽吸与形体塑造

第一节　脂肪抽吸与形体塑造的相关知识

一、概述

脂肪抽吸术（liposuction）是目前很常见和成熟的美容外科手术。它是利用负压吸引、超声波或高频电场结合负压吸引等物理手段，在体表进行很小的切口或穿刺孔，将预处理后的人体局部堆积的皮下脂肪吸出，从而达到减轻肥胖，改善和重新塑造体形的目的。吸脂减肥后可以达到增加机体的运动功能，还有报道认为：吸脂减肥后还可以有治疗失眠、减轻心脏负担、降低高血压、高血脂和改善糖尿病的功效。吸脂减肥与体形塑造的基本原理在于：人体脂肪细胞来源于胚胎时期的间质细胞，在一般情况下人体出生后脂肪细胞即终生恒定，脂肪细胞一般情况下不进行分裂增殖；肥胖是细胞体积过分增大，细胞数量没有变化，而脂肪抽吸后既可以减少细胞的数量，也可以减少细胞的体积，而引起脂肪抽吸后局部体积变小和变薄、达到瘦身和塑造体形的目的。同时局部脂肪抽吸后，局部剩余较少数的脂肪细胞，再要增大到吸脂手术前局部的膨隆状态，局部脂肪细胞的体积需要增大到原来的 2～3 倍，全身脂肪细胞是统一的，不可能一个部位增大而其他部位不增大，全身脂肪细胞增大几倍是不容易的，故而吸脂后局部出现明显反弹或局部明显再恢复肥胖是不容易的。从这个角度讲，吸脂手术目前是一个很好的减肥和体形塑造的方法。

肥胖程度的判断和对标准体形的理解　人体肥胖程度可以通过公式计算：人体标准体重(kg)＝身高（cm）- 105 或 100（女性）；超过标准体重百分比＝(实际体重-标准体重)/标准体重×100％。超过标准体重 11％～19％为轻度肥胖；超过标准体重 20％～29％为中度肥胖；超过标准体重 30％以上为重度肥胖。衡量肥胖还可以通过腰围臀围计算，对于男性：体重在 62～72kg 者腰围不能超过 88cm；体重在 81～86kg 者腰围不能超过 91cm；体重在 90kg 左右者腰围不能超过 96cm；体重在 100kg 左右者腰围不能超过 100cm。皮下脂肪的厚度也可以通过指捏法获得，即用拇、示指相距 3cm 左右捏起皮肤，其厚度大致为皮下脂肪的厚度，在腹部、臀部皮下脂肪的厚度超过 2.5cm 为肥胖。

形体是人体魅力的象征之一，不同的种族、民族、文化和地域，对理想的形体有不同的理解，不同的年龄也对形体有不同的要求。通常东方人更喜欢修长、匀称和曲线美的形体；年轻女性更倾向于纤细苗条、富于曲线和弹性、能够展示女性婀娜多姿、温柔娇媚的形体，而男性则喜欢修长而匀称、结实而不臃肿、富有阳刚挺拔健壮有力的形体。形体塑造的基础是对身体皮下脂肪的含量和分布进行改变和重组，即将某些皮下脂肪过多的部位进行吸除，而将某些皮下脂肪过少的部位进行脂肪移植和充填。脂肪抽吸主要解决的是体表形态上脂肪增多引起的局部突出、肥厚或广泛性的皮下脂肪增多引起的肥胖等，通常女性形体塑造脂肪抽吸的部位是在腹部、腰部、臀部、大腿、上臂、小腿；有时也进行脂肪抽吸的部位是面部、下颌部、颈肩、胸背部、前臂部；对脂肪沉积较多的乳房部位，还有肢体病原性的淋巴水肿脂肪增多（如乳腺癌切除术后上肢的淋巴水肿），也可以进行局部的脂肪抽吸。男性形体塑造脂肪抽吸则常在腹、腰等部位。

脂肪移植和充填主要是解决体表形态的洼陷，通常在面部、胸部和臀部，如额颞部位的充填、面颊部位充填、面部洼陷充填、鼻部基底充填、上下口唇充填、自体脂肪移植乳房增大、提臀、翘臀或臀部增大等；脂肪移植和充填也可以用于减轻或消除面颈部皱纹等。

二、皮下脂肪的基础解剖知识和生理功能

1. 皮下脂肪的基础解剖知识

皮肤、皮下脂肪、肌肉组织是人体最外在的组织结构。皮下脂肪位于人体表面的皮肤和深部的肌肉层之间，几乎涵盖身体的绝大部位，形成了一个完整的组织结构，身体只有极少部位的皮肤下层不含或含有少量的皮下脂肪组织，如眼睑、上下唇、手掌和足底、阴茎等部位，这些部位的皮下含有较少或无明显的皮下脂肪。

根据相关研究得知：人体皮下脂肪可分为两种类型：即浅层脂肪和深层脂肪，两者之间由一层浅筋膜相隔。

浅层脂肪位于皮下的浅层，浅层脂肪被包裹在由结缔组织形成的纤维隔内，被牢固地附着至皮肤的下面和浅层筋膜的表面。这些纤维的伸长或缩短的弹性为脂肪的增生或减少提供了空间。浅层脂肪根据个体差异或部位的不同，其可以代谢增生或减少，从而引起体重的增加或减少。浅层脂肪厚度一般为 1cm，但也可增至几个厘米，在浅层脂肪内存在有较多的血管和淋巴管。浅层脂肪是可代谢的活动脂肪，浅层脂肪的细胞表面有 β1 受体，它能使脂肪细胞内的三酰甘油转换成脂肪酸和甘油并离开细胞进入全身循环。某些情况下引起脂肪分解效应，如禁食、紧张和运动等主要是引起浅层脂肪的分解代谢。浅层脂肪易于产生和减少。

深层脂肪：位于皮下深层，也被称为储存脂肪，大多数为先天性局部脂肪堆积，深层脂肪细胞有 β2 受体，它是 β1 受体的拮抗剂，深层脂肪细胞吸收葡萄糖的能力是浅层脂肪的 2 至4 倍，儿茶酚胺类兴奋引起浅层脂肪分解，而对深层脂肪的分解作用很小，故禁食或食用减肥药减轻体重，而对深层堆积脂肪却无效，也无助于体形的改善。深层脂肪的组织结构较疏松，仅含有少量的血管。正常情况下深层脂肪可达到几个厘米，人体深层脂肪主要分布于下腹部、股内侧、股外侧、膝内侧和臂后侧等部位。

下腹部的深层脂肪通常比想象的要少，上腹部没有深层脂肪，其出现的肥胖现象是由于浅层脂肪的极度增生造成的，上腹部的脂肪内含有较多的纤维组织和血管。

正常情况下，人体脂肪细胞的数目是一定的，但在过度肥胖人中的脂肪细胞可以产生增殖现象，细胞数目可以少量增加。

2. 皮下脂肪的生理功能

皮下脂肪细胞主要的生理功能有以下几种：①人体营养和能量的储存库。人体脂肪细胞在必要时通过分解三酰甘油可以为机体提供能量，是人体的最大能量库；②对保持机体体温恒定，防止热量的丢失有很大意义；③皮下脂肪的柔软和弹性对深部组织具有一定的缓冲和保护作用；④维持形体作用，过多脂肪的堆积或过少的脂肪引起肥胖和局部畸形；⑤过度肥胖或消瘦对机体整体功能的影响，如过度肥胖易患冠心病、糖尿病、心肌梗死、脑卒中等疾患。

第二节 脂肪抽吸方法概论

脂肪抽吸从方法上可以分为四种方法，即负压吸脂、超声吸脂、震动吸脂和电子吸脂方法，无论何种方法，均是利用负压装置，通过管道，利用金属吸头将皮下的多余脂肪抽吸出去。

一、脂肪抽吸术的适应证

1. 年龄在 20～50 岁，由遗传、内分泌及其他不明原因引起的全身性或局部皮下脂肪增多或堆积，不论体重是否正常，都可以进行脂肪抽吸。

2. 单纯局部脂肪堆积，如腹、腰、臀、大腿、后背和上臂部位脂肪堆积都有合适的手术适应证。

3. 周身弥漫性单纯性肥胖者常伴有负重感及诸多行动不便，该类患者如一次脂肪抽吸手术达不到目的，可分次进行。

4. 伴有皮肤松垂的肥胖患者吸脂术与皮肤脂肪切除联合进行效果更佳。

5. 体表部位的局限性脂肪瘤或脂肪增多。

二、脂肪抽吸术的禁忌证

年龄小于 20 岁，处于生长发育期的未成熟少年不宜行此手术；年龄大于 50 岁，患有严重高血压、冠心病、心、肝、肺、肾功能不全、糖尿病、凝血机制障碍者不宜行此手术；

手术前应对吸脂患者进行较为系统的检查，综合判断手术适应征和禁忌证。在我国脂肪抽吸手术已经开展了近 30 年，医务工作者已经积累了丰富的经验，对许多超过 50 岁或伴有轻微的内脏功能不全的就医者也成功地进行了脂肪抽吸手术，取得了很好的效果。

三、脂肪抽吸术的手术部位及测量

腹部为最常见的吸脂部位，腹部吸脂腹围测量：应测量脐与剑突的中点、脐和下腹部最高隆突处腹围的数据；腰背部吸脂应该测量腰背部局部抽吸的腰围和局部抽吸的后背周径的数据；臀部吸脂时测量经过臀尖和股骨大转子的环围数据；上肢吸脂时测量上臂和前臂中端的周径；下肢吸脂时，大腿测量大腿根部和中部的周径；小腿吸脂时测量小腿中部和中下 1/3 交界处的小腿周径；乳房吸脂时测量乳房的周径和乳房的高度。局部吸脂时除测量吸脂部位的周径外，还应该测量吸脂局部的脂肪厚度。用拇指、食指捏起皮肤、皮下脂肪，当能够充分提起皮肤和皮下脂肪时，测量拇指和食指的距离，大体了解皮下脂肪的厚度。

四、术前准备

除进行常规术前血液和内脏功能检查准备外，吸脂术前还应做以下准备：

1. 综合病人身体情况，对手术作出判断 脂肪抽吸手术也是一种人为的创伤，结合病人既往身体健康情况、化验室检查和病人年龄、肥胖程度，对手术的风险作出判断，确定本次抽吸手术大约抽吸脂肪的量，对手术的安全要有清醒的认识，如果病人全身明显肥胖，需要吸脂面积较大时，可以为病人设立一个脂肪抽吸计划，每次为病人抽吸 20%左右体表面积的脂肪，分数次完成全身的抽吸。人体是一个有机的整体，手术本身就是一种应激反应，神经内分泌和血液循环联系了全身的每一个部位，不要一次抽吸过大面积而超过了病人的承受能力，过强的应激反应，而增加生命危险；完成手术同时保证病人生命安全是第一位的。检查手术部位，手术部位不能有疖、臃等感染病灶，防止术后局部感染；手术前 2 周停止应用活血化淤类药、血管扩张药、激素类药，如丹参、阿司匹林、维生素 E 和一些保健药、防止术后出现渗血和血肿等情况。手术避开月经期。

2. 测量体重及吸脂部位的周径　术前需测量体重和手术部位的周径，同时对手术部位进行照相以便与术后对比。

3. 标记　术前用亚甲蓝标记出要进行吸脂范围的轮廓线。通常为标记出环周形的等高线，便于术中对称和均匀的抽吸，对脂肪堆积明显的部位及吸脂的重点部位要特殊标记出，同时标记术区重要神经血管的走行及相对吸脂禁区，所谓相对禁区是根据各部位血管分布的特点和临床实践经验，一般将腹、臀、股部主要皮支血管的穿出点及其周围区域划为相对禁区，位于腹正中线两侧，相当于脐两侧腹直肌前鞘的纵行区域和下腹部相当于腹股沟韧带内、中 1/3 交点处，以及沿该韧带斜向外上方达侧腹壁为腹部的相对禁区；位于股内侧沿大隐静脉走向的区域是股部的相对禁区；下腹部和股内侧的相对禁区连接成片，应视为一体。臀部位于臀上、下缘中点及附近区域系臀部的相对禁区。所谓相对禁区，说明在该区域进行吸脂并非禁忌，但应受一定的限制，避免过分抽吸造成血管和神经的损伤，操作技术上要轻柔些，注意观察抽吸的情况。手术切口标记时患者应取站立位。

4. 术前禁食，手术时保持静脉输液，预计手术在 4 小时以上者，插导尿管，留置导尿。

五、麻醉

脂肪抽吸病人根据不同情况可以采取局部肿胀麻醉、硬膜外麻醉和静脉麻醉。

1. 局部肿胀麻醉　是目前吸脂术常采用的麻醉方法，又称超量灌注麻醉或局部膨胀浸润麻醉。其麻醉液主要配方为：生理盐水 1000 ml，利多卡因 400～800mg，肾上腺素 0.5～1 mg，5%碳酸氢钠 10 ml。如果病人年龄较大、处于月经期前后、凝血功能或内脏功能轻微不正常，局部肿胀麻醉配方中在上述配方基础上可以增加一些凝血药物、抗生素和激素类药物，每生理盐水 1000 ml 内可以应用巴曲亭或巴曲酶 1KU，庆大霉素 2 万单位，地塞米松 1 mg，增加这些药物后可以减少吸脂部位的出血程度，加强吸脂部位的抗感染能力，减轻吸脂部位组织的炎性反应程度，促进术后局部组织的恢复。利多卡因的使用最大剂量应小于 35 mg/kg体重，超过此剂量要慎重。这种利多卡因超量应用的理由可能与以下因素有关：①麻醉注射液分布在局部吸收相对缓慢的脂肪组织内；②由于肿胀压迫，血管外压力增大，吸收相对减少；③较多的肾上腺素减缓了利多卡因等的吸收速度；④较多的利多卡因麻醉复合液随脂肪同时被吸出体外。局部浸润麻醉一般可由浅入深，再由深部铺开，回到浅层浸润麻醉。有深层脂肪沉积时深部麻醉要充分。利用专有的肿胀麻醉灌注机器一般上下腹部或一侧大腿环周吸脂 15 分钟即可以完成麻醉注射。有报道：肿胀麻醉利多卡因在注射后 1～12 小时达到血中的高峰浓度，镇痛效果可以维持 24～40 小时。而麻醉注射后 0.5～1 小时脂肪抽吸已经完成，因此，利多卡因的吸收量是较少的。

肿胀麻醉液应用肿胀麻醉灌注机器进行皮下脂肪内灌注，灌注量一般为预计抽出脂肪量的 1.5～2.0 倍，通常上下腹加两侧髂腰需灌注量在 3000～5000 ml，后背加腰部、腰部加双臀、双臀加双大腿也均需要灌注量在 3000～5000 ml。一般灌注量达到局部皮肤发白、呈橘皮样、局部发硬、灌注液从灌注口外溢即可进行抽吸。

2. 硬膜外麻醉　有些病人对疼痛过于敏感，可以结合硬膜外麻醉在吸脂部位应用局部浸润肿胀麻醉，效果会很好，硬膜外麻醉应用后局部肿胀麻醉药液中利多卡因用量可以大量减少或不应用利多卡因。通常每 1000 ml 生理盐水，加利多卡因 100～200mg，肾上腺素 0.5～1 mg，5%碳酸氢钠 10 ml。这样大大减少了加利多卡因的总用量，降低了发生麻醉药物过量中毒的可能性，同时有很好的麻醉效果，这是一个非常值得考虑的平衡麻醉方法。

3. 静脉麻醉　病人过于敏感和紧张时可以考虑应用静脉麻醉。同时在吸脂部位应用局部浸润肿胀麻醉，这种结合利多卡因总用量少于单纯局部浸润肿胀麻醉时利多卡因的用量，但要多于结合硬膜外麻醉时吸脂部位应用局部浸润肿胀麻醉时的利多卡因的用量。全麻用药量可以相对少些。

六、负压吸脂术

负压吸脂术是指应用负压抽吸的原理，利用管状的金属吸头通过皮肤小切口插入皮下脂肪组织内，通过抽吸，将局部堆积的脂肪组织吸出，达到改善体形的目的。

1. 负压吸脂术的机械设备

负压吸脂术的机械主要包括 3 个部分

(1) 负压真空装置：通常是一个电动吸引器，要求能够产生负压在 93～100 kPa (698～750mmHg)，抽吸速率在 30 L/min 以上。

(2) 脂肪抽吸吸头：目前国内较多使用的是直径为 8mm、6mm、4mm、2.5mm、2.0mm、1.8mm 的金属管，末端为钝性，有双孔或“品”字形的三孔吸头。

(3) 连接负压真空装置和脂肪抽吸吸头的导管，通常为内径 8～10 mm，长度为 2～3m 的透明硅橡胶管或塑料管，具有一定的硬度，在负压下不能被吸扁。

2. 负压吸脂手术方法

切口的选择：切口长度一般在 1cm 以内，能够容纳金属吸管即可；切口位置选择在方便操作又隐蔽部位，上下腹部吸脂常选择在肚脐、耻骨上阴阜上缘内；腹部结合两髂腰吸脂可以选择肚脐内和两髂前上棘上方处；胸部吸脂选择在腋前线处；后背吸脂选择在腋后线处；腰部臀上部吸脂选择在髂后上棘处；臀下部大腿吸脂选择在臀皱襞，小腿和股内侧吸脂选择在踝后皮肤处；上臂吸脂选择在腋窝和肘关节外侧处。同时可以利用吸脂部位原有的切口瘢痕，如剖宫产切口和阑尾切口瘢痕。

手术操作过程：常规消毒铺巾，头面颈、胸部、腹部、大腿前内外脂肪抽吸采用仰卧位，后背、腰部、上臂、臀部、大腿后侧、小腿脂肪抽吸采用俯卧位。硬膜外或全麻结合局部肿胀麻醉后，右手握持吸头把柄，将吸头插入抽吸部位，开动负压装置，使负压达到 70～90kPa (600～700mmHg) 以上时，就可以按照术前标记的范围进行拉锯往复式抽吸。抽吸时浅层脂肪时，吸头侧孔一般朝向皮下脂肪的深面或侧面，左手按住抽吸部位的皮肤表面或将皮肤、皮下脂肪一并提起，以便于右手的抽吸，也掌握抽吸的深度和抽吸量；随时观察抽吸管内被抽出的脂肪颜色；一个部位刚开始抽吸时抽出的内容为纯黄色的脂肪，随时间延长，抽出内容颜色逐渐转为淡红色，以后变成深红色时需要及时更换抽吸部位，以免局部出血过多。抽吸时吸管要呈放射状、进行隧道内均匀的在一个部位皮下脂肪内抽吸，避免在一条隧道内长期停留，造成局部抽吸过度引起局部凹凸不平。可以采用上下左右多个小切口，造成各切口所抽吸的皮下隧道交叉相同，残留的皮下脂肪呈蜂窝状，减少出血和抽吸后的不平。抽吸时注意皮下脂肪的深浅层次，下腹部、大腿后、外侧，臀部上下部位浅层抽吸后还要注意深层脂肪的抽吸，深层脂肪抽吸时吸头侧孔可以朝向皮下脂肪的浅面或侧面。腹壁正中两侧腹直肌前鞘部位、腹股沟韧带部位、大腿内侧大隐静脉和股静脉周围、会阴部位这些是脂肪抽吸的相对禁区，抽吸要轻微谨慎，避免血管损伤。脂肪抽吸时开始可以先用大管径的吸头抽吸，然后再用细小的吸管雕塑修平，抽吸时要掌握抽吸部位的左右对称和上下的平整，出现轻微不平时，应用细的吸管进行周围调整，必要时可以将吸出的脂肪注入明显的凹陷部位。抽吸过程中操作动作要平稳、准确、相对轻柔，避免出现吸管进入胸腔、腹腔、和造成重要血管、神经的损伤。抽吸时吸脂手术区域与非手术区交界处应有一定的过渡，不能有明显的阶梯。

3. 吸脂后的包扎固定　抽吸结束后，尽可能的排出皮下脂肪内残存的脂肪和盐水，小切口缝合一针留线暂不打结，待术后一天伤口排净了盐水和残存脂肪后再打结固定，可以不放置引流。酒精纱布和无菌纱布覆盖伤口、棉垫平整放置在脂肪抽吸部位，弹力套或弹力加压衣服，包扎固定压迫吸脂部位。

注意事项：负压吸脂和超声吸脂、震动吸脂及电子一样，每次吸脂面积和抽吸量不宜过大，抽吸时间不宜过长，根据经验我们认为：每次吸脂面积以体表面积的20%左右为宜，最大吸脂量以不要超过5000～8000 ml为宜，抽吸时间以4～5小时以内为宜，以避免机体产生不良的反应，增加手术风险。当然以上提出的指标也要具体结合病人的情况而定，不能一概而论，否则，增加手术风险，不能提倡。对一般病人来说，抽吸手术最好1～2小时完成，脂肪抽吸量1000～2000 ml也就很好了，过量的抽吸要慎重。

4. 术后处理　术后24～48小时，重新消毒伤口，更换敷料，重新包扎固定；术前1日开始口服抗生素，术后继续口服，必要时静脉点滴抗生素1周；特殊情况如月经期前后、凝血功能或部分内脏功能轻微不正常、出血较多的病人，术后可以应用凝血药物：云南白药1～2粒，3次/日，口服；或酚磺乙胺1～2g，1～2次/日，静脉点滴；硬膜外或全麻吸脂术后早期下床活动，局部肿胀麻醉吸脂后不影响术后活动，术后7天左右拆线；拆线后穿弹力内衣、裤2～3个月。

记录抽吸量：术后将收集瓶内的抽出物静置约24小时，脂肪便浮在上面，血液沉在下面，记录含血量、脂肪量及两者的比例。测量术后周径：拆线后及术后3个月、6个月测量手术部位的周径，评价手术效果。

七、超声吸脂术

超声吸脂术是利用高能低频超声波有选择地破坏人体皮下脂肪细胞，使之成为脂肪乳化液体，结合负压抽吸的一种吸脂方法。超声吸脂分为内超声吸脂和外超声吸脂两种。现已广泛地应用于临床吸脂术中。

1. 超声吸脂术的原理　超声波对液体可以产生一系列复杂的物理效应，由于波的膨胀和压缩使液体形成内爆效应，产生无数微空隙，被称之为“空穴现象”。在低密度的脂肪组织中，超声波产生的负压导致组织产生空隙，细胞内外微空隙的内爆结果将引起分子运动增强，最后导致脂肪细胞的破裂，脂肪酸进人细胞间隙，形成一种稳定的乳剂。液体或生物组织内由于密度不同，其存在的内聚力是不一样的，这样就利用了“空穴现象”选择性地破坏脂肪细胞，然后应用负压吸出乳化的脂肪。

超声波对生物体还有微机械效应和热效应，前者可以引起分子的剧烈运动、移位，使染色体、大分子断裂造成损伤；后者可以引起组织的热损伤。在超声吸脂中应该尽量避免这两者产生的效应。

2. 内超声吸脂术的操作　首先进行测量及标线，将拟去脂的部位划出‘等高地图线”。注射肿胀浸润麻醉液，注射完毕后经过皮肤小切口将超声去脂仪的探头插入，做放射状往返操作，由于存在热效应（空载时热效应更为明显），用一塑料管在切口处作保护，防止金属探头部分对该处软组织的灼伤。经过超声治疗后，脂肪酸从脂肪细胞内溢出，与组织液及肿胀麻醉液混合形成乳状物，通过负压吸管吸出乳化的脂肪，再进一步应用负压手法塑形完成吸脂过程。

3. 内超声吸脂术的优缺点　选择性地破坏脂肪细胞，而细胞周围的网状结构如血管、神经、淋巴管及纤维结缔组织等高密度组织结构，不易被破坏；仅去除脂肪细胞中的液体部分（脂肪酸），而高密度的固体部分如细胞膜、细胞间结构及细胞残片（富含自体胶原）留在原来的位置，使术后局部皮肤显得比较规则；由于其选择性的破坏作用，增加了手术的安全性，减少了传统的吸脂所造成的出血、休克、脂肪栓塞，以及术后出现的皮肤瘀斑、感觉丧失、皮肤循环障碍或坏死等并发症。其不足点：可能造成的皮肤热损伤；吸脂速度慢；需要结合负压抽吸才能完成手术。

4. 外超声吸脂术的操作　外超声吸脂仪由放大器、扬声器、连接器、皮温探测器及灌注泵组成，配有 5 cm^2 和 10 cm^2 两种探头。10cm^2 探头可用于绝大多数部位，5 cm^2 探头仅适用于面颈部或其他小部位。外超声吸脂同样采用肿胀麻醉技术，在肿胀液注入皮下后，面部取强度为 2.6 W/cm^2 的连续波，其余部位取 3.0 W/cm^2 的连续波，脉冲波可用于那些较瘦的不能耐受连续波的患者。超声探头外包一个无菌塑料套，分别均匀涂抹耦合剂于探头表面及治疗部位皮肤之间后，将探头置于治疗部位（其面积至少为探头面积的 2～3 倍），保持其缓慢、持续旋转运动，在探头运动时要适当施压，使超声能量进入深层组织，而探头在局部停留时间也不宜过长，以防止皮肤被烧伤、疼痛，探头移动太快也达不到效果。超声治疗作用后用负压抽吸管进行抽吸，分别行浅层和深层抽吸，方法相同与普通负压脂肪抽吸。

5. 外超声吸脂术优缺点　抽吸脂肪安全有效省力，创伤性小、术后并发症少，尤其适用于脂肪致密、纤维隔多的部位（如背部、男性乳房、二次抽脂的患者），为负压吸脂方法的很好的补充。其不足点同于内超声吸脂术。

超声吸脂术后处理：基本同于负压脂肪抽吸手术。

八、电子脂肪抽吸术

电子脂肪抽吸术是将正负两个电极插入皮下脂肪内，利用正负电极所产生的高频电场将电场内过多的皮下脂肪破坏裂解，结合负压抽吸，将裂解后的脂肪混合液吸出体外，达到减肥和体形雕塑的目的。

首先，将针式电极从抽吸区域的边缘隐蔽处刺入皮下脂肪组织深层，为操作方便，可以从不同部位选择两到三个电极穿刺部位，进行机器局部肿胀浸润灌注麻醉或手工注射麻醉。根据吸脂部位局部情况，按照机器的要求，选择释放电子脉冲的程序，将电极针置入在脂肪深层内，轻柔的往复移动电极释放电子脉冲，进行皮下脂肪破坏裂解过程；移动电极过程中，根据局部组织的结构情况，当局部纤维结构密集，阻力较大时就移动慢些，局部纤维结构疏松，阻力小时移动可以快些，电极针在皮下脂肪内一个部位不要停留过长时间，以免局部脂肪裂解过多造成凹陷。负压抽吸可以和电极针移动同时进行，也可以分期进行。注意观察抽吸管内容物，当颜色较红时，注意及时更改抽吸部位。首先进行皮下深层脂肪的抽吸，然后进行浅层脂肪抽吸。注意电极不要距离皮肤过浅，以免造成皮肤的损害。

手术的其他操作注意事项和术后处理同于单纯负压抽吸方法。

九、振动吸脂术

振动吸脂术是近 10 年发明的吸脂术，它是将负压吸脂技术和振动助力吸脂技术结合起来的一种新的吸脂方法，目前国内已经有这样的吸脂机器，效果也比较好。

振动脂肪抽吸机分为以压缩空气或氮气为动力的气动和电为动力的电动两种。气动振动脂肪抽吸机由空气压缩机、负压吸引器、手柄、脚控开关及连接导管组成。使用时将主机上的输入输出气管与手柄上的输入、输出接口相连接，再接上负压吸引管，吸管振动幅度为 6mm，频率为 600 次/分，由脚踏开关控制。使用时主机气压控制在 400～800 kPa 之间，通过振动使脂肪破碎，在负压下吸出体外。电动振动脂肪抽吸机由控制主机、电动机手柄、脚踏开关、电动负压吸引器及连接管组成，吸管均为品字开口，吸管振动幅度为 4 mm,，频率在 200～1000 次/分之间，常用的频率为 300 次/分，通过振动使脂肪破碎，在负压下吸出体外。

振动吸脂术的操作：在设计范围内分深、浅两层注入肿胀麻醉液。将吸管插入脂肪层中，开启负压及振动吸管进行抽吸，抽吸时只需在手柄上施加轻微的向前力量即可，先抽吸深层再抽吸浅层脂肪。采用隧道式抽吸方法，深层抽吸时可选用 4 mm 的吸管，先将吸孔朝下进行抽吸，待抽吸出的脂肪稍微发红时将吸孔朝上继续抽吸。深层脂肪基本抽吸完后换 3 mm的吸管行浅层脂肪抽吸，此时吸孔只朝下不朝上，以免损伤真皮下血管网，导致皮肤损伤。在振动抽吸过程中可以用手掌平压抽吸部位，明确的感受脂肪层厚度及吸管在脂肪层中的位置深浅。对于局部性隆起或局部的不平整可用 3 mm，的吸管进行精细修整。注意抽吸的对称和平整。其他抽吸细节和注意事项以及术后处理基本相同与单纯负压吸脂的情况。

振动吸脂术有一定的优点，它明显地降低了手术医师的劳动强度，应用单纯的负压吸脂技术进行大面积抽吸脂肪组织时，医生要付出很大的劳动，而应用振动吸脂，吸管在隧道内做一次反复运动，而实际上吸管已在其中振动了近百次，因而提高了工作效率，减少了医师操作的次数，降低了劳动强度；同时，应用振动吸脂更有利于在纤维组织隔较多的部位吸脂，例如在男性吸脂或再次吸脂病人较好；另外，手术创伤相对小，术后疼痛轻，恢复快。

十、注射器抽吸脂肪方法

注射器抽吸脂肪术顾名思义就是应用注射器作为负压装置，连接 2～4mm 特制抽吸针头进行脂肪抽吸的方法。注射器抽吸脂肪的方法一般适用小量、小部位吸脂、吸脂后局部不平进行二次吸脂修复或小量脂肪移植时的脂肪获取方法，如面部、下颌部、颈部、腋窝以及其他精细面积的脂肪抽吸。注射器吸脂一般情况下速度较慢，所费时间较长，故不适用身体大面积的脂肪抽吸。注射器吸脂的优点：不需用特殊的器械和设备、操作简单易行、创伤轻微、并发症少。

注射器吸脂的方法：局部膨胀浸润麻醉下，应用普通或特殊的 20ml 或 50ml 注射器，连接直径为 2～4mm 的特制抽吸针头，抽吸针头前端有侧孔，将注射器控制在负压状态下进行皮下脂肪抽吸的方法。

注射器穿刺部位一般选在皮纹或隐蔽的部位；面部吸脂选耳垂下穿刺、颌下吸脂选颏穿刺或颈部皮纹处穿刺，颈部吸脂选耳垂下或颈部皮纹处穿刺，腋窝吸脂选局部皮纹处穿刺，乳房吸脂选乳晕或乳房下皱襞穿刺，腹部吸脂选肚脐穿刺，上臂、肩、后背处吸脂选在腋后线顶端穿刺。

注射器抽吸脂肪过程中，操作要轻柔，注意掌握抽吸的深度，面部、颈部、颏下部、腋窝部一般仅抽吸浅层脂肪后局部就有明显的变化，乳房、后背肩部、腹部注意深浅层部位的脂肪抽吸，抽吸开始时较多小的脂肪颗粒容易被抽出，同时也有较多的膨胀液体被抽出，注意随时更换注射器和排除注射器内的液体，随着抽出脂肪的增多，皮下脂肪的减少，注射器内容物的颜色会逐渐加深，若出现较多的血性液体，要停止该部位的抽吸，改变抽吸的方向和层次，避免损伤较大的血管、神经和重要的结构组织。在脂肪抽吸的过程中，应密切观察和判断剩余皮下脂肪的厚度、对称性、平整性，避免过度抽吸和不规则抽吸。吸脂后皮下脂肪的厚度根据不同部位一般仍要保留 5～10mm 的厚度以保持局部的形态平滑。当抽吸液中脂肪颗粒减少，大多呈现为肿胀液及血性液体时，表明和该层的局部脂肪基本已被抽吸完毕，根据情况可以更改部位进行抽吸。

脂肪抽吸结束后，挤压抽吸部位，尽量排出抽吸部位皮下剩余的肿胀液和血性积液。穿刺针孔不缝合，以利于引流积液渗出，酒精消毒、局部纱布和棉垫覆盖、加压包扎，外罩弹力套或紧身弹力服，敷料渗透后应及时更换；吸脂部位弹力加压包扎 1 周后酌情去除敷料，面颈颏部可以进行热敷或按摩，其他部位酌情可以继续穿紧身弹力服装 3～6 个月。

十一、水动力辅助吸脂（WAL）

吸脂技术作为一种塑身手段的研究兴起于 20 世纪 70 年代。早期 Illouz 等采取“干吸法”，但对患者损伤较大，直到 Fischer 等采用肿胀液大面积浸润的方法施行手术，吸脂术才逐渐在临床上被认为是一种安全的手术。Klein 在总结前人经验的基础上系统的提出了肿胀吸脂的概念，从而使吸脂术在临床上被广泛采用。

之后的数十年间，吸脂技术和仪器从“电子”、“负压”到“超声”，经历了数次技术革新，但始终建立在肿胀技术的基础之上。因为肿胀技术包含了以下三个关键要素：①使用肿胀液渗透入细胞间隙松解细胞结构，使脂肪细胞更“脆弱”，便于抽吸。②加入局麻镇痛药物达到良好的镇痛效果。③加入缩血管药物极大地减少并发症发生率。可以说，以目前的技术条件来讲，一切的吸脂技术都建立在肿胀技术的基础之上。

然而肿胀技术的缺点也是显而易见的：①手术部位过分肿胀明显影响手术的精确性，从而影响术后的满意度。②局麻药、缩血管药对循环系统及神经系统造成风险。③组织肿胀术后恢复时间明显延长。

因此，最大程度发挥肿胀技术的优点，而避免相应的风险成为了现代吸脂临床研究的方向。水动力辅助吸脂（Water Jet - Assisted Liposuction，WAL）是德国 Human Med 公司发明的一种新型吸脂仪，就在此目标上进行了技术革新。该仪器具有独特的同步射流吸脂系统：仪器可以间歇性发射口向下 30°角的扇形水流，水流压力达到 30～120bar，压力 1～5 级可调。术者在吸脂操作前仅需使用吸脂管在吸脂区域少量注入肿胀液达到镇痛的效果（而不需像传统手术那样注入大量的肿胀液），随即可开始吸脂操作。该喷射水流可以将脂肪细胞轻易地松解下来而对相应部位的血管、神经组织无明显的损伤，然后同时经另外一个侧孔将肿胀液和脱落的脂肪细胞及时回收。

由于组织肿胀程度较轻，从而提升了吸脂手术的精确性，减少了术后吸脂部位不对称、凹凸不平等现象的发生率，同时缩短了手术恢复的时间；手术中仅需轻微的负压将已经游离的脂肪细胞回收即可，不需费力操作，手术十分省力；WAL 系统可同步回收 85％的肿胀液体，且肿胀液在体内停留时间极短，大大减少了药物风险，增加了一次吸脂手术的部位和面积总量；另有研究表明 WAL 形成的水流可以选择性地分离脂肪组织，形成的脂肪颗粒细腻，移植成活率可达 80％。

国外 Meyer 曾对 800 例水动力吸脂进行分析，得到如下结论：

1. 无危及生命的并发症，无皮肤坏死、感染和水肿形成，疼痛较轻，仅 2 例因疼痛而终止手术；

2. 一次手术平均四个吸脂部位，一次手术平均吸脂 950ml，肿胀液用量是普通吸脂的 28％，总液体平均用量为 3200ml，平均手术时间 92 分钟；

3. 感觉恢复时间平均不足 1 个月，患者满意率 94％。

水动力辅助吸脂技术是一种全新的吸脂技术，是肿胀吸脂理念应用的新高度，在一定程度上克服了肿胀吸脂的缺点，降低了手术风险和并发症发生率。

水动力辅助吸脂的缺点为：负压小，吸脂速度慢，吸脂量相对少。

第三节　常见部位脂肪抽吸技术

一、面部脂肪抽吸术

1. 面部解剖特点　面部位于颅脑部的前下方，眼、鼻、口等器官分别形成眶区、鼻区和口区，面部还有两侧区、颊区和颏区等。面部吸脂主要位于面侧区、颊区、颧骨和下颌角处，而鼻额部一般不适宜抽吸。与面部吸脂有关的面部解剖特点，首先要掌握在临床上有实际意义的标志：耳前点位于颞骨颧突的根部；下颌骨髁状突位于耳前点之下；与颞骨的关节窝形成了颞下颌关节。吸脂手术时吸管在颧弓后部抽吸时注意不能过深，防止损伤颞下颌关节引起张闭口困难，眼眶上缘中、内 1/3 交界处为眶上切迹处，眶上血管和神经通过此处分布额部皮肤皮下；眶下缘中点下 0.5～1cm 处，也就是鼻翼外侧到外眦连线的中点为眶下孔，眶下血管和神经通过此处分布面部皮肤、皮下和及肌肉；下颌第 1、2 双尖牙（从中向后数第 3、4 牙）之间的下方、下颌体上下缘中点、距中线约 2～3cm 洼陷处，为下颌骨颏孔，颏血管和神经出此孔分布下颌面部；眶上切迹、眶下孔、颏孔从上到下在一条连线上；面动脉在下颌骨下缘与咬肌前缘的交界处上行面部，在口鼻旁侧向内眦方向上行，沿途分支到口唇、鼻背；从鼻翼与口角连线的中点开始到耳垂进行连线，该连线的中 1/3 段为腮腺导管在面部的投影；面神经于耳垂后乳突内侧茎乳孔处出颅分布于面部，面神经分支一般在外耳道下方一横指处开始向前分布于面部，神经分支走行在面部的浅肌肉筋膜层下；面部吸脂手术时注意上述结构，避免损伤神经和血管，通常抽吸层次不要过深，以在面部皮下脂肪浅层为宜。面部静脉没有瓣膜，鼻、口唇静脉可以逆流入颅内，因此，面部脂肪抽吸时，面部皮肤不能有感染灶，如疖、痈、丹毒等以免引起颅内感染。

2. 面部脂肪抽吸的技术操作　面部脂肪抽吸可用很小压力的负压装置、或用普通注射器或特殊的注射器进行抽吸，抽吸针直径为 1.5～2.0mm，长度在 10～15cm 左右，抽吸针头双侧有小孔，局部膨胀浸润麻醉后，抽吸针头穿刺进入皮下脂肪组织内进行往复移动抽吸，抽吸平面掌握在皮下脂肪中下层内，过深则易损伤血管和神经。抽吸针进针部位酌情可选择在耳上发际内、耳垂下、鼻翼内侧、口角黏膜内等部位（图 18－1），抽吸时注意吸孔要朝向皮肤下或两侧扇形辐射进行抽吸。抽吸针不要过浅或过深，过浅抽吸后皮肤容易出现不平整；过深容易伤及血管神经或深部结构，抽吸时注意保持面部两侧对称，一般两侧面部抽吸 10～20ml 脂肪就有明显的效果，过度抽吸，皮肤与肌肉粘连，导致表情不自然或局部不平。抽吸后轻轻按压局部排除积液，弹力加压包扎 5～7 天，以后 2～3 周连续或间歇佩戴面罩继续压迫，手术后 1～2 个月恢复得到最后的塑形效果。

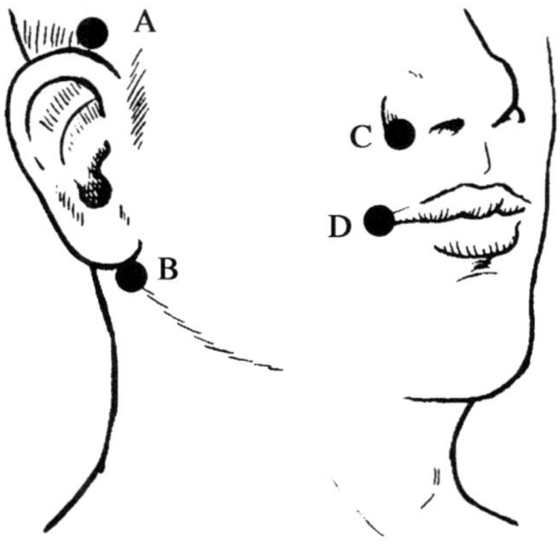

图 18－1　面部吸脂进针部位

A. 耳上发际；B. 耳垂下；C. 鼻翼内侧；D. 口角黏膜

病人面部脂肪堆积同时也有较明显的皮肤松弛，可以结合局部提升或除皱手术进行。

二、颈部的脂肪抽吸术

颈部皮肤随着年龄的老化，颈前颏下部、颌下和喉部周围逐渐出现脂肪堆积，形成“双下巴”、“火鸡脖”等形状，影响外观，需要整形。颈部脂肪堆积分别分布在颈阔肌深层和浅层，脂肪抽吸主要是抽吸颈阔肌浅层的脂肪，颈阔肌深层内中部有颈前肌群、甲状腺、甲状旁腺、咽喉、气管、食管，颈阔肌深层侧部有颈部动脉、静脉、迷走神经、面动脉、面神经下颌缘支、颌下腺等重要结构，因此颈阔肌深层脂肪不能抽吸。

1. 颈部的解剖特点　颈部位于头与胸部之间，连接头、躯干和上肢，含重要器官（如喉、气管、食管等）和营养脑与上肢的重要血管以及走向躯干和上肢的神经，是临床上的一个重要而有实际意义的部位。

颈部移动时，颈部的长度和各器官的位置都有所改变。头后仰时，颈前部变长，颈段气管与皮肤接近；头旋转时，喉、气管和血管移向旋转侧，而食管移向对侧。了解此点，在进行颈部脂肪抽吸时有一定的意义。

颈部的重要标志　在颈部可看到和摸到很多在临床上有重要意义的标志。例如；下颌骨下缘、下颌角、舌骨、舌甲膜、甲状软骨、环甲膜、环状软骨、颈动脉结节、气管、胸骨上窝、锁骨上窝、胸骨颈静脉切迹、锁骨、肩峰，胸锁乳突肌、第七颈椎棘突等。

舌骨位于颈前方的软组织内，高度相当于第三颈椎水平。舌骨体与下颌角在同一高度。在舌骨大角上缘为寻找和结扎舌动脉的标志。喉的外在肌群以及舌和口底诸肌都附着于舌骨。

甲状软骨位于舌骨体的下方，与舌骨由舌甲膜（甲状舌骨膜）。相连。甲状软骨在成人男性构成明显的结喉，妇女和小儿的喉结不明显，但也可摸到。在结喉上缘形成甲状上切迹，颈总动脉分叉处恰与此切迹在同一水平。

环状软骨位于甲状软骨的下方，由环甲膜相连。临床上常用粗穿刺针头自环甲膜穿入或在此处行急救的气管切开术，以解除窒息。

环状软骨的位置，相当于第六颈椎水平，咽和喉在此处分别与食管和气管相连接。

颈动脉结节为第六颈椎横突的前结节，位于环状软骨的两侧，相当于胸锁乳突肌前缘的中点。临床上有时在此水平将颈总动脉压迫于颈动脉结节上，作为头部出血的暂时止血法。

颈段气管 可在环状软骨下缘至胸骨颈静脉切迹之间摸到。

胸锁乳突肌 位于颈侧部，旋转头时此肌很明显，为颈部外科的重要标志。此肌分隔颈内、外侧三角。颈内、外侧三角中的很多重要组织（如颈总动脉，颈内动、静脉，迷走神经，颈丛，前斜角肌等）实际上都是位于胸锁乳突肌的深面。在其后缘中点处为颈丛皮支的汇集点，此处在局部阻滞麻醉上有重要意义。在此肌的胸骨头和锁骨头之间有一凹陷，称为锁骨上小窝；在窝的下缘、胸锁关节的上方，左侧有颈总动脉，右侧有无名动脉的分叉。

锁骨上大窝位于锁骨上方，胸锁乳突肌后缘与斜方肌前缘之间。在窝中可摸到第一肋骨。臂丛自内上向下经过此窝的上外侧部，在瘦人身上有时可以摸到。在此窝的锁骨上缘处可摸到锁骨下动脉的搏动。

左侧颈总动脉：自下颌角与乳突尖端的中点至胸锁乳突肌的胸骨头与锁骨头间的连线。

右侧颈总动脉：自下颌角与乳突尖端的中点至胸锁关节的连线。

颈外静脉：自下颌角经胸锁乳突肌至锁骨中线的连线

锁骨下动脉：自胸锁关节向上呈弧形至锁骨上方约 1 cm，然后弯向下方经锁骨全长的中点。

副神经：自胸锁乳突肌前缘上、中 1/3 处，经其后缘中点至斜方肌前缘中、下 1/3 点的连线。

臂丛：在环状软骨水平胸锁乳突肌前、后缘的中点至锁骨中线稍外缘。

静脉角：为颈内静脉与锁骨下静脉所形成之角，相当于胸锁乳突肌后缘与锁骨所形成之角处

肺尖和胸膜顶：相当于胸锁乳突肌胸骨头和锁骨头之间，锁骨内半上方 2～3cm。

2. 颈部吸脂的技术操作　颈部吸脂量一般不会太多，抽吸 50～100ml 即可以获得明显的效果，通常应用 3mm 左右的吸管抽吸，常应用注射器或普通低负压装置抽吸。进针点可以在颏下正中部位和颈侧部位选择（图 18－2）。颈侧部位在颈侧中部与颈横纹交界处。从颏下正中进针抽吸范围向下可达到颈中部以下，两侧至下颌角外缘，上抵下颌骨缘；两颈侧与颈横纹交界处进针抽吸范围可以达到整个颈前区的中下部位。通常小范围的吸脂可以仅在颏下正中做一个进针点即可，如果颈部大范围抽吸可以选用颏下正中和颈侧部位联合多个进针点进行抽吸。抽吸时掌握抽吸管在皮下脂肪的深度和吸孔的方向，如果抽吸管在皮下脂肪的中浅层，吸管的吸空可以朝向深层皮下；如果抽吸管已经在皮下脂肪的深层，吸管的吸空就只能朝向浅层的皮面，否则容易损伤颈部的重要结构；颈部抽吸时也要掌握抽吸针往复扇形抽

吸时的平稳和保持在颈阔肌浅面的脂肪内，抽吸针头不能进入颈阔肌的深层。抽吸颏下部位时，注意不要伤及下部位的甲状软骨和环状软骨及喉内；颈侧面抽吸时，由于颈浅静脉位置表浅，应注意避免损伤，颈部大动脉、静脉、迷走神经、面动脉、面神经下颌缘支、颌下腺等重要结构均位于颈阔肌深面，只要抽吸针头不进入颈阔肌深面一般不会损伤，抽吸时特别要注意手掌感觉针管的深浅或抓起抽吸针头进行皮下抽吸，保证抽吸针头的位置，避免过深。抽吸后保留颈部皮下脂肪厚度在 5～10mm，注意比较两侧对称，避免局部凹凸不平，抽吸结束后，酌情缝合穿刺孔，厚敷料加压包扎，3～5 天后去除厚敷料，酌情弹力固定带继续应用 1～2 个月至皮肤收紧、平整、肿胀完全消除为止。

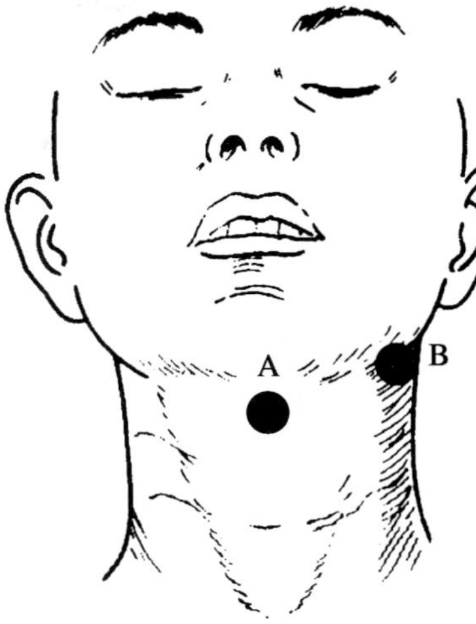

图 18－2　颈部吸脂进针部位

A. 颏下正中；B. 颈侧部

三、胸背部吸脂

1. 胸背部解剖特点　胸背部位肌肉组织较发达，肌肉下有完整的骨骼组织形成胸廓保护心肺和纵隔组织，胸背部脂肪堆积进行脂肪抽吸时相对安全，不容易形成明显和严重的负损伤，抽吸针头在肋间隙部位抽吸时与肋间隙保持一定的角度，防止针头刺破肋间肌而进入胸腔引起损伤。乳房肥大时其皮下脂肪堆积也可以进行抽吸。

2. 胸背部吸脂的操作　胸部吸脂主要集中在上、下胸部，侧胸部和乳房部位，进针部位需根据抽吸的部位可选择腋窝前上点进针进行上胸部吸脂；乳房下皱襞与腋前线相交处进针点进行下胸部吸脂和乳晕边缘进针也可选择文胸横带与脊柱交点皮肤进行乳房的吸脂（图 18－3）。背部吸脂可以选脊柱两侧或腋后线进针进行背部上下部位的吸脂，抽吸时主要抽吸皮下浅层脂肪组织，注意保持使皮肤表面平整，避免局部凹凸不平，乳房皮下脂肪抽吸时注意较多的抽吸乳房外侧胸壁的浅层脂肪组织，尽可能地保持塑造乳房的球形外观和上翘的形态，如果乳房肥大乳腺内伴有较多脂肪组织也可以进行乳腺内的脂肪抽吸。背部抽吸时病人需行俯卧位，主要抽吸脊柱两侧和肩背外侧的皮下脂肪，注意两侧的对称抽吸，注意保持抽吸边缘部位的逐渐过渡，避免有明显的阶梯形成。抽吸结束后，弹力绷带加压包扎，或直接穿塑身衣，弹力服装继续穿 4～6 周，促

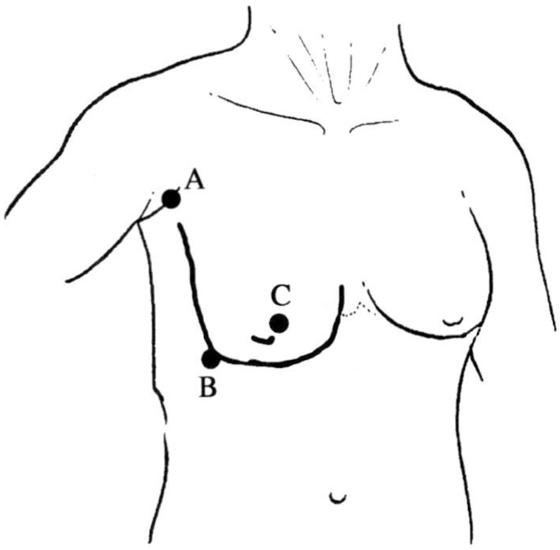

图 18－3　胸部吸脂进针部位

A. 腋窝前上点；B. 乳房下皱襞与腋前线相交处；C. 乳晕边缘

使皮肤弹性的尽快恢复和保持乳房上翘挺拔的形态。

四、腹部脂肪抽吸

腹部是吸脂当中最常见的部位，由于抽吸后可以获得明显腹部减小的效果，因此受到病人的欢迎，但是，由于腹部的解剖特点，腹部吸脂也要注意相关的情况。

1. 腹部的解剖特点　腹部位于剑突和肋缘以下，耻骨联合、髂前上棘以上，两侧腋中线以内的范围。腹部皮下脂肪的深层为腹肌和腹腔内容物，均为软组织结构，没有骨性硬组织作为基底支撑，肥胖病人或妇女腹肌也薄弱，如果抽吸时用力过猛或方向不对，吸头可以经腹壁薄弱处进入腹腔伤及肠管或内脏器官；从解剖学方面看，皮下脂肪组织被浅层筋膜分成浅深两层。在正常情况下，浅层脂肪的厚度为1cm左右，在明显肥胖的病人中，其厚度可达到几个厘米；浅层脂肪被紧密包裹在较小的纤维隔内，有较多的纤维组织和血管，所以十分致密和坚硬。深层脂肪位于浅层筋膜和肌筋膜之间，它疏松地包裹在较大的纤维隔内，含有较少的纤维和血管，所以较为疏松和柔软。通常上腹部没有深层脂肪，只有浅层脂肪；下腹部有深层脂肪，也有较明显的浅层脂肪。较硬的浅层脂肪被抽吸后，有利于促进皮肤的回缩，且当浅层脂肪的纤维隔被破坏后，浅层脂肪变得柔软，可以滑动从而填平凹陷。浅层脂肪抽吸后还要注意深层脂肪的抽吸；腹部皮下脂肪深部的 ScarPa 筋膜与会阴和大腿的皮下深部筋膜相连续，因此，脂肪抽吸后可以出现阴唇或阴囊阴茎的血肿或水肿，皮下积液（组织液、肿胀液及血性液体）可坠积至阴唇或阴囊，严重者可坠积至大腿下端；腹壁血管注意有从大腿内侧沿腹股沟韧带向外上方向走行的旋髂浅血管、从腹股沟韧带中点向肚脐走行的腹壁浅血管、旁开腹部中线两侧有腹壁下动脉和在正中线两旁的穿支。抽吸时要避免损伤这些血管，防止术中较多出血。

2. 腹部吸脂的操作　术前用亚甲蓝以同心圆来标画出手术区域，位于中心部位的同心圆表示脂肪堆积较多的部分，靠近外侧的同心圆表示脂肪堆积较少的部分；在手术区外 2～3 cm的范围处再画一同心圆作为手术区外的潜行分离区。可以采用局部肿胀浸润麻醉或硬膜外麻醉，吸脂管穿刺切口 0.5～1.0cm，可选择在脐孔缘处、耻骨联合处或髂前上棘旁（图 18-4），也可利用腹部既往的手术切口。采用交叉隧道式抽吸法，尽可能使脂肪堆积明显的部位得到较为彻底的抽吸，使抽吸后的皮下组织呈蜂窝状，抽吸时尽可能通过左手掌的压迫感觉或抓握提起抽吸部位使抽吸进行的细致、均匀通过交叉形的抽吸使术后皮肤和皮下组织均匀、一致，避免产生洼陷不平；抽吸时可以先用较大口径的吸管进行初步大体的抽吸，这种抽吸不要将吸管停留在某一个部位时间过长，以免局部洼陷，随时观察吸管内的颜色，颜色较红时要及时更换抽吸部位，以免出血过多。抽吸时应掌握好皮下脂肪的厚度和吸头的深度，可以将皮肤、皮下组织及吸头一并捏起抽吸，大口径吸管抽吸完后再以 2～3 mm 的吸管进行仔细地精确抽吸，修整

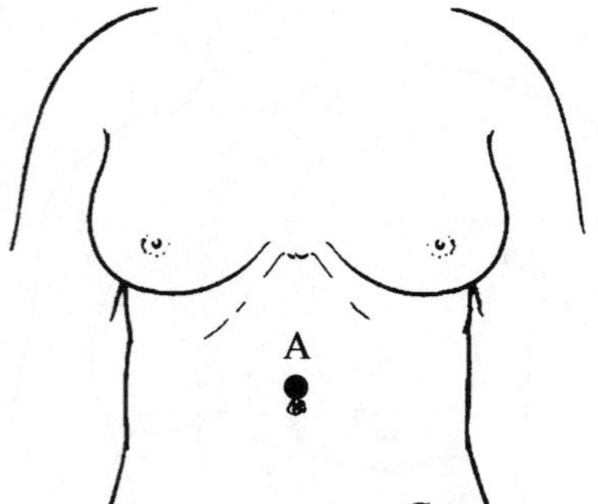

图 18-4　腹部抽脂进针部位

A. 脐孔缘；B. 耻骨联合；C. 髂前上棘

局部不平整处的脂肪组织，使皮肤表面平整。操作过程中不能抽吸的过浅，一般要保留皮下 1.0 cm 厚的脂肪以免破坏皮肤的血液循环，导致皮肤坏死。勿采用暴力将吸头于腹壁薄弱处抽吸，以防误伤腹壁及进人腹腔伤及肠管或内脏器官。吸脂部位边缘要有逐渐的过度，避免有明显的痕迹。抽吸术后要注意适度加压包扎，使皮肤固定在正常的位置上产生良好的粘连，加压包扎时间 2～3 个月。

五、腰部抽吸

1. 腰部解剖的特点　腰部皮下脂肪堆积后对形体有明显的影响，女性腰部的纤细 S 形结构丧失，男性腰部形成了桶状腰部，常伴有髂部、臀部和腿部同时的脂肪堆积，（形成“方臀”“马裤腿”畸形。）影响体形，需要进行抽吸。腰部两侧由于腰带长期的束缚和后背的压迫，皮下脂肪内的纤维比较致密，抽吸阻力大，比较费力。

2. 腰部吸脂的操作　单独腰部脂肪抽吸时，病人俯卧位，取脊柱两旁穿刺进针，也可选择臀沟上 5～10cm 处，通常进行局部肿胀浸润麻醉，皮下脂肪层抽吸，抽吸方法同于一般负压抽吸技术，注意两侧抽吸对称，保持与周围形体的和谐对称，女性病人抽吸后要形成对称侧面向内有明显弧度的腰部形态，正面上吸脂后腰部向前有轻度的洼陷弧度，突出胸部的后挺和臀部微翘形态。

腰部脂肪抽吸常和其他部位，如腹部、臀部的脂肪抽吸一起进行，因此，要结合其他部位的抽吸一起考虑形态，这时可以应用局部膨胀浸润麻醉或硬膜外麻醉。抽吸顺序可以考虑如这些部位的肥胖同时存在，手术应分次进行，如患者没有特殊的要求先腹部后腰部，或先腰部后臀部进行抽吸。抽吸后的处理相同于一般抽吸后的处理，穿弹力塑身衣 2～3 个月。

六、臀部吸脂

臀部也是脂肪抽吸常进行的部位。由于遗传的原因，有些人特别是女性人员，臀部上外侧的髂部和下外侧的大转子部位脂肪堆积明显，表现为臀部小提琴形或哑铃形畸形，失去了正常臀部的圆润光滑的形态，这些人员体重可能正常但该部位仍脂肪堆积，非手术减肥多不能奏效，通过抽吸可以明显改善臀部的外形，缩小臀围。如有皮肤松弛或增多者需与臀部皮肤脂肪切除术联合进行。有些病人臀部脂肪堆积伴有臀部下垂，也可以适量抽吸臀下部和上部外形突出部位的脂肪。

1. 臀部的解剖特点　臀部的筋膜脂肪组织和腰部、大腿的筋膜脂肪组织相连，除有浅层的脂肪组织外还有深部脂肪堆积。臀部皮下脂肪内没有较大的神经、血管或重要结构，臀部皮下组织深层为臀部的大中小肌肉组织，血管神经在肌肉的深层，坐骨神经在梨状肌下孔出骨盆，于臀大肌深面、股方肌浅面经坐骨结节与股骨大转子之间偏内侧入股后下行，在皮下组织内抽吸不易损伤血管神经组织；从双侧坐骨结节到骶尾尖所形成的三角区域由于临近肛门、肛管周围，是肛周脓肿易形成的部位，脂肪抽吸不宜在此处进行。

2. 臀部脂肪抽吸的操作方法　臀部脂肪抽吸一般常和大腿或髂腰部位抽吸同时进行，局部膨胀麻醉或硬膜外麻醉，臀部脂肪抽吸病人取俯卧位，臀上部抽吸在臀沟正中 5～10cm 处进穿刺抽吸针头，臀下部抽吸在臀下皱襞中点偏内处进穿刺抽吸针头（图 18－5）。具体抽吸相同于一般负压抽吸方法，进行扇形的隧道内抽吸。抽吸臀沟和下皱襞时，吸头侧可朝向皮面，以便清楚显示臀沟和避免损伤臀下动脉和坐骨神经，抽吸其他部位时，侧孔仍应朝向皮

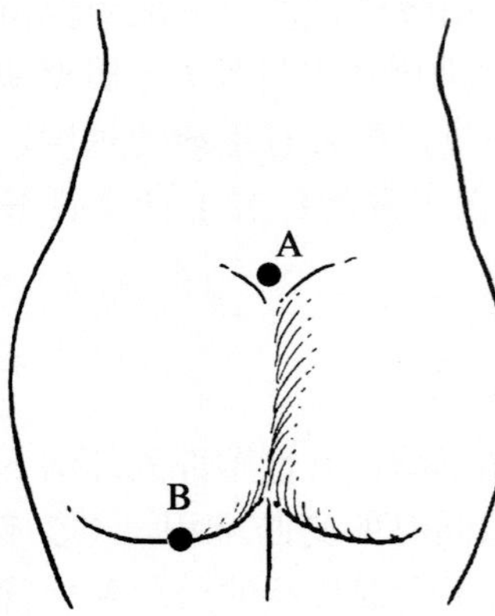

图 18－5 臀部抽脂进针部位

A. 臀沟正中 5～10cm 处；B. 臀下皱襞中内侧

肤深面抽吸，抽吸时注意两侧对称，避免凹凸不平，有意识的抽吸臀下皱襞周围的脂肪，结合病人的要求，塑造提臀和翘臀的效果。适当的抽吸深部堆积的脂肪。可以结合自体脂肪颗粒注射移植技术，对于臀中部凹陷进行矫正和丰臀、臀部脂肪注射量一般可以掌握在 100～200ml，常可以取得很好的效果。但其提臀、翘臀作用不确定，有时还可能加重下垂外形，需慎用。术后穿弹力裤，做好弹力压迫 1～3 个月。

七、上肢脂肪抽吸

1. 上肢的相关解剖　上肢与颈部、胸部的界线，前者为胸肌三角肌间沟，后者为三角肌后缘。上臂前面二头肌两侧呈现两沟，内侧沟深而显著，有臂丛神经血管走行；外侧沟较浅，有头静脉经过，头静脉沿肱二头肌外侧沟、胸肌三角肌间沟上行，于锁骨下直接注入腋静脉和锁骨下静脉；在肘窝内侧部肱二头肌腱内侧深面有肱动脉的搏动，在肘窝背侧可摸到肱骨内、外上髁和鹰嘴，肱骨内上髁与鹰嘴之间有一个深沟，能摸到尺神经。上肢由锁骨下动脉的分支供应血液，将上臂外展 90°稍后旋时，由锁骨中点经肘窝中点到桡骨茎突的连线为上肢主要血管的投影。前臂肘窝前侧有肘正中静脉和头静脉。上臂抽吸脂肪时要注意上述结构，避免血管和神经的损伤。上臂的后外侧有深层皮下脂肪，抽吸时浅部和深部脂肪均可以抽吸。

2. 上肢脂肪抽吸的操作　上臂脂肪抽吸最常见抽吸部位是上臂的外侧和后侧，上臂脂肪抽吸吸头穿刺部位一般在肘后皮肤，也可在腋后皱襞内，或肘窝背侧。前臂脂肪抽吸通常是抽吸前臂的前侧或后侧，前臂脂肪抽吸吸头穿刺部位可在肘窝内侧或背侧。上肢周径的测量经上臂及前臂的中段。脂肪抽吸时上臂应外展位，肘关节伸直或屈曲位，局部膨胀浸润麻醉，应用 3～4mm 的吸管进行扇形状的隧道样的往复抽吸，抽吸在深筋膜浅层或浅筋膜深层进行，抽吸时注意均匀抽吸，每一处不能停留时间过长，以免局部不平，上臂和前臂背侧中段容易抽吸过度形成洼陷，上臂内侧和前内侧脂肪较薄，不宜过多抽吸，前臂没有深层脂肪堆积，也不宜过多抽吸。上肢抽吸后要保留 5～10mm 的皮下脂肪厚度，如果抽吸过度，术后可能会有一定时间的上肢水肿，一般在术后 1～2 个月后逐渐消除。上肢脂肪抽吸可以和腋窝、肩胛或前胸部位的脂肪同时抽吸，脂肪抽吸结束后，加压包扎，穿弹力服固定。

八、下肢脂肪抽吸

下肢脂肪抽吸包括了大腿和小腿的脂肪抽吸。通过脂肪的抽吸可以达到使下肢显得更加纤细修长、挺拔笔直的效果，也可以达到减肥的效果，因此，深受许多女士和男人的欢迎。

1. 下肢的解剖特点　下肢大腿的上部界限为腹股沟韧带和后侧的臀下皱襞，下部到内外足踝处。大腿的脂肪主要沉积在股部的内上方、膝内侧、后上方和外上部位如大转子表面，特别肥胖的病人环大腿都会有脂肪沉积，大腿有深层和浅层的脂肪堆积。大腿内上方的脂肪沉积可以导致大腿行走时大腿内侧皮肤摩擦，特别在夏季可以使皮肤红肿，甚至磨破出血；大腿后上方和外上方的脂肪沉积导致大腿和臀部的形态异常，引起“马裤腿”和臀下部的

"哑铃形"和"臀下垂"畸形，膝内侧的脂肪沉积形成膝内翻，下肢呈"X"畸形；小腿的脂肪主要沉积在小腿的内上方、后上方。与下肢脂肪抽吸有关的局部解剖主要时要注意下肢表浅皮下脂肪内的神经和血管。

大隐静脉自足背内侧经内踝前方、小腿内侧、股骨内髁后侧和大腿内侧上行至腹股沟下部逐渐偏向前方，在卵圆窝处穿筛筋膜入股静脉，在进入股静脉处有 5 条静脉分支汇入大隐静脉：分别时腹壁下静脉、阴部外静脉、旋髂浅静脉、股内侧静脉和股外侧浅静脉。卵圆窝的表面投影在耻骨结节外侧 3～4cm 和腹股沟韧带下方 2～3cm 处。在大腿上部内侧和前侧和小腿内侧脂肪抽吸时要注意注意抽吸表浅些，同时防止损伤大隐静脉及其分支。

小隐静脉起自足背外侧静脉网，经外踝后方转向小腿后侧伴随腓肠神经、在外踝后方到腘窝中点之间的皮下脂肪内走行，在腘窝处入腘静脉偏向前方，在卵圆窝处穿筛筋膜入股静脉。小腿后侧脂肪抽吸时注意小隐静脉及其伴随腓肠神经的走行，避免抽吸过浅，引起相应的损伤。

腓总神经在腘窝外上方紧靠股外侧二头肌的内侧下行，在股二头肌与腓肠肌外侧头之间离开腘窝走行到腓骨小头后方而进入小腿部。在腓骨小头附近位置表浅，此处不能抽吸，否则容易造成腓总神经损伤引起小腿和足部下垂。

2. 下肢脂肪抽吸的操作　大腿脂肪抽吸时患者仰卧或侧卧，小腿脂肪抽吸时常取俯卧位。可以采用硬膜外或局部膨胀浸润麻醉。抽吸管进针部位选择，如大腿吸脂选择在臀下皱襞中外侧、大阴唇外侧与腹股沟韧带交界处、小腿脂肪抽吸时选择内外踝后上的皮肤。利于抽吸后液体的引流。按照普通的常规抽吸方法，扇形和隧道样的抽吸，大腿深浅两层脂肪均要抽吸，大腿内侧和大腿中部和小腿抽吸时不宜过薄，这些部位容易形成洼陷；大腿内侧和前侧、腘窝部位、小腿后侧正中部位抽吸时注意出血，小腿外上抽吸时要防止损伤腓总神经；内踝后侧胫后动脉位置相对表浅，注意防止损伤。大腿抽吸后及其小腿抽吸时可以应用 2～3mm 的细吸管再进一步修整，使外形更加的平滑和对称，抽吸后加压包扎。术后穿戴弹力裤保持轻度压迫 2～3 个月。

第四节　脂肪抽吸术常见并发症及其防治

一、概述

吸脂术是一种效果确切和比较安全的减肥塑形手术，已经普遍开展，并为广大的患者所接受，取得了较好的效果。但吸脂手术毕竟是一种有创伤的操作，人体受神经—内分泌的控制，是一个机能密切联系一致的整体，任何一个部位的创伤都会对身体的重要脏器产生很大的影响。对受术者来说吸脂手术是一种应激反应，根据受术者的身体状况和脏器功能以及吸脂面积和吸脂量的多少、麻醉药物及其方法的影响，这种应激反应的强烈程度不一致，有些反应强烈，术中和术后会对机体产生很重大的影响，会对受术者的呼吸和循环系统产生很大的干扰，甚至出现生命危险。这些情况需要医生在手术前对手术者的情况、吸脂手术可以进行的范围和大小、麻醉方法和用药量的控制、术后的恢复等情况做出总体的判断和规划，要保证受术者绝对能够承受手术应激，最大限度地减少手术造成的生命危险；对于受术者需要大面积和多部位的脂肪抽吸时，根据受术者的情况，应该合理的计划，分期分部位的进行抽吸，禁忌一次超大量抽吸和多部位同时抽吸或超长时间的手术，给受术者造成生命危险。由于目前吸脂技术的逐渐成熟，对于受术者身体脏器功能有轻度的异常时，往往吸脂手术也顺利地完成了，但对进行手术要非常谨慎，要全面的考虑受术者的承受能力，进行小面积和短时间的小量抽吸，千万不能让受术者有过大的手术风险。

近些年国内外均有因吸脂手术不当，造成受术者生命危险甚至死亡的病例，太应该引起整形外科医生的借鉴和警惕了。

脂肪抽吸术除了在极其个别情况下由于操作不当和麻醉意外或其他情况下出现生命危险外，吸脂的并发症可以分为手术常见伴随症状和美容不常见的并发症两类。前者为脂肪抽吸的必然并发症，如皮下淤血、硬结、疼痛、麻木、术后短期的皮肤松弛等，是由外科手术损伤所致，但有程度的不同；后者是由于操作水平或选择患者不当所致，造成了医源性美容缺陷，如皮肤凹凸不平、不对称、术后的皮肤明显皱褶松弛、明显的血管神经损伤、大量的出血、皮肤感染坏死、大剂量利多卡因和肾上腺素的心脏毒性、脂肪栓塞综合征等危及病人生命安全的严重并发症等，此类并发症应是整形外科医生在术前、术中、术后应该考虑周全，尽力减少和避免的。

二、吸脂手术后常见并发症及其防治

（一）出血　脂肪抽吸手术不可避免地要有一定量的出血。但由于应用了局部膨胀浸润麻醉技术后，膨胀浸润液内的肾上腺素引起血管收缩，出血减少；也有的在膨胀浸润液内加上凝血药物（每 1000ml 膨胀浸润液内加凝血药物巴曲亭或巴曲酶 1kU 或酚磺乙胺 250mg，巴曲亭或巴曲酶不超过 6～8kU，酚磺乙胺不超过 2～3g）使脂肪抽吸的出血量明显降低。避免手术中过多的出血主要是正确地进行脂肪抽吸操作，抽吸过程特别中随时观察抽吸管内抽吸液体的颜色，若为血性液体应立即改变抽吸方向；结合局部解剖特点，避免抽吸到局部的血管，如面部避免抽吸到面动脉；颈部避免损伤颈部的颈前、颈后静脉或深部的血管；胸壁避免损伤的肋间血管和乳房内的血管；下腹部避免损伤知名动脉（脐旁动脉、旋髂浅动脉、上下腹壁动脉等）；上下肢避免损伤的浅部的大小隐静脉及分支。脂肪抽吸出血 200 ml 以内不需要特殊处理，超过 400 ml 时要及时补液和应用凝血药物，在有较大量的出血时，应停止抽吸加压包扎或局部应用凝血药物，以减少出血中，非必要时一般不用切开止血。小容量脂肪抽吸注射器法，电子法脂肪抽吸术及内外超声和振动吸脂方法相对出血较少于普通的负压吸脂方法，但普通负压吸脂方法简洁快速，熟悉解剖知识和有丰富经验时，应用普通负压吸脂方法在包括出血方面也优于其他的吸脂方法，要具体情况具体分析。

（二）术后局部抽吸孔内液体的外渗　脂肪抽吸手术后 24 小时以内从脂肪抽吸孔内要外渗出没有抽吸出来的膨胀浸润液和残余的脂肪破碎颗粒。由于外渗较多的液体和脂肪细胞颗粒，抽吸孔处要应用无菌的敷料进行包扎，建议使用术后闭式引流，可不必更换敷料以避免伤口污染，直致引流基本结束后拔除引流即可。

（三）局部皮肤的淤血、麻木、色素沉着　吸脂手术后局部可以有明显的红色瘀斑、红肿，局部感觉麻木，这是由于吸脂部位的毛细血管和神经末梢的损伤所致，难以避免。伤后 2～3 周后红色瘀斑、红肿情况会逐渐消失。色素沉着是由于伤后皮肤内的血色素变成了血铁黄素和皮肤基底细胞黑色素颗粒增多所致，随时间延长色素会逐渐减轻，一般半年到 1 年会消失，色素沉着持续时间过长时可以会诊皮肤科医生应用某些脱色药物，如氢醌霜、斑克霜或曲酸乳膏等。

（四）皮肤的感染、坏死　脂肪抽吸后由于皮下组织内空腔存在，皮下脂肪抗感染能力低下，术后抽吸部位液体和残余的脂肪外渗，一旦出现感染，表现局部皮肤皮下红肿，疼痛等炎症表现，严重时炎症向吸脂周围区域扩散，甚至出现皮肤皮下坏死，体温增高等全身炎症表现。预防抽吸手术后感染发生的措施主要是，术前病人没有全身和局部皮肤的感染病灶，如局部的疖、痈、脓肿、丹毒病灶；手术时无菌操作；术后应用 3～5 天抗生素，及时换药和检查伤口，如果有感染征兆及时采取措施，一般不会出现明显的感染。有些报道吸脂感染发生率 7％。吸脂后皮肤坏死可以由于感染引起，也可以由于吸脂手术本身引起，吸脂手术中吸脂层次过浅、大面积破坏了真皮下血管网或继发血肿、包扎过紧、超声吸脂手术时局部温度过高还有吸脂管与吸孔周围皮肤过度摩擦引起皮肤挫伤等也可以引起皮肤坏死。手术中要防止吸管过浅的抽吸，超声吸脂时局部做好皮肤温度保护，吸孔周围皮肤出现挫伤时局部缝合时要切除挫伤的皮缘，检查包扎避免过紧。出现皮肤坏死可在界限清晰后切除缝合、游离植皮或其他整形方法处理。

（五）局部硬性结节　吸脂术后吸脂部位常可触及一些硬结或整个抽吸部位变硬。这是由于皮下脂肪内抽吸后组织损伤、血肿机化和脂肪液化所致纤维组织增生形成了局部的硬性结节。术后出现这些情况可以进行局部按摩或热敷，一般在数月后逐渐吸收变软，不会产生明显异常。

（六）抽吸部位的凹凸不平　从理论上讲，脂肪抽吸手术后局部肯定不能像术前一样平整，总会有一些轻度的凹凸不平，一般经过术后的加压包扎和塑形半年后均会明显改善，这是由于加压塑形后会使局部突出的脂肪向凹陷处推进，使之重新固定生长在洼陷处，使局部得到平整。如果加压包扎和塑形半年后仍存在明显的凹凸不平，说明抽吸时不均匀，操作不正确。出现这些情况时在第一次抽吸手术 6 个月后可以进行再次修复，此时手术区瘢痕软化，抽吸相对容易，也可减少出血。避免出现抽吸部位的凹凸不平主要需要在抽吸手术时操作细致认真，应用较细的吸管抽吸，抽吸时避免吸管在一个部位抽吸时间过长，通过不同方向的切口进行交叉抽吸，防止吸管在一个方向，一个隧道内抽吸时间过长。对于明显的洼陷可以进行脂肪移植、或将洼陷周围较高处抽吸对比使得洼陷部位不明显。

（七）抽吸不对称或抽吸不够

躯体四肢部位两侧后抽吸后明显不对称、或抽吸后局部皮下脂肪仍明显增厚，两侧抽吸量不相等。手术前应该注意观察躯体和肢体的对称情况，抽吸时加以比较，掌握两侧抽吸量的基本相等和对称，避免出现明显的不对称；对于抽吸后的脂肪厚度，躯干部位抽吸后保留 1cm 左右的皮下脂肪，臀部皮下可以再厚些，四肢皮下保留可以再薄些。下腹部、臀部、大腿抽吸时注意浅层和深层脂肪均要进行抽吸。如果确定手术后抽吸不足时，皮下仍存留较多脂肪，可在 6 个月后再次抽吸。第二次抽吸时由于皮下有较多的纤维组织，抽吸比第一次要困难，局部膨胀浸润液体要足量注射并且加一些凝血药物，使用相对细一些的吸管抽吸，这样效果会好一些。

（八）局部皮肤瘢痕形成

由于脂肪抽吸手术切口一般在 0.5cm 左右，并且切口常在皮肤皱褶或隐蔽处，术后局部瘢痕常不明显，但有些病人体质特异，瘢痕相对明显，对这些病人术前应该提前讲清楚，避免术后病人不满意，有瘢痕增生可以进行德宝松注射治疗或其他治疗。

（九）局部皮肤松弛下垂和皮肤皱褶

这种情况不常见。老年人或皮肤弹性较差，脂肪抽吸后多余皮肤不能很快回缩，有些情况是由于皮下抽吸过多，余留的皮下脂肪过少，术后包扎压迫固定不平整，导致局部皮肤松弛下垂和皮肤皱褶的形成。预防和治疗是选择好合适的病人，术前皮肤就有下垂或多余时可以考虑抽吸结合手术切除多余的皮肤；手术中保留适度的皮下脂肪厚度，避免过薄；术后做好包扎，保持吸脂部位平整，应用弹力绷带或衣裤持续包扎促进皮肤弹性回缩；术后明显的皮肤皱褶可以考虑手术切除修复。

（十）局部皮下水肿、血清肿

脂肪抽吸手术后过多液体潴留于细胞外间隙即可导致水肿，其原因为毛细血管滤过量增加和淋巴回流障碍有关，做好弹力压迫可以减轻或防止局部皮下水肿的发生，也可以促进水肿的回吸收。血清肿是由于脂肪抽吸后皮下空腔内积聚血清样液体，长期没有吸收形成了有薄膜的囊性腔穴，皮下脂肪和深层基底组织不能粘连，这种血清肿形态可随姿势改变而变化。手术中防止局部明显出血、手术后做好弹力压迫可以防止血清肿的发生；出现血清肿后要及早进行抽吸，将血清肿内的液体全部抽出，可以酌情注入少量的纤维蛋白胶、皮质激素类药物或酒精液体，破坏血清肿的囊性壁，结合压迫方法可以治疗血清肿。

（十一）脂肪抽吸术中和术后的严重并发症。包括术后肺脂肪栓塞综合征、手术致胸腔、腹腔或内脏穿孔、药源性（麻醉、镇静及其他药物）过敏或过量作用、高剂量利多卡因和肾上腺素的心脏毒性作用、过大容量和过长时间的脂肪抽吸、过大容量的局部膨胀浸润液体的皮下灌注导致液体吸收加重心脏的负担等。这种情况出现后非常严重，可以导致病人猝死。虽然这种严重并发症非常少见，但在国内外文献中也有报道。肺脂肪栓塞综合征的发生可能和受术者体质差、脏器功能不正常特别是肺部功能不正常或既往肺部有疾患、血管收缩功能差如血压不正常、糖尿病等脉管性疾病、出凝血功能差或吸脂中血管损伤严重、过大容量和过长时间的脂肪抽吸、过大容量的湿性液体的皮下灌注导致液体吸收加重心脏的负担、术后未行加压包扎等有关，上述情况应该在术前、术中、术后注意避免，掌握好吸脂手术的适应证和操作方法，应该极力避免出现肺脂肪栓塞综合征的发生，一旦出现立即请内科或ICU医生会诊抢救，挽救病人的生命。

手术致胸腔、腹腔或内脏穿孔、或血管神经的损伤属于手术操作不当和解剖不清楚，应该避免。

麻醉和肾上腺素药量要根据病人的具体情况掌握，利多卡因的用量一般不超过35mg/kg体重，肾上腺素单次的药量超过5～6 mg时要慎重，局部膨胀浸润液体的皮下灌注单次超过5000～6000 ml时要慎重。利多卡因、肾上腺素、局部膨胀浸润液体的单次用量最好少一些，待抽吸结束一些部位排出体内的残余膨胀浸润液体后，再重新小剂量的应用药物和液体，这样在一次手术中分次分量应用上述药物，使机体有一个代谢和排除的过程，可以降低上述毒性反应。一次手术抽吸脂肪超过5000～6000 ml、单纯抽吸操作时间超过3～4小时要慎重，要考虑病人的总体耐受情况，避免出现不良反应、增加手术风险。如果病人全身肥胖需要抽吸全身大部分面积时，可以制订计划，分期分部位抽吸，每次抽吸以不超过20%体表面积为好。单次大剂量大面积抽吸皮下脂肪不是吸脂的好方法，因为这样增加了病人的生命危险。

（谷廷敏　石成方　李鑫　赵志力　隋志甫　常冬青）

第19章

会阴部整形

第一节　尿道下裂

一、概述

尿道下裂是生殖器常见的先天性畸形，该畸形的主要特征是：尿道外口开口于阴茎腹侧，大多数病人伴有不同程度的阴茎向腹侧屈曲畸形。该病常伴有泌尿生殖系统的其他畸形，如隐睾、腹股沟疝等，也可伴有其他系统的畸形，如脊髓脊膜突出、骶骨发育不良、肛门闭锁及并指、趾等畸形。

尿道下裂男女均可发生，主要见于男性，国外报道出生男婴中发病率为 3.2/1000（Sweet，1974），我国报道发病率约为（2～3）/1000。尿道下裂的患者由于尿道开口位置异常，阴茎屈曲畸形，导致病人站立排尿困难，性生活障碍等功能影响，严重影响患者的身心健康，给家庭带来巨大压力。因此，必须通过手术进行治疗。尿道下裂修复术的历史可追溯到公元 100 - 200 年间，迄今已采用了各种方法来修复，手术通常分为两期完成，一期矫正阴茎弯曲，二期尿道成形，目前，一期修复尿道下裂已广泛应用，本文主要探讨阴囊皮瓣修复尿道下裂。

二、临床表现及分型

尿道下裂的患者根据其尿道外口的位置，可分为 4 型。

1. 阴茎头型（龟头型）　尿道开口于阴茎头腹侧至冠状沟腹侧。正常尿道外口的解剖位置呈窝状开口，与异位的尿道外口不相通。大部分患者尿道远端有一段膜性尿道，尿道外口可因狭小而导致排尿线细而不畅，阴茎头较扁平，伴有轻度的屈曲畸形，腹侧无包皮，背侧被头巾样的包皮覆盖。由于尿道外口位置接近正常解剖生理位置，因此可以站立排尿，若阴茎头屈曲程度较轻，成年后可不影响性生活，但从生殖器外形美观的角度和尿道口正常开口位的要求来考虑，须手术矫正。

2. 阴茎型　尿道开口位于阴茎腹侧从冠状沟到阴茎根部的任何部位，尿道开口于阴茎腹侧中部较多见，患者可因尿道海绵体发育不全的严重程度而直接影响阴茎屈曲畸形的程度。尿道口愈靠近阴茎头，则阴茎弯曲愈轻，若用于提高阴茎，能站立排尿并能控制尿流方向。尿道愈靠近阴囊，则阴茎向腹侧弯曲愈严重，尤其勃起时更为明显，站立排尿时会溅湿衣裤，成年后性交困难。

3. 阴茎阴囊型　尿道开口于阴茎根部与阴囊交界处，阴茎发育不良并向腹侧严重弯曲。尿道海绵体发现纤维性变，形成一根粗硬的纤维带，从系带部伸向阴茎跟部。阴囊常未并合，若同时合并隐睾，颇似女性的阴唇。阴茎短小，甚至如阴蒂，小儿排尿时尿液呈扇形射出。不能站立排尿，成年后不能性交。

4. 会阴型　尿道开口于会阴部，阴茎高度弯曲，发育不良，阴茎被头巾样包皮和分裂的阴囊所遮盖，外观酷似女性。如合并隐睾，则为男性假两性畸形。此型患者常合并肛门及直肠畸形。

以上4型以阴茎型比例最高，阴茎阴囊型及会阴型最为严重，对严重阴茎阴囊型及会阴型的患者，有必要与肾上腺性征异常症、真两性畸形进行鉴别，可行染色体、17-羟、17-酮、B超等检查。由于尿道下裂患者都有不同程度的阴茎屈曲畸形，在纠正该畸形同时，尿道外口的位置会向近端移位，因此，分型应以回缩后的位置为标准。

三、手术时机及手术方法的选择

尿道下裂手术前应先确定患者的性别，排除女性假两性畸形和真两性畸形，对于合并隐睾，阴囊发育不良的患者应根据实际情况来制定手术方案。手术目的是矫正阴茎下弯畸形，重建尿道，使得异位的尿道开口移至阴茎头顶端，使患者能够站立排尿和完成性生活。

（一）手术年龄

尿道下裂的患者大多都伴有阴茎弯曲，阴茎发育不良，所以应尽早矫正阴茎弯曲畸形，使患儿阴茎发育不受限制，通常选择在2岁以前行阴茎下弯矫正术。阴茎完全伸直后，根据尿道缺损的长度来决定尿道成形的方法和手术时机。由于尿道成形手术较复杂，一般选择在学龄前完成，此时短小的阴茎和发育不良的阴囊都较2岁前得到适当的改善，能够提供足够的组织量，患儿也易于配合和护理。

（二）尿道成形的手术方法和选择

1. 尿道成形术的种类

尿道成形术的术式变化大，具有代表性的是Denis Broune的埋藏皮条法；Thiersch、Duplay的阴茎腹侧局部皮瓣法；Broadbent的阴茎侧侧包皮瓣法；Belman、张涤生的尿道延伸法；皮片膀胱黏膜移植法；李式瀛的阴囊纵隔瓣法；Ducket的MAGPI（尿道口前移、阴茎头成形）法；Hodgson和Ducket的背侧包皮瓣法。

2. 尿道成形术的选择

根据尿道下裂的分型，可以将尿道成形术的各种方法选择归纳如下：

（1）阴茎头型和阴茎型尿道开口接近于阴茎头端的尿道下裂，可以选用尿道口前移、阴茎头成形术、尿道延伸法或翻转皮瓣法。

（2）阴茎体型和阴茎阴囊型尿道下裂，可以采用一期完成阴茎下弯矫正结合包皮瓣或阴囊皮瓣尿道成形术，并行阴茎头整形。

（3）会阴型尿道下裂，可以采用阴囊皮瓣，必要时可加上包皮瓣成形尿道，但是此型患者通常阴茎严重发育不良，治疗效果不佳。

（4）埋藏皮条法、游离皮片、膀胱黏膜移植法，由于成形尿道的组织血运不佳，愈合不良，术后发生尿瘘和尿道狭窄的概率高达30%，所以应慎重采用。

四、手术方法

本章详细介绍阴囊皮瓣修复尿道下裂的方法。

（一）阴囊皮肤的应用解剖

阴囊皮肤存在多源性血供系统：来自阴部外浅动脉的阴囊前动脉在阴囊肉膜层内走行，分布于阴囊前外侧；闭孔动脉前皮支发出的阴囊外侧动脉分布于阴囊外侧中 1/3 的皮肤；阴部内动脉终末支之一的阴囊后动脉在阴囊后极处分为内、外侧支，前者分布于阴囊后外侧，后者分布于阴囊中隔区皮肤。这 4 组血管均在阴囊肉膜层走行，其终末支血管相互吻合，形成完整的动脉环路血管网，当阴囊皮肤主干血管切断后，仍可通过深层筋膜血管网供血。根据这个解剖特点，阴囊皮瓣的设计可以包含多重血供，皮瓣血运好。阴囊皮肤薄，柔软且弹性好，不影响阴茎勃起。术后阴囊暂时缩小，半年后由于睾丸重力的关系，阴囊逐渐扩展。

（二）手术方法

1. 阴囊纵隔皮瓣尿道成形术

（1）矫正阴茎下弯。

（2）切取阴囊纵隔皮瓣：绕尿道口向阴囊作二平行切口达会阴浅筋膜深面。长度较尿道口至阴茎头尖端距离略长 1.0 cm，宽度视患者具体情况而定。儿童为 1.2～1.5cm，成人为 2.0～2.5cm。从近肛门端开始向尿道口方向分离皮瓣，近尿道口端 1cm 皮下组织勿做过多分离，以免损伤蒂根部血管丛。直至皮瓣翻转至阴茎腹侧无张力为止。切除皮瓣基底部长 0.5cm 一段表皮，以免翻转后在该处形成盲袋。

（3）尿道成形：根据患者情况，用 8～14F 多孔硅胶管插入尿道作支架，用 5－0 可吸收线将包绕导管皮瓣从近端开始全层间断缝合成管状。皮管远端与尿道口间断缝合，近端向上翻转连同支架穿过预先用阴茎头打孔器或剪刀切割好的阴茎头隧道。用 3－0 丝线不穿透皮肤间断缝 3～4 针将皮管基底固定在阴茎白膜上，可防止该处向腹侧脱垂。将新尿道与阴茎头隧道口皮缘间断外翻缝合，并用阴茎头牵引线将支架管固定。

（4）覆盖创面：将阴囊皮肤向中线靠拢间断缝合，在摊开的包皮背侧作正中切口，成为两个瓣，移向阴茎腹侧，剪除多余皮肤，逐层缝合皮下、皮肤（图 19－1）。

2. 阴囊 L 形皮瓣一期尿道成形术

（1）矫正阴茎下曲，对已矫正阴茎下曲的二期手术，可在阴茎根部做弧形切口。

（2）切取 L 形皮瓣：以阴囊中缝为中心向两侧各切取 0.7～1.0cm 皮肤，从前向后达阴囊基底后斜向外侧。该皮瓣可分纵横两部，纵部由阴囊纵隔血管供养，血管蒂长，可达 4cm 左右，横部由阴囊后动脉内侧支供应，血管蒂短，约 2cm 左右。平行切开皮肤及肉膜达会阴浅筋膜深面，分离横部时可紧贴皮肤，切断短血管蒂，近中线处远离皮肤分离，保留纵部长血管蒂，在强光透射下，可较好保护阴囊纵隔的血管丛。

（3）尿道成形：用剪有侧孔硅胶管作支架，用 5－0 肠线或可吸收线将包绕支架管间断缝合形成尿道口，将新尿道穿过预先切割好的阴茎头隧道。固定于阴茎腹侧白膜及阴茎头隧道口皮缘。

（4）覆盖阴茎皮肤：以 3－0 丝线间断缝合筋膜、皮下及皮肤。

3. 阴囊纵隔双蒂岛状皮瓣修复尿道下裂

（1）矫正阴茎下曲。

（2）切取阴囊纵隔双蒂岛状皮瓣：沿尿道口两边向后作纵切口，宽 1.2～1.5cm，长度为阴茎下曲矫正后尿道口至阴茎头顶端距离长度的两倍，为 7～9cm，形成一个矩形皮瓣，厚度深达筋膜下，皮瓣两个血管蒂的建立：①在该皮瓣中部浅筋膜下向前游离皮瓣达尿道口，注意保护尿道口周围（尤其在纵隔部位）在浅筋膜内走行的血管，此为第一个血管蒂。

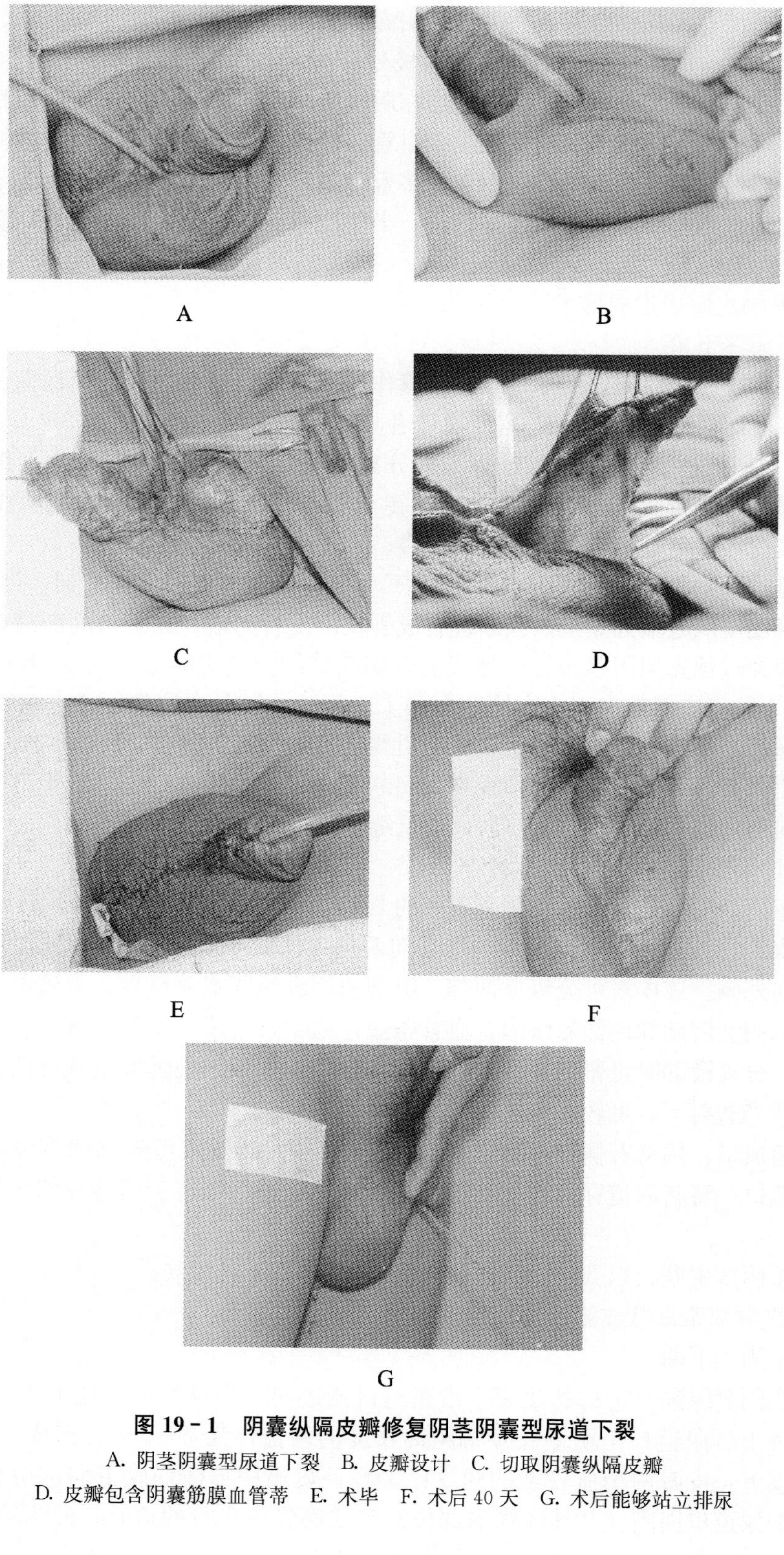

图 19－1　阴囊纵隔皮瓣修复阴茎阴囊型尿道下裂

A. 阴茎阴囊型尿道下裂　B. 皮瓣设计　C. 切取阴囊纵隔皮瓣

D. 皮瓣包含阴囊筋膜血管蒂　E. 术毕　F. 术后 40 天　G. 术后能够站立排尿

②在皮瓣末端离断皮肤，轻轻提起皮瓣的切缘，在充分保护纵隔内丰富血管的前提下，于浅筋膜下由两侧边向前游离直达皮瓣中部，必须保留纵隔血管与皮瓣联系，此为皮瓣的第二个血管蒂。此蒂的松紧度应以将皮瓣中部提起向拟修复的尿道部位翻转而无张力为标准。

（3）尿道成形：以皮瓣的前 1/2 段围绕置入的尿管皮面朝内用 6－0 Vircyl 线间断缝合成管状，要求必须严密整齐对合而无内翻。

（4）阴茎、阴囊缝合：尿道成形后，双蒂皮瓣的后 1/2 随尿道成形后也移位至阴茎腹侧，用 3－0 丝线或 6－0 Vircyl 线或 Dexon 线将该部浅筋膜与皮管浅筋膜和阴茎皮下组织间断缝合，使皮瓣与尿道紧密附着而覆盖之，边缘对应缝合以修复阴茎腹侧创面。阴囊供皮区直接缝合。

4. 阴囊皮瓣的优缺点

（1）优点

1）阴囊皮瓣有丰富血运，不易坏死、挛缩，手术成功率高。

2）阴囊皮瓣属直接皮肤动脉供血的轴型皮瓣，有感觉神经伴行，能制成带感觉的皮瓣，血管蒂长，操作方便。

3）阴囊邻近尿道，就近取材形成尿道十分方便。

4）阴囊皮肤薄且柔软，缺乏皮下脂肪，皮下为含有平滑肌致密结缔组织和弹性纤维组成的疏松、张力小、富有弹性的肉膜，成形的尿道延伸性好、易愈合、远期不易挛缩。

（2）缺点

1）形态臃肿，阴茎上抬稍受限。

2）皮瓣翻转成形尿道与原尿道口吻合处不平顺，导尿、尿道扩张时不易通过。

3）成形尿道可有毛发生长，继而可出现结石、排尿射精受阻。

五、手术精要

1. 选择血供丰富的组织重建尿道。血运丰富的皮瓣术后创面愈合能力好，发生尿瘘、尿道狭窄的可能性较低。此类方法有阴囊皮瓣、带血管蒂的包皮瓣等。

2. 成形的尿道与原尿道吻合时，应作三角瓣的嵌入缝合，以避免吻合口的环形狭窄。

3. 尿道成形后，阴茎腹侧创面的覆盖最好选用完整的皮瓣，切口缝合不应与尿道成形的缝合缘在同一水平上发生重叠，减少尿瘘的机会。

4. 尿流改道。尿液对成形的尿道具有刺激和腐蚀的作用，虽然可以插入硅胶导尿管，但是尿管的刺激往往也是造成尿瘘的原因之一。尿流改道的方法包括：耻骨上膀胱造瘘；会阴部尿道造瘘。造瘘管应保持通畅。

5. 精细操作。术中操作应精细，切忌粗暴，成形尿道的皮瓣或黏膜组织较薄，应选用显微外科器械或眼科器械进行操作，创面严格止血，避免术后血肿的形成。

6. 术后护理。术后应保持阴茎向上，对于成年男性患者可给予雌激素防止阴茎勃起，避免过早下床活动，密切观察再造的尿道开口有无渗血和渗液。

六、术后处理

1. 术后无特殊情况，应在 48 小时内拔出引流条，3～4 天后可敞开外敷料，保持局部干燥，同时用纱条从会阴至阴囊至阴茎腹侧至龟头挤压，排出尿道分泌物，每天 1～2 次，防止局部感染。术后8～10天拆线，观察排尿通畅后，可拔除膀胱造瘘管。

2. 术后应嘱患者多饮水，保持尿管通畅。

3. 术后保持大便通畅，告知患者排便时尽可能不要用力，以防尿液渗漏，增加感染机会。

4. 对于成年患者，为防止晚间阴茎不自主勃起，导致海绵体出血，可加用地西泮、雌激素等类药物。

七、手术并发症及其防治

尿道下裂术后发生并发症病例中，尿瘘、阴茎下弯、尿道狭窄的病例占了大半。

（一）早期并发症及防治

1. 局部组织水肿及皮下血肿　阴囊皮瓣转位形成新尿道术后均有不同程度的局部组织水肿，术后也可因小的皮下渗血而发生皮下血肿，这也是造成感染和尿瘘的因素之一，因此术中应仔细止血，手术结束时可以网眼纱布包绕阴茎，适当加压包扎。

2. 创口愈合不良　阴囊皮瓣边缘坏死致创口裂开，或有时形成痂下坏死导致尿瘘，其原因是：①皮瓣边缘较薄、血供不足；②缝合皮瓣时张力较大；③缝合过密、过紧或缝合线的刺激与组织反应；④局部渗血、漏尿及感染。因此缝合皮瓣时应尽量避免有张力，如皮瓣张力大可在阴茎背侧切开减张。如发现创口感染应尽早拆除缝线予以湿敷，以促进创口愈合。

3. 术后阴茎勃起　10岁以后，尤其青春期后的患者易发生，可引起出血、疼痛、甚至伤口裂开，可用雌激素注射及内服镇静剂，Duckett用亚硝酸异戊酯也取得了较好的效果。

4. 感染　包括手术局部感染及尿路感染。术前已有局部感染或尿路感染者应先抗炎治疗后再手术，术后常规给予抗生素，有膀胱造瘘者应每日膀胱冲洗。有感染者须作细菌培养以选择敏感、有效的抗生素。

（二）晚期并发症及防治

1. 尿瘘　这是术后最常见的并发症，其发生的潜在因素包括新尿道血供不良、尿道远端梗阻、缝线反应、新尿道周围积血或存在较多不健康组织、皮瓣血供不良、尿转流不充分、引流不畅、术后感染等。其预防应做好以下环节：①确保新尿道血运良好：保护好皮瓣血管蒂，蒂部要够长，转位灵活无张力；②皮下组织尽量严密、多层次、无张力缝合，为新尿道提供足够的软组织支持。皮肤、皮下与新尿道缝合线尽量远隔开；③经膀胱造瘘和新尿道引流应低位引流，防止过早排尿致尿外渗及分泌物淤积；④术后早期创口愈合不良应加强局部，特别要解除远端梗阻。

2. 尿道狭窄　多为前尿路狭窄。表现为尿线变细。早期发生考虑为炎症水肿所致，通过积极抗炎、消肿治疗可以控制。晚期发生多为局部瘢痕挛缩引起，开始可以行尿道扩张术，若无效，则须手术切除挛缩的瘢痕组织，重建缺损的尿道。

3. 阴茎下曲矫正不良及扭曲　常见原因有一期手术时有残余的下曲未矫正、新尿道太短、术后阴茎腹侧产生瘢痕挛缩。因此要求彻底矫正阴茎下曲、在设计阴囊皮瓣时，其形成尿道长度要较下曲矫正后尿道实际缺损长度长1～1.5cm。

4. 吻合口狭窄或成角　常见原因是新尿道与原尿道口环行吻合或新尿道与发育不良的末段原尿道口吻合。因此术中可将原尿道口腹侧纵剖开0.5～1.0cm，修剪成斜面再与新尿道吻合。

5. 新尿道毛发及结石形成　阴囊皮肤有毛发，成年后毛发生长可发生毛石。因此，术中应选用无毛发的皮肤，若有毛发生长时术中以电灼将毛囊破坏，或术前用激光脱毛机将手术区脱除毛发。

（龙云　朱辉）

第二节　阴道再造

一、概述

先天性无阴道（congenital absence of the vagina）或阴道闭锁（obliteration of the vagina）是一种先天性畸形，其发生率约为 1/5000。临床表现主要为青春期无月经初潮，或初潮后出现周期性下腹疼痛，或婚后性交不能。此外，还有部分两性畸形患者要求行女性化手术（feminizing surgery），或男性易性症患者要求行女-男（F－M）性别重塑手术（sex reassignment surgery，SRS）等，均需行阴道再造术。手术主要包括在膀胱和直肠间形成腔穴和腔壁衬里的重建，衬里重建的材料一般有上皮组织自然长入，带蒂肠袢或腹膜转移，皮片或羊膜游离移植，邻近或游离皮瓣移植等，各种方法均有其优缺点，有的方法业已淘汰，如上皮组织长入等。临床上应根据手术者的掌握程度和患者的实际情况决定采用何种方法。本章主要讨论整形外科常用的皮瓣移植法。

二、手术适应证

1. 先天性无阴道或阴道闭锁。
2. 女性假两性畸形。
3. 变性手术

三、手术前准备

1. 手术前按照肠道手术准备。
2. 手术前 3 天每天清洁会阴部。
3. 手术前 1 天开始进流质饮食，会阴部及供皮区备皮。
4. 手术前 1 天服用广谱抗生素及肠道抑菌药物。
5. 手术前晚和术晨作清洁灌肠。

四、带蒂皮瓣行阴道再造术

（一）小阴唇一前庭三瓣法阴道成形术

1. 禁忌证

（1）变性手术。

（2）小阴唇较小或发育不良患者。

2. 手术方法

（1）术前设计三个皮瓣，即两侧小阴唇皮瓣及前庭后皮瓣。

（2）先将前庭后皮瓣掀起，然后在前庭部作“X”形切口，可以采用双指分离或液压法分离出阴道腔穴，用盐水纱条填塞分离出的阴道腔穴以压迫止血。

（3）以阴唇外侧为皮瓣蒂部，远端为阴道口，切开两侧的小阴唇，直达分离出的阴道口。

（4）将小阴唇皮瓣内外均展平，形成小阴唇瓣。

（5）将形成的双侧小阴唇皮瓣及前庭皮瓣顺次缝合成袋状，远端缝合形成盲端。

（6）取出填塞的纱条，仔细检查无明显渗血后，将成形的袋状皮管皮面向内侧翻转送入已形成的阴道腔穴内，填塞碘仿纱条，注意填塞纱条应压力适当，以皮瓣与阴道腔穴面贴合为宜（图 19－2）。

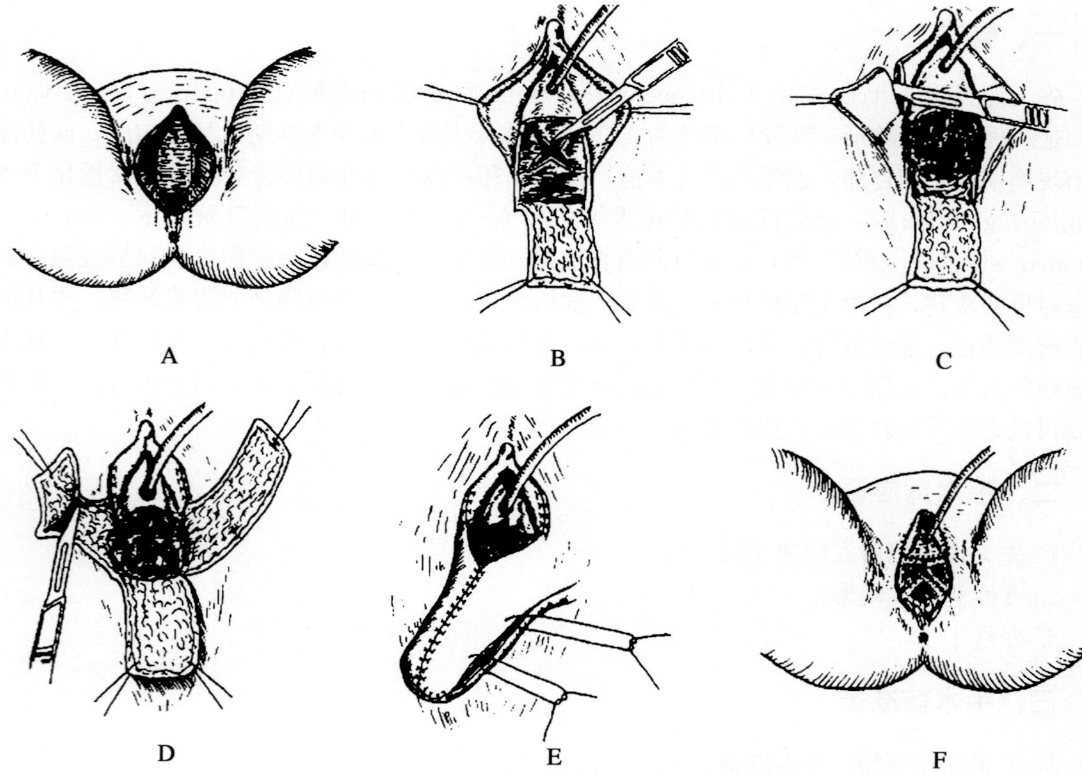

图 19－2　小阴唇—前庭三瓣法阴道成形术

A. 术前设计　B. 掀起前庭后皮瓣　C. 切开两侧小阴唇瓣　D. 分离阴唇皮瓣
E. 将三瓣缝合成袋状　F. 将袋状皮瓣内翻送入阴道腔穴中，成形阴道

（二）阴股沟皮瓣阴道成形术

1. 禁忌证

（1）皮瓣供区外伤，瘢痕增生、挛缩。

（2）皮瓣供区过于肥胖，去除皮下脂肪后影响皮瓣血运者。

2. 解剖基础

阴股沟皮瓣的前界为过耻骨联合的水平线，后界为两侧坐骨结节连线，内侧为大阴唇的外侧缘，外侧为自大阴唇外侧缘向大腿内上方延伸 5cm 所包括的范围。阴股沟皮瓣的主要血供来自阴唇后动脉外侧支、闭孔动脉前皮支及阴部外动脉。阴股沟皮瓣的神经支配主要来自髂腹股沟神经、阴唇后神经及股后皮神经会阴支。

3. 手术方法

（1）皮瓣设计：在两侧阴股沟分别设计宽 5cm，长 10～12cm 类似三角状皮瓣，上端为鱼嘴状，下端为鱼尾状，尾部远端需保留 3cm 的皮下蒂。

（2）于设计阴道口处作“X”形切口，可以采用双指分离或液压法分离出阴道腔穴，用盐水纱条填塞分离出的阴道腔穴以压迫止血。

（3）按照设计线切开皮肤，在深筋膜层由上向下分离，形成包括阴唇后动、静脉及会阴神经分支的皮下蒂岛状皮瓣，双侧蒂部约 5cm×3cm 皮肤去表皮，掀起阴股沟皮瓣，注意保留蒂部 3cm 长的皮下组织蒂。

（4）沿切口内侧缘向阴道腔穴分离，形成可容纳皮下蒂通过的阴唇下隧道。将两侧皮瓣通过阴唇皮下隧道转移至阴道口。

（5）将两侧皮瓣皮面朝内边缘互相对合，用可吸收线或间断缝合皮瓣边缘形成皮管，远端缝合形成盲端。

（6）取出填塞的纱条，仔细检查无明显渗血后，将成形的袋状皮管皮面向内侧翻转送入已形成的阴道腔穴内，使皮瓣组织面与腔穴组织面相互紧贴而成为阴道。

（7）皮瓣蒂部鱼尾状形成的 4 个三角瓣与阴道口“X”样切口的 4 个三角瓣交叉相对合，形成的阴道不易挛缩。阴道内填塞碘仿纱条。

（8）皮瓣供区创面直接缝合。由于愈合后切口瘢痕与阴股沟皱襞相重合，瘢痕不明显，对外阴形态不会有太大的影响（图 19－3）。

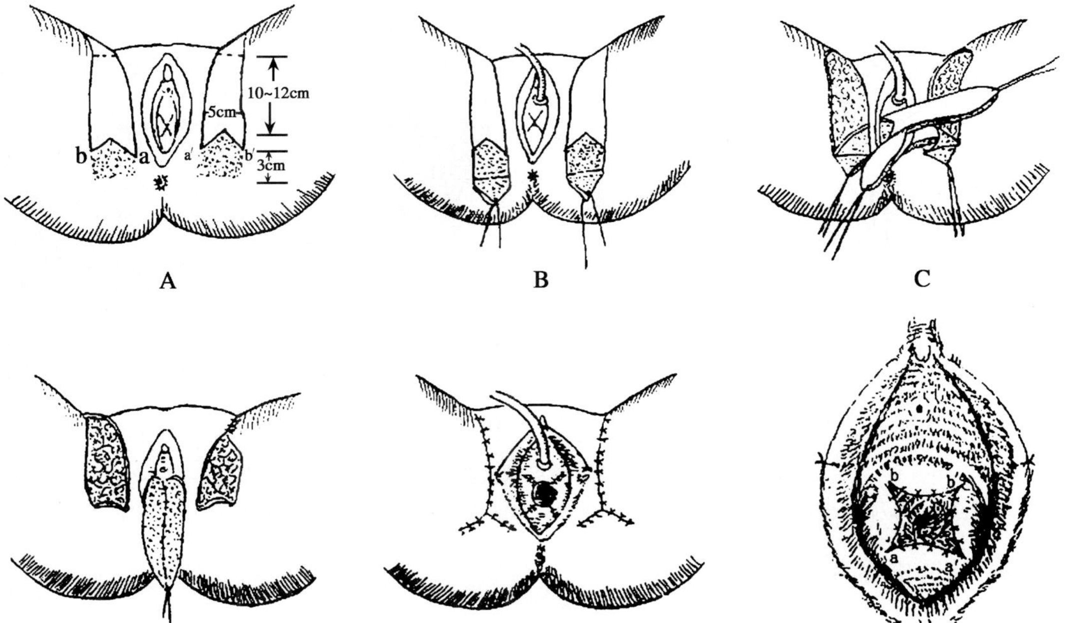

图 19－3　阴股沟岛状皮瓣阴道成形术

A. 皮瓣设计　B. 蒂部皮肤去表皮　C. 将皮瓣通过皮下隧道转移至阴道口　D. 将皮瓣翻卷缝合成袋状
E. 将袋状皮瓣内翻送入腔穴中成形阴道　F. 4 个三角瓣交叉对应缝合，形成不易挛缩的阴道口

（三）下腹壁岛状皮瓣阴道成形术

1. 禁忌证

（1）皮瓣供区外伤，瘢痕增生、挛缩。

（2）腹壁脂肪堆积，去除皮下脂肪后影响皮瓣血运者。

2. 解剖基础

腹壁浅动脉起始于股动脉与腹股沟韧带交点下约 1.5cm，向上越过腹股沟韧带，上行分为内侧支朝向脐部，外侧支与旋髂浅动脉分支吻接。

3. 手术方法

（1）皮瓣设计：从腹股沟韧带与股动脉交点处向上方 9～10cm，设计长 8～10cm、宽 10～11cm 的菱形皮瓣。皮瓣底边有 9～10cm 长的筋膜血管蒂，蒂愈宽血供愈佳。在皮瓣远端同时设计一个 3cm 半径的圆形皮瓣，以此瓣封闭阴道顶端。

（2）按设计线从深筋膜下切取皮瓣，皮面向里，将皮瓣缝合成管状，皮瓣底边与半圆形皮瓣缘对拢缝合，封闭阴道顶端以成盲端。

（3）在腹壁皮瓣蒂部的内侧，将腹股沟韧带附着在耻骨结节处的纤维作部分切断，沿耻骨结节及其上支内侧面向阴道方向作钝性分离，形成能容皮管通过的隧道。将预制的皮管引进隧道，再经阴道腔穴引至阴道外口，皮下蒂留在隧道内。经检查确定皮管进入阴道腔穴的方位合适、蒂无扭转或过紧。将蒂部组织（避开血管）与耻骨膜或韧带边缘缝合固定数针，以避免蒂部组织受重力牵拉而过紧。切断的部分韧带原位缝合。皮管口边缘与阴道口创缘缝合，阴道内置碘仿纱条，并作阴道口对应缝合固定，防止内置敷料脱出（图 19－4）。

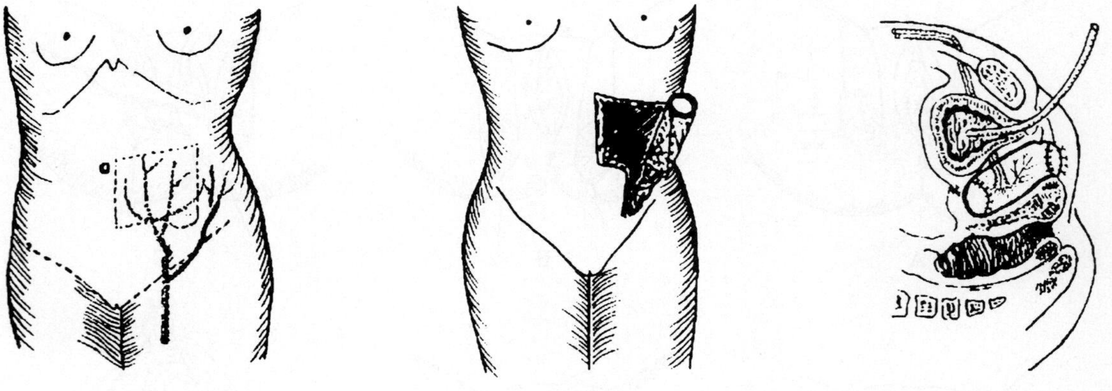

图 19－4　下腹壁岛状皮瓣阴道成形术

A. 皮瓣设计　B. 将皮瓣翻卷缝合并封闭阴道顶端　C. 将管状皮瓣通过耻骨后隧道转移至阴道腔穴内成形阴道

（四）脐旁皮瓣阴道成形术

1. 禁忌证

（1）皮瓣供区外伤，瘢痕增生、挛缩。

（2）腹壁脂肪堆积，去除皮下脂肪后影响皮瓣血运者。

2. 解剖基础

腹壁下动脉自髂外动脉起始后，经腹股沟韧带中、内交界处，斜向内上抵达腹直肌外侧缘，于半环线的前方进入腹直肌鞘，向上走行于腹直肌后鞘于腹直肌之间，在平脐部有分支与腹壁上动脉吻合。腹壁下动脉从始发部至入肌点间的距离为 10.8mm，在向上行走途中发出分支穿过前鞘的内外两侧，在深筋膜下层与来自 7～12 肋的肋间动脉和腹壁上动脉的属支吻合，再通过浅筋膜和真皮下血管网供养上腹部和腹外侧皮肤。腹壁下动脉起始部外径为 2.36mm，伴行静脉为 2.5mm。

3. 手术方法

（1）皮瓣设计　于腹壁一侧画出腹直肌体表投影线，于脐上 2cm 旁开 2cm 设计长 8～10cm、宽 10～11cm 的皮瓣。在皮瓣下缘内侧设计长 2cm，宽 3cm 的半圆形皮瓣，用以封闭阴道顶部。皮瓣上缘设计两个宽 3cm 的等边三角形皮瓣，用以深入阴道口缝合，以防止阴道口挛缩狭窄。

（2）岛状皮瓣形成　经腹直肌切口切开腹直肌前鞘，在腹直肌后方解剖出腹壁下动静脉主干，沿血管主干上行，延长腹部切口抵达皮瓣下缘。在分离形成血管蒂时，应将血管入肌点以上长约 5cm 的一条腹直肌包含在内形成肌袖，以免损伤血管主干及分支。然后，按皮瓣设计线自上而下掀起，形成以腹壁下动脉为蒂的上腹壁岛状皮瓣，并将其翻卷缝合成筒状。

（3）阴道成形　将筒状皮瓣和血管蒂通过耻骨后隧道转移至阴道腔中形成阴道，封闭阴道顶和腹膜，同时将皮瓣与腔穴口缝合形成阴道口（图 19－5）。

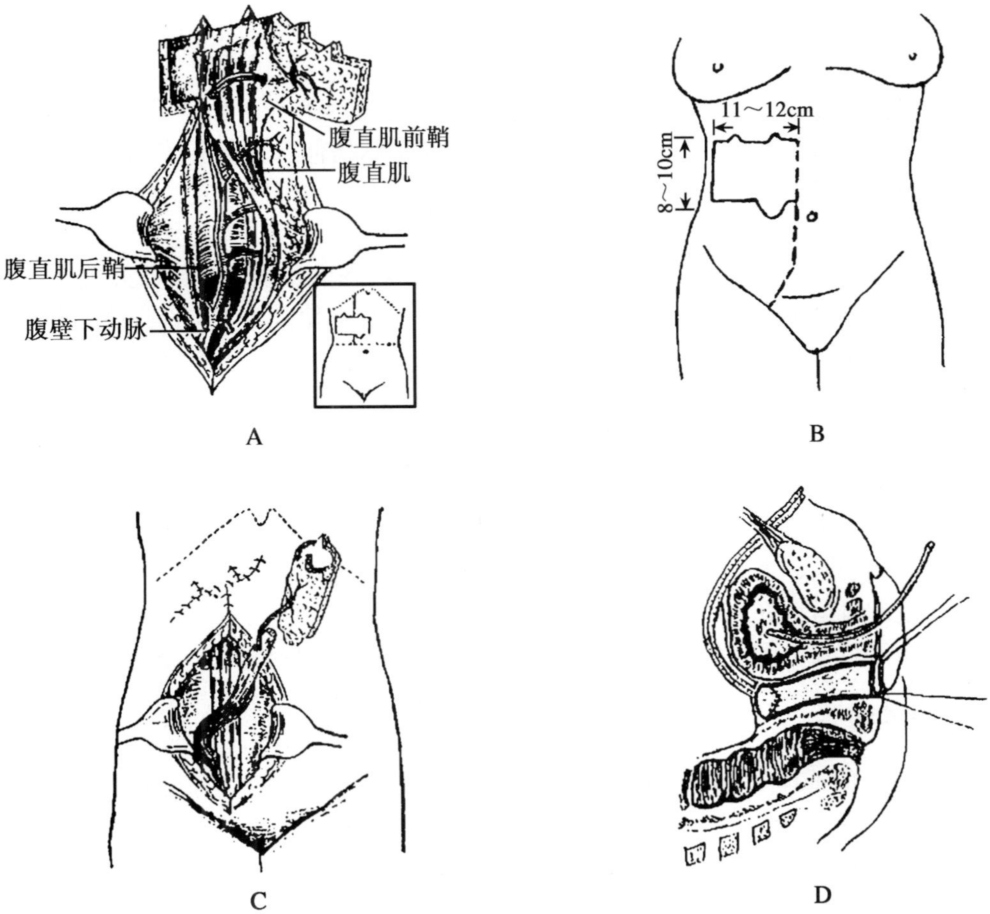

图 19－5　上腹壁岛状皮瓣阴道成形

A. 腹壁下动脉走向　B. 皮瓣设计　C. 将岛状皮瓣翻卷缝合成筒状　D. 阴道成形并封闭阴道顶

五、游离皮瓣阴道再造术

（一）适应证

1. 先天性无阴道或阴道闭锁。
2. 假两性畸形。
3. 睾丸女性化综合征。
4. 变性手术。
5. 盆腔脏器根治术后患者。
6. 肥胖患者或腹部及会阴部大面积瘢痕者。

（二）禁忌证

1. 皮瓣供区外伤，瘢痕增生、挛缩。
2. 缺乏显微外科技术及设备条件者。

（三）手术方法（以足背皮瓣为例）

1. 术前设计　术前以多普勒血流探测仪测量血管蒂与受区吻合血管长度，血管蒂长需大于一侧阴道外口至同侧受区血管吻合体表直线距离 1～1.5cm。以皮瓣轴型血管为中心于足背或小腿后侧设计血管蒂长 8～10cm，面积 10cm×10cm 的皮瓣，皮瓣远端、近端略呈四齿锯齿形。

2. 阴道造穴　患者取截石位，以处女膜痕迹为中心做两条 4cm 长“X”状切口，切开皮肤与黏膜、纤维索条组成 4 个黏膜皮肤三角瓣。以左手示指伸入直肠监护，右手先单指后双指向内于直肠于膀胱尿道间钝性分离出宽 3 横指，深 10cm 的阴道腔穴。检查尿液清亮，直肠无血迹后暂以肾上腺素纱布填塞腔穴。

3. 受区血管准备　于一侧大腿根部作 5cm 长切口显露大隐静脉，旋股外侧动脉及股外侧皮神经；或于耻骨联合上 3 横指沿脐旁线向上作 4cm 长纵切口，于腹直肌深面及外侧分离出腹壁下动、静脉及髂腹下神经。经上述切口沿皮下向同侧阴道腔穴侧壁作潜行分离，形成 1.5cm 宽皮下隧道。

4. 游离皮瓣形成并缝合成皮管　按设计切取含足背中间皮神经的足背皮瓣或含腓肠外侧神经的小腿后侧皮瓣，将皮瓣皮面向内翻转缝合成皮管。

5. 阴道再造　将皮管远端封闭形成盲端植入阴道腔穴。皮瓣之血管神经蒂经皮下隧道与受区的旋股外侧动脉、大隐静脉及股外侧皮神经或腹壁下动及伴行静脉和髂腹下神经行端端吻合。确认皮瓣血运良好后，皮瓣外口与阴道前庭四个黏膜皮肤三角瓣交错缝合。再造阴道内以碘仿纱布卷填塞。受血管区切口直接缝合。供瓣区创面植皮修复。

六、手术精要

1. 手术时机的选择　一般在患者成年后行阴道再造术，但是对于有正常子宫或功能性子宫，有月经但不能排出或有周期性腹痛的患者，应尽早手术。

2. 皮瓣的选择　再造阴道的皮瓣应选择血管位置、走行相对恒定、口径较大，供区隐蔽，无明显继发畸形，皮瓣薄而柔软，不臃肿。

3. 阴道造穴　阴道造穴时应插入尿管，并有一助手或术者始终将一指深入直肠内，帮助了解尿道和直肠的位置，也可向尿道膀胱与直肠间隙结缔组织中注入含有肾上腺素的盐水，形成“水垫”，可以起到分离组织和止血的作用。

4. 手术操作　术中操作需要精细，并对会阴部和皮瓣供区的解剖比较熟悉，切忌操作粗暴，以免造成皮瓣的血供损伤和尿道、直肠的损伤。

5. 术后处理　术后患者一般需要长期佩戴阴道模具或者采用阴道扩张棒扩张再造大阴道，以防止阴道挛缩和狭窄，放置模具时应涂抹润滑剂，使用阴道扩张棒时应从小号逐渐过渡到中号，操作时以患者能够承受为限，切忌粗暴，以免损伤再造的阴道壁。

七、术后处理

1. 术后留置导尿管 1～2 周，并行膀胱冲洗。
2. 术后三天进流质饮食，后可逐渐改为无渣半流质饮食。
3. 术后保持大便通畅，必要时可服用缓泻剂及清洁灌肠。
4. 术后 10～18 天可取出阴道内填塞的碘仿纱条，并及时更换敷料。
5. 术后 12～14 天可根据皮瓣成活情况逐步拆线，并清洁阴道。
6. 术后需长期佩戴阴道模具 6～12 个月以防止再造的阴道挛缩直至有正常的性生活。

八、并发症及处理

（一）术中并发症

1. 直肠破裂　是阴道再造术中最常见的术中损伤，发生率 4%～5%，术中应注意防范，发生后应及时正确处理。阴道造穴是阴道再造手术成功的基础。阴道造穴的位置应该在阴道外口与会阴联合前缘之间，也就是阴道前庭的正中。如果尿道口位置较低，则造穴的位置可偏向会阴联合的前缘，即前庭靠肛门侧。手术时，可先用硬膜外穿刺针在前庭正中刺入，然后在尿道、膀胱和直肠之间注入生理盐水混合液 100～200ml（即在 200ml 生理盐水中加入垂体后叶素 6U，肾上腺素 0.1 mg），使尿道膀胱与直肠间隙结缔组织中形成“水垫”，并可以起到分离组织和止血的作用。然后再作人工阴道造穴可减少对直肠及尿道膀胱的损伤，同时可大大减少出血。分离时，先用大弯钳在手指指引下分离，3～4cm 深时，创口可容两指时应用手指作钝性分离，可用两手指深入创口作上下或左右的分离，分离的方向可按骨盆轴方向进行，或与尿道内导尿管方向平行分离，当手指分离不够深时，可用卵圆钳分离，但术者另一手的示指和中指应放在创口内保护直肠。

有的两性畸形患者，由于生殖器官发育畸形，盆底会阴部发育差，尿道、膀胱与直肠间隙非常小，也极易在分离时造成直肠破裂，此类病人最好采用开腹肠道阴道成形术，在分离穴道时可以从盆腔会阴双向会师，则可最大限度地避免损伤直肠或尿道膀胱。

如果直肠一旦损伤破裂，应立即进行修补，方法是：术者一示指伸入肛门，将直肠破裂口顶起，助手用拉钩将阴道造穴口拉开显露直肠破裂口，然后用 3－0 可吸收线作肌层及黏膜下层缝合，缝线不穿透肠黏膜，再用 1 号丝线作为加固包埋缝合，最后再用可吸收线将结缔组织作间断或者连续缝合，覆盖破口缝线，以利破口的修复，完成直肠修补后再继续行人工阴道成形手术。

术后宜禁食 5～7 天，口服肠道抗生素及静脉用抗生素，防止感染和肠瘘形成，静脉补充营养。

如仍形成直肠阴道瘘，则应等半年后再酌情行直肠阴道瘘修补术。

2. 尿道、膀胱损伤

在人工阴道造穴时，预先置留了气囊导尿管，尿道走行方向可清楚扪及，而膀胱是处于空虚状态，所以尿道和膀胱的损伤较少见，为了使尿道容易扪及，置留的导尿管可稍粗一些，以16号和18号为宜。

如果术中发现损伤了尿道应立即进行修补。方法是：显露损伤部尿道，此时一般可以看见或触及导尿管。先用2-0或3－0的可吸收缝线间断缝合尿道破口的黏膜下层，缝针不要穿透尿道黏膜，然后再用1号丝线间断褥式缝合尿道肌层及肌层外的筋膜层。术后保留尿管5～7天。

膀胱损伤处理方法是：显露膀胱破口，用2-0或3-0的可吸收线间断褥式缝合膀胱黏膜下层，缝合膀胱破口，同样应注意缝线不要穿透膀胱黏膜层，以免日后形成结石中心。用1号丝线间断或连续缝合膀胱肌层，再经尿道导尿管注入稀释的亚甲蓝液，观察修补处有否渗漏，如有则加固缝合数针，直到不漏为止。术后用抗生素预防感染5～7天，留置导尿管7天，会阴擦洗护理。

3. 阴道造穴口出血

阴道造穴是将尿道膀胱与直肠间隙之间的结缔组织中打一隧道，由于会阴部及盆底血运丰富，静脉丛多，术中出血较多，术后有时形成血肿，可影响阴道壁的愈合。可采取注入含肾上腺素盐水方法以减少出血。遇到活动性出血，应找到出血点，钳夹后结扎止血或缝扎止血。如仍有少许渗血，可用湿纱布垫压迫止血。

（二）术后并发症

1. 阴道瘢痕挛缩、狭窄

瘢痕挛缩是阴道再造术后最常见的并发症。严重时会影响人工阴道的深度和宽度，甚至造成人工阴道手术失败。为了防止瘢痕挛缩，在人工阴道形成后，在再造阴道内长期放置阴道模具，短则3～5个月，长则1～2年。这种方法患者往往难以坚持且效果不好，给患者在日常生活中带来痛苦和不便。如果采用人工阴道扩张的方法可以取得更好的效果。从术后第15天左右开始，至术后30天左右。即当人工阴道内拔出纱条后，将人工阴道放置的阴道模具，改为用阴道扩张棒扩张人工阴道。因为主动的扩张阴道，对组织有牵拉扩张作用，帮助恢复组织的弹性和韧性。应在专业医师指导下扩张阴道。刚开始时用示指伸入人工阴道内，慢慢行抽动式的扩张，特别是人工阴道的顶端，稍稍用力顶压，以患者能承受为度，每天扩张1次。每次5～10分钟。数天后，感觉人工阴道变松些了，就可增加用两个手指（示、中指）扩张，再过几天，两根手指扩张较松时，就可改用小号阴道扩张棒戴上避孕套扩张。同时教会患者使用阴道扩张棒。术后30～60天，人工阴道变得较宽较深，弹性也较好。此时可改用大号扩张棒扩张。术后3个月，此时人工阴道瘢痕进一步吸收软化，阴道宽松且深，阴道黏膜呈淡红色，开始出现皱襞和乳白色分泌物。此期可以性交，如有较规律的性生活，则可不用再扩张阴道，如无性生活，则可每周扩1～2次。

对经扩张治疗无效，阴道深度仍小于5cm者，应考虑重新行人工阴道再造术。

2. 阴道口挛缩

较少见，一般出现在男性假两性畸形阴道再造术后。男性假两性畸形患者，因无阴道前庭，其人工阴道开口在会阴部，会阴部皮肤在术后极易形成瘢痕挛缩。治疗的方法主要是利用扩张棒进行扩张，对扩张无效者，可考虑手术将狭窄的阴道口纵行切开，横行缝合，然后再配合术后扩张治疗。但手术要等到术后半年瘢痕软化期后进行。

3. 直肠阴道瘘

直肠阴道瘘的形成多是在术中直肠破损，虽经修补，但仍未能愈合而形成。此时，因组织炎症和水肿，伤口难以愈合，不应急于作修补术。可采用全身抗感染治疗，以口服肠道抗生素为主。局部用 0.1%聚维酮碘（碘伏）或 1∶5 000 高锰酸钾液冲洗阴道，同时用手指或模具扩张阴道，以免阴道挛缩。3～6 个月后，瘘口处炎症水肿消退，瘘口缩小，此时再行瘘口修补术。

直肠阴道瘘的修补方法是：常规肠道准备后，膀胱截石位，术者右手示指插入肛门，将瘘口顶起，阴道拉钩拉开阴道口，显露瘘口，用尖刀距瘘口边缘 0.5～1cm 作环形切口，深达直肠黏膜下层，向心分离阴道黏膜，游离瘘口缘，瘘口边缘不切除，然后再沿切口作离心分离阴道黏膜，然后将游离的瘘口缘提起用 1 号丝线结扎，关闭瘘口，再用 1 号丝线间断褥式缝合瘘口周围的结缔组织，包埋瘘口，最后用可吸收线缝合瘘口的阴道黏膜。术后禁食 3～5 天，静脉补液或进流食，禁大便 5 天。

（龙云　朱辉）

第三节　阴茎延长术

一、概述

阴茎延长术是治疗阴茎发育不良症、小阴茎畸形及外伤性阴茎部分缺损的主要术式。许多患者由于阴茎短小产生强烈的自卑感，有的阴茎短小的患者在性生活时难以让女方达到性高潮，因此他们都希望通过阴茎延长术来解决这些问题。

中国正常成人阴茎的长度在常态下为 4.5～11.0cm，平均长度为 7.1cm±1.5cm，周径为 5.5～11.0cm，平均周径为 7.8cm±0.7cm；勃起时的长度为 10.7～16.5cm，平均为 13.0cm±1.3cm，周径为 8.5～13.5cm，平均为 12.2cm±1.2cm。若阴茎勃起时的长度小于 10cm，且性生活不和谐者，根据患者要求可行阴茎延长术。

二、病因

（一）阴茎发育障碍

1. 小阴茎　小阴茎的病因包括低促性腺激素的性腺功能减退（hypogonadotropic hypogonadism）、高促性腺激素的性腺功能减退（hypergonadotropic hypogonadism）和原发性小阴茎。其中最常见的原因是低促性腺激素的性腺功能减退，患者同时可伴有某些综合征，如 Kallmann、Prader-Willi、Lawrence-Moon-Biedl 综合征等。正常男性外生殖器于胚胎期的前 12 周完成，阴茎发育分为 3 个阶段。第一阶段为生殖结节期，阴茎于会阴部类似小丘，长 8～15mm；第二阶段为阴茎体期，阴茎拉长呈圆筒状，长 16～38mm，尿道沟延至阴茎头；第三阶段于胚胎的第 3 个月，尿道发育完成，阴茎长 38～45mm. 胚胎第 4 个月后，阴茎逐渐增长。

阴茎的发育受到激素的调控。胎盘产生的绒毛膜促性腺激素（HCG）、腺垂体合成并分

283

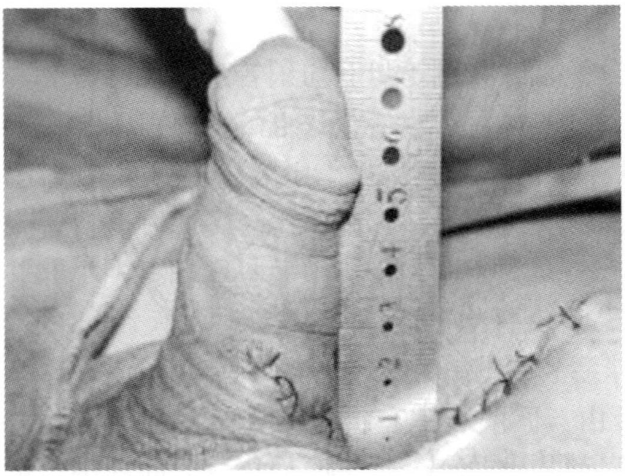

图 19－10　术毕阴茎常态下长 7.5 cm

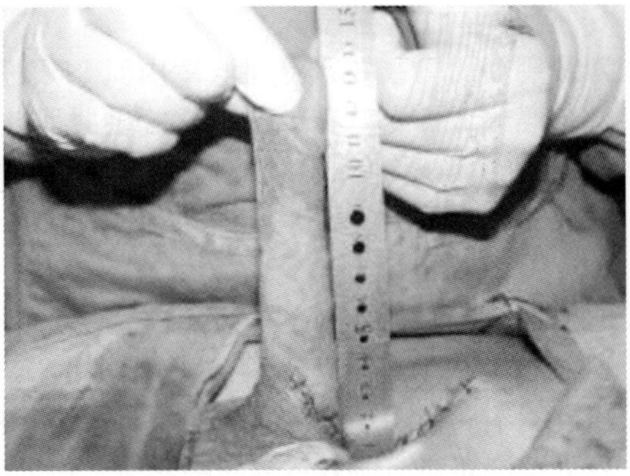

图 19－11　术毕阴茎牵拉状态下长 14 cm

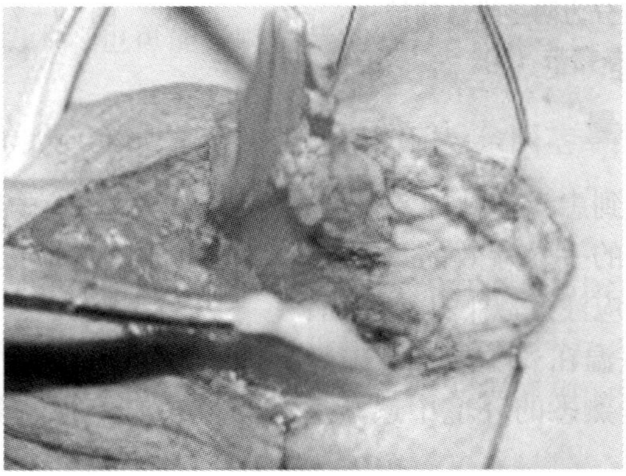

图 19－12　耻骨弓两侧的脂肪瓣

五、诊断

根据测量阴茎的长度、周径，若阴茎长度小于 10cm，即可作出诊断。但同时应仔细检查患者的第二性征、性腺发育情况，尿道开口，睾丸是否已完全下降至阴囊内等判断患者是否合并其他泌尿生殖系畸形，必要时可检查染色体。

六、手术适应证

1. 阴茎发育不良症　成年男性若阴茎勃起状态下长度小于 10cm，且性生活不和谐者，根据患者的要求可行阴茎延长术。

2. 阴茎部分缺损　此类患者阴茎海绵体发育基本正常。可以先行阴茎延长术，切断全部阴茎浅、深悬韧带，甚至可以分离至阴茎海绵体脚，使得埋藏于耻骨联合前的阴茎海绵体游离出来，再利用腹部皮瓣、腹股沟皮瓣或阴囊皮瓣来包绕外露的阴茎海绵体创面。用这种方法替代阴茎再造术，不仅可以有效地延长阴茎的长度，还使得术后阴茎具有正常的感觉和勃起功能。

3. 小阴茎畸形　在幼儿期及青春期行内分泌治疗后阴茎的长度及周径仍大大低于正常，可行阴茎延长及增粗术来改善阴茎形态。

4. 隐匿性阴茎或阴茎隐匿转位　在行隐匿性阴茎矫正术或阴茎隐匿转位矫正术的同时切断阴茎浅、深悬韧带，能够使阴茎充分延伸，使术后阴茎的形态更加满意。但同时应注意有无尿道的缺损或开口异常。

5. 阴茎静脉性勃起功能障碍　在行阴茎背浅、深静脉结扎的同时行阴茎延长术可以取得更好的效果。

七、手术方法和步骤

（一）术前准备：术前行会阴部备皮，测量阴茎在常态下及勃起状态下阴茎的长度和周径，术前谈话告知患者及家属术后阴茎根部位置可能稍向下移，短期内阴茎根部可能出现凹陷。

（二）麻醉：根据患者的年龄来选择麻醉方式，通常采用硬膜外麻醉或者全身麻醉。

（三）体位：仰卧位。

（四）各种手术方式及步骤

1. 阴茎残端延伸法

适用于阴茎部分缺损而阴囊大部分保留患者。

（1）阴茎头部牵引，于阴茎残端的根部作环形切口。

（2）彻底切除和松解阴茎根部的瘢痕和纤维条索组织，使得阴茎海绵体充分松解，延伸。

（3）于阴茎根部的两侧各设计一个大小相同而方向相反的三角形皮瓣，皮瓣的大小根据外露的阴茎海绵体创面大小来决定。

（4）游离两侧三角形皮瓣皮下，注意保护皮瓣的蒂部。

（5）将两侧的三角形皮瓣旋转包绕阴茎海绵体创面后，缝合切缘，皮瓣供区直接拉拢缝合（图 19－13）。

2. 耻骨弓前海绵体延伸法（龙氏阴茎延长术）

此术式由龙道畴教授于 1984 年率先开展。此术式避开了阴茎背动脉和阴茎背神经，术后性功能不受影响，同时术中结扎了部分阴茎背浅静脉，使得某些阴茎静脉性勃起功能障碍患者的勃起功能得到改善。

（1）切口设计

1）于耻骨联合处作“M”形切口，行“Y－Z”形缝合或“X”形缝合。

2）于耻骨联合处作“V”形切口，行“X”形缝合。

3）于耻骨联合处作倒“V”形切口，行倒“Y”形缝合（图 19－14）。

（2）按照设计切口切开皮肤全层，逐层向下分离，暴露阴茎浅悬韧带。

（3）牵拉阴茎头部，使得阴茎悬韧带有一定张力，分离悬韧带两侧的浅筋膜和疏松结缔组织。

（4）剪断阴茎浅悬韧带后可以看到其下方的阴茎深悬韧带，剪断深悬韧带，将阴茎海绵体分离至耻骨弓，必要时也可分离部分并继续分离部分海绵体脚，使原固定于耻骨下支的阴茎海绵体充分分离，以使阴茎更为延伸。

（5）创面彻底止血，必要时可缝扎阴茎背深静脉。游离耻骨弓两侧的脂肪组织及结缔组织形成两个组织瓣，将这两个组织瓣填塞于阴茎浅、深悬韧带切断后，耻骨弓前的空隙处，

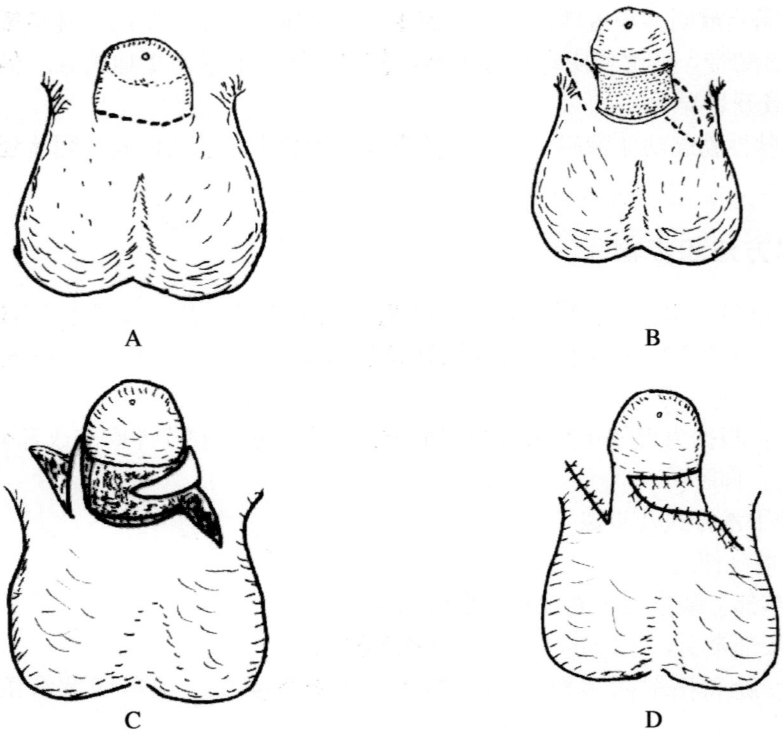

图 19－13　阴茎残端延伸法

A. 阴茎残端根部切口　B. 松解、切除阴茎根部瘢痕，设计两个大小相同而方向相反的三角形皮瓣　C. 皮瓣转位　D. 缝合切口

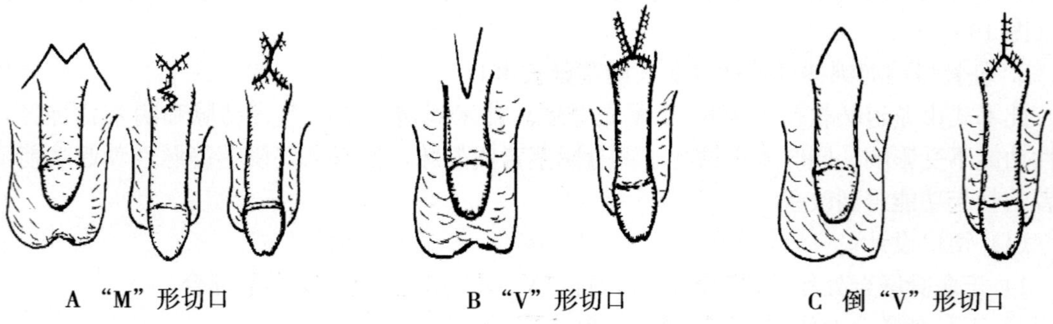

图 19－14　耻骨弓前海绵体延伸法

A. “M”形切口，行“Y－Z”形缝合或“X”形缝合　B. “V”形切口，行“X”形缝合　C. 倒“V”形切口，行倒“Y”形缝合

并缝合固定于耻骨联合的骨膜上，这样即消灭了死腔又能够防止韧带的再次粘连。

（6）按照切口设计分层缝合切缘。

八、手术精要

（一）阴茎浅深悬韧带的分离

在既往的阴茎延长术式仅切断阴茎浅悬韧带或部分深悬韧带，而对阴茎海绵体分离范围和其稳定性没有解剖学上的依据。我们通过尸体解剖和临床实践发现阴茎根由漏斗韧带、悬韧带和阴茎海绵体脚的游离部组成，全长约为 7.67 cm，此长度即为阴茎延长手术时离断韧带后可能释放的最大长度。切断阴茎海绵体脚游离部后由于阴茎海绵体脚骨性附着部附着于耻骨弓和两侧的坐骨支，并有坐骨海绵体肌和腱膜覆盖，从而在阴茎勃起时，仍能够保持阴茎的勃起强度和稳定性。随访并未见阴茎发生缺血坏死等严重并发症，提示这剥离长度是安全的。可以较既往的阴茎延长术式再将阴茎海绵体延伸 1～2 cm（图 19－15、图 19－16）。

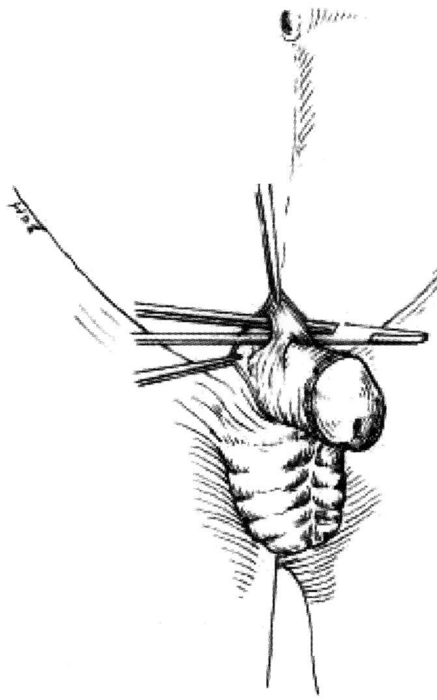

图 19－15　显露并离断阴茎浅悬韧带

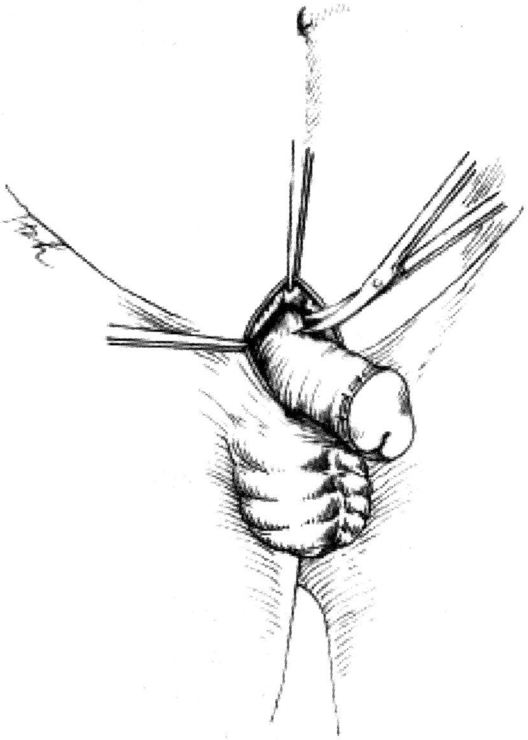

图 19－16　离断深悬韧带，结扎深面的阴茎背深静脉

切断韧带时，必须贴近耻骨联合进行，以免损伤阴茎背动脉和神经；完全离断悬韧带后部时，必然牵涉耻骨弓状韧带和其下方的阴茎背深静脉，此处必须小心缝扎止血。从耻骨下支剥离阴茎海绵体脚时，应该限制在海绵体脚前 1/3，以避免伤及阴茎深动脉。

（二）耻骨前间隙的处理

阴茎延长术式中切断了阴茎浅深悬韧带后，在耻骨前形成了一定的腔隙，如果此腔隙处理不好，或未作相应处理，术后远期常常因腔隙内组织增生粘连，使得阴茎海绵体部分回缩，影响了阴茎的有效延伸长度。我们充分切开和分离邻近含血运的脂肪瓣，把这些脂肪瓣转移填塞至耻骨前腔隙内。这样可使延伸的阴茎海绵体与腔隙内的组织充分分隔，这样既消灭了死腔又能够防止韧带的再次粘连和瘢痕，从而确保了术后远期阴茎延伸的有效长度（图 19－17）。

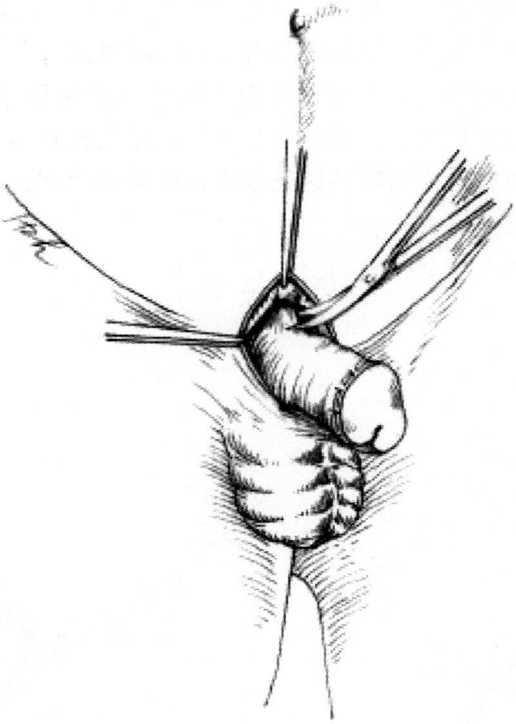

图 19-17　设计邻近脂肪瓣堵塞耻骨前间隙，防止阴茎回缩

九、术后处理

1. 术后阴茎向上固定，使阴茎根部皮瓣没有张力；

2. 术后注意观察阴茎根部切口的渗血、水肿情况，观察阴茎根部皮瓣的血运；

3. 抑制阴茎勃起，可于术前 2 日开始口服或肌注己烯雌酚 4mg，1 次/日，或氯丙嗪 12.5mg，1 次/日，异丙嗪 25mg，1 次/日。

4. 术后 3～4 天左右拔除导尿管。

5. 术后 5 天开始将阴茎头向前下方牵拉，开始轻拉。7 天后逐渐加重，以避免被切断的浅悬韧带两断端间的粘连。

6. 术后两周拆线。

7. 术后应尽可能平卧，可用弹力绷带适当加压包扎阴茎，促进水肿消退。

8. 术后 6 周内禁止性生活。

十、并发症及处理

（一）术后阴茎包皮水肿　术后阴茎包皮水肿为阴茎延长术后最为常见的并发症，一般出现于术后 3～5 天，持续 5～10 天不等。表现为阴茎包皮肿胀，包皮表面皮肤发亮，常见阴茎远端包皮水肿较重，尤其是腹侧系带处水肿最为明显。由于术中切断了部分阴茎背浅静脉和部分淋巴管，有的甚至切断了背深静脉，造成部分淋巴回流和静脉回流受阻，常出现阴茎包皮水肿。另外，阴茎术后异常勃起也可加重阴茎的回流障碍，患者早期下床过多活动亦可由于重力的原因而引起水肿。防治措施：①术后嘱患者尽可能平卧，固定阴茎于90°直立位，阴茎体部以弹力绷带稍加压包扎；②应用活血化瘀药物行消肿治疗；③物理治疗。

（二）皮瓣尖端坏死　皮瓣尖端坏死表现为阴茎根部皮瓣在术后48～72小时内，皮瓣尖端出现发白、暗红现象。然后逐渐变黑坏死。预防措施：①术后常规阴茎中立位外固定，以减轻阴茎悬垂对皮瓣的牵拉使皮瓣张力过大；②术后抑制阴茎的勃起；③应用保温、微波治疗、药物等方法促进皮瓣的血液循环。一旦发生此并发症，即应积极处理。首先，应采取积极的换药治疗，同时去除影响血供的不利因素，并辅以药物改善微循环，换药时应先将切口的血痂用过氧化氢溶液、抗生素盐水去除后再进行。如果仍不能改善，应采取手术清创，去除坏死的组织，重新缝合。如张力较大可设计辅助皮瓣修复。

（三）血肿　血肿的发生通常是由于术中止血不彻底或术后引流不畅所造成。由于阴茎延长术手术野的暴露相对困难，给止血带来困难；另外会阴部的血供相对丰富，创面的渗血较多，术后引流不畅也会造成血肿的发生。预防措施：①术中严格、彻底的止血，这是最关键的一点；②手术区放置引流片或引流管进行引流，每天观察引流情况；③术后常规应用止血药物。对并发症的治疗应在上述治疗的基础上采用局部加压包扎等方法。如穿刺发现存在活动性出血则应积极行手术切开，彻底止血并清除血肿。

（四）伤口延迟愈合　伤口愈合时间一般为12～16天，故拆线时间应严格限制在2周之后，过早拆线不利于伤口愈合。如术后3周仍不能愈合，则视为伤口延迟愈合。一般认为与患者的机体状况和营养水平有关，术后护理不当也是原因之一。对于要求阴茎延长的患者，应严格把握手术的适应证，一些有严重器质性病变者应视为手术禁忌。所以，对于这种类型的患者除了常规的治疗之外，全身的支持治疗也是非常重要的。另外，一些患者术后由于各方面的原因，营养较差也是导致伤口延迟愈合的原因之一，全面加强患者营养就显得非常重要。

（五）感染　感染的发生大多是由于无菌操作不严格，术后换药及护理不当所致。由于术后患者常常因为疼痛和包皮水肿致排尿相对困难，小便浸染切口的情况也会发生。因此，术后换药和护理应及时严格进行无菌操作，密切观察切口情况。因为阴茎延长术的手术部位比较特殊，术后应常规应用抗生素以预防感染的发生。一旦出现感染，则应加强术后护理和换药治疗，并根据药敏试验来选择敏感的抗生素。

（六）术后阴茎蹼状畸形：严格意义上讲，术后阴茎蹼状畸形并不是真正的并发症，因为这种情况的出现原因为：①手术皮瓣的设计及进行主要是在阴茎的背侧；②手术后阴茎腹侧的皮肤没有相应的补充，而是由皮肤的弹性拉伸来满足；③当阴茎延长的长度超出腹侧皮肤的弹性极限时，阴茎腹侧形成皮肤皱襞和阴茎阴囊相连的蹼状畸形。手术者为保证皮瓣的成活，过多地保留皮瓣而使阴茎过于臃肿而出现蹼状畸形。对于此类患者，可以行二次手术进行蹼状阴茎矫正术，一期手术与二期塑形之间一般要间隔3～6个月。二期采用倒“V—Y”推进皮瓣结合“W”成形术，术后在阴茎腹倒形成连续“Z”形小切口，术后瘢痕不挛缩，并有助于阴茎勃起时的伸展，不会形成阴茎向腹侧弯曲（图19-18、图19-19）。

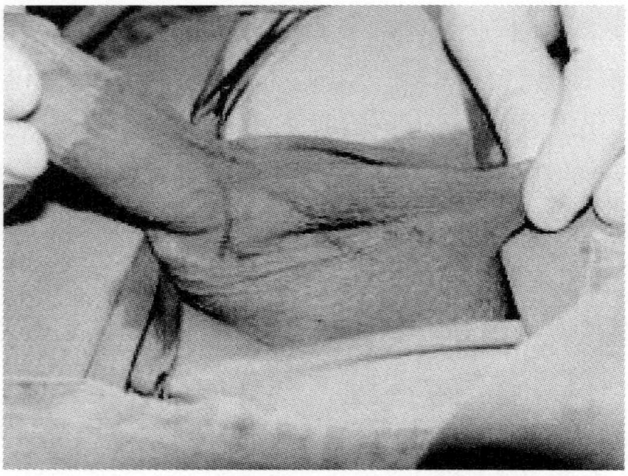

图 19－18　阴茎延长术后出现蹼状阴茎

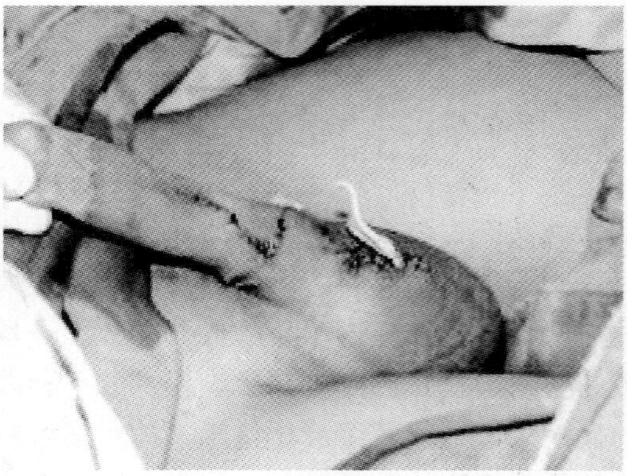

图 19－19　二期行蹼状阴茎矫正术

（朱辉　龙云）

参考文献

1. Adamson, J. G. Nasal reconstruction with the expanded forehead flap. Plast. Reconstr. Surg, 1988, 81: 12 - 20.
2. Argenta, L. C. , Watanabe, J. J. , and Grabb, W. C. The use of tissue expansion in head and neck reconstruction. Ann. Plast. Surg, 1983 , 11: 31 - 37.
3. Barton, F. E. , and Byrd, H. S. Acquired deformities of the nose. In: J. G. McCarthy (Ed.), Plastic surgery, Vol. 3. Philadelphia: WB Saunders, 1990, 1924 - 2008.
4. Berenguer B, Gallo H, Rodriguez U P, Marin G M, et al. Free fat flap for the treatment of Parry-Romberg disease in children. Cir Pediatr, 2005, 18 (1): 49 - 51.
5. Buncke HJ, Buncke GM, Kind GM, Buntic RF, Brooks D, Chin BT. Cross-facial and functional microvascular muscle transplantation for longstanding facial paralysis. Clin Plast Surg, 2002, 29 (4): 551 - 66.
6. Burget GC, Menick FJ. The subunit principle in nasal reconstruction. Plast Renconstr Surg, 1985, 76 (2): 239 - 47.
7. Burget, G. C. Aesthetic Reconstruction of the nose. In: S. J. Mathes (Ed.), Plastic surgery, 2nd ed. Vol. 2. Philadelphia: WB Saunders, 2006, 573 - 648.
8. Cain JM, Diamond A, Tourimi HK, et al: The morbidity and benefits of concurrent gracilis myocutaneous graft with pelvic exenteration. Obstet Gynecol, 74: 185 - 189, 1989.
9. Chang J , Most D , Bresnick S, et al. Proliferative hemangiomas: analysis of cytokine gene expression and angiogenesis [J]. Plast Reconstr Surg, 1999, 103 (1) : 1 - 9.
10. Chen IC, Lin CY, Yen RS, Ou LF, Tan YW . The extended lateral arm flap in head and neck reconstruction. In Journal of the Chinese Medical Association JCMA, 2003, 66 (9): 544 - 50.
11. Copeland CJ, Hancock KC, Gershenson DM, et al: Gracilis myocutaneous vaginal reconstruction concurrent with total pelvic exenteration. Am J Obstet Gynecol, 1989,. 160: 1095 - 1101.
12. Cuccia G, Shelley O, d'Alcontres FS, Soutar DS, Camilleri IG. A comparison of temporalis transfer and free latissimus dorsi transfer in lower facial reanimation following unilateral longstanding facial palsy. Ann Plast Surg, 2005, Jan; 54 (1): 66 - 70.
13. Daniel RK, Letourneau A. Rhinoplasty: Nasal anatomy. Ann Plast Surg, 1988, 20: 5 - 12.
14. Dillon BE, Chama NB, Honig SC. Penile size and penile enlargement surgery: a review. Int J Impot Res, 2008, 20 (6): 519 - 529.
15. Doering DL, Bosscher JR, Tobin GR: Pelvic reconstructive surgery. In Shingleton HM, Fowler WC Jr, Jordan JA, Lawrence WD (eds). Gynecologic Oncology: Current Disgnosis and Treatment. Philadelphia, WB Saunders, 1996, 486 - 502.
16. Dosanjh A , Chang J , Bresnick S , et al. In vitro characteristics of neonatal hemangioma endothelial cells: similaries and difference between normal neonatal and fetal endothelial cells . Cutan Pathol, 2000, 27 (9) : 4412450.
17. Douglas H. Harrison: Current trends in the treatment of established unilateral facial palsy. Annals of the Royal College of Surgeons of England , 1990, 72: 94 - 98.

18. Duckett JW. A procedure for subcoronal hypospadias. Urol Clinic of Am, 1981, 513.
19. Fan J, Liu L and Gan C. Nasal reconstruction. In: H. Hyakusoku, D. P. Orgill, L. Teot, J. J. Pribaz and R. Ogawa (Ed.), Color atlas of burn reconstructive surgery. Berlin: Springer Verlag, 2010, 260-269.
20. Fan J. A new technique of scarless expanded forehead flap for reconstructive suegery. Plast Reconstr Surg, 2000, 106: 777-785.
21. Fan J., Liu L., Tian J. et al. Full-perioral unit reconstruction after severe burn scar by using a bilateral-pedicled expanded forehead flap. Ann Plast Surg, 2009, 63: 640-644.
22. Fan, J. and Yang, P. Versatility of expanded forehead flaps for facial reconstruction. Scand J Plast Reconstr Hand Surg, 1997, 31: 357-363.
23. Fan, J. Post-transferred tissue expansion of a myocutaneous free flap for debulking and further reconstruction. Ann. Plast. Surg, 1997, 38: 523-526.
24. Fan, J. Tissue expansion of tube flap during the last transferring stage in reconstruction of the face and neck. Scand. J. Plast. Reconstr. Hand Surg, 1998, 32: 229-232.
25. Fan, J. Tissue expansion. Ph. D. Thesis. Beijing: Beijing Union Medical University, 1991.
26. Fan, J., Liu, Y., Liu, L., Gan, C. Aesthetic pubic reconstruction after electrical burn by using a partial hair-bearing expanded free-forehead flap. Aesthetic Plast. Surg, 2009, 33: 643-646.
27. Fan, J., Raposio, E., and Nordström, R. E. A. Filling policy. In: R. E. A. Nordström (Ed.), Tissue expansion. Boston: Butterworth Heinemann, 1996, 43-47.
28. Feldman, J. J. Facial burns. In: J. G. McCarthy (Ed.), Plastic surgery, Vol. 3. Philadelphia: WB Saunders. 1990, 2153-2236.
29. Fincher EF, Gladstone HB. Reconstruction of a large cheek defect. In Dermatologic surgery official publication for American Society for Dermatologic Surgery, 2004, 30 (4 Pt 1): 587-9.
30. Frey M, Giovanoli P, Tzou CH, Kropf N, Friedl S. Dynamic reconstruction of eye closure by muscle transposition or functional muscle transplantation in facial palsy. Plast Reconstr Surg, 2004, 15; 114 (4): 865-75.
31. Galli, A., Berrino, P., and Santi, P. A systematic aesthetic approach to primary closure of the donor site following transposition of vertical forehead flaps. Aesthetic Plast. Surg, 1991, 15: 245-250.
32. Gray H. Gray' s anatomy of human body. 29th ed. Philadelphia: Lea and Febiger. 1978.
33. Griesman BL. Muscles and cartilages of the nose from the standpoint of typical rhinoplasty. Arch Otolaryngol Head Neck Surg, 1994, 39: 334.
34. Guerrerosantos J, Guerrerosantos F, Orozco J, etal. Classification and treatment of facial tissue atrophy in Parry-Romberg disease [J]. Aesthetic Plastic Surg, 2007, 31: 424-434.
35. Harrison DH. The treatment of unilateral and bilateral facial palsy using free muscle transfers. Clin Plast Surg, 2002, 29 (4): 539-49.
36. Lacey CG, Stern JL, Feigenbaum S, et al: Vaginal reconstruction after exenteration with use of gracilis myocutaneous flaps: The University of California at San Francisco experience. Am J Obstet Gynecol, 1998, 158: 1278-1284.
37. Letourneau A, Daniel RK. The superficial musculoaponeurotic system of the nose. Plast Reconstr Surg, 1988, 42: 48-55.
38. Manders, E. K., Schenden, M. J., and Furrey, J. A. Soft- tissue expansion: concept and complications. Plast. Reconstr. Surg, 1984, 74: 493-507.
39. Mavrikakis I, Beckingsale P, Lee E, Riaz Y, Brittain P. Changes in corneal topography with upper eyelid gold weight implants. Ophthal Plast Reconstr Surg, 2006, 22 (5): 331-4.

40. Mouriquand Pd, E, persad R, Sharma S. Hypospaddias repair. Current principles and procedures. Brit J Urol, 1995, 76. Suppl. 3: 9.
41. Munker, R. Nasal reconstruction with tissue expansion. Fac. Plast. Surg. 5: 328 - 337, 1988.
42. Oneal RM, Bell RJ, Schlesinger J. Surgical anatomy of the nose. Clin Plast Surg, 1996, 23: 195.
43. Perovic S. V, Djordjevic M. L. Penile lengthening. BJU Int, 2000, 86 (9), 1028 - 1033.
44. Rab M, Haslik W, Grunbeck M, Schmidt M, Gradl B, Giovanoli P, Frey M. Free functional muscle transplantation for facial reanimation: experimental comparison between the one- and two-stage approach. J Plast Reconstr Aesthet Surg, 2006, 59 (8): 797 - 806. Epub 2006 Feb 21.
45. Radovan, C. Tissue expansion in soft-tissue reconstruction. Plast. Reconstr. Surg, 1984, 74: 482 - 490.
46. Secrest CL, Jordon GH, Winslow BH, et al. Repair of the complications of hypospadias surgery. J Urol, 1993, 150: 1415 - 1418.
47. Shepherd JH, Van Dam PA, Jobling TW, Breach N: The use of rectus abdominis myocutaneous flaps following excision of vulvar cancer. Br J Obstet Gynaecol, 1990, 97: 1020 - 1025.
48. Soper JT, Berchuck A, Creasman Wt, et al : Pelvic exenteration: factors associated with major surgical morbidity. Gynecol Oncol, 1989, 35: 93 - 98.
49. Soper JT, Larson D, Hunter VJ, et al: Short gracilis flaps for vulvovaginal reconstruction after radical pelvic surgery. Obstet Gynecol, 1989, 74: 823 - 827.
50. Soper JT, Rodriguez G, Berchuck A, et al: Long and short gracilis flaps for vulvovaginal reconstruction after radical pelvic surgery: Comparison of flap-specific complications. Gynecol Oncol, 1995, 56: 271 - 275.
51. Stennert. Free muscle transplantation for treatment of facial paralysis: First experience with the international muscle transplant registry. Plast Reconstr surg, 1987, 1: 200 - 203.
52. Stephen J. Mathes, Vincent Rod Hentz. Plastic surgery , 2th edition : 831 - 57
53. Stephen J. Mathes. Plastic Surgery . Second Edition. Philadelphia: Saunders. 2006, (Ⅲ): 883 - 916.
54. Suchin KR, Weisberg NK, Greenbaum SS . Neck to cheek transposition flap for a large cheek defect. In Dermatologic surgery official publication for American Society for Dermatologic Surgery] Dermatol-Surg, 2004, 30 (9): 1275 - 7.
55. Tobin GR, Day TG: Vaginal and pelvic reconstruction with distally based rectus abdominis myocutaneous flaps. Plast Reconstr Surg , 1988, 81: 62.
56. Tobin GR, Pursell SH, Day TG: Refinements in vaginal reconstruction using rectus abdominis flaps. Clin Plast Surg, 1990, 17: 705 - 712.
57. Tobin GR: Pelvic, vaginal and perineal reconstruction in radical pelvic surgery. Surg Oncol Clin North Am, 1994, 3: 397 - 413.
58. Waner M, Suen JY. Hemangiomas and vascular malformations of the head and neck [M] . New York : Wiley2Liss , Inc , 1999, 82~92.
59. Wang H, Li S, Yang M. Synthetical treatment for facial paralysis using static and dynamic techniques. Zhongguo Xiu Fu Chong Jian Wai Ke Za Zhi, 2006, 20 (12): 1189 - 92.
60. Wang X, Qiao Q, Liu Z, et al Free anterolateral thigh adipofascial flap for hemifacial atrophy. Ann Plast Surg, 2005, 55 (6): 617 - 622.
61. Wessells H, Lue TF, McAninch JW. Complications of penile lengthening and augmentation seen at 1 referral center. J Urol, 1996, 155 (5): 1617 - 1620.
62. Yang D, Morris SF, Tang M, Geddes CR. A modified longitudinally split segmental rectus femoris muscle flap transfer for facial reanimation: anatomic basis and clinical applications. J Plast Reconstr Aesthet Surg,

2006，59（8）：807－14. Epub 2006 Feb 21.

63. Yotsuyanagi T，Yamashita K，Urushidate S，Yokoi K，Sawada Y. Nasal reconstruction based on aesthetic subunits in Orientals. Plast Reconstr Surg，2000，106（1）：36－44；discussion 45－6.
64. Yu M，Shan S，Zhao Y. Prevention and treatment of postoperative complications of the penile elongation. J Huazhong Univ Sci Technolog Med Sci，2003；23（2）：176－177.
65. Zuker，R. M.，Capek，L.，and de Haas，W. The expanded forehead scalping flap：a new method of total nasal reconstruction. Plast. Reconstr. Surg，1996，98：155－159.
66. 蔡志明，朱辉，张蒂荣，等. 高频超声对阴茎根部解剖结构的初步研究. 中国医学影像技术，2005，21（3）：440－442.
67. 冯友贤主编. 血管外科学. 2 版. 上海：上海科学技术出版社，1995. 495－504.
68. 付时章，杨晓楠，等. 体表血管瘤及血管畸形的诊断治疗进展. 广西医学，2005，27（11）：1793－1796.
69. 高岩，袁珍，等. 浅表海绵状血管瘤的超声诊断价值. 中国误诊学杂志，2005.（8）：1423－1424.
70. 何恢绪. 尿道下裂外科学. 北京：人民军医出版社. 1998.
71. 何恢绪，等. 弧形带蒂阴茎阴囊联合皮瓣重度尿道下裂一期成形术. 中华泌尿外科杂志，1989，10：99.
72. 黄澄如. 小儿泌尿外科学. 济南：山东科学技术出版社. 1996，180－201.
73. 黄渭清，李森恺，凌怡淳，等. 恒河猴自体骨骼肌游离移植的实验研究。中华整形烧伤外科杂志，1998，14（4）：281－284.
74. 黄渭清，李森恺，马晓冰，等. 拇趾短伸肌的应用解剖及去神经游离移植的临床应用. 中国临床解剖学杂志，1997，15（2）：84－87.
75. 黄渭清，李森恺，严义坪. 颞肌神经支配的研究及临床应用。中华整形烧伤外科杂志 1999，15（2）：47－49.
76. 李健宁，夏家骝，王大玫，等. 隆鼻术中鼻背筋膜的应用解剖. 中华烧伤整形外科杂志，1990，6：247.
77. 李森恺，崔桂芬. 阴股沟皮瓣阴道再造术 12 例分析. 中华妇产科杂志. 2000，35（4）. －216－218.
78. 李森恺，刘元波，李养群，等. 用阴囊前动、静脉血管蒂阴囊岛状瓣修复尿道下裂. 中华整形外科杂志，2000，16：277－280.
79. 李式瀛，黄金井，林子豪，等. 应用阴囊纵隔血管蒂皮瓣修复尿道下裂. 中国医学科学院学报，1984，6：25－26.
80. 元龙. 软组织血管造影与组织学检查及其临床意义. 青岛大学医学院学报，2000，36（3）：220.
81. 廖旭锋，刘玉生，陈晓武. 联合应用皮瓣移植与扩张皮瓣修复唇颊部全层组织缺损 中国美容医学，2003，12（2）：166－167.
82. 林煌，李森恺，李养群. 带半片锁骨的胸锁乳突肌肌皮瓣修复颊部洞穿合并下颌骨缺损 中国实用美容整形外科杂志，2005，16（2）：91－92.
83. 林茂昌. 现代眼部整形美容学. 西安：世界图书出版西安公司出版，1997，219－235.
84. 刘元波，李森恺，李养群，等. 阴囊后动脉外侧支血管蒂阴囊皮瓣的临床应用. 中华整形外科杂志，2002，18：367－368.
85. 刘元波，李森恺，李养群，等. 阴囊皮肤多源性血供系统应用解剖学研究. 中华整形外科杂志，2001，17：51－53.
86. 刘元波，李森恺等. 阴股沟皮瓣应用解剖学研究. 中华整形外科杂志，2001，17（5）. －272－275.
87. 罗光楠. 阴道成形术. 北京：人民军医出版社，2009，103－131.
88. 宁金龙，汪春兰，展望. 面颊部洞穿性缺损修复方法的探讨 实用美容整形外科杂志，1996，7（4）：187－9.
89. 潘引鹏，张伟. 血管瘤发病机制研究进展. 中日友好医院学报，2002，16（526）：338－342.
90. 齐滋华，李传福等. 软组织血管瘤的影像诊断. 肿瘤防治杂志，2005，12（5）：378 － 380.

91. 尚德俊主编. 中西医结合周围血管疾病学. 北京：人民卫生出版社，2004，617－635.
92. 盛志勇，郭恩覃，鲁开化. 整形与烧伤外科手术学 人民军医出版社，2004，542－9.
93. 宋儒耀，方彰林. 美容整形外科学. 第三版. 北京：北京出版社，2002. 632－647.
94. 苏泽轩，徐谊朝，钟世镇. 带蒂阴囊皮瓣治疗复杂性尿道狭窄. 中华泌尿外科杂志，1996，17（1）：42－45.
95. 孙博，孟石合，程军平，等. 阴囊隔血管蒂皮瓣的应用解剖学. 临床应用解剖学杂志，1984，2（4）：234.
96. 潭鸿雁主编. 现代周围血管外科手术学. 北京：人民军医出版社，2003，1－13；54－69.
97. 陶灵，李世荣，孙建森，等. 成人尸体阴茎延长长度的测量及其静脉淋巴管的解剖学观察. 第三军医大学学报，2005，27（10）：997－999.
98. 陶山，吴强，等. 浅表血管瘤的高频彩超诊断与病理对照. 临床超声医学杂志，2005，7（5）：322－324.
99. 汪良能，高学书主编. 整形外科学. 北京：人民卫生出版社，1989，10－28.
100. 王大玫，李健宁主编 现代整形外科诊疗手册 北京：北京医科大学中国协和医科大学联合出版社，1997.
101. 王军，李玉魁，陈志文. 阴囊纵隔双蒂岛状皮瓣修复尿道下裂. 中华整形外科杂志，1996，12（1）：19－21.
102. 王善良，Antoinee EID，张涤生. 体表血管瘤的治疗综述. 中国修复重建外科杂志，1998，12（1）：19 － 22.
103. 王炜，龙道畴等. 整形外科学. 杭州：浙江科学技术出版社，1999. 1600－1605.
104. 王炜，张涤生，杨川。超长蒂阶段肌瓣一期治疗晚期面神经瘫痪。中华医学杂志，1992，72；680－683.
105. 王炜. 整形外科学. 杭州：浙江科学技术出版社，1999. 913－1010.
106. 王先成，乔群，Andrew Burd 等. 应用腹壁下动脉穿支皮瓣再造阴道. 中国修复重建外科杂志. 2006，20（5）. －537－539.
107. 王岩，陈焕然. 阴股沟皮瓣的解剖学基础及临床应用. 齐齐哈尔医学院学报，2002，23（8）. －844－844.
108. 温玉明 头颈部的修复与重建. 上海：第二军医大学出版社，2005，366－75.
109. 文晓蓉，李永忠，彭玉兰等. 超声对浅表血管瘤的诊断价值. 中华超声影像学杂志，2001，10（2）：117.
110. 修志夫，陈宗基. 颈阔肌蒂胸壁真皮脂肪瓣矫正半侧颜面萎缩. 中华整形外科杂志，2002，18（6）：348－349.
111. 易传勋等主编. 整形外科手术图谱. 武汉：湖北科学技术出版社，1995.
112. 于加平，李艳. 游离皮瓣一期阴道再造术. 中华整形外科杂志，2000，16（4）. －203－205.
113. 袁相斌，林子豪等. 轴型皮瓣再造阴道 126 例经验体会. 中华显微外科杂志，2001，24（3）. －170－171.
114. 张莉，林晓曦，王炜. 血管瘤和血管畸形的鉴别诊断. 中华整形外科杂志，2003，19（2）：138～141.
115. 张滨主编. 性医学. 广州：广东教育出版社，2008，458.
116. 张涤生主编. 整复外科学. 上海：上海科学技术出版社，1979，178－219.
117. 张涤生主编. 整复外科学. 上海：上海科学技术出版社，2002，171－188.
118. 张正文，康深松，俞海燕，等. 颞浅筋膜岛状瓣结合游离真皮脂肪修复单侧颜面萎缩症. 中华整形外科杂志，2006，22（1）：16－17.
119. 赵莉，徐达传，何恢绪，等. 跨血供区阴囊“L”形皮瓣设计的解剖学基础. 临床应用解剖学杂志，1998，16（4）：100－102.
120. 赵月强，陕声国，余墨声，等. 阴茎延长术后并发症的分析与防治. 临床外科杂志，2003，11（6）：409－410.
121. 朱洪荫主编，中国百科全书整形外科分册. 上海：上海科学技术出版社，1986.
122. 朱辉，蔡志明，龙云，等. 阴茎海绵体延伸加带蒂皮瓣转移治疗不完全性 阴茎缺损（附 42 例报告）. 中华泌尿外科杂志， 2004，25（7）：481－484.
123. 朱辉，龙云，崔永言，等. 阴茎部整形术的应用解剖学研究. 中华整形外科杂志，2005，21（4）：274－277.
124. 朱琪. 海绵状血管瘤体穿刺造影应用价值. 实用放射学杂志，1997，13（10）：607.